W0300237

Le guide de l'infirmier anesthésiste

Chez le même éditeur

Du même auteur :

Concours IADE – Infirmier anesthésiste, par C. Muller, Jérôme Chevillotte, T. Hérail et M. Rébillon, 2013, 400 p.

Autres ouvrages :

Fiches IADE – Infirmier anesthésiste, par D. Naudin, M. Aires, E. Dhuy, J. Fleureau, C. Gavet, G. Guerillon, M. Guinot, M.-R. Losser, F. Paillard, 2014, 464 p.

Le guide de l'infirmier anesthésiste

Ouvrage collectif sous la direction de Catherine Muller

Coordonné parJérôme Chevillotte et Catherine Muller

Avec la collaboration de :

Pierre Albaladejo, Pavel Antchev, Muriel Appriou-Draghi, Sylvain Ausset, Stéphane Bastide, Jérôme Bedel, Amandine Beuscart, Éric Blondet, Erik Boquet, Julien Bouix-Picasso, Laurence Brule, Christine Burtin, Catherine Cazobon, Antoine Cartron, Adeline Chemin, Christine Chirossel, Éric Clément, Jean-Claude Coltat, Claire Courtin, Christiane Dabezies-Paban, Bruno Debien, Jean-Paul Decoene, Philippe Domingues, Estelle Drocourt, Stéphane Étienne, Bruno Frattini, Dominique Fletcher, Audrey Landrin-Fumalle, Marie-Emmanuelle Gaisne, Sylvia Garino, Bruno Garrigue, Isabelle Genes, Marie Godet, Antoine Gouin, Alix Greder-Belan, Sandra Gryson, Aïssatou Guaye, Françoise Hachin, Alia Hardemann, Thierry Herail, Michel Huguet, Sylvie Humbert, Fadma Ijiou, Patrick Jault, Philippe Jullien, Pierre Koulmann, Fabrice Kuntz, Corinne Laffon, Raphaël Lagarde, Christelle de Lardemelle, Sébastien Lebreton, Corine Lechien, Étienne Lefèvre, Alexandra Lefort-Miniconi, Hugues Lefort, Morgan Leguen, Pierre Lemaire, Christophe Lenclud, Marion Lenoir, Anne-Laure Lepilleur, Sylvie Liabastre-Petitjean, Sophie Mahé, Sandra Manesse, Emmanuel Marret, Laurence Mercou, Jacques Merrer, Élise Millet, Yann Morin, François Morisset, Brigitte Morisot, Étienne Mornet, Delphine Nadaud Kabta, Béatrice Nervi, Virginie Nogues, Christophe Paricaud, Virginie Parquet, Annabelle Payet, Catherine Peignier, Virginie Perenetti, Julie Peretti, Julien Picard, Laurence Piquard, Hélène Poirier, Sébastien Ponsonnard, Nicole Pouilly, Nathalie Requier, Kamel Rezig, Virginie Riffort, Virginia Rios Cintado, Serge Ronce, Catherine Rouault, Médéric Rouault, Jeanne-Antide Rouge, Fabienne Rousseau, Christiane Saint-Ève, Agnès Saint-Sulpice, Éliane Snaoui, Hélène Solus, Nicolas Tabary, Yves Tessier, Magalie Thibaud, Djenaba Thioubou, Arnaud Vighetti, Agnès Violet, Guillaume Wallon, Jacques Wilmotte, Isabelle Zucchet

ELSEVIER
MASSON

DANGER

LE PHOTOCOPILLAGE TUE LE LIVRE

Ce logo a pour objet d'alerter le lecteur sur la menace que représente pour l'avenir de l'écrit, tout particulièrement dans le domaine universitaire, le développement massif du «photo-copillage». Cette pratique qui s'est généralisée, notamment dans les établissements d'enseignement, provoque une baisse brutale des achats de livres, au point que la possibilité même pour les auteurs de créer des œuvres nouvelles et de les faire éditer correctement est aujourd'hui menacée.
Nous rappelons donc que la reproduction et la vente sans autorisation, ainsi que le recel, sont passibles de poursuites. Les demandes d'autorisation de photocopier doivent être adressées à l'éditeur ou au Centre français d'exploitation du droit de copie : 20, rue des Grands-Augustins, 75006 Paris. Tél. 01 44 07 47 70.

Tous droits de traduction, d'adaptation et de reproduction par tous procédés, réservés pour tous pays.
Toute reproduction ou représentation intégrale ou partielle, par quelque procédé que ce soit, des pages publiées dans le présent ouvrage, faite sans l'autorisation de l'éditeur est illicite et constitue une contrefaçon. Seules sont autorisées, d'une part, les reproductions strictement réservées à l'usage privé du copiste et non destinées à une utilisation collective et, d'autre part, les courtes citations justifiées par le caractère scientifique ou d'information de l'œuvre dans laquelle elles sont incorporées (art. L. 122-4, L. 122-5 et L. 335-2 du Code de la propriété intellectuelle).

© 2015, Elsevier Masson SAS. Tous droits réservés
ISBN : 978-2-294-73989-7
e-ISBN : 978-2-294-74069-5

Elsevier Masson SAS, 62, rue Camille-Desmoulins, 92442 Issy-les-Moulineaux cedex
www.elsevier-masson.fr

Liste des collaborateurs

Catherine Muller, directrice adjointe d'école d'IADE, CHI Poissy/St Germain en Laye, France.

Jérôme Chevillotte, faisant fonction de cadre supérieur de santé, CH Versailles, Le Chesnay, France.

Avec la collaboration de

Pierre Albaladejo, médecin anesthésiste, professeur des universités, chef du service d'anesthésie, CHU de Grenoble, France.

Pavel Antchev, médecin anesthésiste réanimateur, CHI de Poissy/Saint-Germain-en-Laye, France.

Muriel Appriou-Draghi, cadre supérieur de santé infirmier anesthésiste, Hôpital d'Instruction des Armées, Val de Grâce, Paris, France.

Sylvain Ausset, médecin anesthésiste réanimateur, professeur agrégé du Val-de-Grâce, chef du service d'anesthésie-réanimation, Hôpital d'Instruction des Armées de Percy, Clamart, France.

Stéphane Bastide, infirmier anesthésiste, CHU de Dijon, France.

Jérôme Bedel, médecin anesthésiste réanimateur, CH de Versailles, Le Chesnay, France.

Amandine Beuscart, cadre de santé infirmier anesthésiste, Hôpital de la Pitié Salpêtrière, Paris, France.

Éric Blondet, neurochirurgien, S.C.M Orthomedic, Mâcon, France.

Erik Boquet, médecin urgentiste, Service de Santé et de Secours Médical du SDIS du Loiret, Semoy, France.

Julien Bouix-Picasso, infirmier anesthésiste, Hôpital d'Instruction des Armées, Percy, Clamart, France.

Laurence Brulé, infirmière anesthésiste, CHI de Poissy/Saint-Germain-en-Laye, France.

Christine Burtin, cadre de santé infirmier anesthésiste, CHU de Nancy, France.

Antoine Cartron, infirmier anesthésiste, Hôpital Foch, Suresnes, France.

Catherine Cazobon, infirmière anesthésiste, CHRU Trousseau, Chambray-lès-Tours, France.

Adeline Chemin, infirmière anesthésiste, Groupe hospitalier Paris-Saint-Joseph, Paris, France.

Christine Chirossel, médecin anesthésiste, CHU de Grenoble, France.

Éric Clément, médecin urgentiste, CHU de Nancy, France.

Jean-Claude Coltat, médecin anesthésiste, CHI de Poissy/Saint-Germain-en-Laye, France.

Claire Courtin, pharmacien, CH de Versailles, Le Chesnay, France.

Christiane Dabezies-Paban, cadre de santé infirmier anesthésiste formatrice, école d'IADE, CHU de Toulouse, France.

Bruno Debien, médecin anesthésiste réanimateur, professeur agrégé du Val-de-Grâce, EmergenSim, Paris, France.

Jean-Paul Decoene, cadre de santé infirmier anesthésiste formateur, école d'IADE, CHU de Rennes, France.

Philippe Domingues, cadre de santé infirmier anesthésiste, CH André Grégoire, Montreuil, France.

Estelle Drocourt, infirmière anesthésiste, CHI de Meulan-les-Mureaux, France.

Stéphane Étienne, cadre de santé infirmier anesthésiste, Institut hospitalier franco-britannique, Levallois-Perret, France.

Dominique Fletcher, médecin anesthésiste réanimateur, professeur des universités, chef du service d'anesthésie-réanimation, Hôpital de Garches, AP-HP, Garches, France.

Bruno Frattini, cadre supérieur de santé infirmier anesthésiste, Institut hospitalier franco-britannique, Levallois-Perret, France.

Marie-Emmanuelle Gaisne, infirmière anesthésiste, CH de Versailles, Le Chesnay, France.

Sylvia Garino, infirmière anesthésiste, CH de Versailles, Le Chesnay, France.

Bruno Garrigue, cadre de santé infirmier anesthésiste, CH sud Francilien, Corbeil-Essonnes, France.

Isabelle Genes, cadre de santé infirmier anesthésiste formatrice, école d'IADE CHU Clermont-Ferrand, France.

Marie Godet, infirmière anesthésiste, CHI de Poissy/Saint-Germain-en-Laye, France.

Antoine Gouin, médecin anesthésiste, CHU-Hôpitaux de Rouen, France.

Alix Greder-Belan, médecin, chef de service de médecine interne et unité de maladies infectieuses, CH Versailles, Le Chesnay, France.

Sandra Gryson, cadre de santé infirmier anesthésiste, CHI de Poissy/Saint-Germain-en-Laye, France.

Aïssatou Guaye, infirmière anesthésiste, CHU Vaudois, Lausanne, Suisse.

Françoise Hachin, médecin anesthésiste, CHI de Poissy/Saint-Germain-en-Laye, France.

Alia Hardemann, médecin anesthésiste, CHI de Poissy/Saint-Germain-en-Laye, France.

Thierry Hérail, médecin anesthésiste, Maurepas, France.

Michel Huguet, médecin anesthésiste, Hérault, France.

Sylvie Humbert, infirmière anesthésiste, Hôpital d'Instruction des Armées de Percy, Clamart, France.

Fadma Ijiou, infirmière anesthésiste, Yvelines, France.

Patrick Jault, médecin anesthésiste réanimateur, hôpital d'instruction des Armées de Percy, Clamart, France.

Philippe Jullien, médecin anesthésiste, chef du service d'anesthésie, CH de Versailles, Le Chesnay, France.

Pierre Koulmann, médecin anesthésiste, institut hospitalier franco-britannique, Levallois-Perret, France.

Fabrice Kuntz, médecin anesthésiste, CH de Toul, France.

Corinne Laffon, directrice déléguée de l'école d'IADE, CHU de Toulouse, France.

Raphaël Lagarde, infirmier anesthésiste, CH René Dubos, Pontoise, France.

Audrey Landrin-Fumalle, infirmière anesthésiste, CHU Vaudois, Lausanne, Suisse.

Christelle de Lardemelle, infirmière anesthésiste, CHI de Poissy/Saint-Germain-en-Laye, France.

Sébastien Lebreton, faisant fonction de cadre de santé infirmier anesthésiste, CHU d'Avicenne, Bobigny, France.

Corine Lechien, infirmière anesthésiste, CHI de Poissy/Saint-Germain-en-Laye, France.

Étienne Lefèvre, cadre de santé infirmier anesthésiste formateur, école d'IADE CHU de Toulouse, France.

Alexandra Lefort-Miniconi, infirmière anesthésiste, CH d'Orsay, France.

Hugues Lefort, médecin urgentiste, Brigade des sapeurs-pompiers de Paris, Centre médical Masséna, Paris, France.

Morgan Leguen, médecin anesthésiste réanimateur, Hôpital Foch, Suresnes, France.

Pierre Lemaire, infirmier anesthésiste, CHI de Poissy/Saint-Germain-en-Laye, France.

Christophe Lenclud, médecin réanimateur, CH de Mantes, Mantes-la-Jolie, France.

Marion Lenoir, cadre de santé infirmier anesthésiste formatrice, école d'IADE CHI de Poissy/Saint-Germain-en-Laye, France.

Anne-Laure Lepilleur, infirmière anesthésiste, CHU d'Angers, France.

Sylvie Liabastre-Petitjean, cadre de santé infirmier anesthésiste, Institut hospitalier franco-britannique, Levallois-Perret, France.

Sophie Mahé, infirmière anesthésiste, CHU Mémorial France-États-Unis, Saint-Lô, France.

Sandra Manesse, faisant fonction de cadre de santé infirmier anesthésiste, Hôpital Beaujon, Clichy, France.

Emmanuel Marret, médecin anesthésiste-réanimateur (MAR), Institut hospitalier franco-britannique, Levallois-Perret, France.

Laurence Mercou, infirmière anesthésiste, CHU de Nice, France.

Jacques Merrer, médecin, chef du service de prévention du risque infectieux, CH de Versailles, Le Chesnay, France.

Élise Millet, infirmière anesthésiste, Hôpital Foch, Suresnes, France.

Yann Morin, infirmier anesthésiste, CH de Dreux, France.

François Morisset, infirmier anesthésiste, Hôpital européen Georges Pompidou, Paris, France.

Brigitte Morisot, infirmière anesthésiste, CHI de Poissy/Saint-Germain-en-Laye, France.

Étienne Mornet, médecin, professeur des universités, Unité de génétique constitutionnelle prénatale et postnatale, CH de Versailles, Le Chesnay, France.

Delphine Nadaud Kabta, cadre de santé infirmier anesthésiste formatrice, école d'IADE CHU de Limoges, France.

Béatrice Nervi, cadre de santé infirmier anesthésiste, Nancy, France.

Virginie Nogues, infirmière anesthésiste, Hôpital GHPSO, Creil, France.

Christophe Paricaud, infirmier anesthésiste, CH de Versailles, Le Chesnay, France.

Virginie Parquet, infirmière anesthésiste, CHI de Poissy/Saint-Germain-en-Laye, France.

Annabelle Payet, infirmière anesthésiste, CHU de Grenoble, France.

Catherine Peignier, médecin anesthésiste, CLCC Alexis Vautrin, Vandœuvre-lès-Nancy, France.

Virginie Perenetti, avocate, Barreau de Paris, France.

Julie Peretti, ingénieur biomédical, CH de Versailles, Le Chesnay, France.

Julien Picard, médecin anesthésiste, CHU de Grenoble, France.

Laurence Piquard, faisant fonction de cadre infirmier anesthésiste formatrice, école d'IADE Pitié-Salpêtrière, Paris, France.

Hélène Poirier, médecin anesthésiste, CH de Versailles, Le Chesnay, France.

Sébastien Ponsonnard, médecin anesthésiste, CHU de Limoges, France.

Nicole Pouilly, cadre de santé infirmier anesthésiste formatrice, école d'IADE Pitié-Salpêtrière, Paris, France.

Nathalie Requier, cadre de santé infirmier anesthésiste, Institut hospitalier franco-britannique, Levallois-Perret, France.

Kamel Rezig, médecin anesthésiste, CH André Grégoire, Montreuil, France.

Virginie Riffort, infirmière anesthésiste, CHI de Poissy/Saint-Germain-en-Laye, France.

Virginia Rios Cintado, infirmière anesthésiste, CH Versailles, Le Chesnay, France.

Serge Ronce, cadre de santé infirmier anesthésiste formateur, CHU de Nice, France.

Catherine Rouault, directrice d'école d'IADE, CHU de Poitiers, France.

Médéric Rouault, pharmacien, Hôpital d'Instruction des Armées Desgenettes, Lyon, France.

Jeanne-Antide Rouge, cadre supérieur de santé responsable pédagogique, école d'IADE CHU de Besançon, France.

Fabienne Rousseau, infirmière anesthésiste, CHI de Poissy/Saint-Germain-en-Laye, France.

Christiane Saint-Ève, infirmière anesthésiste, CHU de Nancy, France.

Agnès Saint-Sulpice, cadre de santé infirmier anesthésiste formatrice, école d'IADE CHI de Poissy/Saint-Germain-en-Laye, France.

Éliane Snaoui, cadre de santé infirmier anesthésiste, Centre hospitalier René Dubos, Pontoise, France.

Hélène Solus, médecin anesthésiste, CHI de Poissy/Saint-Germain-en-Laye, France.

Nicolas Tabary, médecin anesthésiste, chef de service d'anesthésie, CHI de Poissy/Saint-Germain-en-Laye, France.

Yves Tessier, infirmier anesthésiste, Institut Mutualiste Montsouris, Paris, France.

Magalie Thibaud, infirmière anesthésiste, CHU de Bordeaux, France.

Djenaba Thioubou, infirmière anesthésiste, Hôpital Delafontaine, Saint Denis, France.

Arnaud Vighetti, médecin anesthésiste, CHU de Grenoble, France.

Agnès Violet, infirmière anesthésiste, CHU de Nancy, France.

Guillaume Wallon, infirmier anesthésiste, CHU – Hôpitaux de Rouen, France.

Jacques Wilmotte, médecin anesthésiste, Centre d'accueil et de soins hospitaliers, Nanterre, France.

Isabelle Zucchet, infirmière anesthésiste, Institut Curie-St Cloud, Saint-Cloud, France.

Abréviations

2-3 DPG	2-3 diphosphoglycérat
AAG	Asthme aigu grave
ABM	Agence de Biomédecine
AC	Arrêt cardiaque
ACR	Arrêt cardio-respiratoire
ACSOS	Agressions cérébrales secondaires d'origine systémique
ACT	Activated coagulation time
ACTH	Acétylcholine
ADH	Antidiuretic hormone
AEG	Altération de l'état général
AES	Accident d'exposition au sang
AEV	Accident d'exposition virale
AFNOR	Association française de normalisation
AG	Anesthésie générale
AI	Aide inspiratoire
AINOC	Anesthésie inhalatoire à objectif de concentration
AINS	Anti-inflammatoires non stéroïdiens
AIT	Accident ischémique transitoire
AIVOC	Anesthésie intraveineuse à objectif de concentration
AL	Anesthésique local
ALR	Anesthésie locorégionale
ALRIV	Anesthésie locorégionale intraveineuse
AMM	Autorisation de mise sur le marché
ANAES	Agence nationale d'accréditation et d'évaluation en santé
ANF	Atrial Natriuretic Factor
ANSM	Agence nationale de sécurité du médicament et des produits de santé
AOMI	Artériopathie oblitérante des membres inférieurs
APD	Anesthésie péridurale
ARCF	Anomalie du rythme cardiaque foetal
ARLIN	Antennes régionales de lutte contre les infections nosocomiales
ARS	Agence régionale de santé
ASA	American Society of Anesthesiology
ASN	Autorité de sûreté nucléaire
ASV	Support de ventilation adaptive
ATB	Antibiotiques
ATC	Compensation automatique de la température
ATCD	Antécédents
ATP	Adénosine triphosphate
AVC	Accident vasculaire cérébral
AVH	Anesthésiques volatils halogénés
AVK	Anti-vitamine K
AVP	Accident de la voie publique
BAV	Bloc auriculo-ventriculaire
BAVU	Ballon autoremplisseur à valve unidirectionnelle
BAX	Bloc axilliaire
BCG	Bacille de Calmette et Guérin
BCPIA	Ballon de contre-pulsion intra-aortique
BDGF	Bas débit de gaz frais
BES	Bilan entrées-sorties
BH	Bloc huméral
BIC	Bloc infra-claviculaire
BIS	Index bispectral
BMI	Body mass index
BNP	Brainnatriuretic peptide
BO	Bloc opératoire
BPCO	Bronchopathie chronique obstructive
BSC	Bloc sus- ou supra-claviculaire
BZD	Benzodiazépines
CCLIN	Centre de coordination de la lutte contre les infections nosocomiales
Ca	Calcium
$CaCl_2$	Chlorure de calcium
CaO_2	Concentration artérielle en oxygène
CAM	Concentration alvéolaire minimale
CAT	Conduite à tenir
CCNE	Comité consultatif national d'éthique pour les sciences de la vie et de la santé
CE	Communauté Européenne
CEC	Circulation extra-corporelle
CG	Culot globulaire
CGA	Concentrés de granulocytes
CGR	Culot de globules rouges
CHIP	Chimiothérapie intra-péritonéale
CHSCT	Comité d'hygiène et de sécurité des conditions de travail

CHV	Correspondant d'hémovigilance
CI	Contre-indication
CIVD	Coagulation intra-vasculaire disséminée
Cl^-	Chlore
CLIN	Comité de lutte contre les infections nosocomiales
cm H_2O	Centimètres d'eau
CME	Commission médicale d'établissement
$CMRO_2$	Cerebral metabolic rate of oxygen
CND	Curares non dépolarisants
CO	Oxyde de carbone
CO_2	Dioxyde de carbone
COS	Commandement des opérations de secours
CPA	Concentrés plaquettaires d'aphérèse
CPAP	Continuous Positive Airway Press / Ventilation spontanée en pression expiratoire positive
CPIA	Contre-pulsion intra-aortique
CPK	Créatine phosphokinase
CPT	Compte post-tétanique
CRCI	Commission régionale de conciliation et d'indemnisation
CREX	Comité de retour d'expérience
CRF	Capacité résiduelle fonctionnelle
CRH	Coordinateurs régionaux d'hémovigilance
CRP	Protéine C réactive
CRSA	Conférence régionale de la santé et de l'autonomie
CSIRMT	Commissions soins infirmiers, de rééducation et médico-techniques
CSP	Code de la santé publique
CTE	Comité technique d'établissement
CTNMVRV	Comité technique national de matériovigilance et réactovigilance
CTS	Centre de transfusion sanguine
CTSA	Centre de transfusion sanguine des armées
CV	Capacité vitale
CvO_2	Contenu veineux en oxygène
CVVH	Hémofiltration veino-veineuse continue
CVVHD	Hémodialyse veino-veineuse continue
CVVHDF	Hémodiafiltration veino-veineuse continue
DA	Débit aortique
DAE	Défibrillateur automatisé externe
DASRI	Déchets d'activité de soins à risque infectieux
$DavO_2$	Différence artério-veineuse en O^2
DC	Débit cardiaque
DCI	Dénomination commune internationale
DCS	Damage Control Surgery
DD	Décubitus dorsal
DEM	Dissociation électro-mécanique
DEP	Débit expiratoire de pointe
DGCS	Direction générale de la cohésion sociale
DGOS	Direction générale de l'offre de soins
DGS	Direction générale de la Santé
DL	Décubitus latéral
DLG	Décubitus latéral gauche
DM	Dispositif médical
DMDIV	Dispositif médical de diagnostic *in vitro*
DOM-TOM	Départements et Territoires d'outre-mer
DOS	Direction des opérations de secours
DP	Dialyse péritonéale
DPC	Développement professionnel continu
DPO	Douleur post-opératoire
DRESS	Direction de la recherche, des études, de l'évaluation et des statistiques
DSC	Débit sanguin cérébral
DSH	Débit sanguin hépatique
DSS	Direction de la Sécurité sociale
DTM	Distance thyro-mentonnière
DUP	Débit utéro-placentaire
DV	Décubitus ventral
ECBU	Stérilité des urines
ECG	Électrocardiogramme
ECLS	ExtraCorporeal Life Support
ECMO	ExtraCorporeal Membrane Oxygenation –Assistance respiratoire extra-corporelle
EEG	Électroencéphalogramme
EER	Épuration extra-rénale
EFR	Épreuves fonctionnelles respiratoires
EFS	Établissement français du sang
EIG	Événement indésirable grave
EIR	Effets indésirables receveur
EME	État de mal épileptique
EMG	Électromyogramme
EN	Échelle numérique
ENS	Échelle numérique simple
EOG	Électro-Oculogramme Sensoriel
EOHH	Équipe opérationnelle en hygiène hospitalière
EPO	Érythropoïétine
EPP	Évaluation des pratiques professionnelles
EPPI	Eau pour préparation injectable
EPRD	État prévisionnel des recettes et dépenses
ERO_2	Extraction en oxygène
ESSV	Extrasystoles supra-ventriculaires
ESV	Extrasystole ventriculaire

$EtCO_2$	Fraction expirée en dioxyde de carbone
ETO	Echo-doppler trans-œsophagien
ETT	Échographie trans-thoracique
EVA	Échelle visuelle analogique
EVS	Échelle verbale simple
FAN	Facteur atrial natriurétique
FaO_2	Fraction alvéolaire en oxygène
FAV	Fistule artério-veineuse
FC	Fréquence cardiaque
$FeCO_2$	Fraction expirée en dioxyde de carbone
FeO_2	Fraction expirée en oxygène
FiO_2	Fraction inspirée en oxygène
FIV	Fécondation in vitro
FOP	Foramen ovale perméable
FOSO	Feuille d'ouverture de site opératoire
FR	Fréquence respiratoire
FTLV	Formation tout au long de la vie
FV	Fibrillation ventriculaire
GABA	Acide gamma-aminobutyrique
GB	Globules blancs
GDS	Gaz du sang
GEU	Grossesse extra-utérine
GP	Genu-postural
GPA	Gestation pour autrui
GR	Globules rouges
GS	Gaz du sang
H^+	Ion d'hydrogène
H_2O	Molécule d'eau
HAS	Haute Autorité de Santé
Hb	Hémoglobine
Hbc	Anticorps de l'hépatite C
HbCO	Carboxyhémoglobine
HbO_2	Oxyhémoglobine
HBPM	Héparine bas poids moléculaire
HBs	Anticorps de l'hépatite B
HCO3	Bircarnonate
HCSP	Haut Conseil de la santé publique
HD	Hémodialyse
HDD	Hémorragie de la délivrance
HDF	Hémodiafiltration
HDM	Hémodynamique
HEA	Hydroxyl-éthyl-amidon
HF	Hémofiltration
HIC	Hypertension intracrânienne
HIV	Humanimmunodeficiency virus
HPST	Hôpital, Patients, Santé, Territoires
HSD	Hématome sous dural
Ht	Hématocrite
HTA	Hypertension artérielle
HTAP	Hypertension artérielle pulmonaire
HTIC	Hypertension intra-crânienne
HTM	Hyperthermie maligne
I/E	Rapport temps inspiratoire/temps expiratoire
IA	Insémination artificielle
IADE	Infirmier-anesthésiste diplômé d'État
IAS	Infection associée aux soins
IBODE	Infirmier de bloc opératoire diplômé d'État
IC	Insuffisance cardiaque
IDE	Infirmière diplômée d'Etat
IDM	Infarctus du myocarde
IEC	Inhibiteur de l'enzyme de conversion
IG	Incidents graves
IGAS	Inspection générale des affaires sociales
IgE	Hypersensibilité immunologique
IM	Intramusculaire
IMAO	Inhibiteur des monoamine oxydases
IMC	Indice de masse corporelle
IN	Infection nosocomiale
InVS	Institut de veille sanitaire
INR	International Normalised Ratio
INSERM	Institut national de la santé et de la recherche médicale
IO	Intraosseux
IOT	Intubation oro-trachéale
IPAQSS	Indicateur de performance et d'amélioration de la qualité et la sécurité des soins
IPP	Numéro d'identifiant permanent
IR	Insuffisance rénale
IRC	Insuffisance rénale chronique
IRM	Imagerie à résonance magnétique
ISO	Infections du site opératoire
ISR	Induction séquence rapide
IST	Infections sexuellement transmissibles
IV	Intraveineuse
IVD	Intraveineuse directe
IVG	Interruption volontaire de grossesse
IVL	Intraveineuse lente
IVSE	Intraveineuse en seringue électrique
K^+	Potassium
KTA	Cathéter artériel
KTC	Cathéter veineux central
KTP	Cathéter veineux périphérique
LCH	Luxation congénitale de la hanche
LCR	Liquide céphalo-rachidien
LDS	Laryngoscopie directe suspendue
LMD	Licence - master - doctorat
MAC	Concentration alvéolaire minimale
MAR	Médecin anesthésiste-réanimateur
MCE	Massage cardiaque externe
MCP	Mélange de concentrés plaquettaires
MDS	Médicaments dérivés du sang
Mg^{2+}	Magnésium
MI	Membres inférieurs
ML	Masque laryngé
mmHg	Millimètre de mercure

MvO_2	Consommation myocardique en oxygène
N_2O	Protoxyde d'azote
Na^+	Sodium
NaCl	Chlorure de sodium
NAVA	Neurally Adjusted Ventilatory Assistance
NFS	Numérationformule sanguine
NIM	Nerve Integrity Monitor
NLPC	Néphrolithotomie Percutanée
NMT	Neuromuscular transmission
NO	Monoxyde d'azote
NVPO	Nausées/vomissements post-opératoires
NYHA	New York Heart Association
O_2	Oxygène
OAP	Œdème aigu pulmonaire
OMS	Organisation mondiale de la santé
ONI	Ordre national des infirmiers
ONIAM	Office national d'indemnisation des accidents médicaux
ORL	Oto-rhino-laryngologie
PO	Per os
PA	Pression artérielle
$PaCO_2$	Pression partielle alvéolaire en gaz carbonique
PAd	Pression artérielle diastolique
PAG	Pantalon anti-gravité
PAM	Pression artérielle moyenne
PaO_2	Pression artérielle partielle en oxygène
PAP	Pression artérielle pulmonaire
PAPO	Pression artérielle pulmonaire d'occlusion
PAS	Pression artérielle systolique
PCA	Analgésie contrôlée par le patient
PCEA	Analgésie péridurale contrôlée par le patient
PCO_2	Pression en dioxyde de carbone
PEC	Prise en charge
PEEP	Positive End Expiratory Pression
$P_{et}CO_2$	Pression en dioxyde de carbone en fin d'expiration
PFC	Plasma frais congelé
pH	potentiel hydrogène
Pi	Pression inspiratoire
PIA	Pression intra-abdominale
PIC	Pression intra-crânienne
PIO	Pression intra-occulaire
PIT	Pression intra-thoracique
pKa	Proportion entre les formes ionisée et non ionisée d'un médicament
PLYO	Plasma lyophilisé
PM	Pacemaker
PMA	Procréation médicalement assistée
PMO	Prélèvement d'organes post mortem
PNI	Pression non invasive
PNO	Pneumothorax
PO_2	Pression partielle de l'O^2
POD	Pression de l'oreillette droite
PPC	Pression de perfusion cérébrale
Pré-O_2	Pré-oxygénation
PSE	Pousse seringue électrique
PSI	Patient Safety Indicators
PSL	Produits sanguins labiles
PTC	Décompte post-tétanique
PTG	Prothèse totale du genou
PTH	Prothèse totale de la hanche
PTM	Pression trans-membranaire
PVC	Pression veineuse centrale
Qc	Débit cardiaque
RA	Rachianesthésie
RACS	Reprise d'activité cardiaque spontanée
RAI	Recherche d'agglutines irrégulières
RAISIN	Réseau d'alerte, d'investigation et de surveillance des infections nosocomiales
RCF	Rythme cardiaque fœtal
RCP	Réanimation cardio-pulmonaire
REMED	Revue des erreurs liées aux médicaments et dispositifs associés
REX	Retour d'expérience
RGO	Reflux gastro-œsophagien
RL	Ringer lactate
RMM	Revue de morbi-mortalité
ROC	Réflexe oculo-cardiaque
RP	Radiographie pulmonaire
RTUP	Résection trans-urétrale de prostate
RTUV	Résection trans-urétrale de vessie
RVP	Résistances vasculaires pulmonaires
RVS	Résistances vasculaires systémiques
Rx	Radiographie
SA	Semaines d'aménorrhée
SAD	Sonde à demeure
SAMU	Service d'aide médicale d'urgence
SaO_2	Saturation en oxygène
SAOS	Syndrome d'apnées obstructives du sommeil
SAP	Seringue autopulsée
SARM	Staphylococcus Aureus Résistant à la Méthicilline
SCB	Surface corpelle brûlée
SCT	Surface corporelle totale
$ScvO_2$	Saturation en oxygène du système nerveux central
SDF	Sans domicile fixe
SDMV	Syndrome de défaillance multiviscérale
SDRA	Syndrome de détresse respiratoire aiguë

SE	Seringue électrique
SEGA	Système actif dédié à l'évacuation des gaz anesthésiques
SFAR	Société française d'anesthésie et de réanimation
SID	Strong Ion Difference
SIDA	Syndrome d'immunodéficience acquise
SIRS	Syndrome de réponse inflammatoire systémique
SMUR	Services mobiles d'urgence et de réanimation
SNC	Système nerveux central
SNG	Sonde nasogastrique
SOP	Salle d'opération
SP	Sérum physiologique
SpO_2	Saturation pulsée en oxygène
SRA	Système rénine-angiotensine
SRAA	Système rénine-angiotensine-aldostérone
SROS	Schéma régional de l'offre de soins
SSH	Sérum salé hypertonique
SSPI	Salle de surveillance post-intervention
SU	Sonde urinaire
SV	Sang veineux
SVD	Sonde vésicale à demeure
SvO_2	Saturation en oxygène du sang veineux mêlé
T°	Température
TA	Tension artérielle
TaO_2	Transport artériel en oxygène
TAP	Transversus abdominis plane
TC	Traumatisme crânien
TCA	Temps de céphaline activée
Td4	Train de 4
TDM	Tomodensitométrie
TDR	Troubles du rythme
TEAC	Thrombendartérectomiecarotidienne
TFPI	Tissue Factor Pathway Inhibitor
TIIH	Transports infirmiers inter-hospitaliers
TOF Td4	Train of Four
TOT	Transobturator tape
TP	Taux de prothrombine
TPE	Traitement post-exposition
TRH	Thyrotrophine
TSH	Thyroïd-StimulatingHormon
TT	Traitement
TURP	Syndrome de résorption
TV	Tachycardie ventriculaire
TVT	Tension-free vaginal tape
UCA	Unité de chirurgie ambulatoire
UF	Ultrafiltration
UI	Unité internationale
UMH	Unité mobile hospitalière
USC	Surveillance en unité spécialisée
USI	Unité de soins intensifs
V/Q	Rapport ventilation perfusion
VA	Ventilation alvéolaire
VAC	Ventilation assistée contrôlée
VACI	Ventilation assistée contrôlée intermittente
VAE	Validation des acquis d'expérience
VAP	Validation des acquis professionnels
VAS	Voies aériennes supérieures
VC	Volume courant / ventilation contrôlée
VCI	Veine cave inférieure
VCS	Veine cave supérieure
VD	Espace mort anatomique
VEMS	Volume expiratoire maximum par seconde
VES	Volume d'éjection systolique
VG	Ventricule gauche
VHB	Virus de l'hépatite C
VHC	Virus de l'hépatite B
VIH	Virus de l'immunodéficience humaine
VitK	Vitamine K
VM	Ventilation mécanique
VMD	Ventilation au masque difficile
VNI	Ventilation non invasive
VPC	Ventilation en pression contrôlée
VPP	Variation de pression pulsée
VS	Ventilation spontanée
VS-AI	Ventilation spontanée – Aide inspiratoire
VSAI-PEP	Ventilation spontanée avec aide inspiratoire et pression expiratoire positive
VST	Volume sanguin total
VT	Tidal Volume / volume courant
Vt	Ventilation minute
Vtd	Volume télé diastolique
Vts	Volume télé systolique
VVC	Voie veineuse centrale
VVE	Variation du volume d'éjection systolique
VVP	Voie veineuse périphérique

Remerciements

Je remercie infiniment toutes les personnes qui ont apporté leur contribution à cet ouvrage, et je voudrais plus particulièrement exprimer ma profonde gratitude à :

- Jérôme Chevillotte qui tout au long de ce travail commun de près de 2 ans a fait preuve à la fois d'un sérieux professionnel sans faille, d'une implication de tous les instants, d'une disponibilité et d'une bienveillante compréhension dans les moments de doute. Cet ouvrage n'aurait pu exister sans lui ;
- Corinne Laffon et Bruno Frattini qui ont su répondre à mes sollicitations, toujours avec disponibilité ; ils ont tous les deux apportés une contribution de grande qualité par la relecture de ce manuscrit ainsi qu'un regard professionnel indispensable tout au long de ce travail ;
- Pr Dominique Fletcher pour sa confiance immédiate en ce projet, ses conseils avisés en cours de réalisation et pour avoir accepté de préfacer l'ouvrage ;
- Tous les auteurs (infirmiers anesthésistes) et relecteurs (médecins anesthésistes ou experts) qui ont participé à cette aventure ; leur professionnalisme, leur disponibilité, leur désir de participation et leur enthousiasme ont été le moteur de cette réalisation.

Cet ouvrage est le résultat de toutes ces valeurs de partage et de coopération.

Que chacun en soit vivement remercié !

Catherine Muller

Avant-propos

L'idée de ce livre est née en 2013. Elle tenait à la fois :

- d'un constat (il n'existait pas d'ouvrage réunissant les savoirs professionnels IADE) ;
- d'un besoin (exprimé par les étudiants et les IADE) ;
- et d'une ambition (celle de penser qu'un tel ouvrage serait utile).

Longtemps, l'ampleur du travail à réaliser nous a semblé insurmontable. Mais, avec le temps, nous avons pris conscience de la richesse portée par chaque professionnel IADE, à la fois par des parcours individuels mais aussi par la grande variété des compétences individuelles et collectives existantes.

C'est ainsi qu'est née l'idée d'un ouvrage collectif, permettant aux IADE de constituer eux-mêmes ce que nous avons pour ambition de voir comme un possible ouvrage de référence. Les auteurs (tous IADE, et quelques étudiants en fin de cursus de formation) ont écrit cet ouvrage, qui a été ensuite entièrement relu par des médecins anesthésistes ou des experts des domaines présentés. Une dernière relecture par l'équipe de coordination a permis l'harmonisation de l'ensemble du contenu.

Nous avons décidé de regrouper l'ensemble des savoirs abordés dans les études d'IADE (selon le nouveau programme de formation), à l'exception de l'anatomie/physiologie et de la recherche (disponibles dans de nombreux ouvrages de grande qualité). L'essentiel de chaque thème identifié est abordé dans une courte *fiche*. Au total, ce sont 200 fiches qui vous sont proposées, réparties en 5 chapitres :

- chapitre 1 (fiches numérotées de 1.1 à 1.15) : sciences humaines, santé publique, fonctionnement des hôpitaux, droit, éthique et déontologie professionnelle ;
- chapitre 2 (fiches numérotées de 2.1 à 2.37) : grands thèmes d'anatomie, pharmacologie générale et spécifique ;
- chapitre 3 (fiches numérotées de 3.1 à 3.71) : techniques de soins en anesthésie-réanimation-urgences, les différentes chirurgies, les terrains du patient ;
- chapitre 4 (fiches numérotées de 4.1 à 4.44) : prise en charge du patient en réanimation, en pré-hospitalier, gestion de la douleur, vigilances et gestion des risques ;
- chapitre 5 (fiches numérotées de 5.1 à 5.7) : vocabulaire et conversation en anglais ;
- chapitre 6 (fiches numérotées de 6.1 à 6.24) : des cas cliniques, pour vous permettre de revoir certaines connaissances ou prise en charge autour de cas concrets.

Il s'agit donc d'une œuvre collective et interprofessionnelle qui a mobilisé des professionnels de toute la France, quels que soient leur fonction et leur lieu d'exercice. Le travail fourni par chacun et le résultat global collectif est de très grande qualité.

Nous espérons que cet ouvrage répondra à vos attentes.

L'équipe de coordination

Préface

Un recueil de fiches pour la formation initiale des étudiants et la pratique quotidienne des Infirmiers Anesthésistes

La formation des professionnels travaillant en anesthésie réanimation est exigeante à plus d'un titre. La sécurité de prise en charge des patients repose sur un ensemble d'aptitudes techniques et de connaissances dans des domaines divers comme la pharmacologie, la physiologie, la réanimation, la douleur.

Le diplôme délivré dans les écoles d'Infirmiers Anesthésistes (IADE) doit répondre à tous ces défis. Ce diplôme est enseigné et attribué dans 28 écoles réparties sur l'ensemble du territoire français, métropolitain et d'outre-mer, et peut former potentiellement chaque année près de 800 IADE avec un niveau de compétences qui est à la fois très homogène et d'une qualité reconnue par l'ensemble des professionnels de la discipline d'anesthésie réanimation mais aussi l'ensemble des professionnels de santé.

L'arrêté fixant le nouveau programme d'études conduisant au diplôme d'État d'infirmier anesthésiste permettant l'attribution du grade universitaire de master, est paru le 23 juillet 2012. Cette réforme a été mise en place dès la rentrée 2012. Les IADE sont les premiers infirmiers spécialisés à avoir organisé leur formation pour s'intégrer au niveau européen dans le cadre du système Licence Master Doctorat.

La validation d'une formation en Grade Master a amené des modifications importantes du cursus de formation. Cette formation s'est notamment enrichie en sciences humaines, physiopathologie, gestion des risques, vigilances et méthodologie de recherche. Depuis 2007, un très gros travail a été réalisé par l'ensemble des professionnels de l'anesthésie réanimation pour concevoir un nouveau programme. Les équipes de formation, les directeurs d'école et les directeurs scientifiques ont dû travailler ensemble pour répondre aux exigences concrètes de cette nouvelle organisation.

L'expérience de l'école régionale d'IADE de Poissy-Saint-Germain-en-Laye est ancienne. Sa directrice adjointe, Madame Catherine Muller a su travailler avec de nombreux intervenants infirmiers anesthésistes, cadres de santé et médecins anesthésistes réanimateurs pour proposer des fiches guidant l'étudiant et le professionnel dans tous les aspects de ce nouveau programme.

Ces fiches ont su aborder toutes les problématiques de la formation et du métier de façon synthétique et compréhensible.

Je félicite les auteurs de cet ouvrage et spécialement Mme Catherine Muller (coordinatrice) pour le travail fourni.

Ce recueil va sans doute devenir un incontournable pour l'étudiant des écoles d'Infirmiers Anesthésistes mais aussi pour les professionnels de terrain.

Pr Dominique Fletcher,

Directeur Scientifique de l'école d'Infirmiers Anesthésistes de Poissy-Saint-Germain

Sommaire

Chapitre 3
Fondamentaux en anesthésie-Réanimation-urgences **143**

Chapitre 4

Exercices particuliers en anesthésie-réanimation-urgences 333

Chapitre 5

Outils en anglais 451

Chapitre 1
Sciences humaines, sociales et droit

Plan du chapitre

© 2015, Elsevier Masson SAS. Tous droits réservés

Fiche 1.1

Histoire de la profession IADE

Sébastien Lebreton

Définition

L'infirmier anesthésiste (IADE) a suivi une formation post-diplôme d'État d'infirmier dans une école spécialisée après avoir exercé deux ans au minimum la profession d'infirmier et réussi le concours d'entrée.

Il a acquis un niveau de compétences professionnelles spécifiques dans les domaines de l'anesthésie, réanimation et médecine d'urgence. Il accomplit des soins relevant de son rôle propre et de son rôle sur prescription médicale au sein d'équipes pluridisciplinaires dans un cadre réglementaire (défini dans le Code de la santé publique), et en collaboration avec les médecins anesthésistes-réanimateurs.

Il bénéficie d'une exclusivité d'exercice (article R.4311-12 du Code de la santé publique).

Il participe à des actions de prévention, d'éducation et de formation, contribue à la prise en charge de la douleur et participe à des actions institutionnelles.

De par ses connaissances acquises en formation initiale et continue, il analyse, gère et évalue les situations dans son domaine de compétence, afin de garantir la qualité des soins et la sécurité des patients.

Historique en lien avec la profession d'infirmier

- **1877** : la religieuse Mary Bernard est la première infirmière à se spécialiser en anesthésie (USA).
- **1889–1908** : Alice Magaw reçoit le titre de « mère de l'anesthésie » pour sa maîtrise de l'hypnose associée au chloroforme ou à l'éther (USA).
- **1914** : des infirmiers américains du corps des « Ambulances Américaines » apprennent aux infirmières françaises à administrer un mélange oxygène-protoxyde d'azote.
- **1939** : ouverture d'écoles de formation délivrant des attestations et/ou des certificats spécifiques. Le programme comprend 13 leçons et 4 semaines de stage. Création à l'APHP de postes d'anesthésistes pourvus sur choix des chirurgiens avec des personnels médicaux ou infirmiers. Utilisation du terme « aide anesthésiste ».
- **1949** : ouverture de l'école de Saint-Germain-en-Laye qui jusqu'en 1960 délivre une attestation d'infirmier aide anesthésiste validée par le ministère de la Santé.
- **1957** : attestation d'aide anesthésiste, faculté de médecine de Paris.
- **1960** : certificat d'aptitude aux fonctions d'aide anesthésiste. Durée des études de 18 mois. Décret du 9 avril 1960.
- **1972** : durée des études de 24 mois, définition d'un responsable d'anesthésiologie, d'un programme et d'épreuves précis. Création d'une école dans chaque CHU français.
- **1988** : les ISAR « Infirmiers Spécialisés en Anesthésie Réanimation » deviennent les seuls habilités à pratiquer l'anesthésie. La durée de l'enseignement théorique est de 85 à 500 heures. Décret n° 88-903 du 30 août 1988.
- **1991** : l'ISAR devient IADE – Décret n° 91-1281 du 17 décembre 1991.
- **2002** : l'enseignement théorique est de 700 heures. Arrêté du 17 janvier 2002 relatif à la formation conduisant au diplôme d'État d'infirmier anesthésiste.
- **2012** : arrêté du 23 juillet 2012 relatif à la formation conduisant au diplôme d'État d'infirmier anesthésiste, reconnu au grade master dans le cadre de l'intégration de la formation dans le schéma universitaire licence master doctorat (LMD).

Conditions et exercices actuels

L'IADE en secteur d'anesthésie

L'IADE exerce au bloc opératoire, en salle de radiologie interventionnelle ou en endoscopie. Le rôle de l'IADE associe plusieurs fonctions et activités, selon les lieux d'exercice :

1) organisation des soins qu'il délivre,

2) activités de soins en anesthésie :
- préparation du site d'anesthésie,
- accueil du patient,
- participation à la réalisation :
  - de l'anesthésie générale,
  - des anesthésies loco-régionales,
  - de l'analgésie obstétricale.

3) la gestion et la maintenance,
4) la participation à la délivrance des produits sanguins labiles.

En SSPI, l'IADE assure les actes relevant des techniques d'anesthésie et des techniques de prise en charge de la douleur post-opératoire.

L'IADE en unité de soins intensifs et de réanimation chirurgicale

Il apporte un complément de compétence et peut répondre aux situations d'urgence. Il occupe une fonction de référent pour les soins complexes.

L'IADE en secteur extra-hospitalier

En Smur il :
- assure la maintenance et l'état opérationnel des matériels, la qualité de l'armement de l'ambulance,
- accomplit, sous la responsabilité du médecin responsable de l'intervention, les soins et les techniques de réanimation et la mise en condition du patient,
- assure la surveillance du patient pendant son transport,
- participe à la prise en charge des patients sédatés de par ses connaissances des techniques d'anesthésie,
- participe à la liaison avec la régulation du Samu,
- participe aux plans de secours en cas de catastrophe dans ou hors de son district d'affectation et éventuellement à l'étranger,
- encadre et forme les équipes,
- participe à l'enseignement et la recherche (cours, protocoles, congrès, publications, etc.).

Points essentiels

A l'origine, l'anesthésie était une activité satellite des chirurgiens. Elle est devenue une discipline médicale à part entière en raison de sa complexité de mise en œuvre et des risques péri-chirurgicaux éventuels.

Ses lieux d'exercice sont variés, notamment en secteur d'anesthésie où les spécialités sont nombreuses.

Aujourd'hui les missions de l'IADE sont identifiées dans l'article 12 du décret n° 2004-8002 relatif à la profession d'infirmier et le programme des études est contenu dans l'**arrêté du 23 juillet 2012.**

Fiche 1.2

Concept de communication

Catherine Muller

Introduction

La communication est le socle des relations humaines car elle se situe au cœur de celles-ci. Elle fait appel à la psychologie et s'appuie sur des notions de sociologie et d'anthropologie. Au sens étymologique du terme, la psychologie est la « *science des faits psychiques, ou science de l'âme* » (1) Elle permet, en ce sens, de comprendre les relations inter-individuelles et sociales.

Éléments de compréhension

Depuis les années 1960 et la naissance du mouvement cognitiviste, l'Homme est reconnu comme un être communiquant, qui utilise l'information, qu'il la reçoive ou qu'il l'émette. Pour cela, il utilise des opérations mentales multiples et répétées, en interaction avec la mémoire et les structures cognitives cérébrales.

Le concept de relation

La relation naît de la rencontre de deux personnes (chacun porteur de ses valeurs et caractéristiques) qui se situe dans un lieu où les questions concernant la santé, la maladie et le rapport au corps sont omniprésentes. *« C'est une situation complexe aux composantes multiples, techniques, psychologiques et affectives » (2).*

La **maladie** est une rupture. Dans la relation patient-soignant, le premier est en situation de fragilité, le second travaille à restaurer sa santé tout en l'accompagnant dans les différentes phases de sa maladie. Il crée un climat de confiance.

Si les **conséquences psychologiques des actes de soins** sont peu étudiées, l'accompagnement des patients, une écoute attentive, une information « claire et loyale » en temps réel ainsi qu'une attention particulière permettent d'adapter la communication et les relations soignant/patient.

Le concept de communication

> « Tout être et/ou objet et/ou phénomène existe parce qu'il entretient avec les autres et/ou objets et/ou phénomènes des interactions qui interpénètrent dans un système »
> (Muchielli, 1995).

« La communication est un des aspects de la relation, élément essentiel car de sa qualité dépend celle de la relation » (2). Elle **permet aux individus de rentrer en relation et d'interagir**. Pour cela, elle comprend 5 processus :

- la construction du sens, d'où l'importance de la clarté de l'expression
- la référence à des normes collectives, faisant référence aux représentations sociales
- la structuration des relations qui trouve sa place dans des schémas connus (consensuels, égalitaires, intimes, hiérarchiques, conflictuels, etc.)
- l'expression de l'identité de l'émetteur, à travers ses comportements, ses gestes, ses postures, ses expressions, etc.
- la transmission de l'information et le mode choisi pour le faire

Le concept d'information

Conceptualisé par Newel et Simon (1960) puis Atkinson et Shiffrin (1968) et enfin Gagné (1974), le concept d'information est schématisé :

Récepteur → Processus ← Effecteur

L'information, « *à la fois le produit de la communication et le ciment de la relation* », (2) est reçue par la personne qui met en place tout un ensemble de processus, autrement dit d'activités mentales afin d'attribuer un sens et une réponse à cette information. Ce processus se fait à court terme ou à long terme, faisant appel à la mémoire et nécessitant 4 opérations : la perception de l'information, l'encodage, le stockage et la récupération des informations.

Les activités mentales sont cognitives (opérations mathématiques, appel à la mémoire, apprentissage,

etc.) mais également impactées par des stimulis sensoriels.
L'individu reçoit et traite l'information selon :
- Ses attentes : espoir, crainte, peur, confiance, etc.
- Sa culture, son milieu de vie, son éducation, etc.
- Son environnement
- Ses représentations de la vie, du monde, de l'Autre, etc.

Conséquences pratiques

Mécanismes de défense et d'adaptation

Chaque personne possède un seuil de tolérance et ses propres ressources pour faire face à ce qui perturbe son bien-être et son équilibre. Face à un danger (ou une situation perçue comme telle), un individu peut développer des mécanismes de défense de type :
- refoulement
- négation, refus inconscient
- rationalisation, recherche de causes inappropriées
- compensation (alcoolisme, addiction)
- projection sur d'autres personnes
- régression (vers l'enfance par exemple)
- sublimation vers des idéaux acceptables

Les émotions, les sentiments

Une émotion est « *une réaction globale, intense et brève de l'organisme à une situation inattendue accompagnée d'un état affectif de tonalité pénible ou agréable* » (Dictionnaire de psychologie, Larousse)
Les émotions dépendent fortement de l'individu (personnalité, histoire personnelle, vécu antérieur), de son environnement et de son lieu de vie (société, culture). Elles se manifestent quand la personne ne peut gérer seule son vécu : l'extériorisation doit lui permettre de rétablir un équilibre et une réadaptation. Elles sont de 2 types :
- émotions/sentiments : joie, peur, tristesse, etc.
- émotions/chocs (souvent accompagnées de réactions physiologiques : modification des rythmes cardiaques et respiratoires, transpiration, etc.) : cris, pleurs, sanglots, rire, perte du contrôle de soi, etc.

Les émotions impactent fortement la communication : elles peuvent modifier la perception d'une information et en transformer la réponse initialement prévue.

Liens pratiques avec la profession IADE

La communication utilisée est au cœur de l'exercice professionnel de l'IADE. Elle est essentielle car elle permet d'approcher ce qui est le propre de la relation
- entre le patient et le soignant
- entre les soignants dans un travail d'équipe
- entre les professionnels dans une relation de travail

En cela, les applications pratiques sont quotidiennes en particulier dans les domaines de :
- la peur de l'anesthésie et de la chirurgie
- l'atteinte à l'image corporelle (réelle ou fantasmée)
- la prise en charge de la douleur

Points essentiels

Les actions IADE se situent dans une éthique soignante (3).
La communication et la relation se situent dans un lieu spécifique (le bloc opératoire) et dans un temps bref. Les mots et les attitudes, adaptées à l'état du patient, vont permettre une relation inter-personnelle adaptée et efficiente.

Fiche 1.3

Organiser sa formation continue

Marie Godet

Introduction

La formation continue s'intègre dans le dispositif de la formation tout au long de la vie.

Éléments de compréhension

La formation tout au long de la vie (FTLV)

La FTLV « *des agents titulaires et non titulaires de la fonction publique hospitalière a pour but de leur permettre d'exercer efficacement leurs fonctions durant l'ensemble de leur carrière, d'améliorer la qualité du service public hospitalier, de favoriser leur développement professionnel et personnel et leur mobilité* » (1).

Elle permet de construire des parcours de formation au travers de 7 grands axes :

- La formation professionnelle initiale et le congé de formation professionnelle
- La formation continue avec ses 3 catégories pour : l'adaptation au poste de travail, le maintien et l'évolution dans l'emploi, le développement ou l'acquisition de compétences,
- La préparation aux concours,
- Les études promotionnelles,
- Les actions de conversion,
- La validation des acquis par l'expérience (VAE),
- Le bilan de compétences.

Les agents des structures privées disposent des organismes auxquels cotisent leurs établissements afin de pouvoir financer des projets : FONGECIF, PROMOFAF, etc.

Le Développement professionnel continu (DPC) (2)

Il est introduit dans le Code de la santé publique par l'article 59 de la loi HPST pour l'ensemble des professionnels de santé permettant « *l'évaluation des pratiques professionnelles, le perfectionnement des connaissances, l'amélioration de la qualité et de la sécurité des soins ainsi que la prise en compte des priorités de santé publique et la maîtrise médicalisée des dépenses de santé* » (3).

- Pour enregistrer les établissements s'inscrivant dans la démarche DPC a été créé le 1er juillet 2012, l'Organisme Gestionnaire du Développement Professionnel Continu (OGDPC). L'OGDPC gère la partie financière du dispositif du DPC pour près de 500 000 professionnels de santé et plus de 2 000 organismes de DPC en 2013.
- Les établissements de santé élaborent les plans de DPC en fonction des besoins de leurs employés et en concertation avec le comité technique d'établissement (CTE), la Commission des soins infirmiers, de rééducation et médico-techniques (CSIRMT) et la Commission médicale d'établissement (CME).
- Chaque programme de DPC doit répondre à 3 critères :
  - être conforme à l'orientation nationale du ministère de la Santé ou de l'ARS,
  - comporter des méthodes ou modalités validées par l'HAS,
  - être mis en œuvre par un organisme de développement professionnel continu (ODPC).
- Depuis le 1er janvier 2013, ce dispositif constitue une obligation annuelle et individuelle pour notre profession. Pour remplir cette obligation, chaque professionnel peut :
  - Participer, dans le cadre d'une démarche collective et permanente à un programme de DPC (interne ou externe à l'établissement) dont la prise en charge est assurée financièrement par l'établissement,
  - Obtenir un diplôme universitaire (D.U) (démarche valide uniquement l'année de l'obtention du diplôme) évalué favorablement par la Commission scientifique du Haut Conseil des Professions Paramédicales,
  - Participer, en tant que **formateur,** à un programme de DPC.

A l'issue de cette formation, l'OGDPC transmet à l'IADE et à son employeur une attestation de suivi de DPC. Ces documents sont à garder précieusement.

La validation des acquis

Il existe trois types de validation des acquis :

• La validation des acquis professionnels (VAP) permet d'accéder à une formation de l'enseignement supérieur sans être titulaire du titre requis. Pour ce faire, il faut constituer un dossier qui sera soumis à une commission pédagogique qui autorisera ou non l'inscription.

• La validation des acquis de l'expérience (VAE) permet d'obtenir tout ou partie d'un diplôme national de l'enseignement supérieur par la reconnaissance d'expériences professionnelles ou extra-professionnelles. Pour pouvoir y recourir, il faut justifier d'un minimum de 3 années d'expérience en lien direct avec le diplôme visé et après un avis favorable de la recevabilité de la demande, il faut élaborer un dossier comprenant une analyse détaillée de l'expérience acquise. Ce travail permettra au jury de VAE, à l'issue d'un entretien, d'attribuer une validation partielle ou totale, ou, à l'inverse, de refuser toute validation. Un accompagnement est recommandé pour l'élaboration de ce dossier.

• La validation d'études supérieures (VES) permet d'obtenir tout ou partie d'un diplôme par la reconnaissance des études supérieures suivies dans un établissement public ou privé, en France ou à l'étranger.

Liens pratiques avec les domaines de l'anesthésie-réanimation-urgences

L'entretien annuel d'évaluation est une obligation. C'est un moment d'échange entre l'IADE et son supérieur hiérarchique direct (cadre de santé). Cet entretien doit permettre :

• de rappeler les suites données aux demandes antérieures de formation,

• de discuter des actions de formation nécessaires aux missions de l'IADE,

• de présenter les demandes individuelles de projet de formation.

Le contenu de cet entretien doit être consigné dans un compte rendu et figurer dans le dossier professionnel de l'IADE.

À ce jour, le diplôme d'IADE n'est pas accessible via la VAE (contrairement au diplôme d'IBODE).

Points essentiels

Tous les professionnels ont droit à la formation continue tout au long de la vie.

De multiples moyens existent, le DPC en est un nouveau, qui est devenu une obligation individuelle et annuelle pour les soignants ayant un contact direct avec les patients.

Fiche 1.4

Concepts en formation, alternance et tutorat

Amandine Beuscart

Introduction

Depuis plus de 150 ans, la formation des infirmiers repose sur une alternance entre l'apprentissage en situation (hôpital) et l'enseignement en école. Lorsque la 1re école d'IADE a ouvert ses portes en 1949, l'organisation des études s'y est faite selon le même schéma et repose sur le tutorat par les pairs. En 2009, la réingénierie des formations paramédicales, notamment de la filière infirmière, a été formalisée par la parution d'arrêtés de formation : l'approche par compétences situant l'apprenant adulte au cœur du dispositif en alternance est réaffirmée.

Éléments de compréhension

La philosophie de ce référentiel s'appuie sur le ***socioconstructivisme***, concept selon lequel chaque individu apprend à l'aide de ses connaissances (antérieures et nouvelles) en interaction avec les autres ; il faut y ajouter la ***posture réflexive***, autrement dit la capacité d'analyse de sa pratique. L'étudiant prend conscience de sa façon d'agir ou de réagir dans les situations professionnelles, et développe un esprit critique mais constructif.

L'adulte en formation

La formation de l'adulte (andragogie) nécessite l'adhésion et la motivation des apprenants. Elle requiert plusieurs conditions, car un adulte apprend si :

- il comprend (vocabulaire, illustrations)
- la formation est en lien avec son métier/quotidien
- il intègre les objectifs et comprend leurs implications
- il communique, formalise, transmet et expérimente (de manière croissante, est mieux retenu ce qui est lu < entendu < vu < vu et entendu < vu et entendu et dit < vu et entendu et dit et fait)
- il se sent intégré au groupe et s'inscrit dans une dynamique d'échanges (apprentissage par ses pairs)
- il communique dans un climat participatif.

L'alternance

> « La pédagogie de l'alternance est un dispositif de planification de la formation basée sur un principe d'interaction entre des situations de formation et des situations de production »
>
> (F. Raynal et A. Rieunier)

En formation professionnelle, l'alternance se définit par une succession de périodes partagées entre l'école (ou le centre de formation) et les terrains de stage. Cette alternance fait l'objet d'un contrat tripartite formalisé par la charte d'encadrement entre l'étudiant, les professionnels de stages (tuteurs) et les formateurs de l'école.

Elle est dite intégrative, car elle combine l'inductif (la pratique est l'illustration de la théorie) et le déductif (l'application des enseignements théoriques en stage). Cette articulation permet un apprentissage par différents mécanismes cognitifs.

Le stage est « le lieu où l'on questionne ce que l'on fait et ce que l'on a appris, le met en perspective et lui donne du sens et vice-versa » (Solveig Fernagu-Oudet, sociopédagogue)

La notion de tutorat

Le tutorat est le dispositif optimisant l'alternance intégrative et qui regroupe plusieurs acteurs : l'étudiant, les professionnels encadrants, le tuteur, le cadre de santé, le formateur et la structure d'enseignement.

Le tuteur assure la fonction de coordinateur entre les différents acteurs. Ses principales missions sont l'accueil, l'organisation du parcours qualifiant, l'accompagnement, le suivi pédagogique. Il utilise les outils construits en équipe.

- Il accompagne l'étudiant dans l'utilisation et le transfert de ses connaissances, la mise en pratique et le développement des compétences spécifiques au lieu de stage ainsi que dans sa construction identitaire professionnelle.

- Il sélectionne les situations apprenantes, tient compte du profil de l'étudiant et s'appuie sur ses expériences antérieures. Il réajuste le parcours et les objectifs de stage individuellement.
- Il met en place un contrat avec l'étudiant. Les professionnels encadrants au sein des services apprécient ou évaluent la progression et l'acquisition des compétences de l'étudiant tout au long de son stage.
- Il assure, après concertation avec l'ensemble des professionnels, le bilan de mi-stage et formalise l'évaluation finale (sur la feuille de stage).

La notion de compétence

Guy le Boterf propose 2 définitions complémentaires de la compétence :

> «La compétence est la capacité à résoudre les problèmes de manière efficace dans un contexte donné».
> «Être compétent : [...] c'est mettre en œuvre une pratique professionnelle pertinente tout en mobilisant une combinatoire appropriée de ressources (connaissance, savoir-faire, méthode de raisonnement, aptitudes physiques, aptitudes comportementales, etc.)».

L'arrêté de la formation du 23 juillet 2012 distingue 7 compétences IADE que l'étudiant se doit d'acquérir :

- **Compétence 1** : Anticiper et mettre en place une organisation du site d'anesthésie en fonction du patient, du type d'intervention et du type d'anesthésie.
- **Compétence 2** : Analyser la situation, anticiper les risques associés en fonction du type d'anesthésie, des caractéristiques du patient et de l'intervention et ajuster la prise en charge anesthésique.
- **Compétence 3** : Mettre en œuvre et adapter la procédure d'anesthésie en fonction du patient et du déroulement de l'intervention.
- **Compétence 4** : Assurer et analyser la qualité et la sécurité en anesthésie et réanimation.
- **Compétence 5** : Analyser le comportement du patient et assurer un accompagnement et une information adaptée à la situation d'anesthésie.
- **Compétence 6** : Coordonner ses actions avec les intervenants et former des professionnels dans le cadre de l'anesthésie-réanimation, de l'urgence intra- et extra-hospitalière et de la prise en charge de la douleur.
- **Compétence 7** : Rechercher, traiter et produire des données professionnelles et scientifiques dans les domaines de l'anesthésie, la réanimation, l'urgence et l'analgésie.

Liens pratiques avec les domaines de l'anesthésie-réanimation-urgences

Les services d'anesthésie, réanimation et urgences constituent des organisations apprenantes dans lesquelles les étudiants sont intégrés.

Chaque service doit organiser un tutorat, en coordination avec les étudiants et l'école dont ils dépendent : charte de tutorat, livret d'accueil, projet de formation, objectifs de stages, compétences spécifiques à acquérir, évaluation de stage, etc.

Les échanges entre professionnels et apprenants sont mutuels dans une discipline en évolution permanente.

Points essentiels

Les terrains de stage sont des lieux de formation qualifiante à laquelle concourent tous les professionnels encadrants. Le tutorat tient désormais une plus grande place, se doit d'être de mieux en mieux organisé et pourra permettre une reconnaissance croissante du rôle des tuteurs de stage.

Le tuteur a une fonction charnière, car il permet de faire le lien entre la théorie et la pratique en situation réelle et aide les étudiants à développer leurs compétences en faisant preuve d'un esprit critique (réflexif).

La finalité en est un haut niveau de qualification professionnelle, qui repose sur une qualité des soins optimale.

Fiche 1.5

Organisation générale de l'hôpital

Catherine Muller

Il existe actuellement 2 780 établissements hospitaliers de santé en France (soit 498 956 lits et places) dont plus d'un tiers sont publics.

Les grands principes

Depuis plus de 10 ans, le fonctionnement de l'hôpital a été rénové. En 2007, dans un contexte très évolutif, la *nouvelle gouvernance* est mise en place :

- régionalisation des systèmes de santé et médico-sociaux qui voit le développement de projets de regroupement et de coopération,
- contraintes budgétaires et d'équilibre financier, et tarification à l'activité,
- mise en place de mesures d'accompagnement pour les établissements en difficulté,

Ces évolutions ont été initiées par les ordonnances du 2 mai 2005 et par la mise en place de la loi du 21 juillet 2009 (loi HPST : Hôpital Patients Santé Territoires).

L'hôpital public

L'organisation interne de l'hôpital public est actuellement guidée par la loi HPST avec un pilotage à 3 niveaux, une responsabilisation accrue de ses acteurs et une généralisation de la contractualisation autour d'objectifs et de résultats.

Le directeur

Il conduit la politique générale de l'établissement et a pouvoir de nomination et de décision. Son autorité s'exerce sur l'ensemble du fonctionnement et des personnels de l'établissement.

Il assure la conduite générale de l'établissement en lien avec la politique régionale de santé. Il prépare ces projets en collaboration avec le directoire (rôle de conseil) et soumet toutes ces organisations au conseil de surveillance (rôle de contrôle)

Il travaille en étroite collaboration avec le président de la Commission Médicale d'Établissement (CME) en particulier dans les domaines de l'amélioration continue de la qualité et de la sécurité des soins et les conditions d'accueil et de prise en charge des usagers.

Les instances de direction

Le directoire	Instance composée de membres du personnel et de représentants des médecins. Il est présidé par le directeur de l'établissement, le vice-président est le président de la commission médicale d'établissement (CME). Son rôle est : – d'approuver le projet médical ; – de préparer le projet d'établissement ; – de conseiller le directeur dans la gestion et la conduite de l'établissement.
Le conseil de surveillance	Instance composée de 3 collèges : – des élus locaux, dont le maire de la commune et le président du conseil général où se situe l'établissement ; – des personnels médicaux et non médicaux dont le président de la CMSIRT (le directeur des soins) et ceux désignés par la CME et les organisations syndicales. – des personnalités qualifiées dont les représentants des usagers. Son rôle est de se prononcer sur la stratégie dans l'établissement et d'exercer un contrôle de la gestion mise en place. Il délibère sur : – le projet d'établissement ; – les comptes financiers, l'affectation des résultats et l'état prévisionnel des recettes et des dépenses (EPRD) ; – le rapport annuel d'activité ; – les conventions, fusions et coopérations à mettre en place. Il donne son avis sur la politique d'amélioration continue de la qualité, de la gestion des risques, le règlement intérieur et les acquisitions de biens.

Les pôles d'activités

Un pôle correspond au regroupement d'activités cliniques ou médico-techniques communes ou complémentaires (ordonnance du 2 mai 2005). Il représente l'échelon de pilotage médico-économique des objectifs de l'établissement de santé.

Un médecin est nommé à la tête du pôle (par le directeur, pour 4 ans renouvelables), assisté par *« un ou plusieurs collaborateurs »* et de responsables de structure interne (anciennement UF = Unités Fonctionnelles).
Le chef de pôle met en œuvre la politique de l'établissement et organise l'ensemble des activités du pôle avec les équipes (médicales, soignantes, administratives et d'encadrement) sur lesquelles il a une autorité fonctionnelle. Un contrat de pôle est signé entre le directeur d'établissement et le chef de pôle ; il fixe les objectifs à atteindre, les moyens alloués, les indicateurs d'évaluation, les responsabilités du chef de pôle ainsi que les modalités de délégation de gestion.
Le conseil de pôle est constitué de personnels médicaux et paramédicaux du pôle, élus par leurs pairs ; il a pour objet de :
• participer à l'élaboration du projet de contrat interne, du projet de pôle et du rapport d'activité du pôle,
• favoriser les échanges d'informations, faciliter l'expression des personnels, et faire toutes les propositions utiles sur les conditions de fonctionnement du pôle et de ses structures internes.

Les instances consultatives

La commission médicale d'établissement (CME)

La CME élabore le projet médical (pour 5 ans), la politique de coopération territoriale, la recherche clinique et d'innovation, la politique de recrutement des personnels médicaux, le programme d'investissement des équipements médicaux et le développement professionnel continu (DPC) médical. Elle est consultée sur :
• les orientations stratégiques de l'établissement, son organisation générale, la gestion prévisionnelle des emplois et des compétences ;
• les plans financiers (annuels et de redressement) ;
• le règlement intérieur de l'établissement.

Le comité technique d'établissement (CTE)

Instance consultative composée de représentants du personnel élus (mandat de 4 ans) et d'experts invités. Il est obligatoirement consulté, au moins 1 fois/trimestre, sur :
• l'état prévisionnel des recettes et dépenses, les plans de redressement ;
• l'organisation du travail et de la politique de management (intéressement, primes, formation, etc.) ;
• les politiques d'amélioration continue de la qualité et de la sécurité des soins et la gestion des risques ;
• les conditions de prise en charge des usagers.

La commission des soins infirmiers, de rééducation et médico-techniques (CSIRMT)

Cette instance consultative regroupe des soignants paramédicaux, élus par leurs pairs. Elle se réunit au moins 3 fois par an et est consultée sur :
• l'organisation générale des soins ;
• la recherche et l'innovation dans le domaine des soins ;
• l'élaboration d'une politique de formation et l'évaluation des pratiques professionnelles ;
• la politique d'amélioration continue de la qualité, de la sécurité des soins et de la gestion des risques liés aux soins.

Le comité d'hygiène, de sécurité et des conditions de travail (CHSCT)

Il est obligatoire dès que l'établissement emploie plus de 50 agents.
Présidé par le directeur de l'établissement, le CHSCT est composé de représentants du personnel désignés par la CME (personnels médicaux) et les organisations syndicales représentatives (personnels non médicaux).
Le CHSCT a 3 missions : prévenir, contrôler et étudier toute situation ou problème dans les domaines de la protection et de la sécurité des agents, auxquelles s'ajoute une mission de prévention des risques professionnels.

L'hôpital privé

En dehors des établissements publics de santé, les établissements privés sont à but lucratif ou non lucratif (appelés actuellement établissements de santé privés d'intérêt collectif). Le Code de la

Santé publique ne précise pas leurs modalités d'organisation et de gestion, mais leurs obligations en matière de droit du travail sont identiques aux établissements publics.
Leurs formes juridiques peuvent être de plusieurs types :

- société anonyme : établissement géré par un directeur et un conseil d'administration (et souvent un directoire) qui agissent au nom de la société ;
- société à responsabilité limitée : établissement géré par un ou plusieurs gérants et qui regroupe des associés ;
- société civile professionnelle.

Mais ils peuvent aussi être une association, une congrégation ou des organismes mutualistes.

Points essentiels

Quel que soit l'endroit où il travaille, l'IADE doit connaître le statut juridique de son établissement et le rôle des différents acteurs et instances hospitalières qui le font fonctionner.
Cette connaissance lui sera également utile en matière de responsabilité professionnelle et pour participer au fonctionnement de l'établissement qui l'emploie.

NOTES

Fiche 1.6

Organisation du bloc opératoire

Yves Tessier

Définition

Au sein d'un établissement de soin, le bloc opératoire est le lieu très spécialisé où sont opérés les patients. Il garantit au patient une sécurité anesthésique et chirurgicale et, au personnel, une sécurité liée aux risques professionnels. Il comprend les salles d'opération (SOP), la salle de surveillance post-interventionnelle (SSPI), ainsi que les locaux liés à la logistique.

Éléments de compréhension

Le fonctionnement du bloc opératoire (lié à la circulaire du 19 mai 2000 créant un conseil de bloc opératoire par établissement) organise le travail en fonction des moyens matériels et humains.

Le conseil de bloc

Le directeur de l'établissement désigne ses membres (chirurgien, anesthésiste, membre du Comité de Lutte contre les Infections Nosocomiales (CLIN), etc. directement ou sur proposition. Le chef de bloc en est membre et le coordinateur du bloc le préside.

Le conseil de bloc élabore collégialement la charte du bloc opératoire, modifiable compte tenu de l'évolution de l'établissement, du bloc ou de la réglementation. Cette charte fixe l'organisation décidée par le conseil de bloc. C'est un texte de référence qui décrit :

- le fonctionnement général du service,
- les protocoles,
- les circulations des patients, des matériels et du personnel,
- les activités générales et spécifiques des SOP,
- l'élaboration du programme opératoire,
- les règles élémentaires d'hygiène à respecter,
- les horaires de fonctionnement du bloc opératoire et de la SSPI,
- l'horaire d'entrée en salle du patient et le délai de la mise à disposition pour l'opérateur.

L'organisation architecturale

Aujourd'hui, les blocs opératoires sont pluridisciplinaires (plusieurs spécialités chirurgicales sur un site). Les salles d'opération sont polyvalentes (possibilité de faire plusieurs spécialités successives sur une même salle) et la SSPI doit comporter un poste et demi par salle d'opération (surveillance efficace des patients).

L'ensemble de l'organisation (architecturale, soignante et logistique) est conçue pour limiter les risques infectieux, avec :

- des salles d'opération permettant un nettoyage des surfaces et des équipements fixes (bras, scialytique, plafonnier) ;
- une hyperpression atmosphérique associée à un flux d'air de qualité normée limitant la contamination et une maîtrise bactériologique de l'eau limitant le risque d'infection. La maîtrise de l'air, de l'eau et des surfaces se fait en étroite collaboration avec le CLIN et l'Équipe Opérationnelle d'Hygiène. La température de la salle d'opération doit être mesurable et contrôlable ;
- une circulation du matériel/personnel/patient obéissant au concept d'asepsie progressive (cinq zones définies selon l'augmentation du risque infectieux : de l'extérieur du bloc jusqu'au champ opératoire dans la SOP). Plus le risque est important, plus des mesures appliquées sont pointues ;
- un décartonnage du matériel permettant de réduire le nombre de micro-organismes. Le matériel usagé est évacué de manière étanche vers les déchets ou la salle de décontamination puis la stérilisation.

L'organisation selon ses acteurs

L'élaboration et la réalisation du programme opératoire sont d'abord organisées par le chef de bloc et le cadre de santé : ils sont garants du respect de la charte et responsables de la qualité et de la coordination des soins prodigués.

Ils managent l'ensemble du personnel et travaillent en étroite collaboration avec le coordinateur du bloc opératoire (chirurgien ou médecin anesthésiste réanimateur (MAR), qui a pour mission d'optimiser l'organisation du bloc opératoire.

La cellule de régulation, sous la responsabilité conjointe du chef et du coordinateur de bloc, a pour fonctions :

- d'élaborer les programmes opératoires en fonction des disponibilités et des contraintes (impératifs des chirurgiens et des MAR, disponibilité de matériels spécifiques, etc.). Ils doivent renseigner : le numéro de la salle, le nom du patient, de l'opérateur, des aides, de l'Infirmier de Bloc Opératoire Diplômé d'État, du MAR, de l'Infirmier Anesthésiste Diplômé d'État (IADE), le matériel spécifique nécessaire pour la chirurgie ou l'anesthésie, l'horaire d'arrivée dans la salle, l'horaire prévisionnel de sortie et la destination de sortie (SSPI, réanimation ou ambulatoire),
- de gérer le flux des patients au cours de la journée : demander les brancardages, gérer la prise en compte des impondérables (absences, etc.).

Les données relatives aux activités du bloc (taux d'occupation des salles, par exemple) sont extraites et analysées comme indicateurs, en vue d'actions correctives.

Liens pratiques avec les domaines de l'anesthésie-réanimation-urgences

L'IADE participe à la réalisation du programme opératoire par :

- la réalisation de la traçabilité d'ouverture de salle,
- la participation à la check-list de la Haute Autorité de Santé.
- le respect des règles d'hygiène (infections nosocomiales et site opératoire), y compris par une tenue adaptée (pyjama, cagoule et masque),
- la limitation de la circulation,
- la maintenance du matériel,
- la déclaration des incidents et évènements indésirables en lien avec les différentes vigilances.

Points essentiels

L'organisation du bloc opératoire réside dans la maintenance de locaux fonctionnels, la définition des rôles de chacun et dans le respect de :

- l'architecture, associée à des règles d'hygiène, qui participe à la réduction des contaminations et du risque d'infection,
- la charte du bloc, qui est le règlement intérieur. Les acteurs majeurs en sont le coordinateur de bloc et le chef de bloc,
- la cellule de régulation, qui gère au quotidien le flux des patients et élabore le programme compte tenu des contraintes de personnel et de matériel.

L'ensemble repose sur une gestion forte de la qualité de la prise en charge et de la gestion/prévention des risques.

Fiche 1.7

Statuts et modes d'exercice de l'IADE

Béatrice Nervi et Catherine Muller

Données démographiques

Au 1er janvier 2014, la France comptait 9 187 IADE en exercice dont 69,5 % de femmes et 30,5 % d'hommes. Parmi eux, 8 841 avaient un exercice salarié.

Statuts et modes d'exercices

L'organisation hospitalière

Il existe différents types d'établissement :

• les établissements publics de santé sont des personnes morales de droit public, qui peuvent être communales, intercommunales, départementales, régionales, interrégionales ou nationales (L. 6141-1 du Code de la santé publique) ;

• les établissements de santé privés d'intérêt collectif (ESPIC). Ils sont gérés par des personnes morales de droit privé, comme des associations, des congrégations, des fondations, des mutuelles et des institutions de retraite complémentaire et de prévoyance ;

• les établissements de santé privés.

Tous les établissements peuvent assurer des missions de service public, mais seuls les établissements publics de santé y sont contraints par le code de la santé publique.

Les différents lieux d'exercice

Les principaux lieux d'exercice de l'IADE sont :

• la fonction publique hospitalière,

• la fonction hospitalière privée,

• les centres de lutte contre le cancer,

• le service de santé des armées

• des groupements de médecins anesthésistes.

Il n'existe pas actuellement d'exercice libéral.

Par contre, outre les établissements de santé, les IADE peuvent exercer dans d'autres lieux tels que les plateformes pétrolières ou en mission humanitaire.

En l'état de la législation actuelle, l'IADE a obligation d'inscription ordinale et ceci, sans incidence sur son statut quelque soit son lieu d'exercice.

L'organisation du travail

Les principes généraux

Le tableau de service (ou planning) est le document sur lequel sont précisés les horaires de travail quotidien des professionnels. Il doit être porté à la connaissance de chaque agent 15 jours au moins avant son application et doit pouvoir être consulté à tout moment.

Toute modification doit être portée à la connaissance des intéressés *a minima* 48 heures avant sa mise en vigueur (sauf contrainte impérative de fonctionnement du service).

Les différents temps de travail

• **Le travail effectif :** temps pendant lequel les IADE sont à la disposition de leur employeur et doivent se conformer à ses directives sans pouvoir vaquer librement à des occupations personnelles. Lorsque le port d'une tenue de travail est rendu obligatoire par le chef d'établissement après avis du CHSCT, le temps d'habillage et de déshabillage est considéré comme temps de travail effectif.

• **L'astreinte à domicile :** période pendant laquelle l'IADE, qui n'est pas sur son lieu de travail et sans être à la disposition immédiate de son employeur, a l'obligation de pouvoir revenir travailler sur l'établissement dans un délai de route raisonnable. En cas de rappel, la durée (temps de trajet inclus) est considérée comme temps de travail effectif.

• **La garde sur place :** décidée par le directeur d'établissement, elle permet de répondre à la continuité de service et donne lieu à une récupération sous forme d'heures ou une compensation financière supplémentaire.

La durée légale de travail est de 35 heures hebdomadaires hors heures supplémentaires. Dans le même temps, la durée hebdomadaire de travail effectif, heures supplémentaires comprises, ne peut excéder 48 heures pour 7 jours.

Le repos quotidien doit être au minimum de 12 heures consécutives. Le repos hebdomadaire doit être de 36 heures dans la Fonction Publique Hospitalière et de 11 heures en établissement privé. Le nombre de jours de repos est de 4 jours pour 2 semaines, dont au moins 2 consécutifs, et incluant 1 dimanche.

Les liens hiérarchiques et fonctionnels de l'IADE

Les liens hiérarchiques

Le pouvoir de nomination, d'avancement et de mutation est détenu par le directeur d'établissement. Selon la nature juridique de l'établissement (public, privé), l'IADE aura des liens hiérarchiques différents

- Secteur public : un coordinateur général des activités des soins, un directeur des soins, un cadre supérieur de pôle, un cadre de santé.
- Secteur privé ou d'intérêt collectif : un directeur des soins, un cadre de santé ou un responsable de service.

Les liens fonctionnels

Un lien fonctionnel existe entre une personne qui encadre et organise le travail sur le terrain dans le respect des dispositions réglementaires et le professionnel IADE. Dans les établissements publics de santé, il s'agit du chef de pôle et, pour les établissements privés, du chef de service. C'est à eux que reviennent les décisions quant au nombre de salles ouvertes, au nombre d'IADE nécessaire, etc. Ils sont responsables de l'organisation générale du service d'anesthésie.
Au quotidien, l'IADE est également sous la responsabilité fonctionnelle d'un médecin anesthésiste. C'est lui qui est responsable de la prise en charge anesthésique du patient, le rôle de l'IADE étant de participer à cette prise en charge et d'assister le médecin.

Les droits et devoirs des IADE

Les IADE doivent se conformer :
- pour la fonction publique, au statut général des fonctionnaires et, pour les établissements privés, à la convention collective qui les régit,
- au règlement intérieur de l'établissement dans lequel ils travaillent.

Les principes généraux sont les suivants :

Droits	Obligations
– liberté d'opinion politique, syndicale, philosophique ou religieuse, – droit de grève, – droit syndical, à la formation permanente – rémunération après service fait	– Secret professionnel, – Obligation de discrétion professionnelle, – Obligation d'effectuer les tâches confiées, – Obligation d'obéissance hiérarchique, – Obligation de réserve.

L'IADE doit exercer ses missions dans les limites de ses fonctions et de ses compétences.

Liens pratiques avec les domaines de l'anesthésie-réanimation-urgences

Les contraintes rencontrées par les établissements de santé pour assurer la continuité des soins amènent actuellement un certain nombre d'hôpitaux à penser autrement les organisations du travail.
Dans les années à venir, les missions, fonctions et organisations du travail vont évoluer; on observe aujourd'hui, par exemple : travail en horaires variables, organisation en 3 x 8 heures avec une déclinaison de la polyvalence au sein de plateaux techniques complexes...

Points essentiels

Les règles définies en matière du droit du travail et de gestion des ressources humaines ont pour objectif, **d'assurer la continuité des soins** et de garantir la cohérence de la politique de gestion des ressources humaines au niveau des pôles d'activité médicale et de l'établissement.
De nouvelles dispositions, comme **la mutualisation** des ressources humaines, sont mises en place dans chaque pôle d'activité médicale pour répondre aux difficultés liées à l'absentéisme. La mobilisation doit être équitable et veiller au principe de solidarité au sein d'une même discipline.

Fiche 1.8

Organisation de la santé en France

Catherine Muller

Introduction

Un système de santé *« est constitué d'une part d'un ensemble de ressources (humaines, matérielles, financières) dédiées à la prise en compte de la prévention, du soin et de la recherche dans le champ sanitaire ; et d'autre part, des interactions et "règles du jeu" qui relient les acteurs impliqués »* (1).

Il a 4 grandes fonctions :

- La production de prestations de santé (préventive, curative, individuelle, collective),
- La mise à disposition des ressources nécessaires,
- Le financement de l'ensemble des activités,
- L'évaluation, le contrôle et la régulation de ces activités.

Les grands principes

En France, la gestion du système de santé dépend de l'État (au niveau national, régional et territorial). La loi HPST du 21 juillet 2009 a reprécisé les contours de l'organisation interne de l'hôpital : les instances, les acteurs, les pôles d'activité, la qualité et la sécurité des soins, les modalités d'organisation des ressources humaines et les relations de l'hôpital avec le territoire dans lequel il se situe.

Niveau national

L'échelon national est représenté par le **ministère de la Santé**, dirigé par le ministre de la Santé.

La direction centrale est composée de plusieurs services :

- La direction générale de la santé (DGS),
- L'inspection générale des affaires sociales (IGAS),
- La direction générale de l'offre de soins (DGOS),
- La direction de la Sécurité Sociale (DSS),
- La direction générale de la cohésion sociale (DGCS),
- La direction de la recherche, des études, de l'évaluation et des statistiques (DRESS),
- Le Haut Conseil de la Santé publique (HCSP).

En fonction des problématiques, d'autres ministères peuvent intervenir : ceux de l'Éducation Nationale (santé scolaire et universitaire), de la Justice (santé des détenus et protection judiciaire), du Travail (risques psycho-sociaux), de l'Agriculture (services vétérinaires), de la Défense (service de santé des armées) et du Budget.

Il existe donc un certain nombre d'agences sanitaires qui jouent un rôle important dans le fonctionnement sanitaire français (voir fiche 4.39).

Niveau régional : les agences régionales de santé (ARS)

C'est la loi du 21 juillet 2009 (loi HPST) et ses décrets d'application (1er avril 2010) qui créent les **agences régionales de santé** (ARS). La gestion des territoires de santé est décentralisée pour une mise en œuvre coordonnée des politiques de santé au niveau régional. La réforme des régions (2015) réorganisera le niveau régional par des regroupements de régions.

Organisation

Il existe 26 ARS en France (22 en métropole, 4 en outre-mer). Chacune est dirigée par un directeur général, nommé en Conseil des Ministres. Il est assisté d'un conseil de surveillance (présidé par le préfet de la région et qui comprend des représentants de l'État, de l'assurance maladie, des professionnels de santé, des collectivités locales et des usagers).

Missions

Chaque ARS est chargée de décliner sur son territoire (via la Conférence Régionale de la Santé et de l'Autonomie (CRSA) et ses 8 commissions) les décisions nationales en matière de :

- Prévention,
- Organisation des soins sur le territoire concerné,
- Droits des usagers,
- Organisation des soins dans les domaines médico-sociaux.

Les programmes régionaux de santé (PRS)

Ils servent à fixer les priorités et les objectifs de santé dans la région, au sens large, afin d'articuler les domaines du médico-social, de la santé au travail ou en milieu scolaire et universitaire, de la protection maternelle et infantile et des personnes en situation précaire.

Ils comportent plusieurs axes :

- la prévention, la promotion de la santé et l'éducation thérapeutique,
- un système de veille, d'alerte et de gestion des urgences sanitaires,
- le développement des métiers et des formations en santé,
- la coopération des acteurs sur le territoire,
- la coordination de l'offre de soins (SROS = Schéma Régional de l'Offre de Soins) : service public, ambulatoire, nouvelles activités, regroupement d'établissements, répartition des professionnels, etc.

Liens pratiques avec la profession IADE

Chaque professionnel de santé se doit de connaître les principales caractéristiques de l'état de santé des populations qu'il prend en charge. Cette connaissance peut se situer au niveau national mais également territorial, en fonction du lieu d'exercice.

En tant qu'acteur de santé, l'IADE peut exercer dans tous les établissements de santé publics, privés, à but lucratif ou non, mais également dans les centres et maisons de santé, dans le service de santé des armées, dans des groupements de coopération sanitaire, etc.

Chaque structure participe au fonctionnement général de la santé et aux orientations nationales en matière de santé publique.

Les établissements qui ne respectent pas leurs missions ou leurs engagements (y compris financiers) peuvent être mis sous tutelle voire sous administration provisoire par l'ARS.

Points essentiels

L'organisation de la santé en France repose sur un système centralisé et pyramidal.

Depuis plusieurs années, il tend à se décentraliser et se territorialiser, en lien avec des politiques de santé et de coopération entre tous les acteurs des secteurs de la santé et médico-sociaux.

Fiche 1.9

Santé publique en France

Catherine Muller

La santé est *« un état physique et mental, relativement exempt de gêne et de souffrance, qui permet à l'individu de fonctionner aussi efficacement et aussi longtemps que possible dans le milieu où le hasard ou le choix l'ont placé. »* (HCSP, 1994 d'après René DUBLOS, 1973).

Introduction

> « La santé publique consiste à voir comment l'ensemble des ressources d'un pays peut être amené à contribuer à l'amélioration de l'état de santé d'une population. Cela consiste donc à s'intéresser à tous les déterminants de santé, en cernant leur impact et en examinant toutes les stratégies possibles pour obtenir les meilleurs résultats en matière de santé »
>
> (OMS, 1999).

Les grands principes

Tous les 5 ans, l'État, après concertation, dépose un projet de loi qui sera voté par le Parlement et qui fixe les objectifs nationaux de santé publique. Les actions reposent, en partie, sur la prévention :

- primaire, pour diminuer l'incidence des pathologies (vaccination, réduction des facteurs de risques, etc.),
- secondaire, pour réduire la prévalence des pathologies (dépistage),
- tertiaire, pour diminuer le nombre de récidives (qualité des soins et prévention).

La santé publique en France

Le Haut Conseil de la Santé Publique (HCSP), créé par la loi du 9 août 2004, peut être saisi d'une question par le gouvernement ou les institutions parlementaires concernant la prévention, la sécurité sanitaire et les performances du système de santé.

Il est composé de 6 commissions spécialisées (risques environnementaux, maladies chroniques, maladies transmissibles, sécurité des patients, éducation à la santé, évaluation et stratégie en santé) et de 2 groupes de travail (inégalités sociales et système d'information)

Des indicateurs annuels

La **France** est un *« pays développé, en paix, qui dispose de ressources naturelles, d'un niveau scolaire et de vie élevés, une politique de cohésion sociale existe, les soins sont accessibles, la prévention gratuite et la couverture vaccinale est bonne »*, ce qui la place dans une situation dite favorable (Rapport HCSP, 1994).

Les indicateurs de santé sont des variables qui décrivent une situation. Ces variables sont impactées par des déterminants :

- environnementaux (culture, revenus, éducation, etc.)
- physiques (milieu de vie, habitat, etc.)
- comportementaux (addictions, habitudes de vie, etc.)
- biologiques
- service de santé (accessibilité, priorité, organisation, etc.)

Les derniers indicateurs connus sont ceux de 2011, établis par la DRESS (3) :

- espérance de vie = 85 ans (femmes) et 78 ans (hommes) (de 65 à 80 ans en Europe)
- 800 000 naissances/an (meilleur taux de la Communauté Européenne)
- mortalité infantile = 3,7 ‰ des enfants nés vivants
- mortalité maternelle = 7,1/100 000, soit environ 60 femmes/an

Pourtant, quelques indicateurs sont perturbés :

- L'espérance de vie des femmes diminue un peu : elles sont victimes de plus d'incapacités sur la fin de leur vie ; celle des hommes est stable en raison de décès prématurés toujours aussi nombreux ;

• Avant l'âge de 15 ans, les décès prématurés sont dus à des accidents de la vie courante (2,2/100 000 individus), plus marqués chez les garçons et des facteurs de morbidité : surpoids, obésité, consommation de tabac, d'alcool, de diverses substances ;
• Avant 65 ans, les décès prématurés sont dus (par ordre d'importance) à :
  – Des cancers (1 décès sur 3)
  – Des morts violentes (par accidents ou suicide)
  – Des comportements à risque (alcoolisme, tabagisme, prise de drogues)
  – Des pathologies cardio-vasculaires
• Les personnes âgées souffrent, de douleurs chroniques, d'incapacités et d'atteintes sensorielles mal prises en charge,
• Des différences sont notables sur le territoire, signes d'inégalités sociales ; et ceci, en raison de :
  – différences dans la qualité de l'air, de l'eau, d'exposition au plomb ou au CO
  – prévalence de certaines maladies infectieuses dans des environnements difficiles
  – développement de maladies professionnelles spécifiques

Les conditions de vie, de travail, les modes de vie et de comportement ainsi que le niveau social impactent l'état de santé. Il reste, sur le territoire français, des différences notables en fonction des régions (nord/sud ; métropole/DOM-TOM) mais aussi des métiers et des revenus.

Les enjeux et plans de santé publique en France

Face à ces indicateurs, en 2014, les enjeux actuels de la santé publique en France sont (dans un contexte de mondialisation des problèmes de santé) de :
• Lutter contre la mortalité prématurée
• Maîtriser les risques environnementaux
• Faire face au vieillissement, source de dépendance et de maladies chroniques
• Réduire les inégalités (sociales, territoriales, etc.)

La France organise ses actions autour de plans nationaux, organisés sur plusieurs années. Ils concernent :
  – la **santé générale de la population :** lutte contre les drogues et la toxicomanie, lutte pour la prévention des addictions, plan santé des 15–25 ans, plan national de nutrition, plan de prévention bucco-dentaire, plan autisme ;
  – les **maladies chroniques :** plan cancer, plan AVC, plan maladies rares, plan Alzheimer, plan de développement des soins palliatifs, plan de prise en charge de la douleur, plan d'actions en faveur de la broncho-pneumopathie chronique obstructive ;
  – les **risques infectieux :** plan national de lutte contre le VIH/SIDA et les IST, plan national de prévention des infections liées aux soins, plan national de lutte contre les infections nosocomiales, plan de lutte contre les hépatites, plan de lutte contre la tuberculose, plan d'élimination de la rougeole et de la rubéole congénitale en France, plan pour préserver l'efficacité des antibiotiques, plan anti-dissémination chikungunya-dengue en métropole ;
  – la **santé environnementale :** plan national santé environnement, plan de santé au travail, plan de prévention des accidents de la vie courante ;
  – la **préparation et la gestion des alertes sanitaires :** règlement sanitaire international, plan national de lutte « pandémie grippale », plan blanc, plan canicule, plan grand froid.

La loi de santé (projet 2015)

Le futur projet de loi de santé a été présenté en conseil des ministres en octobre 2014 et sera discuté au Parlement début 2015. Il propose plus précisément certaines actions :
• Projets de prévention pour les jeunes à renforcer ;
• Développer la promotion de la santé à grande échelle ;
• Favoriser les parcours dans un environnement sanitaire favorable en particulier en facilitant l'accès aux soins de 1er recours ;
• Ancrer l'hôpital dans le territoire avec le rôle central des Agences Régionales de Santé.

Liens pratiques avec la profession IADE

Voici le détail de 5 plans qui sont en lien avec les activités de l'infirmier anesthésiste parce qu'ils concernent la prise en charge des patients ou les conditions de travail de l'IADE :

Tableau 1.1

4e Plan douleur 2013–2017
3 axes prioritaires (non mis en place à ce jour) : – Améliorer l'évaluation de la douleur et la prise en charge des patients en sensibilisant les acteurs de premier recours, – Garantir la prise en charge de la douleur lorsque le patient est hospitalisé à domicile, – Aider les patients qui rencontrent des difficultés de communication (nourrissons, personnes souffrant de troubles psychiatriques ou de troubles envahissants du développement, etc.) à mieux exprimer les douleurs ressenties afin d'améliorer leur soulagement.
1er Plan de prévention contre les infections associées aux soins 2009–2013
3 axes stratégiques : – Développer une politique globale de prévention des IAS en prenant en compte les spécificités sectorielles et territoriales, – Mobiliser les acteurs sur la prévention et la maîtrise des IAS en s'appuyant sur les bonnes pratiques professionnelles, – Agir sur les déterminants du risque infectieux associé aux soins (améliorer les connaissances, développer les retours d'expérience).
2e Plan pour préserver l'efficacité des antibiotiques 2007–2010
Axes principaux (non mis en place à ce jour) : – Améliorer les pratiques médicales, les connaissances du grand public et du personnel de la petite enfance, – Intégrer la politique antibiotique dans une gestion plus globale du risque infectieux et médicamenteux, – Décliner le plan dans les établissements de santé par la mise en place d'un système d'information et par la valorisation des actions et des résultats.
1er Plan santé au travail 2010–2014
4 axes stratégiques : – Améliorer la connaissance de la santé au travail en agissant sur la formation, – Poursuivre une politique active de prévention des risques professionnels, – Encourager les démarches de prévention des risques, – Développer la recherche pour envisager l'évolution du droit du travail.
Plan blanc
Depuis la loi du 9 août 2004, tout établissement de santé se doit d'élaborer un plan blanc, afin de «*pouvoir mobiliser immédiatement les moyens de toute nature pour faire face à une situation d'urgence sanitaire*»; un plan blanc élargi, départemental, permet la coordination des plans des différents établissements.

Points essentiels

La santé publique est un vaste domaine, qui est au cœur des politiques de santé en France que ce soit au niveau national mais aussi territorial. Il est intéressant pour un professionnel de santé de connaître les principales caractéristiques de l'état de santé des populations qu'il prend en charge et les grandes actions nationales en cours.

Quel que soit son exercice, l'IADE a un rôle important dans toutes ces actions, en tant qu'acteur de soins et participant aux politiques de santé.

Fiche 1.10

Certification des établissements de santé

Catherine Muller

La certification des établissements de santé est une procédure obligatoire d'évaluation externe des établissements publics et privés, réalisée par des professionnels mandatés par la Haute Autorité de Santé (les « experts visiteurs »).

Depuis juin 1999, suite à l'ordonnance du 24 avril 1996 qui a créé l'Agence Nationale d'Accréditation et d'Évaluation en Santé (ANAES), rebaptisée Haute Autorité de Santé (HAS) en 2004 et en constante évolution, la 4e itération de la certification des établissements de santé (V2014) commencera début 2015.

Les grands principes

La certification des établissements de santé a pour objet d'évaluer :

- le niveau des prestations et soins délivrés aux patients,
- la dynamique d'amélioration de la qualité et de la sécurité des soins mise en œuvre par les établissements.

Elle tient compte notamment de leur organisation interne et de la satisfaction des patients.

Elle s'appuie sur le Code de la Santé Publique (article L 6113-3) : « *la certification vise à apporter une appréciation indépendante, sur la qualité d'un établissement ou, le cas échéant, d'un ou plusieurs services d'un établissement, à l'aide d'indicateurs, de critères, de référentiels portant sur les procédures, les bonnes pratiques cliniques et les résultats des différents services et activités de l'établissement* ».

La certification : mise en œuvre pratique

Objectifs de la certification

Le point fort d'une certification réside dans le fait qu'elle est un outil de changement organisationnel. Depuis 10 ans, les professionnels ont montré leur intérêt pour cette démarche qui leur permet une valorisation de leur travail et de leurs performances. L'impact réel au quotidien n'a pas été réellement mesuré (risque d'effet « yo-yo »), en particulier depuis la mise en place de la loi HPST et l'apparition de nouvelles instances et de nouveaux partenaires (place de l'ARS, rôle important de la CME et des usagers)

La certification V2014 recentre l'évaluation sur l'identification des risques, la qualité réelle de la prise en charge et le travail en équipe.

Le manuel de certification

Le manuel utilisé (disponible sur le site internet de la HAS) pour la V2014 est le même que celui de 2010 (version 3 des manuels). Il comporte 2 chapitres, 28 références et 82 critères.

Le principe de « *pratiques exigibles prioritaires* » initié par la HAS pour la V2010 est maintenu et porte, entre autres, sur les thèmes suivants :

- La gestion et l'accès au dossier du patient,
- Le circuit du médicament,
- La politique qualité de l'établissement,
- L'identification du patient à toutes les étapes de sa prise en charge,
- La prise en charge de la douleur,
- La fin de vie, etc.

La visite de certification

Réalisée tous les 4 ans, la visite de certification est conduite par les experts visiteurs de la HAS et vise à apporter une appréciation indépendante.

Elle est réalisée par une équipe de professionnels formés par la HAS (médecins, paramédicaux, directeurs, qualiticiens, etc.).

Le compte qualité

Nouveauté de la V2014, le compte qualité est un document obligatoire, qui remplace l'auto-évaluation et permet un suivi plus régulier du dispositif de qualité et gestion des risques entre l'établissement de santé et la HAS. Il est à transmettre à la HAS 6 mois avant la visite de certification V2014, puis tous les 24 mois pour le suivi des actions et des résultats.

Le compte qualité permet d'évaluer le système en place par :

– une identification et une analyse des risques par thématiques,
– une hiérarchisation des risques (grâce à une matrice de criticité),
– une définition d'actions prioritaires.

La HAS a identifié 21 thématiques dont 15 sont obligatoires pour le compte qualité (*(1) : Si présent dans l'établissement; (2) : En hospitalisation à domicile)* :

1) *Management de la qualité et des risques*
2) *Qualité de vie au travail*
3) *Gestion du risque infectieux*
4) *Droits des patients*
5) *Parcours du patient*
6) *Prise en charge de la douleur*
7) *Prise en charge et droits des patients en fin de vie*
8) *Gestion du dossier patient*
9) *Identification du patient à toutes les étapes de sa PEC*
10) *Prise en charge médicamenteuse du patient*
11) *Prise en charge des urgences et des soins non programmés (1)*
12) *Management de la prise en charge du patient au bloc opératoire (1)*
13) *Management de la prise en charge du patient dans les secteurs à risque : endoscopie, radiothérapie, médecine nucléaire, salle de naissance, imagerie interventionnelle (1)*
14) *Fonctions logistiques au domicile du patient (2)*
15) *Gestion du système d'information.*

Les nouvelles méthodes d'évaluation de la V2014

Le patient traceur

La méthode consiste à choisir d'abord un type de parcours emblématique du patient dans l'établissement concerné (exemple : de l'entrée à sa sortie, quel parcours pour une parturiente qui vient pour accoucher ? quel parcours pour un patient en unité de rééducation post-opératoire ?), y compris en cas d'imprévu. Dans un second temps, l'évaluation est basée sur l'analyse du dossier du patient ainsi que sur des interviews avec les professionnels ayant pris en charge le patient et un entretien avec le patient (ou ses proches).

Cette méthode permet un centrage sur la prise en charge réelle, prenant en compte la coordination et les interfaces entre les différents services et tous les professionnels qui y travaillent. **Il s'agit de se focaliser sur les modes d'organisation et de coordination et non pas sur la pertinence diagnostique et/ou thérapeutique.**

En pratique, lors de la visite des experts, un ou plusieurs patients seront choisis. Les experts rencontreront à la fois le patient (avec son accord, au maximum 20 minutes), les équipes qui le prennent en charge tout au long de sa présence dans l'établissement (environ 2 heures) et le dossier sera étudié au regard des attendus de bonnes pratiques.

L'audit de processus

Un processus est *« un ensemble d'activités corrélées ou interactives qui transforment des éléments d'entrée en élément de sortie »* (ISO 9000).

Un processus permet donc de décrire l'organisation et le déroulement de la prise en charge d'un patient depuis son admission jusqu'à sa sortie. Il est composé de plusieurs activités qui s'enchaînent et peuvent être observées.

L'audit de processus est basé sur des entretiens, des observations, des visites de locaux, l'étude des interfaces et des documents de preuve. Il permet de s'assurer que le processus étudié est maîtrisé.

Liens pratiques avec la profession IADE

Dans les 20 processus qui sont audités dans la certification (voir fiche 2.3), 11 concernent directement l'IADE lors de la prise en charge du patient : processus 2, 3, 4, 5, 6, 7, 8, 9, 10, 11 et 15. Et cinq concernent l'IADE dans sa vie professionnelle : processus 1, 16, 17, 19 et 20.

L'IADE est véritablement au cœur des prises en charge et il sera, sans conteste, amené à participer aux démarches de certification de l'établissement dans lequel il travaille. Sa connaissance du déroulement de la démarche est un plus pour son implication dans l'établissement.

Points essentiels

La certification a permis aux établissements de se pencher sur leurs organisations. Depuis dix ans, elle a mobilisé tous les professionnels de santé et a rendu les démarches d'amélioration de la qualité, de gestion des risques et d'évaluation des pratiques professionnelles incontournables.

Fiche 1.11

Droits des patients : généralités

Pierre Lemaire

Introduction

C'est la loi du 4 mars 2002, dite loi Kouchner, qui vient consacrer les droits des patients comme incontournables (loi n° 2002-303 du 4 mars 2002). Elle leur reconnaît des prérogatives qu'ils exercent à l'égard du médecin, des professionnels de santé et des établissements de soins.

Les grands principes

L'accès au système de santé

La loi proclame le droit fondamental à la protection de la santé.
Les établissements de santé doivent garantir l'égal accès de chaque personne aux services et soins nécessités par son état et en assurer la continuité.
Le principe de non-discrimination est rappelé ainsi que le droit au respect de la dignité.

Les règles de confidentialité et le secret professionnel

Hormis les dérogations légales ou réglementaires au secret, la loi renforce le principe du secret. Le patient peut, s'il le souhaite, être maintenu dans l'ignorance de son état de santé et/ou refuser la communication de son état à ses proches et/ou à une personne de confiance.

Le consentement

Le consentement du patient aux soins est une obligation consécutive au caractère contractuel et déontologique de la relation médecin-patient. C'est l'application du Code civil qui impose avant tout autre texte cette obligation (article 16-3) :

> «Il ne peut être porté atteinte à l'intégrité du corps humain qu'en cas de nécessité médicale pour la personne ou à titre exceptionnel dans l'intérêt thérapeutique d'autrui. Le consentement de l'intéressé doit être recueilli préalablement hors le cas où son état rend nécessaire une intervention thérapeutique à laquelle il n'est pas à même de consentir».

Le consentement doit être donné de manière intelligible ; il doit également être :

- libre, c'est-à-dire sans contrainte ni pression et renouvelé pour tout acte de soin,
- éclairé, c'est-à-dire que le patient doit avoir été préalablement informé des actes qu'il va subir, des risques normalement prévisibles en l'état des connaissances scientifiques et des conséquences que ceux-ci pourraient entraîner,
- recherché par chaque professionnel soignant avant un acte de soin.

L'information

L'information aux patients doit être réalisée par tout professionnel de santé en fonction de ses compétences propres au sein de son domaine.
L'information porte sur tous les actes proposés aux patients, par tout moyen. Attention, la charge de la preuve incombe au professionnel ou à l'établissement de santé. Elle doit porter sur :

- Les investigations, les traitements proposés,
- L'utilité et l'urgence éventuelle,
- Les conséquences et les risques fréquents et graves normalement prévisibles,
- Les alternatives,
- Les conséquences prévisibles en cas de refus.

Des exceptions existent :

- L'urgence vitale,
- L'impossibilité pour le patient de s'exprimer : il faudra dans ce cas rechercher la volonté du malade soit par l'intermédiaire d'une personne de confiance, de la famille ou d'un tiers (article L.1111-6 du CSP),
- Le refus du patient (art L.1111-4 du CSP).

La personne de confiance

Elle a été introduite par le législateur par l'article L.1111-6 du Code de la santé publique (CSP) :

> «Toute personne majeure peut désigner une personne de confiance qui peut être un parent,

> un proche ou le médecin traitant, et qui sera consultée au cas où elle -même serait hors d'état d'exprimer sa volonté et de recevoir l'information nécessaire à cette fin. Cette désignation est faite par écrit. Elle est révocable à tout moment. Si le malade le souhaite, la personne de confiance l'accompagne dans ses démarches et assiste aux entretiens médicaux afin de l'aider dans ses décisions… ».

La personne de confiance est consultée lors des situations critiques et dans la vie courante de la personne hospitalisée qui souhaite sa participation dans ses démarches. Il faut cependant s'affranchir du systématique et en particulier sur deux points :

- Si le patient n'est plus en état de manifester sa volonté, la personne de confiance doit être impérativement consultée afin d'exprimer la volonté du patient (et donc le consentement) de la personne qui l'a désignée.
- Après avoir entendu la personne de confiance (qui doit être reconnue comme un droit), la possibilité pour le médecin de préserver des entretiens individuels avec le patient est essentielle. L'aide apportée par la personne de confiance ne doit pas être imposée par le patient au médecin lors de tous les entretiens.

Il s'agit là de l'application de la règle générale de l'article L.1111-1 du CSP : « *Les droits du patients ne peuvent remettre en cause les principes qui guident la pratique des soins…* ».

L'accès aux informations médicales

Selon la loi (art. L.1111-7 du CSP), le patient ou l'ayant droit (en cas de décès) peut avoir accès à toutes les informations concernant sa santé détenues par des professionnels et des établissements de santé. Ce principe légal ne prévoit pas, pour une personne, un accès *in extenso* au dossier mais un accès aux informations contenues dans le dossier médical (modalités encadrées par la loi).

Les informations accessibles sont toutes celles qui sont formalisées et ont contribué à l'élaboration et au suivi du diagnostic et du traitement ou d'un acte de prévention, ou ont fait l'objet d'échanges écrits entre professionnels de santé.

Le cas particulier de la fin de vie

La loi n° 2005-370 du 22 avril 2005 relative aux droits des malades et à la fin de vie vient compléter la loi du 4 mars 2002. Elle intervient dans la fin de vie des patients.

Elle apporte 2 points de compréhension et d'action :

- Le malade a le droit de refuser tout traitement ;
- Les médecins :
  - peuvent décider de limiter et d'arrêter certains traitements jugés déraisonnables,
  - peuvent soulager les douleurs, même si les médicaments utilisés peuvent abréger le temps de vie,
  - doivent dispenser des soins palliatifs et les structures de soins doivent les développer.

Elle peut s'appliquer dans 4 situations définies :

- Personne consciente, mais maintenue artificiellement en vie ;
- Personne consciente, en phase avancée ou terminale d'une affection grave et incurable ;
- Personne inconsciente en état végétatif chronique ;
- Personne inconsciente en phase avancée ou terminale d'une affection grave et incurable.

Ainsi cette loi :

- renforce les droits des patients en phase avancée ou terminale d'une affection grave et incurable ;
- permet aux médecins d'avoir une protection pénale dans un cadre réglementaire d'aide à la décision aux situations de fin de vie (directives anticipées) ;
- mais réaffirme l'interdiction de l'euthanasie.

Liens pratiques avec la profession IADE

Quel que soit l'état du patient, la loi protège ses droits. En qualité de professionnels de santé, les IADE doivent être en mesure de devenir acteurs dans les prises de décision ainsi que dans la protection de ces droits.

Fiche 1.12

Droits des patients : cas particuliers

Pierre Lemaire

Introduction

Quel que soit l'établissement de santé, certains cas particuliers viennent interroger l'organisation des soins. Parmi eux, nous en avons retenu quatre qui portent généralement les soignants à s'interroger :

- Le patient sous curatelle,
- Le patient sous tutelle,
- La patiente et l'interruption volontaire de grossesse,
- Le patient témoin de Jéhovah.

La curatelle

La curatelle est une mesure de protection judiciaire d'un majeur défini par l'article 440 du Code civil, issu de la loi n° 2007-308 du 5 mars 2007, portant réforme de la protection juridique des majeurs.

C'est une mesure destinée à aider et orienter le majeur protégé, essentiellement sur la gestion de ses biens patrimoniaux, de sa vie courante et de ses décisions personnelles.

Elle lui confère une autonomie sociale. Le majeur sous curatelle reste libre de prendre toutes les décisions relatives à sa santé. Il est donc apte à consentir librement à tout acte médical; le curateur n'interviendra pas et le médecin ne pourra délivrer des informations à celui-ci que si le majeur protégé l'y autorise.

La tutelle

Issu également de la loi n° 2007-308 du 5 mars 2007 portant réforme de la protection juridique des majeurs, le régime de la tutelle implique la représentation de la personne protégée dans tous les actes de la vie civile.

En matière de santé, l'accord du majeur protégé, s'il est apte à exprimer sa volonté, doit systématiquement être recherché par le médecin avant tout acte. Le consentement du tuteur reste exceptionnel et ne peut être envisagé que si la personne protégée se trouve dans l'incapacité d'exprimer sa volonté.

Cependant, les informations dues au patient sous tutelle doivent être également données au tuteur conformément à l'article L.1111-2 du Code de la santé publique. Lorsqu'il existe un désaccord entre le majeur protégé et le tuteur à l'occasion d'un acte grave de nature à compromettre son pronostic vital, le juge des tutelles devra intervenir en vertu des dispositions du Code civil. Deux points restent à évoquer lors de cette situation :

- Le médecin doit évaluer les critères de gravité pour définir si l'intervention du juge est nécessaire,
- Le code de la santé publique ne prévoit pas l'intervention du juge.

Il est fortement conseillé aux médecins ou aux établissements de soins de s'assurer que le juge des tutelles a bien autorisé l'acte.

L'interruption volontaire de grossesse

L'interruption volontaire de grossesse a été introduite par la Loi dite «Veil» le 17 janvier 1975. L'article L.2212-1 du CSP dispose que «*la femme enceinte que son état place dans une situation de détresse peut demander à un médecin l'interruption de sa grossesse. Cette interruption ne peut être pratiquée qu'avant la fin de la douzième semaine de grossesse*».

Cependant, cette disposition légale a généré plusieurs réticences de la part de professionnels de santé qui n'acceptaient pas, pour des raisons personnelles, confessionnelles ou autres, de participer à cet acte.

Devant les difficultés soulevées par certains professionnels de santé, le législateur a introduit la notion de «**clause de conscience**». Le Conseil Constitutionnel dans sa décision du 27 juin 2001 reconnaît la liberté de conscience comme un principe fondamental du droit. Ainsi, l'article L.2212-8 du Code de la santé publique déclare : *« un médecin n'est jamais tenu de pratiquer une interruption volontaire de grossesse mais il doit informer, sans délai, l'intéressée de son refus et lui communiquer immédiatement le nom de praticiens susceptibles de réaliser cette intervention selon les modalités prévues à l'article L.2212-2. Aucune sage-femme, aucun infirmier ou infirmière, aucun auxiliaire médical, quel qu'il soit, n'est tenu de concourir à une interruption de grossesse... »*.

Le patient témoin de Jéhovah

La particularité des patients témoins de Jéhovah réside dans leur refus de toute transfusion sanguine et plus généralement de tout les produits dérivés du sang. Cette situation crée un dilemme pour les médecins, opposant deux obligations contradictoires :

- le droit au refus des soins du patient, consacré par l'article L.1111-4 alinéa 2 du Code de la santé publique,
- l'obligation de porter assistance à personne en danger, dont l'irrespect est sanctionné par l'article 223-6 du Code pénal.

Avant la loi du 4 mars 2002 (loi Kouchner), la justice avait été amenée à se prononcer face à cet état de fait. Le 9 juin 1998, la Cour Administrative d'appel de Paris décidait : *« l'obligation faite au médecin de toujours respecter la volonté du malade en l'état de l'exprimer [...] trouve [...] sa limite dans l'obligation qu'a également le médecin, conformément à la finalité même de son activité, de protéger la santé, c'est-à-dire en dernier ressort, la vie elle-même de l'individu; que par suite, ne saurait être qualifié de fautif le comportement de médecins qui, dans une situation d'urgence, lorsque le pronostic vital est en jeu et en l'absence d'alternative thérapeutique, pratiquent les actes indispensables à la survie du patient et proportionnés à son état, fût-ce en pleine connaissance de la volonté préalablement exprimée par celui-ci de les refuser pour quelque motif que ce soit »*.

Cet arrêt fut en partie cassé par le Conseil d'État au motif que *« la Cour d'Appel a entendu faire prévaloir de façon générale l'obligation pour le médecin de sauver la vie sur celle de respecter la volonté du malade. »*

Le Conseil d'État s'est prononcé sur le fond de l'affaire en 2002 et a considéré que *« les médecins qui le soignaient ont choisi, dans le seul but de tenter de le sauver, d'accomplir un acte indispensable à sa survie et proportionné à son état; que, dans ces conditions, et quelle que fût par ailleurs leur obligation de respecter sa volonté fondée sur ses convictions religieuses, ils n'ont pas commis de faute de nature à engager la responsabilité de l'administration, qu'après avoir tout mis en œuvre pour convaincre un patient d'accepter les soins indispensables, ils accomplissent, dans le but de tenter de le sauver, un acte indispensable à sa survie et proportionné à son état »*

À partir de ce postulat, il est reconnu aux médecins le droit d'outrepasser le refus de soins du patient en cas de péril imminent et dès lors qu'ils ont essayé de le convaincre et pratiqué des actes indispensables à la survie et proportionnés à l'état du patient.

Fiche 1.13

Secret professionnel

Pierre Lemaire

Définition

La notion de secret professionnel est complexe car elle associe :
- un régime légal,
- une condition de confiance dans la relation soignant/soigné.

Le secret doit être appréhendé comme un élément d'ordre public protégeant la liberté et l'intimité du patient (déclinaison du droit fondamental au respect de sa vie privée).

Pour cela, le patient doit être certain que les informations données dans l'intimité du soin ne seront jamais divulguées. On dit que le secret professionnel « *cimente la confiance* » nécessaire aux soins.

Une notion est importante : le soin n'est pas uniquement le fait du médecin mais de tous les soignants. C'est pour cela que l'on parle de secret professionnel et non pas de secret médical.

Le cadre légal

Les éléments couverts par le secret sont définis par le Code de la santé publique : « *Le secret couvre tout ce qui est venu à la connaissance du médecin dans l'exercice de sa profession, c'est-à-dire non seulement ce qui lui a été confié, mais aussi ce qu'il a vu, entendu ou compris (Article R4127-4).* »

La divulgation d'éléments couverts par le secret est passible « *d'un an d'emprisonnement et de 15 000 € d'amende* » (Article 226-13 du Code pénal).

Les infirmiers sont particulièrement concernés par la notion de secret professionnel. Les articles R.4312-1 à R.4312-49 du CSP précisent les règles professionnelles de l'infirmier.

> *« Le secret professionnel s'impose à tout(e) infirmier(e) et à tout étudiant infirmier dans les conditions prévues par la loi. Le secret couvre non seulement ce qui lui a été confié, mais aussi ce qu'il a vu, lu, entendu, constaté, ou compris. L'infirmier(e) instruit ses collaborateurs de leurs obligations en matière de secret professionnel et veille à ce qu'ils s'y conforment »* (article R.4312-4)

À ce titre, tous les étudiants sont également concernés par le secret professionnel.

Le secret partagé

Le secret partagé est un moyen pour les professionnels de partager des informations concernant le patient qu'ils prennent conjointement en charge (Article L.1110-4 du CSP). Sauf opposition expresse du patient (il doit donc être informé de ce partage afin d'y consentir), ce secret partagé autorisé doit permettre une prise en charge optimale du patient.

La levée du secret

Certaines situations amènent la loi à exiger la levée du secret, en particulier en cas de trouble à l'ordre public ou d'atteinte à un intérêt supérieur, comme celui de la santé publique. Cette levée est appelée « dérogation ». Il existe 51 cas de dérogations, 38 sont obligatoires et 13 facultatives. A contrario,

> *« il n'y pas violation du secret professionnel dans les situations suivantes : À celui qui informe les autorités judiciaires, médicales ou administratives de privations ou de sévices y compris d'atteintes sexuelles sur mineur ou sur des personnes vulnérables (ne pouvant se protéger en raison de son âge, son état physique et psychique), au médecin, qui avec accord de la victime, informe le procureur de sévices ou de présomptions de violences sexuelles qu'il a constaté dans l'exercice de sa profession. »* (article 226-14 du Code pénal).

Néanmoins lorsqu'il s'agit de mineurs ou d'adultes qui ne présentent aucune vulnérabilité, l'article 226-14 ne s'applique pas.

Il est du devoir des personnels soignants d'informer le médecin de toute situation suspecte. Lui seul pourra, après avoir obtenu l'accord de la victime, porter les faits à la connaissance des autorités compétentes. Ces dispositions sont rappelées aux infirmiers par l'article R.4312-7 du CSP.

Cas particulier du patient mineur

Les soins aux mineurs sont toujours source de questionnement chez les soignants, surtout quand les parents ne sont pas présents.
L'autorité parentale est définie par les articles 371 et suivants du Code civil. Ils entraînent l'obligation pour un soignant de recevoir le consentement des parents, afin de pouvoir pratiquer des soins.

Le consentement

Pour les enfants, mineurs, le consentement doit être donné :

- par l'un des titulaires de l'autorité parentale pour les actes usuels,
- par chacun des titulaires pour l'ensemble des autres actes.

Cependant l'augmentation du contentieux entre les parents en situation de séparation amène de plus en plus les médecins à obtenir le double accord.
Attention, le mineur peut exercer son droit au consentement aux soins qu'il reçoit, distinct de celui exercé par le ou les titulaires de l'autorité parentale.
Le consentement du mineur doit être systématiquement recherché s'il est apte à exprimer sa volonté et à participer à la décision (article L.111-4 du CSP).

Le refus de soins par les parents

Dans le cas où les parents refusent les soins, l'article L.1111-4 al 5 du CSP autorise le médecin à passer outre ce refus et à délivrer les soins indispensables à la survie du mineur. Il est conseillé aux praticiens confrontés à cette situation d'en informer le procureur de la République.

Le secret et le mineur

Le mineur a droit au secret. Il peut s'opposer à la consultation du titulaire de l'autorité parentale avant la réalisation de soins rendus nécessaires pour sauvegarder sa santé.
Dans ce cas, le médecin doit :

- dans un premier temps s'efforcer d'obtenir le consentement du mineur à la consultation de l'avis parental,
- dans un second temps, si celui-ci maintient son opposition, le médecin peut mettre en œuvre les soins à la seule condition que le mineur se fasse accompagner par un majeur de son choix (art. L.1111-5 du CSP).

Liens pratiques avec la profession IADE

Bien que le nombre de procédures à l'encontre d'infirmiers anesthésistes soit minime, la préservation du secret professionnel ainsi que les modalités de prise en charge (information, consentement, personne de confiance, secret partagé, etc.) doivent être rigoureuses.
La connaissance de la législation et de la réglementions dans ce domaine doit être acquise afin de limiter le risque de contentieux.

Fiche 1.14

Lois de bioéthique

Catherine Muller et Muriel Appriou-Draghi

Introduction

La bioéthique s'intéresse aux activités médicales et de recherche qui utilisent des éléments du corps humain. Elle cherche à répondre le mieux possible aux questions soulevées par le progrès scientifique et technique, au regard des valeurs de notre société et à garantir le respect de la dignité humaine et la protection des plus vulnérables contre toute forme d'exploitation. Elle fait référence à l'éthique et à la déontologie. Il s'agit de trouver « *la bonne mesure, comme une médiation entre deux réalités intimement liées mais parfois incompatibles : le progrès scientifique et le devenir de l'humanité* » (2).

Les grands principes

Une 1re loi de bioéthique est votée en France en 1994, suite aux lois Veil en 1975 (interruption de grossesse) et Caillavet en 1976 (prélèvements d'organes). Afin de tenir compte des avancées de la science et de leurs enjeux pour la société, cette loi est régulièrement révisée (2004–2014).
Au sein de la communauté européenne, chaque pays dispose de sa propre législation et la question se pose aussi au niveau mondial. Il existe depuis 1997 une Convention européenne des Droits de l'Homme et de la Biomédecine : elle a été ratifiée en France en 2011, mais pas par l'ensemble des États membres.

Les lois de bioéthique

Les textes législatifs relatifs à la bioéthique relèvent du Code civil, du Code de la santé publique, du Code pénal et d'autres codes.

La loi de 1994

Inscrite dans le Code Civil, la loi de bioéthique de 1994 assure la « primauté de la personne, interdit toute atteinte à la dignité de celle-ci et garantit le respect de l'être humain dès le commencement de sa vie ». Elle a posé des bases :

- Respect et inviolabilité du corps humain (consentement, non-instrumentalisation et commercialisation du corps, gratuité et anonymat des dons, etc.)
- Droit à l'assistance médicale, à la procréation et au diagnostic anténatal,
- Gestion des données nominatives (accord Commission Nationale Informatique et Libertés (CNIL), droit à l'information, accès au dossier, respect du secret médical, etc.)
- Protection juridique des personnes participant à la recherche (information, indemnité compensatoire, interdiction chez les mineurs, majeurs sous contrainte ou curatelle).

La loi de 2004

Elle interdit :

- le clonage reproductif ou thérapeutique,
- les recherches sur les cellules embryonnaires,
- la réimplantation *post mortem*,
- le fichage génétique sans consentement explicite.

Elle autorise :

- le diagnostic génétique préimplantatoire permettant le choix des embryons et la naissance d'un « bébé médicament »,
- le don d'organe par donneur vivant.

La loi de 2011

La loi de juillet 2011 est l'aboutissement de la clause de révision inscrite dans la loi de 2004.

Deux instances

• **L'Agence de biomédecine**, créée en 2004, représente l'autorité de référence dans les domaines de l'embryologie, de la procréation, de la génétique et des greffes d'organes, de tissus et de cellules.

• **Le Comité consultatif national d'éthique pour les sciences de la vie et de la santé** (CCNE) émet des avis (consultables sur www.ccne-ethique.fr) après saisine par des parlementaires, le gouvernement ou un organisme de recherche.

Exemples de questions posées

Chaque année, des progrès scientifiques, des évolutions sociétales, des questions juridiques et éthiques nouvelles nécessitent de réévaluer les textes.

Les questions se posent en termes de dilemme : faut-il déterminer des règles universelles ? Accepter des exceptions ?

Le « droit à mourir »

Le Code de la Santé Publique (CSP) précise dans l'article L.1 :

> *« Toute personne malade dont l'état le requiert a le droit d'accéder à des soins palliatifs et à un accompagnement. Les soins palliatifs sont des soins actifs et continus pratiqués par une équipe pluridisciplinaire [...] qui visent à soulager la douleur, apaiser la souffrance psychique, à sauvegarder la dignité de la personne malade et à soutenir son entourage. La personne malade peut s'opposer à toute investigation thérapeutique. »*

La loi Léonetti du 2 avril 2005 ajoute :

- l'obligation de dispenser des soins palliatifs,
- le rôle de la personne de confiance,
- la création du statut juridique des directives anticipées écrites,
- le refus de l'obstination déraisonnable (*« actes qui apparaissent inutiles, disproportionnés ou n'ayant d'autre effet que le seul maintien artificiel de la vie »* Art. L.1110-5),
- l'obligation d'une procédure collégiale en cas d'arrêt ou de limitation thérapeutique,

Le débat se trouve dans la délimitation des frontières entre « laisser mourir », « aider à mourir » et « faire mourir ».

La procréation médicale assistée (PMA)

La loi définit **3 situations** de recours à la PMA :

- L'infertilité médicalement prouvée,
- Le risque de transmission d'une maladie héréditaire grave,
- La naissance d'un « bébé médicament ».

Différentes techniques existent (le taux moyen de réussite est de 20 %) :

- L'insémination artificielle (IA), avec le sperme du conjoint ou d'un donneur anonyme,
- La fécondation *in vitro* (FIV).

Le recours à la gestation pour autrui (GPA) est interdit en France.

Le débat éthique est large :

• Le nombre de tentatives d'inséminations prises en charge par la Sécurité Sociale est limité (6 IA et 4 FIV) et des couples se rendent à l'étranger : les questions des mères porteuses, du paiement des ovocytes, des pratiques différentes selon les pays, portent à s'interroger sur l'inégalité d'accès.

• Le don étant anonyme, les enfants ne peuvent connaître leur origine biologique. La rareté des dons conduit à une augmentation du recours à la PMA à l'étranger. Se pose aussi la question de l'accès aux origines.

• En raison du risque d'échec, à chaque tentative, plusieurs embryons sont fécondés et sont :

- soit réimplantés : question de la réduction numéraire ;
- soit congelés : question de leur destruction ;
- soit triés après diagnostic préimplantatoire : question du risque eugénique.

Liens pratiques avec la profession IADE

L'exercice professionnel de l'IADE impose de pouvoir se référer aux principes éthiques et de s'inscrire dans les limites juridiques des lois de la bioéthique, notamment dans les domaines de

- l'anesthésie et de la réanimation,
- les prélèvements d'organes ou de tissus,
- la prise en charge des patients en fin de vie, la douleur, etc.

Points essentiels

En 50 ans la médecine a plus évolué qu'en 50 siècles.

La bioéthique interroge et définit les limites de l'utilisation de nouvelles techniques biomédicales ou de recherche sur le corps humain, au regard des valeurs et des principes moraux de la société.

Fiche 1.15

Responsabilité professionnelle de l'IADE

Pierre Lemaire

Introduction

L'anesthésie est une discipline réglementée (articles D.6124-91 à D.6124-103 du Code de la santé publique) qui encadre l'ensemble de la procédure anesthésique, allant de la consultation pré-anesthésique à la sortie de SSPI.
L'infirmier anesthésiste diplômé d'État (IADE) trouve naturellement sa place dans la réglementation de l'acte anesthésique. Il se positionne en qualité de collaborateur privilégié du MAR de par :

- sa formation spécifique,
- la réglementation, également spécifique,
- l'exclusivité d'exercice de sa spécialité.

L'exercice de la profession d'IADE est réglementairement encadré et codifié dans le Code de la santé publique aux articles R.4311-1 à R.4311-15 et plus particulièrement dans l'article R.4311-12 (relatifs aux actes professionnels) :

> *« L'infirmier anesthésiste DE (IADE) est le seul habilité, à condition qu'un médecin anesthésiste réanimateur (MAR) puisse intervenir à tout moment, et après qu'un MAR a examiné le patient et établi le protocole, à appliquer les techniques suivantes :*
>
> *1°) Anesthésie générale*
>
> *2°) Anesthésie loco-régionale et réinjections dans le cas où un dispositif a été mis en place par un MAR*
>
> *3°) Réanimation per-opératoire.*
>
> *Il accomplit les soins et peut, à l'initiative exclusive du MAR, réaliser les gestes techniques qui concourent à l'application du protocole.*
>
> *En SSPI, il assure les actes relevant des techniques d'anesthésie citées aux 1°, 2° et 3° et est habilité à la prise en charge de la douleur post-opératoire relevant des mêmes techniques.*
>
> *Les transports sanitaires mentionnés à l'art. R.4311-10 sont réalisés en priorité par l'IADE.*
>
> *L'IDE en cours de formation préparant ce diplôme, peut participer à ces activités en présence d'un IADE ».*

Bien que son exercice relève d'une réglementation spécifique, l'IADE n'en reste pas moins un infirmier et doit *de facto* se soumettre aux règles professionnelles de la profession dictées par les articles R.4312-1 et suivants du CSP, applicables à tout IDE.
L'IADE doit impérativement s'entourer de toutes les précautions de sécurité nécessaires à la réalisation des actes relevant de sa spécialité, notamment :

- s'assurer de la présence d'un MAR joignable à tout moment (à portée de voix),
- vérifier les informations administratives et médicales du patient,
- informer le patient et répondre à ses interrogations dans les limites de ses compétences et conformément à l'article L.1111-2, au risque d'engager sa responsabilité.

La responsabilité professionnelle

La notion de responsabilité est définie par le dictionnaire : « *la responsabilité est le fait d'être tenu de répondre de ses actes* ». Concernant l'IADE, cette responsabilité doit être abordée sur 3 axes :

La responsabilité civile ou administrative

La responsabilité civile (secteur privé) ou administrative (public) est engagée lorsqu'il existe une demande d'indemnisation suite à un préjudice. C'est un contentieux qui oppose le requérant (patient qui a subi le préjudice) à « *celui qui a commis une faute dans l'exercice de sa mission* » et à la direction de l'établissement. L'objectif est de statuer sur l'indemnisation due à la victime (via une assurance).
En cas d'absence de faute, un patient présentant un dommage très important à l'issue de sa prise en charge peut demander réparation au titre de la solidarité nationale (ONIAM et CRCI).

La responsabilité pénale

La responsabilité pénale s'inscrit en rupture avec la responsabilité indemnitaire, car l'engagement de la responsabilité pénale suppose la réalisation intentionnelle d'une infraction ayant potentiellement causé un dommage.

« *Nul ne répond des fautes des autres* » : c'est le soignant qui assume personnellement la condamnation infligée par le tribunal (amende et/ou peine de prison) sans possibilité de prise en charge par l'employeur ou une éventuelle assurance. Une réparation du dommage potentiellement causé par l'infraction peut en outre être possible, si la victime le sollicite en se constituant partie civile.

« *Nul n'est responsable pénalement que de son propre fait* » (article 121-1 du Code pénal) : on est toujours responsable de ses actes ; cette illustration du droit dément la traditionnelle phrase : « *Je vous couvre* ».

Ainsi, s'il est établi de façon formelle qu'il existe une infraction ou un manquement aux règles pénales dans l'organisation ou l'exécution des soins et si une relation de cause à effet existe entre la faute reconnue et le dommage subi par le patient, la responsabilité pénale de l'IADE peut être engagée, à double titre, dans la sanction et la réparation.

La responsabilité disciplinaire

L'engagement de la responsabilité disciplinaire est prononcé par l'employeur, à l'encontre des employés et des agents (dans le privé ou le public), suite à un manquement aux obligations professionnelles. En matière de responsabilité disciplinaire, la punition qui peut être affligée au personnel incriminé se nomme la sanction.

Les sanctions prises à l'encontre des personnels paramédicaux du service public sont prévues par la loi (article 81 de la loi n° 86.33 du 9 janvier 1986 portant disposition statutaires relatives à la fonction publique hospitalière) : 4 groupes de sanctions sont possibles en fonction de la faute commise, allant de l'avertissement jusqu'à la radiation de la fonction publique.

Dans le secteur privé, les sanctions sont généralement inscrites dans les conventions collectives des établissements concernés.

Il faut préciser que la sanction disciplinaire n'exclut pas l'engagement des responsabilités pénale et indemnitaire précédemment évoquées.

La responsabilité ordinale

L'ordre national des infirmiers (ONI) peut engager la responsabilité des professionnels en cas de manquement à la déontologie professionnelle. Il peut également être saisi par un patient ou par un infirmier.

La chambre départementale sera chargée d'une conciliation, la chambre régionale prononcera les sanctions (pouvant aller jusqu'à la radiation).

En ce qui concerne les infirmiers relevant du secteur public, l'employeur doit informer le président du conseil régional de l'ordre de toute sanction disciplinaire prononcée en raison d'une faute professionnelle (Article L4312-5 du code de la santé publique).

Liens pratiques avec les domaines de l'anesthésie-réanimation-urgences

La réglementation professionnelle est l'élément indispensable pour que la profession d'IADE soit reconnue et respectée.

Des soignants conscients de leurs responsabilités ne peuvent qu'être en adéquation avec un système de santé où les usagers sont de plus en plus demandeurs d'informations pertinentes.

Par ailleurs, la connaissance de sa responsabilité professionnelle par chaque IADE est un gage de professionnalisme qui s'inscrit dans un processus d'amélioration de la qualité des soins.

Bibliographie

Fiche 1.1

1. JORF. « Arrêté du 23 juillet 2012 relatif à la formation conduisant au diplôme d'État d'infirmier anesthésiste ». n° 0175 du 29 juillet 2012. p. 12376. (page consultée le 29 mai 2014). www.legifrance.gouv.fr.
2. Bassez A. « Histoire des IADE » ; 2014 (page consultée le 29 mai 2014). www.sofia.medicalistes.org.
3. SFAR. « Recommandations concernant le rôle de l'Infirmier Anesthésiste Diplômé d'État » ; 2013 (page consultée le 29 mai 2014). www.sfar.org.

Fiche 1.2

1. Denoyer MC. Grands problèmes sanitaires et sociaux. Elsevier Masson ; 2012, 354 p.
2. Enyouma M. Cahiers des Sciences Infirmières : Psychologie, Sociologie. Anthropologie Elsevier Masson ; 2010.
3. Pfizer France, PACT Onco, « Relation soignant/soigné/proche » https://www.pfizer.fr/...rôle.../relation-soignant-soigne-proche.aspx (consulté le 05/12/2014).
4. Batt M. L'éthique de l'interaction au bloc opératoire, Interbloc, Tome XXX, n° 4. octobre-décembre : Elsevier Masson ; 2011. p. 236–8.

Fiche 1.3

1. Décret. 2008-824 du 21 août 2008 relatif à la formation professionnelle tout au long de la vie des agents de la fonction publique hospitalière [En ligne]. n°, ; 2008. (cité le 24/10/2014). Disponible sur http://www.legifrance.gouv.fr/affichTexte.do?cidTexte=JORFTEXT000019354799.
2. ANFH, Le guide du DPC. [En ligne]. 2013 (cité le 24/10/2014). Disponible sur : http://www.anfh.fr/site/guide-du-dpc.
3. Loi n° 2009-879 du 21 juillet 2009 - Article 59 [En ligne]. 2009 (cité le 24/10/2014). Disponible sur : http://www.legifrance.gouv.fr/affichTexteArticle.do; jsessionid=4259D639974CF4EFFC472D6D1A217E82.tpdjo15v_3? cidTexte=JORFTEXT000020879475&idArticle=JORFARTI000020879577&dateTexte=20090722&categorieLien=cid

Fiche 1.4

1. Arrêté du 23 juillet 2012 relatif à la formation conduisant au diplôme d'État d'infirmier anesthésiste, JORF n° 0175 29 juillet 2012 page 12376, texte n° 6.
2. Le Boterf G. Ingénierie et évaluation des compétences, Paris, Éditions Eyrolles, 6e édition ; 2011, 605 p.

Fiche 1.5

1. ANAP, Ministère de la Santé La loi HPST à l'hôpital, les clés pour comprendre, disponible sur www.anap.fr.
2. HAS. Manuel de certification des établissements de santé V2014, disponible sur le site www.has-sante.fr.
3. Moquet-Anger ML. Droit hospitalier. 2e édition, Lextenso éditions ; 2012.
www.sante.gouv.fr.

Fiche 1.6

1. Buisson P, Gunnedin FX, et al. Organisation du bloc opératoire. EMC - Techniques chirurgicales - Orthopédie-Traumatologie ; 2008. p. 1–15 [Article 44-002].
2. Adda G. Organisation et gestion des blocs opératoires. Hygiène et sécurité dans les établissements de santé, Afnor. 2002.

Fiche 1.7

1. Loi n° 2009–879 du 21 juillet 2009, portant sur la réforme de l'hôpital et relative aux patients, à la santé et aux territoires.
2. http://infosdroits.fr/la-duree-et-lorganisation-du-temps-du-temps-de-travail-les-heures-supplementaires-les-jours-de-rtt-des-agents-dans-la-fonction-publique-hospitaliere/.
3. Ordonnancen°82–272du26mars1982,article3,http://www.fonction-publique.gouv.fr/fonction-publique/statut-et-remunerations-21#principaux_droits.

Fiche 1.8

1. Raimondeau J. (sous la coordination de). L'épreuve de santé publique, Presses de l'EHESP ; 2013.
2. Denoyer MC. Grands problèmes sanitaires et sociaux. Elsevier Masson ; 2012. p. 354.
3. ANAP, ministère de la Santé. La loi HPST à l'hôpital, les clés pour comprendre. Disponible sur www.anap.fr.

Fiche 1.9

1. Raimondeau J. (sous la coordination de), L'épreuve de santé publique, Presses de l'EHESP ; 2013.
2. Denoyer MC. Grands problèmes sanitaires et sociaux. Elsevier Masson ; 2012. p. 354.
3. DREES, L'état de santé de la population en France, Suivi des objectifs annexés à la loi de santé publique, Rapport 2011, disponible (consulté le 9 septembre 2014) sur : http://www.sante.gouv.fr/IMG/pdf/Etat_sante-population_2011.pdf.
4. Ministère du Travail, de l'Emploi et de la Santé, Livre des plans de santé publique, 3e édition, mai 2011. Disponible (consulté le 12 octobre 2014) sur : http: //www.sante.gouv.fr/IMG/pdf/LDP_2011_BD.pdf

Fiche 1.10

1. HAS, Manuel de certification des établissements de santé V2014, disponible sur le site www.has-sante.fr.
2. Moquet-Anger ML. Droit hospitalier. 2e édition, Lextenso éditions ; 2012.

Fiche 1.11

1. Articles L. 1110-1 et suivants du Code de la Santé Publique, Dalloz ; 2013.
2. Moquet-Anger ML. Droit Hospitalier ; 2010, LGDJ.

Fiche 1.12

1. Code civil, Code de la santé publique, Code pénal. Dalloz; 2013.
2. Fresnel F. Tutelle et curatelle, tout ce que je dois savoir; 2014, Édition Poche.
3. Olivier A. Refus du patient, témoin de Jéhovah, de subir une transfusion sanguine; 2008, Document MACSF.
4. SFAR. Transfusion sans consentement en cas d'urgence vitale : données récentes; 2010, Document SFAR.

Fiche 1.13

1. Code de la santé publique. Dalloz; 2013.
2. Code civil. Dalloz; 2012.
3. Decroix G, Tamburini S. Soins aux mineurs : qui décide ? Responsabilités juillet 2012; 46.

Fiche 1.14

1. Denoyer MC. Grands problèmes sanitaires et sociaux. Elsevier Masson : Issy-les-Moulineaux; 2012. p. 354.
2. Landru S. Législation, éthique, déontologie. (coordonné par); 2013, Paris, Éditions Vuibert, mai, 187p.
3. Samii K. Anesthésie, réanimation chirurgicale, chapitre 97. 4e édition Paris, Médecine et Sciences, 1. : Flammarion; 2014. p. 284.
4. www.legifrance.gouv.fr (consulté les 3 et 5 décembre 2014).

Fiche 1.15

1. Code de la santé publique et Code pénal. Dalloz; 2013.
2. Arrêté du 23 juillet 2012 relatif à la formation conduisant au diplôme d'infirmier anesthésiste, annexe II, Référentiel de compétences.

Chapitre 2

Sciences cliniques, biologiques et médicales

Plan du chapitre

© 2015, Elsevier Masson SAS. Tous droits réservés

Fiche 2.1

Cellule : notions essentielles

Annabelle Payet-Desruisseaux

Introduction

La cellule est l'unité fondamentale structurelle et fonctionnelle du corps humain. Elle se différencie afin d'assurer des fonctions différentes : nerveuse, vasculaire, musculaire, etc.

Chaque cellule est une usine microscopique (5 µm à 100 µm), à l'intérieur de laquelle chaque élément a une fonction précise : les organites cellulaires, des structures libres (comme le cytosquelette) et la membrane plasmique.

Anatomie de la cellule

Sa composition

Le milieu intracellulaire est constitué du **noyau et du cytoplasme.**

• **Hyaloplasme ou cytosol :** Gel colloïde, 80 % d'eau, ions;

• **Noyau**

Constitué d'une enveloppe nucléaire perforée, du nucléoplasme : liquide gélatineux intranucléaire, d'ADN, et d'un nucléole : lieu de synthèse de sous-unités ribosomales, formation ARNr.

Rôle : mitose cellulaire, réplication et transcription de l'ADN en ARNm.

• Ribosomes

Constitués de 2 sous-unités protéiques (une grande et une petite) synthétisées dans le noyau et assemblées dans le cytosol.

Rôle : traduction de l'ARNm en protéines.

• Reticulum endoplasmique granuleux (REG) ou lisse (REL)

REG : ribosomes à sa surface, lieu de stockage et de distribution des protéines synthétisées par les ribosomes aux autres organites cellulaires (Golgi) ou excrétées de la cellule.

REL : sans ribosomes, lieu de synthèse des lipides et lipoprotéines, détoxification, réserve de $Ca2+$.

• Appareil de Golgi

Permet le transport et la maturation des protéines intracellulaire dans des grains de sécrétions et leur exocytose.

Rôle : élaboration des lysosomes : vésicules contenant des enzymes.

• Mitochondries

Organites présents, en nombre variable, dans toutes les cellules eucaryotes sauf les érythrocytes.

Rôle : métabolisme de l'oxygène, formation ATP.

• Squelette de la cellule

Constitué d'actine, de myosine, de filaments intermédiaires et de microtubules.

Rôle : permet le maintien, les changements de forme et les ancrages intercellulaires à la matrice extracellulaire.

• Centrosome

Composé d'une paire de centrioles et de matériel péri-centriolaire.

Lieu de formation du fuseau mitotique nécessaire à la division cellulaire.

• Membrane plasmique

Composée de : 49 % de lipides, 43 % de protéines et 8 % de glucides

Chaque phospholipide possède une tête hydrophile et une queue hydrophobe :

- les têtes sont en contact avec les milieux aqueux intra-et extracellulaires,
- les queues se font face à l'intérieur de la membrane.

Ses fonctions

• séparation et protection entre milieu intra-et extracellulaire,

• échanges d'information avec d'autres cellules, ex : récepteurs hormonaux,

• régulation du transport des ions, protéines, sucres et graisses,

• mouvements cellulaires : pseudopodes, endocytose, exocytose,

• reconnaissance : antigène de surface,

• régulation du métabolisme : transduction intracellulaire des signaux extracellulaires,

• lieu de réactions chimiques nécessitant un milieu non aqueux.

Notions essentielles du fonctionnement de la membrane plasmique

Elle possède une perméabilité très sélective et permet de maintenir le milieu intracellulaire différent de l'extracellulaire.

Par transport passif

Par diffusion
- simple :
  - diffusion selon le gradient de concentration du plus concentré au moins concentré,
  - perméabilité limitée aux petites molécules ou hydrophobes.
- facilitée :
  - nécessité d'une protéine membranaire (perméase) ou de canaux (pores),
  - transport de molécule de grosse taille, non liposoluble (ions, sucres, etc.).

Par transport actif

- à l'encontre du gradient de concentration,
- transport des ions, petites molécules hydrophiles et lipides,
- besoin ATP,
- maintien ou modification de l'équilibre osmotique du milieu intra-et extracellulaire,
- pompes à ions (Na^+, K^+, Ca^{2+}, Mg^{2+}, etc.), pompes à protons, et co-transporteurs (pour glucose, saccharose, acides aminés).

Liens pratiques avec les domaines de l'anesthésie-réanimation-urgences

La cellule et la membrane plasmique sont essentielles dans la pratique IADE.

Pharmacocinétique, pharmacodynamie, interactions médicamenteuses

Les agents anesthésiques agissent sur plusieurs sites protéiques spécifiques au SNC en se fixant sur des récepteurs membranaires et/ou des canaux ioniques.

- récepteurs agonistes GABA et canaux ioniques (Na^+, Cl^-) : *hypnotiques IV, barbituriques, benzodiazépines, AVH* ;
- antagoniste non compétitif récepteurs NMDA : *Kétamine, N_2O, gaz Xénon*;
- agoniste sur récepteurs μ, κ, δ : *morphiniques*;
- antagoniste récepteurs μ : *Naloxone*;
- grande perméabilité membranaire et blocage des canaux ioniques (Na^+, K^+, Ca^{2+}) en intracellulaire : *anesthésiques locaux*;
- antagoniste compétitif sur les récepteurs nicotiniques et action sur les pompes à Na^+/K^+, Ca^{2+} : *Curare non dépolarisant*;
- agoniste non compétitif de l'acétylcholine (Ach), et inactivation des canaux sodiques : *Suxaméthonium*;
- antagoniste physiologique du Ca^{2+} par action sur pompe à Ca^{2+} : *Magnésium*;
- action sur récepteurs adrénergiques et noradrénergiques : *amines*;
- action sur les récepteurs muscariniques, et à l'Ach : *parasympatholytique.*

Précaution en pédiatrie (croissance neuronale, etc.) : les drogues anesthésiques, de par leur action sur les récepteurs intra-et extracellulaires et en augmentant la $[Ca^{2+}]$ intracellulaire, sont à l'origine d'une **apoptose**.

Équilibre et troubles hydro-électrolytiques

Système HLA :

Groupe ABO, greffe.

Points essentiels

La cellule est la base structurale fondamentale commune à tous les tissus. La membrane plasmique assure son homéostasie et est réceptive aux besoins de l'organisme.

C'est le lieu stratégique d'action des agents anesthésiques. Leurs effets seront fonction de :
- leur perméabilité membranaire, lipo ou hydrosolubilité,
- la dose,
- leur site d'action cellulaire.

Fiche 2.2

Naissance, vie et mort de la cellule

Sandra Manesse

Définition

La cellule est une structure microscopique complexe constitutive de tous les êtres vivants. Elle constitue un espace clos séparé du milieu environnant par une membrane périphérique. Il existe des cellules procaryotes non cloisonnées et des cellules eucaryotes divisées en de nombreux compartiments. L'organisme humain, pluricellulaire, est constitué de cellules eucaryotes.

Éléments constitutifs des cellules eucaryotes

- **La membrane plasmique :** enveloppe extérieure constituée de molécules lipidiques, de protéines et de glucides. Elle a un rôle de protection, de reconnaissance et d'échanges.
- **Le cytoplasme :** il contient le hyaloplasme ou cytosol dans lequel baignent de nombreux organites spécialisés.
- **Le cytosquelette :** charpente et moteur des mouvements, il est constitué de filaments reliés entre eux, responsables de la viscosité du cytosol.
- **Les organites :**
  - *Le noyau* : il contient le nucléoplasme, la chromatine formée de chromosomes (ADN) et un ou deux nucléoles (lieu de synthèse des ribosomes). Il est délimité par une enveloppe nucléaire, formée à partir du réticulum endoplasmique, constituée de 2 membranes présentant de nombreux pores. C'est le lieu de la réplication de l'ADN et de la synthèse de l'ARNm ;
  - *La mitochondrie* : elle assure la respiration cellulaire et la production d'énergie. Elle fournit l'énergie à la cellule en milieu aérobie ; elle est aussi le principal réservoir de calcium. Elle joue un rôle prépondérant dans l'apoptose. La mitochondrie possède son propre génome d'origine maternelle ;
  - *Le réticulum endoplasmique :* il existe un réticulum endoplasmique granulaire (lieu de la traduction), qui porte à sa surface des ribosomes, et un réticulum endoplasmique lisse ;
  - *L'appareil de Golgi :* il sert à la maturation et au transport des protéines.

La division cellulaire

Un cycle cellulaire comprend une phase de division cellulaire (mitose ou phase M) qui aboutit à deux cellules-filles identiques à la cellule-mère, et une phase de synthèse qui permet la réplication de l'ADN des chromosomes (phase S).

La mitose

Elle comprend 4 étapes :

- *La prophase* : les chromosomes deviennent visibles, les centrosomes dupliqués migrent aux 2 pôles, et sont reliés par des microtubules.
- *La métaphase* : fragmentation de l'enveloppe nucléaire, les chromosomes se disposent à l'équateur de la cellule.
- *L'anaphase* : séparation des 2 chromatides de chaque chromosome, chacune migre à un pôle. On obtient deux lots de 2n chromosomes.
- *La télophase* : disparition du fuseau mitotique, les enveloppes et les nucléoles des deux cellules se reforment, les cytoplasmes se séparent.

Ces deux phases sont elles-mêmes séparées par deux autres phases de préparation à la synthèse ou à la mitose (phases G1 et G2). Les phases G1, S et G2 constituent l'interphase. Pendant l'interphase, l'ADN se dédouble, les chromosomes passent à deux chromatides ; la cellule se prépare à la mitose. Il existe une régulation de ce cycle cellulaire par plusieurs facteurs de croissance (gènes et système immunitaire).

Il existe également un autre mode de reproduction cellulaire, qui ne concerne que la lignée des cellules sexuelles : la **méiose**. Les gamètes issus de la méiose comprennent la moitié du nombre initial de chromosomes. Le stock de chromosomes propres à l'espèce concernée se reconstitue lors de la fusion de deux gamètes de sexes opposés, durant la fécondation.

Les cellules souches

Il s'agit de cellules indifférenciées capables de s'auto-renouveler, de se différencier en d'autres types cellulaires et de proliférer en culture.
On distinguera la cellule souche :
- *totipotente*, (cellule issue des premières divisions d'un œuf fécondé jusqu'au 4e jour) capable de donner naissance à toutes les cellules d'un organisme jusqu'à l'individu complet ;
- *pluripotente*, (cellule souche embryonnaire du 5e au 7e jour, ou bien cellule artificielle) pouvant donner naissance à plus de 200 types de cellules différents ;
- *multipotente*, capable de donner naissance à quelques types cellulaires, comme par exemple les cellules myéloïdes, à l'origine des lignées des cellules sanguines ;
- *la cellule souche unipotente*, en mesure de ne fournir qu'un seul type cellulaire (cellule du foie, peau).

Dérèglements cellulaires

- **L'exposition à des virus**, des substances naturelles ou chimiques, ou à des rayonnements, induit des mutations ou des expressions inappropriées de divers gènes impliqués dans la prolifération des cellules, dans leur différenciation et dans la régulation de ces phénomènes. Le processus tumoral a pour mécanisme une prolifération cellulaire anarchique incontrôlée et incessante, qui s'oppose au processus physiologique contrôlé harmonieux et intermittent.
- Il existe des **tumeurs bénignes** qui restent localisées, comme les fibromes ou les adénomes, et des tumeurs malignes qui sont indifférenciées, irrégulières, vascularisées et à croissance élevée. Ces cellules prolifèrent et peuvent envahir des organes proches ou lointains. On parle alors de métastases.
- Dans les **facteurs de régulation**, on trouve les proto-oncogènes (activateurs) et les anti-oncogènes (suppresseurs). Un déséquilibre dans l'expression de ces différents gènes aboutit au processus tumoral.

La mort cellulaire

L'apoptose

C'est un processus physiologique qui conduit la cellule à sa mort naturelle. Il s'agit d'une destruction génétiquement programmée, normale et nécessaire. Lors du développement, les cellules inutiles sont éliminées (ex : lors de l'embryogenèse, l'élimination de la palmure des mains chez les vertébrés). Ce suicide intervient également chez des cellules mutantes ou endommagées, ce qui préserve le tissu sain. Les cellules se segmentent, sans éclatement membranaire, en corps apoptotiques à membrane intacte, qui sont éliminés par les macrophages. Dans les cellules tumorales, ce programme génétique de détermination de mort cellulaire fait défaut. Certains traitements anticancéreux visent à restaurer cette fonction.

La nécrose

C'est la mort cellulaire provoquée par un dysfonctionnement. C'est une mort accidentelle. Elle fait suite à des lésions de type ischémie, blessures, et se traduit par un éclatement cellulaire et la libération du contenu cellulaire dans le milieu extracellulaire, à l'origine d'une inflammation.

Liens pratiques avec le domaine de l'anesthésie-réanimation-urgences

Dans les tissus adultes, les cellules souches qui contribuent au renouvellement naturel des tissus (globule rouge) ou à leur réparation sont plus rares. Tous les organes n'en sont pas pourvus. Ces propriétés de renouvellement et de régénération tissulaire peuvent trouver des applications médicales.
Le principe de la thérapie cellulaire, c'est l'introduction de cellules souches saines, adultes ou embryonnaires, afin de remplacer les cellules malades. La recherche sur les cellules embryonnaires est éthiquement délicate.
La loi de bioéthique de juillet 2011 maintient l'interdiction de la recherche sur les cellules souches embryonnaires, sauf dans un cadre très précis incluant exclusivement les embryons issus de l'aide à la procréation ne faisant plus l'objet d'un projet parental.

Fiche 2.3

Récepteurs membranaires et médiateurs

Virginie Parquet et Catherine Muller

Introduction

Pour un fonctionnement optimal de l'ensemble de l'organisme et de toutes les fonctions qui doivent se coordonner, un système de communication est indispensable.
Il peut être direct entre deux cellules, ou se faire à distance, par l'intermédiaire d'un messager chimique et d'une cellule réceptrice spécifique.

La communication intercellulaire

Le rôle des récepteurs membranaires est de transmettre un signal extracellulaire vers le milieu intracellulaire (le cytoplasme) afin de déclencher une réponse cellulaire appropriée. Dans ce contexte, la membrane joue un rôle spécifique pour lier le messager chimique (= le médiateur) et le récepteur.

Grandes notions

Un récepteur est une protéine qui a pour ligand (molécule caractérisée par sa tendance à se lier à une autre) une molécule informationnelle provenant du milieu extracellulaire (neurotransmetteur, hormone, etc.).

Les caractéristiques d'un récepteur sont :
- sa **spécificité** : il se fixe à un ligand donné,
- ses **affinités** : il se fixe même si celui-ci se trouve en faible concentration,
- sa **saturabilité** : le nombre de molécule de ligand pouvant se fixer est limité,
- sa **réversibilité** : le complexe ligand-récepteur se dissocie lorsque la concentration du ligand diminue,
- son **couplage** : la fixation du ligand sur le récepteur permet de transmettre un signal à la cellule.

Il existe 2 groupes de récepteurs selon leur localisation :
- récepteurs nucléaires
- récepteurs membranaires :
  - canaux ioniques,
  - non canaux ioniques : couplés à une enzyme ou aux protéines G.

La membrane plasmique est une barrière physiologique limitant les milieux extra- et intracellulaires, à la fois élastique et solide, fluide et poreuse. Cela permet une perméabilité, source de passage de molécules de l'extérieur vers la cellule et l'inverse.

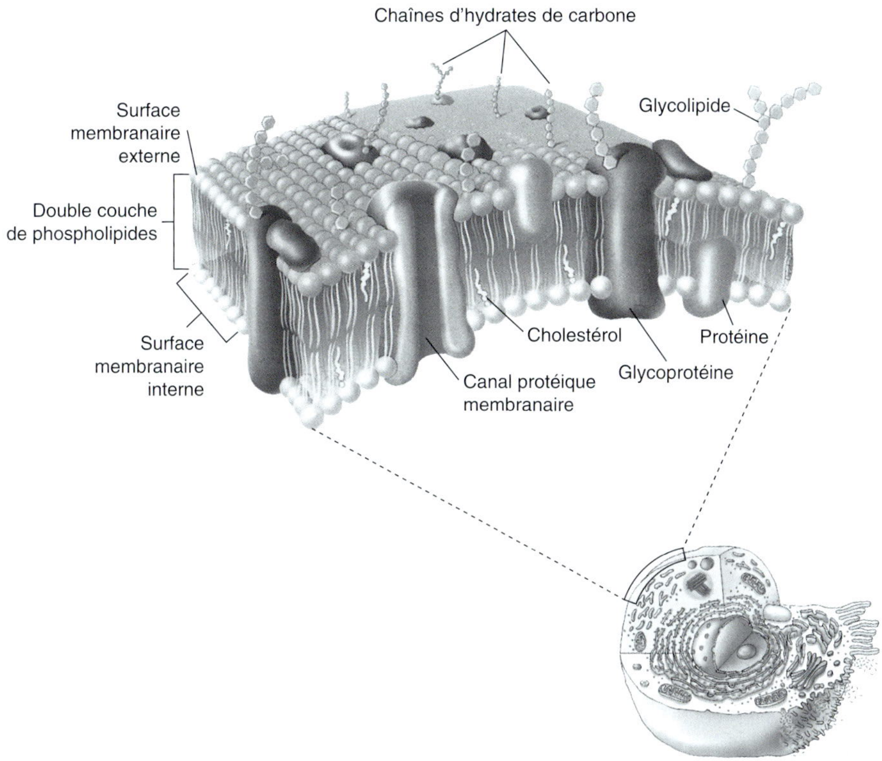

Figure 2.1 Structure moléculaire de la membrane plasmique.
Source : Thibodeau & Patton : Anatomy & Physiology, 6th ed. Mosby, Elsevier 2007, figure 3-3 p.85.

Les récepteurs membranaires

Dès qu'il est fixé spécifiquement sur la protéine, le médiateur peut déclencher une réponse spécifique par activation enzymatique, en particulier :

- les récepteurs nicotiniques : ils sont situés dans certaines synapses cholinergiques du système nerveux central, dans les ganglions du système nerveux autonome ou encore dans la jonction neuro-musculaire ;
- les récepteurs cytoplasmiques,
- les récepteurs opioïdes.

Les neurotransmetteurs/ neuromédiateurs

Un neurotransmetteur (ou neuromédiateur) est une substance chimique fabriquée par l'organisme qui permet aux neurones de transmettre l'influx nerveux (message). Libéré dans la fente synaptique par les terminaisons pré-synaptiques, il se lie à des récepteurs spécifiques post-synaptiques.

Un même neurotransmetteur peut avoir des effets synaptiques divers, selon les récepteurs auxquels il est associé.

On compte plus d'une centaine de neurotransmetteurs, parmi lesquels :

- l'acétylcholine
- les amines : adrénaline, noradrénaline, dopamine, sérotonine, histamine
- les acides aminés
- les inhibiteurs : GABA (acide gamma-aminobutyrique)
- les excitateurs : glutamate, aspartate
- les peptides : substance P, enképhalines, somatostatine, vasopressine, angiotensine II, insuline, glucagon, bradykinines.

L'agoniste d'un neurotransmetteur produit sur le neurone post-synaptique le même effet que celui de ce neurotransmetteur. Un **agoniste pur** peut produire l'effet maximal alors qu'un **agoniste partiel** ne peut pas produire l'effet maximal enregistré par les agonistes purs de ce même récepteur.

Un **antagoniste** bloque l'effet qu'a normalement un neurotransmetteur sur le neurone post-synaptique. Il y a deux types d'antagonistes : les **antagonistes compétitifs**, qui se lient sur le même site que le neurotransmetteur et les **antagonistes non compétitifs**, qui se lient à un autre site du récepteur.

Liens pratiques avec les domaines de l'anesthésie-réanimation-urgences

Compréhension du mode d'action des curares

- Curares dépolarisants

La succinylcholine est constituée de deux molécules d'acétylcholine. Elle agit donc comme un agoniste non compétitif sur tous les récepteurs de l'acétylcholine.

- Curares non dépolarisants

Ce sont des antagonistes compétitifs du site de fixation de l'acétylcholine sur son récepteur nicotinique. La fixation de l'antagoniste sur l'une des deux sous-unités alpha est suffisante pour bloquer le récepteur.

Il s'agit d'une interaction compétitive qui va dépendre d'une part de l'affinité de l'agoniste et de l'antagoniste pour le site de fixation, et d'autre part de la concentration respective de chacune de ces molécules dans la fente synaptique.

Compréhension du mode d'action des catécholamines

Les récepteurs adrénergiques sont principalement de deux types : récepteurs alpha (α) et récepteurs bêta (β).

La noradrénaline et l'adrénaline (sécrétées par la médullosurrénale) ont des effets différents selon qu'elles agissent sur les récepteurs α ou β. La noradrénaline stimule préférentiellement les récepteurs α et a un effet mineur sur les récepteurs β tandis que l'adrénaline stimule les deux groupes de récepteurs de la même façon.

Les effets résultant de la stimulation par la noradrénaline et l'adrénaline sur les organes effecteurs dépendent du type de récepteurs présents sur les organes : par exemple, si un organe ne possède que des récepteurs β, seule l'adrénaline stimulera les cellules effectrices de l'organe.

Points essentiels

La connaissance par l'IADE de la physiologie de la communication cellulaire et des récepteurs qui y sont reliés est essentielle dans sa pratique quotidienne. Elle permet de comprendre les mécanismes physiopathologiques et l'action pharmacologique des différentes thérapeutiques mises en œuvre.

Fiche 2.4

État de la matière, loi des gaz

Fabienne Rousseau

Introduction

La pratique quotidienne de l'anesthésie-réanimation exige que les IADE aient des connaissances sur les principales lois de physique.
Quelques données théoriques sont indispensables et utiles pour comprendre l'anesthésie inhalatoire, le fonctionnement des évaporateurs, le choix du diamètre d'un cathéter, etc.

Éléments généraux

Les états de la matière les plus communs sont : état solide, liquide et gazeux.La matière occupe de l'espace et possède une masse.
L'atome est la plus petite partie d'un élément. Exemple : H est l'atome d'hydrogène.
La molécule est un assemblage d'au moins 2 atomes qui constitue la plus petite partie d'un élément chimique. Exemple : 1 molécule d'eau (H_2O) = 2 atomes d'hydrogène + 1 atome d'oxygène. On appelle **mole** (mol.) un ensemble quantifié de molécules ($m.mol/dm^3$) dans un échantillon de matière.

- **État solide** : volume et forme propres, difficilement compressible, déformation possible (contraintes). Les particules (ions, atomes, molécules) sont liées les unes aux autres, ordonnées et rapprochées.
- **État liquide** : volume propre. Pas de forme propre (forme du contenant). Les particules sont faiblement liées, rapprochées, désordonnées.
- **État gazeux** : pas de forme et de volume propres. Tendance à occuper tout l'espace disponible. Les particules sont espacées, agitées et désordonnées.

Le passage d'un état de matière à un autre = **changement d'état**. Il se fait sous l'effet d'une modification de volume, de température, et/ou de pression. Exemple : passage de l'état liquide à l'état gazeux = vaporisation.

Différentes lois utiles

Loi de Dalton et pressions partielles (PP)

Dans un mélange gazeux, chaque gaz exerce la pression (= pression partielle) qu'il exercerait s'il était seul à occuper le volume total. La pression d'un mélange de gaz est égale à la somme des PP de chaque gaz.
La pression partielle (PP) d'un gaz = sa concentration fractionnelle × la pression ambiante (pression barométrique).
Exemple : au niveau de la mer la pression barométrique est de 100 kPa (1 bar ou 760 mmHg), et l'air est composé à 20 % d'O_2 et à 80 % de N_2. Donc **PP O_2 = 0,2 × 100 = 20 kPa** et **PP N_2 = 0,8 × 100 = 80 kPa** et la somme totale est bien **20 + 80 = 100 kPa**.

Loi de Henry et dissolution des gaz dans un liquide

À une température donnée, le volume de gaz dissous dans un liquide est directement proportionnel à la PP de gaz au-dessus de ce liquide, mais le coefficient de solubilité (constante de proportionnalité) est spécifique d'un gaz, d'un liquide et d'une température donnée.
Coefficient de partage : dans une enceinte remplie pour moitié de sang et pour moitié d'air, on introduit un anesthésique volatil. Si, après équilibre, on a 60 % du gaz en phase gazeuse et 40 % du gaz en phase sanguine, le coefficient de partage de cet anesthésique est égal à 4/6 ou 0,66.

Loi de Boyle-Mariotte (relation entre pression et volume)

À une température donnée, le volume d'un gaz est inversement proportionnel à sa pression.
Pression (P) × Volume (V) = Constante

Si on double la pression d'un gaz, son volume diminue de moitié. Cette loi permet de calculer l'autonomie d'une bouteille d'O_2. Exemple : un obus O_2 d'un volume de 10 l gonflé à 180 bars = 10 x 180 = 1 800 l; avec un débit O_2 de 6 l/min, on aura **1800 : 6 = 300 min** (soit 5 heures d'autonomie).

Vaporisation

Passage de l'état liquide à l'état gazeux : une vapeur est un gaz issu d'une vaporisation. Un liquide échange des particules avec son environnement gazeux, des molécules de surface s'échappent, se heurtent aux parois du récipient, puis certaines reviennent vers la surface du liquide et y pénètrent à nouveau = **état d'équilibre. L'évaporation** est la rupture de cet équilibre. **Pression de vapeur saturante** = pression à laquelle il y a autant de molécules entrantes et sortantes du liquide.

Écoulement des fluides

Pour les fluides visqueux (gaz, eau, sang), une différence de pression (dP) déplace les molécules et crée un écoulement.

Le débit (Q) de fluide dans un cylindre est égal à **dP/R.** (dP = différence de pression aux 2 extrémités du cylindre et R = résistance à l'écoulement).

La viscosité (Vs) résulte des forces de frottement entre les molécules. Elle se mesure en Poises, et dépend du poids moléculaire des composants du fluide, de sa température et des éléments figurés pour le sang.

La loi de Poiseuille détermine la différence de pression (dP) nécessaire pour produire un écoulement de débit Q :

$$dp = \frac{8\ Vs \times L \times Q}{d^4}$$

(L = longueur du conduit, d = diamètre). **La résistance à l'écoulement** (**R**) est égale à :

$$R = \frac{8\ Vs \times L}{d^4}$$

Liens pratiques avec les domaines de l'anesthésie-réanimation-urgences

- Application pratique loi de Dalton et loi de Henry = oxygénothérapie hyperbare, anesthésie inhalatoire, transport de l'O_2 dans le sang;
- Principes utilisés en anesthésie : **évaporation par léchage** = le flux gazeux emmène les molécules issues du liquide. **Vaporisation par barbotage** = débit de gaz à travers un liquide volatil = extraction des molécules vers l'intérieur des bulles ;
- Loi de Poiseuille = résistances vasculaires systémiques (RVS), choix des cathéters (courts, à gros diamètre = meilleur écoulement).

Points essentiels

Ces différentes lois et théories permettent, au quotidien, de

- comprendre et maîtriser des thérapeutiques (oxygénothérapie hyperbare, anesthésie inhalatoire),
- comprendre et maîtriser des phénomènes physiopathologiques (transport O_2, CO_2, CO dans le sang, mesures hémodynamiques dans les états de choc),
- et d'adapter des prises en charge (débits gazeux, etc.).

Fiche 2.5

Notions de génétique

Sandra Manesse

Définitions

La **génétique** est la « *science de l'hérédité* », l'étude du génome au travers de sa variation. Elle obéit aux lois de l'hérédité découvertes par le botaniste G. J. Mendel à la fin du XIXe siècle.

Le **génome** est l'ensemble de notre patrimoine génétique : cela inclut aussi les gènes qui ne codent pas de protéines (il y en a beaucoup), et les séquences d'ADN dites intergéniques.

Éléments de compréhension

Le gène : Un gène est une information spécifiant un produit nécessaire à l'activité cellulaire. L'information peut être de l'ADN (c'est le cas chez l'homme) ou de l'ARN (c'est le cas de certains virus). Le produit peut être une protéine ou de l'ARN.

Chez l'homme, on appelle allèle une version (séquence d'ADN) d'un gène. Chez l'homme qui est diploïde il peut donc y avoir deux versions différentes d'un même gène ou deux fois la même version.

On parle d'individu homozygote quand l'allèle est le même sur les 2 chromosomes, hétérozygote quand les allèles sont différents.

Il existe des allèles conférant un phénotype dominant (qui s'exprime même s'il est seul), co-dominant (qui s'exprime en même temps que l'autre allèle) et récessif (qui s'exprime seulement si les deux allèles sont les mêmes). Un même allèle peut être dominant pour un phénotype donné et récessif pour un autre phénotype.

Le **phénotype** : Conséquence observable du génotype.

Le **génotype** : pour un gène donné c'est la combinaison des deux allèles de ce gène. C'est aussi, si on considère l'ensemble du génome, l'ensemble des caractères génétiques.

Le **caryotype** : ensemble des chromosomes d'une cellule.

L'**ADN** : Acide DésoxyriboNucléique, support chimique de l'information génétique. C'est la molécule, qui, associée à des protéines, constitue les chromosomes. Il est constitué de 2 brins enroulés formant une hélice, reliés entre eux par des nucléotides composés de bases formant des couples exclusifs d'un sucre (désoxyribose) et d'un acide phosphorique : guanine (G) et cytosine (C), adénine (A) et thymine (T). L'ADN contient l'information génétique ; il peut donc être décodé par la cellule et il détermine les caractéristiques d'un individu.

Le **chromosome** : les chromosomes sont situés dans le noyau des cellules eucaryotes et sont visualisables lors des divisions cellulaires. Ce sont des filaments allant par paire, composés d'une longue molécule enroulée d'ADN. Une cellule humaine est composée de 46 chromosomes : 22 paires semblables (les autosomes) et 1 paire de chromosomes sexuels (les gonosomes X ou Y). Chez les femmes, on retrouve deux chromosomes sexuels XX, et chez les hommes, un chromosome X et un Y.

Diploïde : une cellule est diploïde si elle comporte des chromosomes par paire (2n).

Haploïde : une cellule est haploïde si elle comporte des chromosomes en simple exemplaire (n).

La **réplication** : dédoublement de l'ADN en vue d'une division cellulaire.

La **mitose** : division cellulaire (asexuée) aboutissant à deux copies conformes (une cellule-mère donne deux cellules-filles).

La **méiose** : division du noyau des cellules sexuées aboutissant à la séparation des chromosomes (préalablement répliqués) en deux et à la fabrication des gamètes (une cellule-mère avec 2n chromosomes aboutit à 4 cellules-filles avec n chromosomes). Elle se déroule dans les testicules ou les ovaires. Au cours de cette division, il existe un processus de recombinaison appelé crossing-over qui conduit à l'échange de fragments de chromatides entre deux chromosomes d'une même paire.

Le **gamète** : cellule sexuelle ne possédant que 23 chromosomes (chez l'être humain), seule cellule haploïde du corps humain.

La **fécondation :** fusion des gamètes aboutissant à la constitution d'un génome complet (soit 2 x 23 = 46 chromosomes).

La **mutation :** modification survenant dans la séquence de l'ADN d'une cellule et pouvant entraîner la disparition ou l'apparition d'un caractère, lequel peut être responsable d'une modification du phénotype ou de maladies génétiques. Il existe des systèmes de réparation de l'ADN qui limitent le taux de mutation. Si la mutation survient dans une cellule gamétique, la mutation devient héritable.

L'**ARN** : Acide RiboNucléique : molécule plus courte que l'ADN, formée d'un seul brin, contenant 4 bases azotées (la Thymine de l'ADN y est remplacée par l'Uracile). Le sucre est le ribose. Il en existe de plusieurs sortes : ARNm (messager), ARNr (ribosomique), ARNt (transfert) et ARNi (interférent). Les ARNm, ARNt et ARNr permettent l'expression de l'information contenue dans l'ADN sous forme de protéines; l'ARNi est impliqué dans la régulation de l'expression.

Synthèse protéique et brassage génétique

Le bon fonctionnement d'une cellule repose sur l'ADN dépositaire de l'information et l'ARN impliqué dans sa traduction. Il se fait en 2 étapes :

- la **transcription,** pendant laquelle une molécule d'ARNm est formée en prenant modèle sur le brin transcrit d'ADN correspondant.
- La **traduction,** qui se fait au niveau du cytoplasme par lecture des triplets de bases ou codons de l'ARNm dans les ribosomes. Elle se fait en 3 étapes et conduit à la synthèse d'une chaîne polypeptidique ou protéine, constituée d'un éventail des 20 acides aminés.

L'ensemble des recombinaisons génétiques dans une population se fait par reproduction sexuée et mutation du génome. Ceci aboutit à une sélection aléatoire des gènes, rendant chaque individu unique.

Pathologies, diagnostics et traitements

Maladies chromosomiques

Elles sont dues à l'apparition d'une erreur dans le processus de formation des chromosomes (exemple : la trisomie 21).

Maladies génétiques

Elles sont dues à la présence d'un ou plusieurs gènes défectueux, transmissibles au sein d'une famille (exemple : la drépanocytose).

Les pathologies génétiques héréditaires peuvent être :

- autosomales, c'est-à-dire dues à des gènes portés par l'un des 22 chromosomes autosomes (exemple : la chorée de Huntington);
- gonosomales, c'est-à-dire dues à des gènes portés par le chromosome X (exemple : le daltonisme) ou plus rarement le chromosome Y;
- mitochondriales, et sont dans ce cas transmises par la mère.

En fonction du caractère autosomal ou gonosomal, dominant ou récessif d'un allèle responsable d'une maladie génétique, il est possible de prévoir le risque de transmission de la maladie d'un couple à ses enfants.

Si, dans une famille, des parents non atteints de la maladie ont un ou des enfants malades, alors le mode de transmission est dit récessif : l'allèle muté confère un phénotype récessif et l'allèle normal confère un phénotype dominant. Pour être malade, l'individu doit être homozygote pour l'allèle muté (exemple : la mucoviscidose).

Si l'allèle de la maladie confère un phénotype dominant, l'individu malade est porteur d'au moins un allèle de la maladie. S'il est homozygote pour l'allèle muté, tous ses descendants auront aussi la maladie, s'il est hétérozygote, la moitié de sa descendance sera saine et l'autre malade. L'individu non malade n'est alors pas porteur de l'allèle muté et ne transmet donc pas la maladie à ses enfants (exemple : la chorée de Huntington).

Points essentiels

La connaissance étendue de l'ensemble du génome humain et les progrès dans la biologie moléculaire permettent la prévision des maladies génétiques, le conseil aux couples à risque et lors du diagnostic prénatal.

Elle ouvre toutefois le débat éthique concernant les thérapies géniques et la question de l'interruption médicale de grossesse.

Fiche 2.6

Sommeil

Audrey Landrin-Fumalle

Définition

Le sommeil est un état physiologique périodique et réversible de l'organisme (notamment du système nerveux) pendant lequel la vigilance est suspendue et la réactivité aux stimulations amoindrie. Le sommeil représente au total environ 1/3 de la durée de vie.

L'horloge biologique module la sécrétion de la mélatonine par l'épiphyse (glande pinéale). Les noyaux supra-chiasmatiques sont impliqués dans la rythmicité de la veille (rythme circadien).

Éléments anatomo-physiologiques généraux

Le Système Réticulaire Activateur Ascendant (SRAA), localisé dans le tronc cérébral, reçoit les informations sensorielles. Il se projette sur 3 structures (thalamus, hypothalamus et le cerveau basal antérieur) et active les structures corticales.

Il existe 3 stades de vigilance :

- Veille ;
- Sommeil Ondes Lentes (SOL) : son rôle « réparateur » sur la somnolence et la fatigue permet la reconstitution des réserves (↓ métabolisme) et la sécrétion d'hormones de croissance :
  - I – stade d'endormissement (5 %) : ↓ FC qui est régulière, quelques apnées, quelques mouvements oculaires, tonus musculaire (fréquence : 2–7 Hz),
  - II – stade sommeil léger (50 %) : FC régulière, quelques apnées, ↓ fréquence des ondes EEG, pas de mouvement oculaire, ↓ tonus,
  - III – stade sommeil profond et IV – stade plus profond (25 %) : FC et FR stables, pas de mouvement oculaire, faible tonus ;
- Sommeil paradoxal (20 %) : son rôle est la réactivation des comportements innés, et l'apprentissage : stockage dans la mémoire à long terme (EEG en veille, mouvements oculaires rapides, atonie musculaire) : FC et FR irrégulières.

Tableau 2.1

	Éveil	Sommeil lent	Sommeil paradoxal
EEG	rythme ↑ amplitude ↓	rythme ↓ amplitude ↑	rythme ↑ amplitude ↓
Mouvements oculaires	fréquents	rares	fréquents
Tonus	volontaire	réflexe	atonie, mouvements commandés mais non réalisés

Diagnostic, signes cliniques et para-cliniques

Dans les centres du sommeil, l'examen de base est la polysomnographie qui regroupe l'enregistrement de plusieurs variables :

- <u>EEG</u> : activité corticale :
  - ondes β : concentration (fréquence > 12 Hz),
  - ondes α : éveil calme, yeux fermés (fréquence 8,5 – 12 Hz),
  - ondes Θ : 4,5 – 8 Hz,
  - ondes δ : <4 Hz,
- <u>EOG</u> : activité oculaire.
- <u>EMG</u> : activité musculaire.

D'autres paramètres sont modifiés, comme l'activité électrique du cœur (électrocardiographie), la polygraphie respiratoire (mesure du débit respiratoire, des ronflements, des mouvements du thorax et de l'abdomen, de la saturation du sang en oxygène = oxymétrie), la température corporelle et l'actimétrie (mesure de l'activité d'une personne).

Liens pratiques avec les domaines de l'anesthésie-réanimation-urgences

La mélatonine a une influence sur la qualité et la durée du sommeil et dans la régulation d'autres rythmes circadiens, ce qui peut expliquer les troubles du sommeil post-opératoires.

L'induction du sommeil (par les anesthésiques) provoque l'inhibition des systèmes d'éveil cholinergique et noradrénergique par les neurones GABAergiques de l'hypothalamus antérieur : ↓ de l'activation corticale. Tous les anesthésiques (sauf la Kétamine®) potentialisent les effets du GABA sur les récepteurs.

L'indice bispectral de l'EEG (BIS) est issu d'une analyse informatisée du signal EEG associant plusieurs fonctions. Ces mesures sont combinées par un algorithme afin :

– d'optimiser la corrélation entre EEG et effets cliniques de l'anesthésie,

– et de quantifier l'index BIS au moyen d'une zone de valeurs (anesthésie optimale : 40–60).

Son objectif est d'éviter le surdosage d'hypnotiques (hypoTA, apnée, coût, NVPO, durée en SSPI, surmortalité) et le sous-dosage (hyper TA, laryngospasme, mémorisation)

Points essentiels

- Il existe différentes stades de sommeil, ayant chacun leurs intérêts. En cas de privation de sommeil, des modifications de perception de couleurs, des hallucinations visuelles, des troubles d'élocution ainsi que des tremblements peuvent être observés.
- La mémorisation implicite est un rappel non conscient : perception de la douleur, voix/son, sensation de paralysie consciente, attaque de panique, sensation de mort imminente. Les conséquences sont des troubles du sommeil post-opératoires, des cauchemars, de l'anxiété diurne, la peur des anesthésies futures et un syndrome de stress post-traumatique.

Ces situations peuvent être évitées grâce à un monitorage conventionnel, la concentration télé-expiratoire des AVH et un monitorage par le BIS.

Fiche 2.7

Douleur

Agnès Violet

Définition

« La douleur est une expérience sensorielle et émotionnelle désagréable associée à des lésions tissulaires réelles ou potentielles ou décrites en termes de telles lésions. »

Association internationale pour l'étude de la douleur (IASP)

Éléments anatomo-physiologiques généraux

Il existe deux types de douleur :

- la douleur aiguë, premier symptôme du stimulus,
- la douleur chronique.

Elles se différencient aussi selon leur processus physiopathologique :

- les douleurs par excès de nociception (lésions tissulaires sans lésion nerveuse),
- les douleurs neuropathiques (lésions périphériques ou centrales, qui entraînent un dysfonctionnement du système nerveux).

La douleur est sensorielle et affective, pouvant aller jusqu'à la dépression.

Les voies de la douleur aiguë

Une lésion, quelle qu'elle soit, engendre un message nerveux (nociceptif) véhiculé le long des nerfs périphériques, jusqu'au cerveau où il est « traduit » comme une douleur. Lors du cheminement de l'influx, différents systèmes interviennent pour en varier l'intensité.

Des récepteurs spécifiques existent au niveau de la peau, des viscères et des muscles.

Ces terminaisons, sans gaine de myéline, ont une conduction lente et sont activées par des substances chimiques (kinine, histamine, sérotonine et prostaglandines).

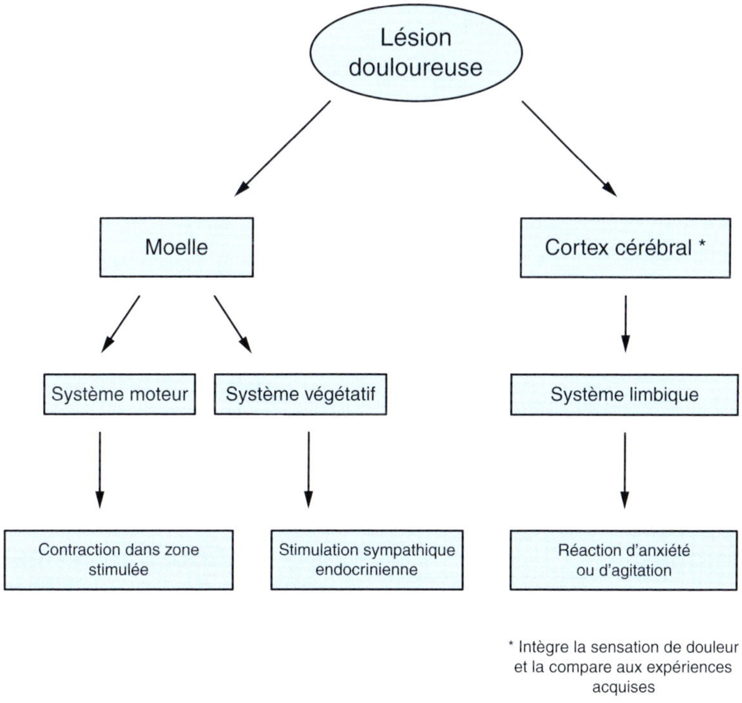

Figure 2.2 Mécanisme de la douleur

Au niveau de la corne postérieure de la moelle existe un système de contrôle de la douleur dit *«Gate control»*, capable de l'inhiber, et au niveau central, la libération de substances analogues à la morphine en résistance à la douleur : l'endorphine, l'enképhaline.

Chez l'enfant existe une immaturité du système inhibiteur : la corne médullaire est inefficace dans son rôle de filtre et rend l'enfant hypersensible à la douleur.

Il existe une mémoire de la douleur implicite inconsciente, dès la naissance, qui le rend capable d'anxiété, et explicite à partir de 3 ans, qui le rend vulnérable par une inaptitude à l'anticipation.

Étiologies

- Douleurs aiguës : lésions, brûlures, interventions chirurgicales, etc.
- Douleurs chroniques : douleurs aiguës persistantes au delà de 3 mois, douleurs liées à un cancer, etc.

La chronicisation consiste en une activation persistante, qui entraîne une contracture jusqu'à la fibromyalgie, ainsi qu'une sensibilisation médullaire, qui aboutit à une hyperalgésie et une mémoire de la douleur.

Conséquences physiopathologiques

- Conséquences endocriniennes : le stress, par le système sympathique, modifie les paramètres sanguins des catécholamines, du cortisol, du glucagon et des glutates en élevant leur seuil.
- Conséquences physiopathologiques :
  - endocriniennes : stress,
  - cardiovasculaires : HTA, tachycardie,
  - respiratoires : tachypnée, majorée si traumatisme thoraco-abodminal,
  - physiques : Agitation ou au contraire mobilisation réduite en position antalgique.

Diagnostic, signes cliniques et para-cliniques

La douleur est impossible à mesurer directement. Le but est d'évaluer l'absence ou l'intensité et la localisation de la douleur, la dimension émotionnelle et la dimension cognitive de l'expérience. Chacun réagit selon son système de référence, son seuil de tolérance. La thérapie en découle.

L'évaluation repose sur des outils psychométriques, l'anamnèse et l'examen physique.

On utilise des questionnaires, comme le DN4 et des échelles telles que :

- l'EVS : échelle verbale simple cotée de 0 à 4,
- l'ENS : échelle numérique simple cotée de 0 à 10,
- l'EVA : échelle visuelle analogique, réglette avec un curseur à déplacer.

Chez l'enfant, le diagnostic passe par l'observation des Signes Directs de Douleur (SDD) : pleurs, mimiques, mouvements désordonnés dans les douleurs aiguës, atonie jusqu'à l'indifférence et à la prostration dans les douleurs chroniques. L'évaluation avec les échelles d'autoévaluation débute dès 6 ans.

L'objectif est de traiter la douleur résiduelle.

Axes thérapeutiques

L'organisation mondiale de la santé (OMS) a classé les antalgiques en fonction de leur puissance :

- Palier 1 : antalgiques non opiacés : Paracetamol, Nefopam, AINS,
- Palier 2 : opiacés faibles associés à des antalgiques : Codéine, Tramadol,
- Palier 3 A : opiacés forts : Morphine, Fentanyl, Nalbuphine,
- Palier 3 B : opiacés par voie invasive, par titration ou PCA.

Une correspondance entre les paliers et l'intensité de la douleur peut être ainsi modélisée :

- Douleur légère : palier 1
- Douleur modérée : palier 1 et 2
- Douleur intense : palier 1, 2 et 3
- Douleur très intense : palier 2 et 3

D'autres thérapeutiques sont utilisées : l'anesthésie loco-régionale, l'hypnose, la relaxation, la psychothérapie, la neurostimulation chirurgicale, etc. Tous ces traitements doivent être associés pour une prise en charge optimale.

Liens pratiques avec les domaines de l'anesthésie-réanimation-urgences

Dans la pratique IADE, la douleur est liée au traumatisme chirurgical.

La douleur provoque la stimulation du système sympathique qui entraîne la tachycardie, la tachypnée, l'augmentation du métabolisme et de la consommation d'oxygène.
L'anesthésie a pour but de prévenir la douleur péri-opératoire et d'éviter, voire d'atténuer ses répercussions.
La prise en charge doit être fonction du type d'intervention, de l'importance de la plaie opératoire, des antécédents du patient. Elle doit être anticipée à tout moment.

Points essentiels

L'approche diagnostique et thérapeutique de la douleur impose :
- l'évaluation précise de sa sémiologie, l'écoute du patient,
- la synthèse des données cliniques pour choisir et moduler le traitement le plus approprié,
- l'association des techniques analgésiques selon l'intensité et la genèse de la douleur,
- l'inclusion dans ces schémas thérapeutiques des techniques non médicamenteuses.

NOTES :

Fiche 2.8

Stress et ses mécanismes

Nathalie Requier

Introduction

La notion de stress a été utilisée pour la première fois par Hans SELYE, endocrinologue canadien, pour qualifier l'ensemble des mécanismes d'adaptation mis en place par l'organisme suite à une agression.
Ce syndrome général d'adaptation se décline en deux états : le bon stress *« eustress »* permettant la survie, et le mauvais stress *« dystress »* engendrant des pathologies.
Hans Selye distingue trois phases :
- la réaction d'alarme, où les forces de défense sont mobilisées,
- le stade de résistance, qui complète l'adaptation à l'agent stressant, pouvant aller jusqu'au...

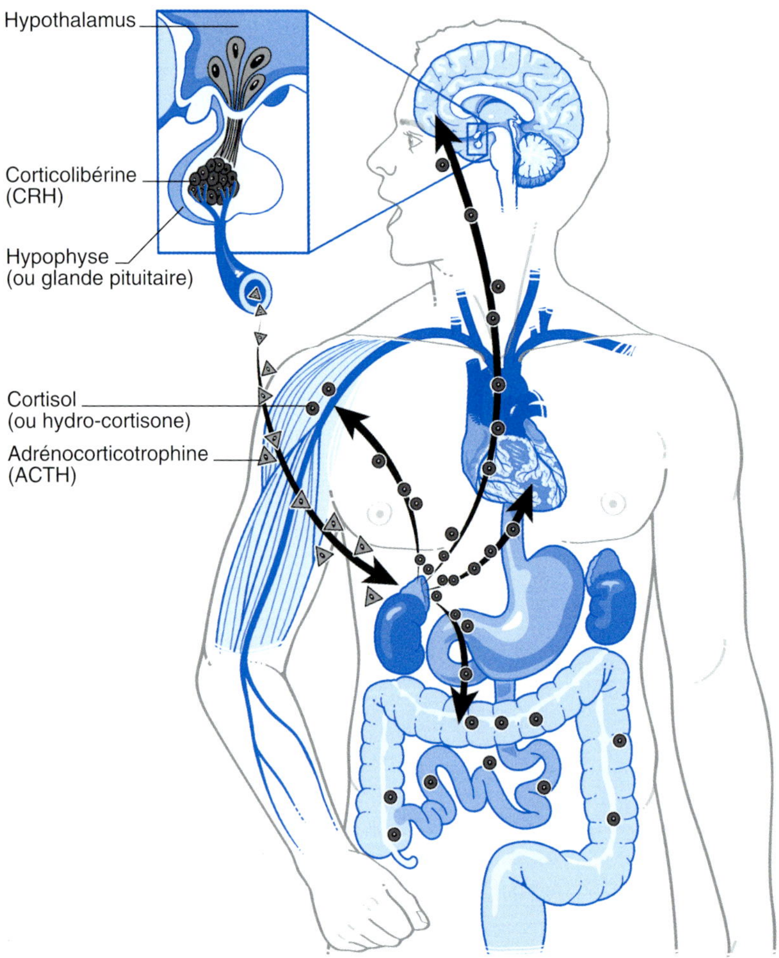

Figure 2.3 Réactions neuro-hormonales en cas de stress.
Source : © Carole Fumat

• stade d'épuisement, où le sujet n'a plus les capacités de faire face.

Henri Laborit a complété ces travaux et introduit le concept de l'inhibition de l'action lorsque l'individu, face à une situation stressante, ne peut ni lutter ni fuir, induisant des conséquences potentiellement pathogènes. Le stress induit des stimulations neuro-hormonales complexes.

Dans le contexte hospitalier, la peur de l'anesthésie ou encore l'agression chirurgicale sont autant de stress qu'il convient de prendre en compte et de traiter.

Éléments anatomo-physiologiques généraux

Anatomo-physiologie

Dans la phase d'alarme, le stimulus stressant active immédiatement le système nerveux autonome délivrant de l'adrénaline et de la noradrénaline, permettant à l'organisme de s'adapter rapidement.

Puis s'installe la phase de résistance, où l'axe hypothalamo-hypophyso-corticosurrénalien entre en jeu : la cascade hormonale CRF-ACTH-Cortisol s'active.

Enfin, de façon plus tardive, le rétrocontrôle négatif déréglé maintient l'organisme sous effet de cortisolémie élevée, produisant la phase d'épuisement.

Facteurs favorisants

Dans l'ensemble, les expériences vécues ou colportées font le lit de l'anxiété générée par une intervention chirurgicale :

• liées à la chirurgie :
  – peur du diagnostic,
  – peur de l'échec,
  – peur de l'erreur : de côté, d'oubli de matériel, etc.
• liées à l'anesthésie :
  – la peur de l'anesthésie, et surtout la peur de ne pas se réveiller,
  – la peur du réveil per-opératoire,
  – la crainte de mémorisation,
  – la peur de la douleur,
  – les nausées, vomissements per-opératoires,
  – la crainte de troubles cognitifs au réveil de l'anesthésie.
• liées à l'environnement :
  – le bloc opératoire,
  – l'absence d'information,
  – l'attente,
  – l'anonymat du personnel du bloc opératoire.

Diagnostic, signes cliniques et para-cliniques

Les signes de stress doivent être dépistés dès les premiers rendez-vous médicaux. Les décharges hormonales donnent une symptomatologie qui peut être regroupée en 2 axes :

• les signes psychologiques :
  – sensation de malaise, d'oppression,
  – pleurs, prostration, mutisme,
  – logorrhée, euphorie,
  – instabilité psychomotrice.
• les signes somatiques :
  – tachycardie, hypertension artérielle, ESV,
  – céphalées, mydriase, tremblements,
  – dyspnée,
  – douleurs abdominales, brûlures d'estomac, nausées, diarrhées,
  – diverses tensions musculaires : cervicalgies, dorsalgies, mâchoires serrées,
  – sueurs.

On remarque en outre, un hypercatabolisme, une hyperglycémie, ainsi qu'une altération des défenses immunitaires qui diminuent la récupération post-opératoire.

Axes thérapeutiques

L'axe thérapeutique majeur consiste à diminuer la réaction endocrinienne du stress qui génère des perturbations métaboliques, et ceci dès la consultation d'anesthésie, en détectant le profil psychologique du patient pour :

• le rassurer, l'informer : l'écoute active permet la gestion du stress *a priori* en instaurant une relation de confiance
• intégrer la prémédication à base d'anxiolytiques (benzodiazépines, hydroxyzine, neuroleptiques, etc.), ou d'ordre général avec les médicaments capables d'inhiber une chaîne hormonale. La visite

pré-anesthésique permet une ultime évaluation du stress (à son paroxysme, à J-1).

L'accueil du patient revêt toute son importance : les équipes soignantes sont formées au relationnel avec le patient. Elles doivent être sensibilisées à la gestion du stress et assurer une prestation de soin de qualité : respect de la personne soignée, se présenter à elle, l'écouter, la rassurer, être empathique. Selon l'évaluation du professionnel de santé, et sur prescription médicale et contrôle continu, une nouvelle anxiolyse médicamenteuse peut compléter la prémédication reçue précédemment.

Sans oublier les techniques non médicamenteuses, dont l'efficacité est aujourd'hui démontrée : relaxation, hypnose, sophrologie, qui nécessitent néanmoins une formation spécifique.

La prise en charge anesthésique per-opératoire nécessite une combinaison de toutes ces pratiques, qui doit être parfaitement adaptée aux besoins du patient. Une anticipation de la douleur post-opératoire ainsi que la prévention des nausées-vomissements doit être effective.

Liens pratiques avec les domaines de l'anesthésie-réanimation-urgences

La consultation d'anesthésie intègre la prémédication anxiolytique.

La relation patient-soignant garde tout son sens dans la gestion du stress opératoire.

Les nouvelles techniques dites alternatives peuvent être intégrées aux techniques de soins classiques : sophrologie, hypnose, relaxation, etc.

L'amélioration de l'axe organisationnel du bloc opératoire n'est pas à occulter.

La gestion du stress se situe dans une démarche de qualité et de gestion des risques au bloc opératoire.

Points essentiels

Le stress du patient à l'abord d'une intervention chirurgicale doit être dépisté et traité pour éviter les perturbations métaboliques liées aux cascades hormonales activées.

Il faut user de toutes les techniques anxiolytiques connues, et en premier lieu la relation patient-soignant.

Fiche 2.9

Jonction neuromusculaire

Corine Lechien

Définition

C'est l'unité fonctionnelle (plaque motrice) où le nerf permet au muscle de se contracter par l'intermédiaire d'un médiateur : l'acétylcholine (ACTH).

Éléments anatomo-physiologiques généraux

La transmission neuromusculaire met en présence différents éléments :

- un potentiel d'action,
- un motoneurone (présynaptique),
- une fente synaptique,
- une fibre musculaire (postsynaptique),
- un neuromédiateur.

Le potentiel d'action se crée tout le long du neurone jusqu'aux terminaisons nerveuses par un échange d'ions transmembranaires de Na^+, K^+ et Ca^+.

La vitesse de conduction de l'influx dépend du diamètre de la cellule et de la présence ou non de myéline.

La terminaison nerveuse renferme de nombreuses vésicules (zone active) contenant l'ACTH prête à être libérée.

La fente synaptique est un espace étroit séparant la membrane du motoneurone de celle du muscle. On y trouve aussi l'enzyme dégradant l'ACTH : l'acétylcholinestérase.

Au niveau postsynaptique, la fibre musculaire présente de nombreux replis avec des récepteurs spécifiques nicotiniques à l'ACTH.

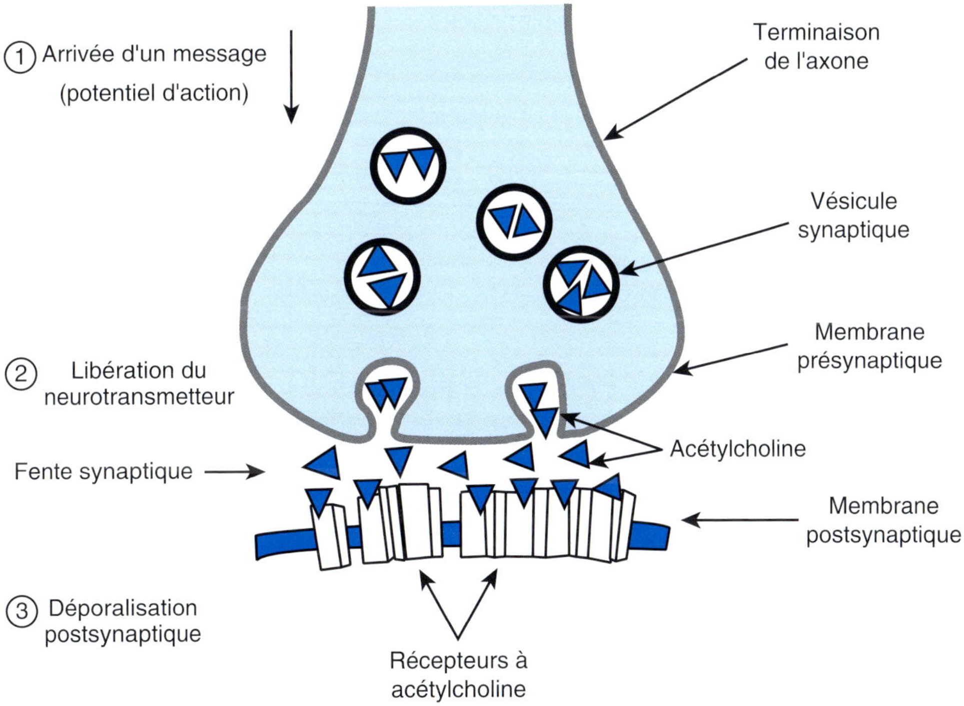

Figure 2.4 La jonction neuromusculaire.

Liens pratiques avec les domaines de l'anesthésie-réanimation-urgences

La compréhension de la physiologie est essentielle pour comprendre le fonctionnement des curares, leur monitorage ainsi que la pathologie des patients atteints de troubles neuromusculaires (myasthénie).
La néostigmine inhibe l'acétylcholinestérase (décurarisation).

Points essentiels

Lorsqu'une stimulation nerveuse arrive au motoneurone, il libère au niveau de la plaque motrice de l'ACTH qui se fixe sur les récepteurs spécifiques postsynaptiques nicotiniques, entraînant des échanges ioniques au niveau de la fibre musculaire et provoquant sa contraction.
L'ACTH est dégradée par l'acétylcholinestérase.

NOTES :

Fiche 2.10

Thermorégulation

Fabienne Rousseau

Définition

La thermorégulation est le mécanisme qui permet à l'homme de conserver une température centrale entre 36 °C et 37,5 °C quelles que soient les variations du milieu ambiant : l'homme est dit homéotherme.
En 24 heures, la température varie physiologiquement (rythme nycthéméral, cycle menstruel, nouveau-nés, personnes âgées, etc.). Son équilibre est indispensable pour le bon fonctionnement de l'organisme (réaction enzymatiques, activation intracellulaire, etc.).
En opposition aux êtres homéothermes, les poïkilothermes (reptiles, poissons) voient leur température varier en fonction du milieu ambiant.

Éléments anatomo-physiologiques généraux

Thermogénèse = production interne de chaleur (métabolisme de base, activité physique) et transfert de celle-ci du noyau vers l'écorce. Les apports extérieurs de chaleur (environnement, etc.) se font par absorption de l'écorce vers le noyau.
Thermolyse = perte de chaleur.

Les acteurs de la thermorégulation

• Le centre régulateur est l'hypothalamus; les informations traitées sont comparées à la température de référence, comprise dans une neutralité thermique, au-dessus et au dessous de laquelle seront déclenchées des réponses thermogéniques.
• Les thermorécepteurs périphériques sont situés dans les terminaisons des neurones sensitifs (peau) proches des capillaires. Ils sont sensibles au chaud et au froid et aux variations rapides de température.
• Les thermorécepteurs centraux sont situés dans les organes abdominaux, les gros troncs veineux, la moelle épinière. Les voies afférentes (faisceau spino-thalamique) transmettent l'influx nerveux à la moelle vers l'hypothalamus, le froid par les fibres Aδ, le chaud par les fibres C.

Les échanges thermiques

L'homme est constitué sur un modèle à **2 compartiments** :
• Central = noyau (viscères, médiastin, SNC, etc.) température stable (37 °C)
• Périphérique = écorce (peau, tissu sous-cutané) température variable (de 20 °C à 40 °C)
La perte de chaleur se fait du noyau vers l'écorce, c'est-à-dire de l'intérieur vers l'extérieur. Les pertes se font selon **4 processus :**
• Radiation : 60 % des échanges. Se produit par perte de chaleur sans contact direct entre les 2 surfaces = transfert du + chaud vers le + froid. (salles d'opérations froides).
• Convection : 25 % des échanges. Se produit entre 2 milieux de température différente se déplaçant parallèlement l'un par rapport à l'autre (vent, air, eau). La neutralité thermique est de 28 °C pour l'air et 33 °C pour l'eau. (solutés froids, ventilation).
• Évaporation : 22 % des échanges. Se produit par diffusion passive (peau, poumons, etc.) et active (badigeonnage, lavages des plaies, ventilation, sueurs si fièvre ++).
• Conduction : 3 % des échanges. Se produit par contact direct entre 2 surfaces. Perte ou gain de chaleur (corps sur table d'opération froide).
Il existe une notion de gradient qui permet d'inverser ce processus.

L'adaptation thermique

En cas de variation significative de la température, l'hypothalamus déclenche une réponse permettant la lutte contre le froid ou le chaud.

La lutte contre le froid

Elle est assurée par la thermogénèse par augmentation du métabolisme général (stimulation faim, sécrétion adrénaline, TSH, TRH) = ↑ thermogénèse et néoglucogénèse, ↑ sécrétion gluco- et minéralo-corticoïdes.

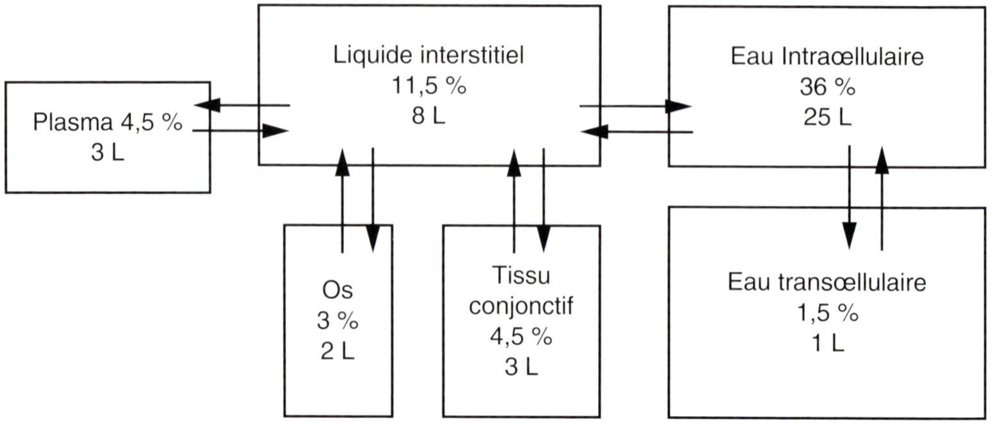

Figure 2.6 Distribution des compartiments hydriques (exemple d'un adulte de 70 kg).
Source : Sfar

Diagnostic, signes cliniques et para-cliniques

L'hydratation du compartiment extracellulaire est dépendante de sa teneur en sodium. Ce qui entraîne une hyperhydratation extracellulaire en cas de rétention sodée (œdème) et inversement.

L'hydratation du compartiment intra-cellulaire est dépendante de la concentration en Na du compartiment extracellulaire (natrémie) : l'hypernatrémie entraîne une déshydratation intracellulaire et inversement.

Il existe, dans le même temps, une régulation hormonale (ADH/rénine, aldostérone).

Les troubles électrolytiques :

Tableau 2.5

	Manifestations cliniques	Traitement
Hypo Na^+	Hyperhydratation intracellulaire : nausée, vomissements, dégoût de l'eau, prise de poids (œdème), trouble de la conscience, asthénie, convulsions. Déshydratation extracellulaire : tachycardie, hypotension orthostatique, pli cutané, perte de poids, oligurie, collapsus, état de choc.	• si excès d'eau : restriction hydrique • si défaut sodique : apport de sel.
Hyper Na^+	Déshydratation intracellulaire : soif, fièvre, perte de poids, sécheresse trouble de la conscience, convulsions. Hyperhydratation extracellulaire : œdème, prise de poids.	• si déshydratation : perfusion d'un soluté hypotonique • si surcharge sodée : diurétique de l'anse.
Hyper K^+	• risque majeur de troubles du rythme cardiaque • paresthésie • abolition des réflexes.	• suppression des apports potassiques • antagonisation pour la protection myocardique : gluconate de calcium. • augmenter le transfert intracellulaire : 500 ml de G10 % + 10 UI Actrapid®/1 h (l'insuline augmente la captation de potassium ; le glucose permet de prévenir une hypoglycémie) • alcalinisation : bicarbonate de sodium • augmenter l'élimination du potassium : chélation (Kayexalate®), épuration extrarénale.
Hypo K^+	• risque majeur de troubles du rythme cardiaque • hypotonie musculaire • crampes • constipation • parésie.	Apport potassique.

Axes thérapeutiques

Le choix du volume des apports hydriques, de leur type et des apports électrolytiques au cours de la prise en charge d'un patient font l'objet d'une conférence d'actualisation (Actualités sur les solutés de remplissage en anesthésie. Forestier F., Janvier G., 2000, SFAR) :

Tableau 2.6
Indication des solutés de remplissage en anesthésie

Hémorragie	cristalloïdes si pertes < 20 % masse sanguine colloïdes si pertes > 20 % masse sanguine ou PAM < 80 mmHg
Déshydratation	cristalloïdes colloïdes si choc persistant
Choc septique	colloïdes
Choc anaphylactique	cristalloïdes
Hypovolémie relative de l'anesthésie générale ou loco-régionale	cristalloïdes
Brûlés	cristalloïdes[1] colloïdes, à partir de la 24e heure si surface brûlée > 40 % et si hypovolémie persistante
Traumatisés crâniens	cristalloïdes isotoniques colloïdes
Donneurs d'organes	colloïdes sauf HEA 200/0,6[2]
Contextes particuliers : hypovolémie aiguë hémorragique en contexte préhospitalier, femme enceinte	cristalloïdes hypertoniques colloïdes cristalloïdes albumine

1 Règle de Parkland : volume des 24 premières heures (ml) = 4 × surface brûlée (%) × poids (kg).
2 Risque d'insuffisance rénale avec le dextran 40 et de lésions de néphrose osmotique avec HEA 200/0,6.

Attention : restriction de l'usage des hydroéthylamidons (HEA) suite à des études récentes démontrant l'augmentation de la mortalité et des insuffisances rénales en réanimation. Augmentation des indications de transfusion.

Liens pratiques avec les domaines de l'anesthésie-réanimation-urgences

Au cours de l'anesthésie, l'IADE doit maintenir l'équilibre hydro-électrolytique du patient.
L'identification de troubles hydro-électrolytiques, le choix des apports hydro-électrolytiques ainsi que des thérapeutiques au cours de la prise en charge d'un patient est une pratique courante de l'équipe d'anesthésie-réanimation.

Points essentiels

Il existe trois compartiments liquidiens dans l'organisme dont la composition varie en fonction des échanges effectifs à travers les membranes cellulaires et tissulaires.
La connaissance physiopathologique des principaux compartiments, de leur composition, des systèmes d'échanges et des troubles qui y sont associés, est essentielle.

Fiche 2.14

Hémostase et coagulation

Annabelle Payet-Desruisseaux

Définition

Ensemble des processus physiologiques qui permet de maintenir la fluidité sanguine, de prévenir les saignements spontanés et de contrôler toute brèche vasculaire.
Trois temps se succèdent :
- l'hémostase primaire,
- la coagulation,
- la fibrinolyse.

Physiologie

Hémostase primaire

Acteurs cellulaires et plasmatiques

- Les **cellules endothéliales** sont le support de la réaction en cascade de la coagulation. Elles ont un rôle important
  - anti-thrombotique par :
    - synthèse de vasodilatateur : Prostacycline,
    - activation de l'inhibiteur du facteur tissulaire : *Tissue Factor Pathway Inhibitor* (TFPI),
    - activation de la protéine C,
    - synthèse de la protéine S,
    - limite de la fibrino-formation,
    - régulation de la fibrinolyse par activation du plasminogène (tPA), et son inhibiteur PAI.
  - Pro-thrombotique par :
    - synthèse du facteur de Willebrand,
    - formation prothrombinase et fibrine.
- Plaquettes
- Fibrinogène.

Déroulement

- Temps vasculaire au niveau des cellules endothéliales : vasoconstriction immédiate des vaisseaux lésés ;
- adhésion des plaquettes en sous-endothélial grâce au facteur de Willebrand ;
- activation des plaquettes par les prostaglandines, et par fixation avec le fibrinogène ;
- agrégation des plaquettes grâce à la présence du fibrinogène et par la libération de sérotonine, Ca^{2+}, ADP, facteur de Willebrand, etc.

En 3 à 5 minutes, l'hémostase primaire aboutit à la formation d'un clou plaquettaire fragile.

Coagulation plasmatique

= Hémostase définitive.

Acteurs

- Cellules endothéliales,
- Plaquettes activées,
- Fibroblastes,
- Formation de prothrombinase et de fibrine ++,
- Facteurs de coagulation de I à XIII :
  - synthèse par le foie (sauf facteur VIII), activés ou non,
  - VitK dépendants : facteurs II, VII, X, IX.

Leurs inhibiteurs

- Anti-thrombine III,
- Système protéine C, protéine S, VitK dépendants,
- *Factor Pathway Inhibitor.*

En 5 à 10 min, les inhibiteurs maintiennent et régulent l'hémostase, localement. Ils évitent la dissémination dans la circulation générale.

Tableau 2.7

N°	FACTEURS de COAGULATION (* facteurs dépendants de la VitK)
I	Fibrinogène
II *	Prothrombine
III	Thromboplastine (co-facteur VIIa)
IV	Calcium
V	Proaccélérine (co-facteur X)
VI	Accélérine (ancien nom du Facteur Va)

VII *	Proconvertine (active IX et X)
VIII	Facteur anti-hémophile A
IX *	Facteur Christmas ou facteur anti-hémophile B
X *	Facteur Stuart-Prower (co-facteur IX)
XI	Facteur Rosenthal (active XII, IX et PK)
XII	Facteur Hageman (active PK et fibrinolyse)
XIII	Facteur stabilisant de la Fibrine
FT	Facteur tissulaire (ou thromboplastine)
PK	Facteur de Fletcher ou prékallicréine (active XII)

La coagulation aboutit à la formation du **caillot fibrino-plaquettaire**. Le rôle de la **thrombine** est essentiel car elle agit de plusieurs façons :
- fibrinoformation,
- ↑ l'activation, la synthèse et l'agrégation plaquettaire,
- rétrocontrôle positif ou négatif sur sa propre formation,
- puissant agoniste de la libération de tPA par les cellules endothéliales,
- déclenchement de la fibrinolyse, etc.

Déroulement

- Thromboplastino-formation :
  - Endogène, lente, inépuisable : cascades enzymatiques de différents facteurs,
  - Exogène, rapide, épuisable.
- Fibrinoformation

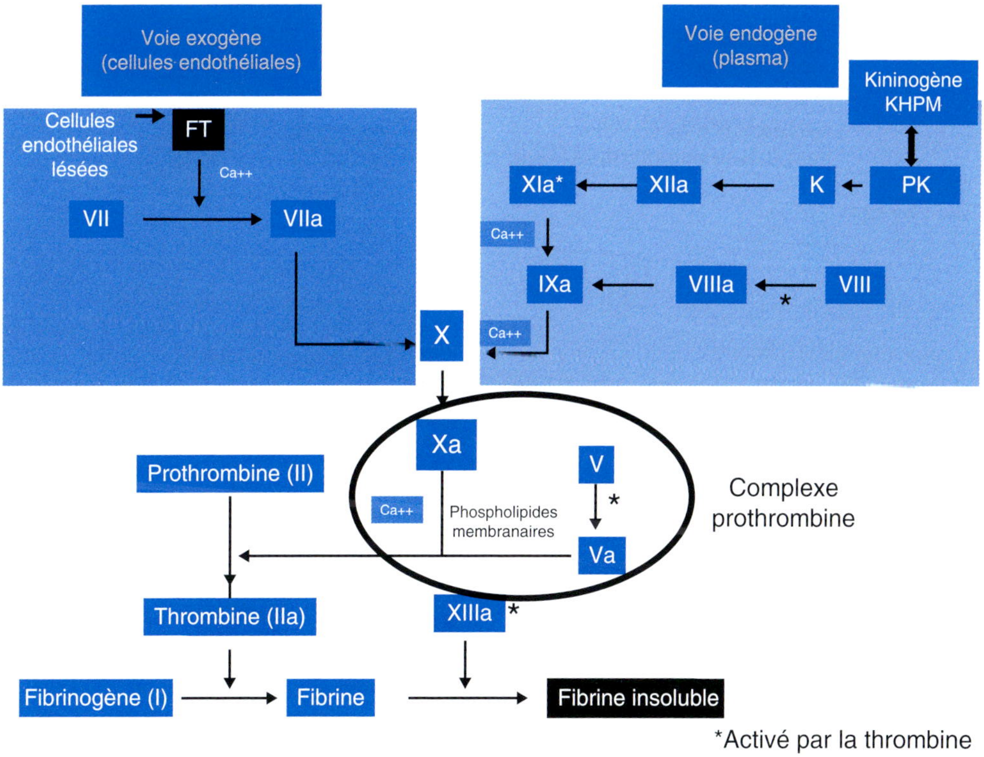

Figure 2.7 Coagulation : voies endogène et exogène.

Fibrinolyse 24–72 heures

= 3^e^ temps de l'hémostase, vise à empêcher l'extension du caillot et assure la destruction de la fibrine en 7 à 10 jours.

Acteurs

- Plasminogène : synthétisé par le foie.
- tPA : libéré au niveau du caillot.
- Pro-urokinase : synthétisée par les cellules rénales.
- Streptokinase.
- Kallicréine.
- Les monocytes et les cellules endothéliales de synthèse.

Déroulement

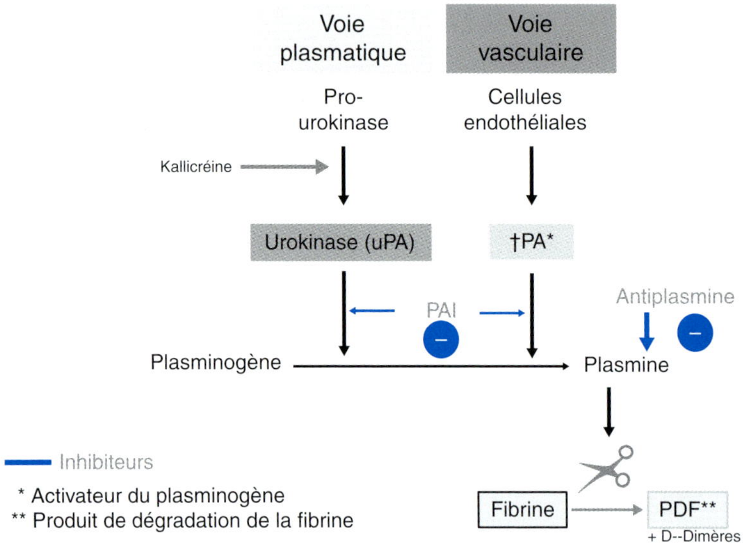

Figure 2.8 La fibrinolyse.

Exploration de l'hémostase

L'exploration de l'hémostase sera fonction de l'évaluation pré-opératoire et sera adaptée en fonction :

- des antécédents personnels ou familiaux d'hémorragies ou de thrombose, de maladies héréditaires à l'origine de troubles de l'hémostase,
- des traitements en cours,
- de l'examen clinique : recherche de signes de purpura, de gingivorragies, d'épistaxis, etc.
- d'examens biologiques courants :
  - plaquettes,
  - temps de saignement,
  - TCA (si traitement par héparine) ; si besoin, rechercher des anticoagulants circulants,
  - INR (si traitement par AVK),
  - anti-Xa (si traitement par HBPM),
  - dosage du fibrinogène et des D-Dimères (si CIVD ou thrombose veineuse récente),
  - spécifiques : euglobulines, anti-thrombine, protéine C, protéine S libre, facteur de Willebrandt, facteur V Leyden, etc.

Liens pratiques avec les domaines de l'anesthésie-réanimation-urgences

- Certaines pathologies peuvent être à l'origine de l'apparition d'une thrombose ou la favoriser :
  - déficit en protéines C, S, et anti-thrombine III,
  - déficit qualitatif en facteur V : Facteur V Leyden,
  - terrain ou traitement en cours :

- traitement œstro-progestatif associé au tabac,
- HTA, insuffisance cardiaque,
- infection systémique en cours,
- dissémination de cellules tumorales.

• D'autres pathologies peuvent être responsable d'une augmentation du saignement ou entretenir des troubles de la coagulation :
 – maladie de Willebrand, hémophilie A, toxémie gravidique, insuffisance hépatique et/ou rénale, thrombopénie,
 – traitement en cours par AVK, héparine, antiagrégants plaquettaires,
 – hémorragie en cours,
 – coagulopathie de dilution, coagulation intravasculaire disséminée (CIVD) secondaire entraînant une consommation importante des facteurs de coagulation (thrombine et fibrine, plaquettes) et de leurs inhibiteurs, associée à un arrêt de la fibrinolyse,
 – augmentation de la coagulation et fibrinolyse en cas de CEC ou d'association : hypothermie/acidose/hypoxie/hypoTA en chirurgie hémorragique,
 – Hypo-Ca^{2+}.

Points essentiels

L'équilibre hémostase – inhibiteurs de la coagulation – fibrinolyse est essentiel à la vie car il est le garant de l'absence d'hémorragies et de thrombose.
En per-opératoire, cet équilibre physiologique est perturbé parfois de façon très importante en fonction de l'atteinte et des lésions tissulaires voire de la prise en charge anesthésique.
L'évaluation attentive des risques en pré-opératoire est incontournable.

NOTES :

....

Fiche 2.15

Transport de l'oxygène

Annabelle Payet-Desruisseaux

Introduction

Le transport de l'oxygène (O_2) est indispensable au fonctionnement du corps humain. Il a pour but de répondre aux besoins métaboliques des cellules de l'organisme, afin d'assurer la consommation en O_2 des différents tissus.
Trois étapes sont primordiales : la diffusion alvéolaire, le transport sanguin et la distribution tissulaire de l'O_2.

Transport de l'oxygène (DO_2)

Rappel : La consommation d'O_2 (VO_2) par un adulte moyen sain et au repos, est de 3,5 ml/kg/min soit entre **250 et 300 ml/min.**

Étape 1 : la diffusion alvéolaire

- La fraction inspirée d'O_2 (FiO_2) dans l'air = 20,96 %, et la pression partielle atmosphérique en O_2 = 159,3 mmHg. L'air traverse l'arbre trachéo-bronchique et la pression partielle en O_2 alvéolaire = 104 mmHg.
- La ventilation alvéolaire (VA) : *VA = (Vt – VD)* × *fréquence respiratoire (FR) en ml/min*, Elle dépend de :
  - l'espace mort anatomique (VD) = 2 ml/kg,
  - la ventilation minute (Vt) = 6 ml/kg au repos,
  - du shunt : VA/Q (débit sanguin local), fonction de la position.
- Le passage alvéolo-capillaire, lieu de l'hématose, dépend :
  - du gradient de la pression d'O_2 alvéolo-capillaire (PaO_2 artérielle = 97 mmHg),
  - de l'épaisseur de la paroi (0,2 à 0,4 µm),
  - de la durée de contact alvéole-capillaire (0,7 à 1 s),
  - de la surface d'échange alvéolaire (70 m^2) avec celle du niveau capillaire (60 m^2).

Étape 2 : le transport dans le sang (DO_2)

Le transport en O_2 (DO_2) est déterminé par le débit cardiaque (Qc) et le contenu artériel en O_2 (CaO_2) :
$DO_2 = Qc \times CaO_2$
Le CaO_2 se fait sous 2 formes :

O_2 dissous (plasma)

- Seule forme échangeable et utilisable par les cellules.
- L'O_2 est peu soluble dans le sang, et cela dépend :
  - de son coefficient de solubilité,
  - et de sa PaO_2 : $PaO_2 \times 0{,}003$ ml d'O_2 (Loi de Henry à 37 °C) Pour 100 mmHg, il y aura donc 0,3 ml d'O_2 dissous.

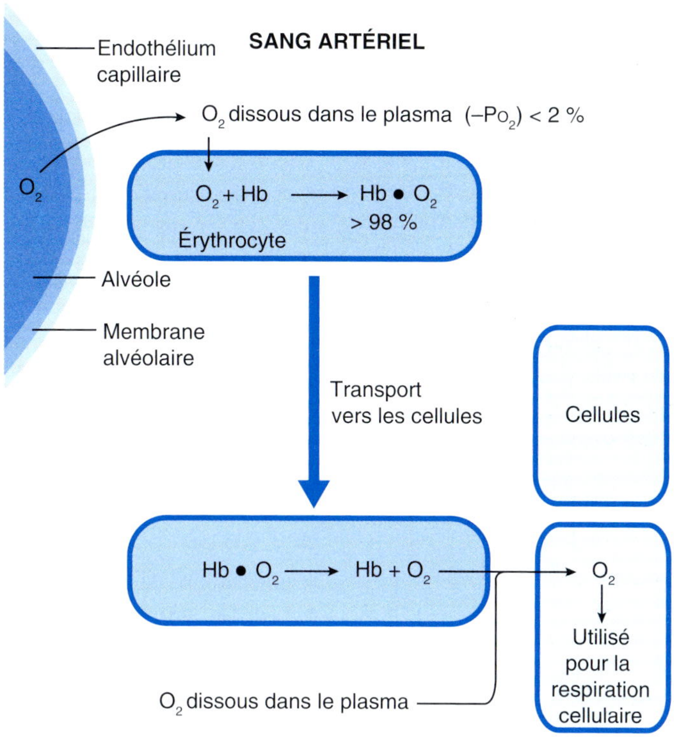

Figure 2.9 Transport de l'oxygène par Hb.

O_2 combiné à l'Hémoglobine (Hb) : oxyhémoglobine (HbO_2) en intra-érythrocytaire

Le pouvoir oxyphorique de l'Hb est le volume d'O_2 pouvant se lier à chaque gramme d'Hb (avec Fe^{2+}) : 1 g Hb peut en capter 1,34 ml.

Caractéristique de HbO_2 : très instable, réaction vite réversible et utilisable au niveau cellulaire.

Ainsi, la quantité d'O_2 transportée dépend du taux d'Hb :

- la saturation en O_2 : $SaO_2 = HbO_2/Hb$; elle s'exprime en pourcentage;
- le CaO_2 est le volume d'O_2 maximal dans 100 ml de sang,
- pour PaO_2 = 100 mmHg, $CaO_2 = (Hb \times 1{,}34 \times SaO_2) + (PaO_2 \times 0{,}003)$ ml = 20,8 ml

En pratique, la SaO_2 est le reflet du contenu réel du sang artériel en HbO_2.

La SvO_2 est la saturation du sang veineux, le CvO_2 le contenu veineux en O_2.

Ainsi, la consommation en O_2 tissulaire (VO_2) :

- à FiO_2 21 % pour 100 ml de sang, et Hb = 15 g/dl :
  - SaO_2 artériel > 95 %, CaO_2 = 19 ml
  - SvO_2 veineux mêlé = 70 %, CvO_2 = 14 ml
- différence artério-veineuse en O_2 : $DavO_2 = CaO_2 - CvO_2$ = 5 ml.

Étape 3 : Distribution tissulaire (ou extraction en O_2 : ERO_2)

Elle dépend :

- du débit circulatoire local et de sa répartition dans le réseau capillaire = équation de Fick $VO_2 = Q \times DavO_2$
- des paramètres de la diffusion des capillaires vers les tissus,
- des besoins énergétiques,
- des qualités du sang comme vecteur et distributeur d'O_2 $ERO_2 = VO_2/DO_2$.

Courbe de Barcroft ou courbe de dissociation de l'Hb

Elle étudie les variations de la SaO_2 de l'Hb en fonction de la PO_2 :

- Pente raide : de 20 à 60 mmHg, de faibles différences de PO_2 provoquent de fortes variations de la saturation de l'Hb. Cela permet une accélération du processus de diffusion, et une capacité accrue de prélèvement de l'O_2 par les tissus ;
- Aplatie : lorsque la PO_2 est entre 60 et 100 mmHg, la $SaO_2 \geq 90$ % et se modifie peu ;

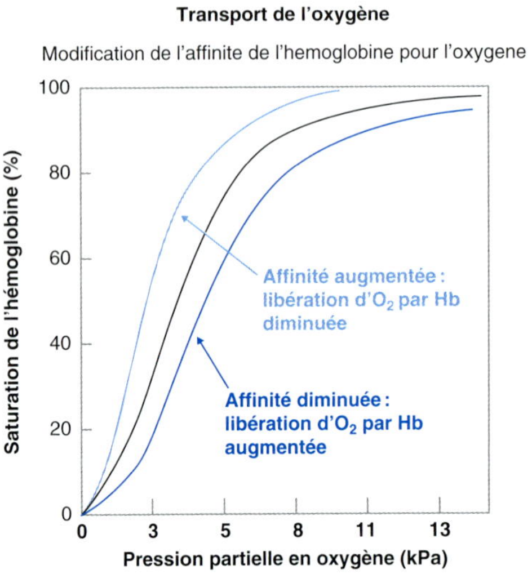

Figure 2.10 Transport de l'oxygène.

- Plateau : au-delà, les gains sont faibles (max 97,5 %) quelle que soit la PO_2.

L'affinité de l'Hb pour l'O_2 dépend :

- du pH (effet Bohr),
- du CO_2,
- de la température tissulaire,
- de la concentration en 2–3 diphosphoglycérates (2–3 DPG) (métabolite de la glycolyse intra-érythrocytaire).

L'alcalose, le froid, l'hypocapnie et un déficit érythrocytaire en 2–3 DPG :

- ↑ de l'affinité de l'Hb pour l'O_2,
- déplacement de la courbe vers la gauche.

L'acidose, la chaleur, l'hypercapnie et une ↑ en 2–3 DPG :

- ↑ de l'affinité de l'Hb au niveau pulmonaire,
- ↑ de la quantité d'O_2 délivrée au niveau tissulaire,
- contribue à l'efficacité du DO_2 et à une meilleure oxygénation des tissus.

Situations pathologiques

Voir tableau 2.8.

Tableau 2.8

Causes d'hypoxie hypoxémique (↓ PO_2)	▪ ↓ pression atmosphérique (ex : altitude), ▪ inhalation d'un mélange gazeux appauvri en O_2 (N_2O), effet Finck, carbonarcose, intoxication CO ou NO, ▪ shunt intracardiaque droite/gauche, ▪ effet shunt par disparités VA/Q (atélectasie ou embolie), ▪ hypoventilation, ▪ troubles du transfert des gaz à travers la membrane alvéolocapillaire, ▪ shunt intra-pulmonaire fonctionnel (insuffisants hépatiques terminaux).
Causes d'hypoxie non hypoxémiques	▪ agents anesthésiques : ↓ ERO_2 par la vasodilatation induite et l'effet dépresseur sympathique, ▪ anémie, hémorragies, ▪ Hb anormales (carboxyhémoglobine, méthémoglobine, etc.), ▪ défaillances circulatoires, ▪ hyperthermie, sepsis, lésions tissulaires (chirurgie, etc.), ▪ atteinte cérébrale, ▪ certains poisons cellulaires, ▪ SDRA, fumeur, BPCO, atélectasies.

Axes thérapeutiques

- Perfusion.
- Correction de la température corporelle.
- Maintien de l'équilibre acido-basique.
- Assistance, adaptation de la ventilation, de la PO_2 et la FiO_2.
- Oxygénothérapie hyperbare.
- Transporteurs d'O_2 : CGR, CEC.
- Médicaments vaso-actifs.

Points essentiels

Tous les agents anesthésiques modifient l'apport d'O_2 aux tissus et les besoins métaboliques.

La période péri-opératoire d'une chirurgie constitue un terrain favorable au développement d'une hypoxie tissulaire, en raison de l'existence de situations spécifiques : stress, hypovolémie, anémie, stimulations nociceptives, lésions tissulaires, hypothermie.

Cela augmente le risque de mortalité et de morbidité post-opératoire.

La connaissance et l'optimisation du transport d'oxygène aux tissus dès la période pré-opératoire permettent une réduction significative de ces complications majeures.

NOTES :

Fiche 2.16

Homéostasie et milieu intérieur

Annabelle Payet-Desruisseaux

Définition

- Le milieu intérieur est constitué de 2 compartiments :
  - intracellulaire (environ 40 % du poids du corps),
  - extracellulaire (environ 20 % du poids du corps) qui comprend un secteur plasmatique (5 %, contenu à l'intérieur des vaisseaux = volémie) et un secteur interstitiel (15 %, au contact direct des membranes cellulaires).
- Il est possible de distinguer un 3e compartiment : le compartiment trans-cellulaire (environ 1,5 % du poids du corps) qui est constitué du résultat du transport actif du liquide extracellulaire et de la sécrétion du tube digestif.
- L'homéostasie est le processus qui permet à l'organisme de conserver son équilibre de fonctionnement en dépit des contraintes extérieures. La stabilité du milieu intérieur dépend de l'équilibre hydrique, électrolytique et acido-basique, et est une condition essentielle à la vie.

Éléments anatomo-physiologiques

Équilibre hydro-électrolytique (HE)

- L'eau représente 60 % du poids du corps, soit environ 40 L (pour un patient de 70 kg). Cette proportion diminue avec l'âge.
- **Le compartiment extracellulaire** correspond à 40 % de l'eau totale ; il comporte à la fois :
  - du plasma : principalement du Na^+, des protéines, Cl^- et un peu de K^+,
  - du liquide interstitiel = plasma sans protéine. Et les échanges se font grâce à la pression hydrostatique et oncotique.
- **Le compartiment intracellulaire** correspond à 60 % de l'eau totale ; il est **riche** en K^+, pauvre en Na^+ et les échanges se font grâce à la pression osmotique.
- L'équilibre hydroélectrolytique répond à la **loi de l'équilibre de Starling** : le mouvement de l'eau est fonction de la somme des 3 pressions. Dans tous les cas, le corps humain privilégie le maintien de l'osmolalité du secteur extracellulaire aux dépens de l'hydratation intracellullaire.

Tableau 2.9

Régulation hydro-électrolytique	**Entrées :** ▪ aliments et soif (ajustable) ▪ endogène (oxydation des glucides, lipides, protides) **Sorties :** ▪ rénales (diurèse) ▪ cutanées (sudation, perspiration), pulmonaires (vapeur d'eau), digestives (fèces), etc. **Régulation :** ▪ reins, ADH et soif ▪ stimulation par osmorécepteurs (thalamus) sensibles aux variations de l'osmolalité plasmatique, de la volémie, et de la PA.
Sodium ***Principal cation du compartiment intracellulaire***	**Entrées :** aliments **Sorties :** reins **Régulation** selon : ▪ débit de filtration glomérulaire ▪ SRAA (glomérule) : stimule la synthèse d'aldostérone si diminution du volume extracellulaire ou de la PA ▪ aldostérone (hormone cortico-surrénale) : réabsorption rénale ▪ ANF (Atrial Natriuretic Factor) : augmente l'excrétion rénale **Rôle Na^+ :** ▪ pression osmotique extracellulaire ▪ degré d'hydratation intracellulaire ▪ métabolisme cellulaire ▪ maintien des potentiels membranaires

Potassium ***Cation majoritaire du volume intracellulaire***	**Entrées** : aliments **Sorties** : reins **Régulation** : ▪ aldostérone : si hyperK^+, ↑ excrétion de K^+ et H^+ ▪ K^+ : réabsorption complète rénale hors aldostérone **Rôle K^+** : ▪ pression osmotique intracellulaire ▪ PR des cellules ▪ excitabilité, conduction et contractilité myocardique ▪ métabolisme cellulaire

Diagnostic, signes cliniques et para-cliniques

Déséquilibre hydroélectrolytique

- Signes cliniques :
  - soif, dégoût de l'eau,
  - œdèmes ou perte de poids,
  - troubles neurologiques,
  - ESV, TV, FV, asystolie.
- Signes biologiques :
  - ionogramme sanguin, urinaire,
  - urée, créatinine, glycémie, protidémie,
  - hématocrite, hémoglobine,
  - osmolalité plasmatique.

Équilibre acido-basique

- Le pH est la concentration en ions H^+. ($pH = -\log H^+$).
- Le pH dépend :
  - des ions HCO_3^- : trouble métabolique.
  - de la $PaCO_2$: trouble respiratoire.
- **Le système de régulation du pH** dépend de systèmes-tampons, capables d'adaptation rapide (= systèmes capables de neutraliser les ions H^+ lorsqu'ils sont en excès ou de produire des ions H^+ lorsqu'ils sont déficitaires)
  - système-tampon respiratoire par augmentation ou diminution de la ventilation alvéolaire,
  - système-tampon rénal par réabsorption $HCO3^-$, régulation de l'excrétion des ions H^+, des phosphates et des ions NH^{4+}.

Liens pratiques avec les domaines de l'anesthésie-réanimation-urgences

Tout déséquilibre de l'homéostasie aura des effets.

Tableau 2.10

Acidose	Alcalose
▪ ↓ de l'inotropisme ▪ hyperexcitabilité myocardique : TV, ESV, etc. ▪ ↓ vitesse de conduction ▪ vasodilatation périphérique ▪ ↑ du travail respiratoire si acidose métabolique ▪ vasoconstriction pulmonaire ▪ ↓ de l'affinité de l'Hb pour l'O_2 ▪ risque d'HTIC	▪ ↑ de l'inotropisme ▪ fibrillation auriculaire, torsades de pointes ▪ vasoconstriction périphérique ▪ ↓ du travail respiratoire si alcalose métabolique ▪ ↑ de l'affinité de l'Hb pour l'O_2 ▪ Risque d'ischémie cérébrale

Points essentiels

- La fonction rénale a un rôle majeur dans l'homéostasie, et ses fonctions sont assurées pour une PAM supérieure à 80 mmHg et inférieure à 200 mmHg. Il faut savoir limiter la durée du jeûne et adapter/contrôler le remplissage per-opératoire pour respecter un équilibre optimal.
- L'équilibre acido-basique repose sur les systèmes métabolique et respiratoire, par l'action combinée du CO_2 et des ions H^+.

Fiche 2.17

Pharmacocinétique et pharmacodynamie appliquées à l'anesthésie

Bruno Frattini

Introduction

Pour réaliser une anesthésie, quelle qu'elle soit, il est nécessaire d'administrer des médicaments afin d'obtenir les effets pharmacologiques désirés. Ces effets peuvent être une analgésie, une narcose, une relaxation musculaire, un blocage des influx nerveux, etc.

La bonne connaissance de la pharmacocinétique et de la pharmacodynamique des principes actifs administrés permettra de maintenir une concentration de médicaments au niveau des sites d'actions.

Pharmacocinétique et définitions

Définitions

Voir tableau 2.11.

Tableau 2.11

Absorption	Étape du devenir du médicament qui conduit le produit administré de son site d'administration jusqu'à la circulation générale (sang).
Biodisponibilité	Fraction de la dose de médicament administrée qui atteint la circulation sanguine sous une forme inchangée.
Distribution	Répartition du produit administré dans l'organisme à partir de la circulation générale.
Notion de 1er passage	Perte de principe actif par métabolisme avant l'arrivée du médicament dans la circulation générale, dès son premier contact avec l'organe responsable de la biotransformation.
Temps de ½ vie	Temps nécessaire pour diviser par 2 les concentrations plasmatiques d'un médicament en cours de circulation.
Liaison aux protéines	Seule la fraction libre d'un médicament est pharmacologiquement active. Lorsque le principe actif est lié à une autre molécule (comme les protéines plasmatiques), cela peut limiter ses effets pharmacologiques.
Métabolisme	Ensemble des processus qui transforment le médicament, par la mise en jeu du système enzymatique, en métabolites plus hydrophiles, par exemple pour une élimination par voie urinaire, mais aussi par voie intestinale, pulmonaire, etc.
Excrétion	Le produit administré est éliminé sous forme inchangée : biliaire, urinaire, salivaire, dans le lait maternel, etc.
Élimination	Ensemble des processus qui permettent aux produits administrés de quitter l'organisme.

Généralités

La **pharmacocinétique** est l'étude des actions d'une substance active contenue dans un médicament sur l'organisme après son administration.
La bonne connaissance des paramètres pharmacocinétiques apporte des informations qui permettent de choisir les voies d'administration d'un médicament et d'en adapter les posologies.

On peut distinguer schématiquement 4 étapes du processus du médicament :
- son absorption,
- sa diffusion dans l'organisme,
- son métabolisme,
- son élimination de l'organisme.

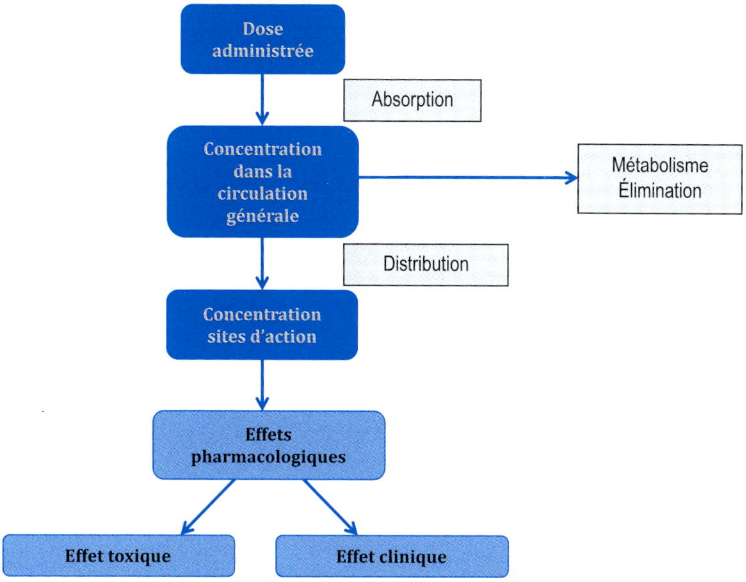

Figure 2.11 Schéma de la pharmacocinétique.

Facteurs de variabilité inter et intra-individuelle :

- âge, poids, sexe, ethnie, etc.
- environnement : tabagisme, alimentation
- physiopathologie : insuffisance rénale, hépatique, etc.
- co-administration d'autres médicaments.

Voies d'administration

- Intravasculaires :
  - intraveineuse : induction et entretien anesthésique-réanimation. Voie privilégiée de l'anesthésie.
- Extravasculaires :
  - orale : prémédication,
  - intramusculaire : peu utilisée,
  - sous-cutanée : analgésie post-opératoire,
  - percutanée : analgésie post-opératoire,
  - rectale : analgésie en pédiatrie,
  - sublinguale, nasale : peu utilisées et peu précises,
  - pulmonaire : induction et entretien anesthésique.

À retenir

Une bonne connaissance de la pharmacocinétique d'un médicament en anesthésie permettra de mieux maîtriser son action ; il faudra tenir compte de sa **voie d'administration** qui induit directement son **absorption**. Sa **biodisponibilité** conditionnera la **distribution** du principe actif, sans oublier la **notion de premier passage**. Seule la fraction libre sera pharmacologiquement active, car la forme **liée aux protéines** permet seulement le transport du médicament. La bonne connaissance de sa **demi-vie** permettra de planifier les réinjections pour maintenir une concentration plasmatique efficace. Puis, le médicament subira une transformation – par le **métabolisme** – pour être **éliminé** de l'organisme. Certains principes actifs peuvent être éliminés sous forme inchangée : on parle alors d'**excrétion**.

Pharmacodynamique

Définitions

Voir tableau 2.12.

Tableau 2.12

Pharmacodynamique	Étude de l'action des principes actifs des substances médicamenteuses sur le corps humain. C'est l'étude détaillée de l'interaction entre un récepteur et une substance active, ou de la relation dose-effet.
Récepteur	Composant cellulaire qui interagit sélectivement avec un composé extracellulaire pour déclencher un événement ou une cascade de réactions biochimiques.
Théorie des récepteurs	Action d'un médicament résultant de sa liaison à un récepteur. Cette liaison est réversible.
Seconds messagers	Molécules permettant la transduction d'un signal provenant de l'extérieur d'une cellule, vers l'intérieur de celle-ci. La liaison d'une molécule ou d'un médicament ne produit pas instantanément un effet mesurable, mais il se produit alors une série de réactions qui va générer un effet pharmacologique indirect.
Effet agoniste	Action d'une molécule interagissant avec un récepteur membranaire et activant celui-ci. Il imite en général le messager qui se lie avec le récepteur en question
Effet antagoniste	molécule interagissant avec un récepteur membranaire et qui bloque ou diminue l'effet physiologique d'une autre molécule
Relation dose-effet	Notion habituellement utilisée pour présenter les résultats de l'effet maximal d'un principe actif par rapport à sa concentration dans le plasma.
Puissance	Quantité de produit à administrer pour produire l'effet maximal.
Dose efficace	(ou DE50). C'est la dose de médicaments nécessaire à administrer pour produire un effet pharmacologique déterminé chez 50 pour 100 des individus.
Posologie	Quantité et rythme d'administration d'un médicament, dose qu'il convient d'adapter en fonction de l'âge, du sexe et de l'état physiologique du patient.
Désensibilisation des récepteurs	La stimulation chronique d'un récepteur entraîne une baisse de sa sensibilité pour l'agoniste. Ce phénomène s'appelle aussi la tachyphylaxie ou tolérance médicamenteuse.
Toxicité	Ensemble des manifestations toxiques indésirables consécutives à l'administration d'un médicament. On distingue : ▪ la toxicité aigüe : se manifeste rapidement après une seule prise ou à court terme après des prises rapprochées, ▪ la toxicité chronique : se manifeste à retardement après des administrations répétées et prolongées d'un médicament, ▪ les risques tératogènes : risques de malformation chez le fœtus après administration de certains médicaments chez la femme enceinte, ▪ les risques mutagènes : modifications de caractères génétiques sous l'influence de certains médicaments, ▪ les risques cancérigènes : possibilité de favoriser ou d'accélérer le développement d'une tumeur maligne.

Points essentiels

Le principe actif d'un médicament va interagir avec un **récepteur** pour générer un effet attendu, direct ou indirect (**seconds messagers**). Les drogues utilisées pourront avoir un effet **agoniste** ou **antagoniste** par rapport à la physiologie du récepteur.

Le respect des **posologies** recommandées permet d'obtenir une **dose efficace**, conditionnant directement la **puissance** du principe actif.

L'utilisation prolongée d'un médicament peut générer un phénomène de **désensibilisation des récepteurs** qu'il conviendra de prendre en compte.

Enfin, tout médicament utilisé sans tenir des manifestations **toxiques** peut être à l'origine de graves complications.

Chaque professionnel en anesthésie doit connaître la **pharmacodynamie** des médicaments utilisés.

Fiche 2.18

Mécanismes d'action et modes d'administration des médicaments

Bruno Frattini

Introduction

L'effet d'un médicament est lié à son interaction avec son site d'action, qui est généralement un récepteur, mais qui peut aussi être une enzyme, une protéine de transport, un canal ionique ou plus généralement un organe.
La compréhension des mécanismes d'action médicamenteux va au-delà de l'amélioration de leurs modalités d'administration. Elle ouvre la voie de l'analyse et de la compréhension des mécanismes physiopathologiques en cause dans les différentes maladies; car bien comprendre ces mécanismes d'action, c'est mieux prévenir les effets indésirables.

Différents mécanismes d'action

Les mécanismes d'action des médicaments sont multiples. En voici les principales catégories :

Par substitution

Ce type de traitement est mis en œuvre pour remplacer une substance nécessaire à l'organisme :
• par défaut de synthèse : apport d'insuline chez le patient diabétique;
• par défaut d'apport : apport de vitamine D (rachitisme), vitamine B12 (anémie de Biermer);
• par défaut physiologique de synthèse : œstrogène après la ménopause.
Ou en addictologie :
• pour remplacer les opiacés;
• pour remplacer les nicotiniques.

Par interaction avec le métabolisme d'une substance endogène

En bloquant ou stimulant leur synthèse ou leur dégradation; par exemple :
• inhibition de la synthèse de l'enzyme de conversion de l'angiotensine;
• inhibition de la synthèse du cholestérol (statines);
• inhibition de la vitamine K (mécanisme des anticoagulants oraux).

Par interaction avec les cibles des substances endogènes

Développement des agonistes et antagonistes. Par exemple :
• agonistes-antagonistes béta-adrénergiques;
• agonistes-antagonistes dopaminergiques (neuroleptiques);
• antagonistes des récepteurs H_1 et H_2 de l'histamine;
• morphiniques : agonistes des récepteurs aux enképhalines;
• curares : blocage de la transmission neuromusculaire.

Par interaction avec les canaux membranaires ou les systèmes de transport ionique transmembranaire

• anti-arythmiques de classe 1;
• anesthésiques locaux (lidocaïne);
• bloqueurs des canaux calciques, etc.

Interaction avec les bactéries/virus/parasites/champignons

Inhibition de synthèse d'un constituant indispensable à leur développement ou à leur survie :
• béta-lactamines : inhibition de la synthèse de la paroi bactérienne;
• quinine, chloroquine : inhibition du cycle de maturation du plasmodium falciparum.

Modes d'administration des médicaments

Voir tableau 2.13.

Tableau 2.13

Voie parentérale	Consiste en l'administration la plus directe car elle évite le passage par le tube digestif : ▪ voie intraveineuse ▪ voie sous-cutanée ▪ voie intramusculaire. *En anesthésie, la voie intraveineuse est le mode d'administration privilégié.*
Voie entérale ou orale	C'est la voie d'administration la plus simple et la plus utilisée. Le médicament absorbé par l'appareil digestif est transformé dans le foie, puis passe dans la circulation sanguine pour arriver vers les organes où il exerce son action. *En anesthésie, cette voie est retenue surtout pour la prémédication.*
Voie trans-muqueuse	Elle permet une action localisée du médicament ou un passage dans la circulation générale : ▪ voie sublinguale (sous la langue) ▪ voie rectale (suppositoires, etc.) ▪ voie vaginale (ovules, etc.) ▪ voie nasale (spray, poudres, etc.) ▪ voie oculaire (collyres, pommades, etc.). *En anesthésie, la voie rectale est utilisée pour l'analgésie en pédiatrie.* *La voie oculaire permet de réaliser des anesthésies topiques pour la chirurgie ophtalmologique.*
Voie percutanée	Pommades, lotions, crèmes, patch, etc. *En anesthésie, cette voie est retenue pour les traitements à visée cardiologique et analgésique.*
Voie pulmonaire	Aérosols, vapeurs anesthésiques et agents halogénés. *En anesthésie, ce mode d'administration permet de réaliser des inductions en pédiatrie, et permet également d'administrer les anesthésiques volatiles en entretien.*

Points essentiels

La connaissance de l'effet d'un médicament et la compréhension de leurs mécanismes d'action permettent l'analyse et la compréhension des mécanismes physiopathologiques en jeu dans la prise en charge des effets des différents traitements et techniques d'anesthésie-réanimation.

Tout professionnel en anesthésie doit maîtriser les modes d'administration de tous les médicaments utilisés en anesthésie-réanimation afin de savoir prévenir et maîtriser leurs effets indésirables.

Fiche 2.19

Modèles pharmacocinétiques

Raphaël Lagarde

Définition et principes

Pharmacocinétique PK → Pharmacodymanique PD

Dose → Concentration → Effet

Figure 2.12. Rappel des principes

La pharmacocinétique est l'étude des différentes étapes du métabolisme des médicaments dans l'organisme, aboutissant à leur concentration plasmatique à un temps donné. Elle prend en compte :

- l'absorption,
- la distribution,
- l'élimination (excrétion et métabolisme).

La connaissance de ces étapes en fonction des médicaments utilisés, du terrain et de la chirurgie, permet d'administrer des posologies adaptées aux besoins du patient.

La pharmacodynamique décrit les effets qu'un principe actif produit sur l'organisme : c'est l'étude détaillée de l'interaction entre le récepteur et la substance active. Cette réponse est une composante de l'effet thérapeutique recherché. Le principal risque est le surdosage avec l'apparition d'événements indésirables (hypotension artérielle, etc.) et une morbi-mortalité induite.

Les différents modèles compartimentaux

Modèle mono-compartimental

L'organisme est assimilé à un seul compartiment. Le médicament est distribué instantément dans le sang, appelé volume V (volume de distribution), et est régulièrement éliminé (tous les tissus se comportent identiquement).

La décroissance des concentrations plasmatiques au cours du temps est mono-exponentielle. Cela permet de calculer un volume de distribution, une demi-vie (T1/2) et une clairance (CL), c'est à dire le débit d'élimination de l'agent du compartiment.

Modèle bi-compartimental

Ce système comporte deux compartiments : le compartiment central de volume V1 (dans lequel est injecté le médicament et à partir duquel se fait son élimination) et le compartiment périphérique de volume V2 (dans lequel le médicament se distribue secondairement pour arriver à son équilibre). Dans cette représentation, la concentration dans le compartiment central est influencée par la distribution vers le compartiment périphérique et la fuite liée à l'élimination. L'équation décrivant ce modèle a donc deux composantes : élimination de l'organisme et équilibrage entre les compartiments.

Modèle tri-compartimental

C'est le plus utilisé en anesthésie. Il se compose d'un compartiment central, dans lequel le médicament est injecté, et de deux compartiments périphériques, l'un incluant les organes dans lequel le médicament se distribue rapidement et un autre dans lequel la distribution est plus lente.

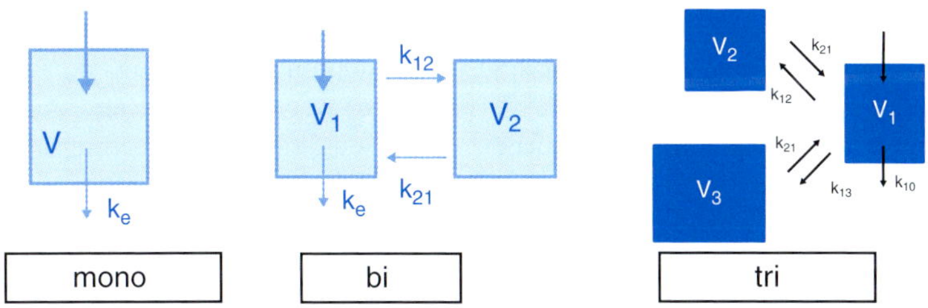

Figure 2.13 Différents modèles compartimentaux.

Modèle pharmacocinétique à trois compartiments avec adjonction d'un compartiment-effet

L'action attendue du médicament a lieu sur un site-effet, lequel est également relié au compartiment principal par une constante de transfert k1e.

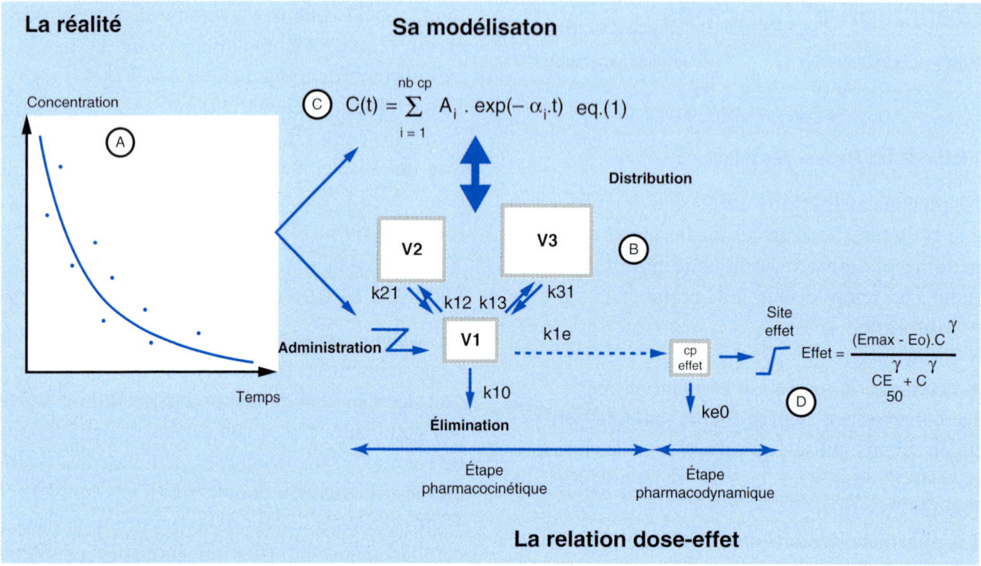

Figure 2.14 Modélisation de la relation dose-effet.
Source : d'après Van Obbergh LJ, Principes généraux de pharmacocinétique appliqués à l'anesthésie, chapitre 2, In : Dalens B., Traité d'anesthésie générale à mises à jour périodiques, Paris, Éditions Arnette Blackwell, 2005, pp 483–507.

À partir de ces modèles, il est possible de définir une concentration-cible plasmatique ou un site d'action (cérébral par exemple). Ce concept est utilisé notamment en anesthésie intraveineuse à objectif de concentration (AIVOC) de façon à atteindre aussi rapidement que possible le niveau d'effet recherché (concentration au site-effet) mais sans le dépasser.

N.B. : Des facteurs peuvent modifier les valeurs correspondant aux volumes des compartiments ou aux constantes de transfert. Ces variations sont liées à l'existence de co-variables qui interagissent avec ces constantes. Pour la majorité des médicaments intraveineux, ces co-variables sont l'âge, le sexe, le poids ou le rapport masse maigre/masse du patient.

Intérêts

Ces modèles pharmacocinétiques sont utilisés pour choisir un agent anesthésique et en définir la posologie. Toutefois, il s'agit d'apports théoriques pouvant être influencés par de multiples co-variables physiologiques :

- âge, sexe,
- pharmacogénétique,
- états physio-pathologiques :
  - grossesse,
  - obésité,
  - insuffisance rénale (perturbant les capacités d'élimination par cette voie),
  - insuffisance hépatique (métabolisme modifié par des inducteurs enzymatiques (anti-épileptiques) ou des inhibiteurs du métabolisme), cirrhose avec ascite considérée comme un 3e secteur, c'est-à-dire un « autre » compartiment (diminution des protéinés plasmatiques avec augmentation de la fraction libre du médicament),
  - insuffisance cardiaque (biodisponibilité modifiée),

– hypovolémie, hémorragie (modification du volume de distribution) et toute situation modifiant le débit cardiaque,

– il existe également des facteurs génétiques avec des métaboliseurs lents ou rapides.

Modèles les plus connus : le modèle de Marsh, Schnider, pour le propofol, celui de Gepts pour le sufentanil et celui de Minto pour le rémifentanil.

La principale limite de ces modèles est leur côté statique qui ne peut considérer les modifications liées à la chirurgie.

Il n'existe pas à proprement parler de contre-indication à l'utilisation des modèles pharmacocinétiques mais des précautions d'emploi, en fonction des co-variables évoquées ci-dessus.

Matériel et procédure de mise en place

Dans le cadre de l'utilisation de modèles pharmacocinétiques, deux techniques émergent en fonction du mode d'administration :

- l'anesthésie intraveineuse à objectif de concentration (AIVOC) avec des seringues électriques dotées de calculateurs internes pour adapter les posologies aux caractéristiques des patients;
- l'anesthésie inhalatoire à objectif de concentration (AINOC) par des calculateurs inclus dans les ventilateurs d'anesthésie. Ces modèles ne sont pas valides pour certains types de patients : le jeune enfant (âge, poids), le patient en surcharge pondérale importante, la personne âgée, etc.

Incidents, accidents

De multiples facteurs peuvent être responsable d'incidents ou d'accidents lors de l'utilisation de ces modèles, tant au niveau de la pharmacocinétique ou de la pharmacodynamique que lors de la mise en œuvre pratique.

Citons en exemple :

- des problèmes d'absorption, de distribution, d'élimination (excrétion et métabolisme),
- des difficultés d'application d'un modèle pour un médicament du fait d'une anomalie physiologique (déficit enzymatique, etc.).

Complications

- Accumulation par défaut d'élimination (insuffisance rénale).
- Stockage dans les graisses du médicament puis relargage de celui-ci.
- Perturbation de l'effet du médicament dû à une altération des récepteurs à celui-ci ou à l'existence de troubles circulatoires.
- Mauvais réglage de l'outil d'administration ou altération de son fonctionnement entraînant un sous- ou surdosage.

Conseils pratiques

Il est indispensable de tenir compte de la protidémie et de l'existence ou non d'une insuffisance rénale, hépatique ou cardiaque.

Le choix des molécules et des modèles d'administration peut se faire en fonction des caractéristiques des sujets (sexe, âge, masse, taille, masse maigre) du type de chirurgie, et des interactions avec d'autres médicaments.

L'autre possibilité est de coupler ces modèles pharmacocinétiques à des outils de monitorage de l'effet recherché pour optimiser les concentrations-cibles et les adapter aux conditions chirurgicales : monitorage de la profondeur de la sédation, monitorage de la curarisation, etc.

Points essentiels

Il est essentiel :

- d'utiliser un modèle pharmacocinétique validé pour le médicament utilisé,
- de s'adapter aux réactions du patient afin de titrer l'administration de la molécule
- de choisir la molécule en fonction du sujet (âge, comorbidité, BMI) et de l'état préexistant à l'anesthésie (état de choc par exemple).
- que les traitements suivis par le patient soient également pris en compte.

Il convient aussi de considérer non seulement le modèle appliqué mais les autres informations cliniques et para-cliniques disponibles (FC, PA, BIS).

Modèles et sujets âgés : propofol (le modèle de Schnider est pondéré pour l'âge, le BMI et le sexe) et pour les morphiniques les modèles pharmacocinétiques sont pondérés pour l'âge.

Fiche 2.20

Règles de préparation des médicaments

Marie Godet et Jérôme Chevillotte

Introduction

Selon la Haute autorité de santé (HAS), « l'erreur médicamenteuse est l'omission ou la réalisation non intentionnelle d'un acte survenu au cours du processus de soins impliquant un médicament, qui peut être à l'origine d'un risque ou d'un évènement indésirable pour le patient ».

Outre les problèmes liés à l'hygiène (non développés ici), les erreurs médicamenteuses peuvent être liées :

- au produit : conditionnement inadapté, problème d'étiquetage ou de notice d'information (depuis 2013, l'ANSM a émis des recommandations concernant l'étiquetage des préparations, ampoules, etc.) ;
- au circuit du médicament : mauvaise délivrance par la pharmacie, mauvais rangement au sein du service ;
- au préparateur : inattention, méconnaissance ou confusion de médicament, etc.

Les recommandations de la HAS

Initiée et développée par la HAS, la règle des « *5 B* » n'est pas spécifique à l'anesthésie :

- Le **B**on patient = s'assurer que le médicament est administré au bon patient :
  - en vérifiant l'identité du patient, en lui demandant son nom, son prénom et sa date de naissance,
  - ou en vérifiant son bracelet d'identification.
- Le **B**on médicament = s'assurer de donner au bon patient le médicament qui lui est prescrit :
  - la prescription doit être rédigée pour le bon patient, lisible, exhaustive, datée et signée,
  - l'étiquette du produit doit être lue lors de sa prise dans l'armoire à pharmacie ou dans le chariot, au moment de la préparation du médicament et juste avant de l'administrer au patient.
- La **B**onne dose = s'assurer d'administrer la bonne concentration, dilution, et/ou dose du médicament prescrit :
  - il faut être concentré lors des calculs de dose et de dilution,
  - vérifier les calculs ou les faire vérifier,
  - connaître les doses usuelles des médicaments,
  - questionner le médecin ou le pharmacien lorsque la dose prescrite est inhabituelle,
  - les dosages doivent être adaptés aux terrains (enfant, personne âgée, insuffisant rénal, etc.).
- La **B**onne voie = s'assurer d'utiliser la voie prescrite en vérifiant que la voie est appropriée et sécurisée :
  - demander un avis ou une confirmation en cas de doute ou de voies à risque (intrathécale, etc.).
- Le **B**on moment = s'assurer que l'administration est réalisée au bon moment.

Les grands principes à respecter en anesthésie

Attention : il faut bien distinguer les erreurs médicamenteuses des effets indésirables des médicaments.

En anesthésie, les erreurs médicamenteuses sont, dans la majorité des cas, liées à une confusion d'ampoule, ou de seringue, ou d'étiquetage. Des règles existent pour diminuer ce risque.

La préparation

Au sein du même service, les pratiques doivent être définies collégialement et harmonisées.

Après avoir vérifié la date de péremption, la préparation d'un médicament doit être réalisée individuellement pour chaque patient et être conforme aux règles d'hygiène et aux éléments contenus dans le Résumé des Caractéristiques des Produits (solvant de dilution, durée d'injection, posologie, etc.).

Sauf nécessité absolue, plusieurs concentrations d'un même médicament ne doivent pas se trouver sur le même plateau.

Pour limiter le risque de défaillance humaine, celui qui réalise la préparation ne doit pas être interrompu au cours de celle-ci et être vigilant lors de la lecture des médicaments (nom, dosage, dilution, etc.).

L'étiquetage

Il doit être systématique pour toute préparation de seringue :

• l'étiquette doit être apposée de manière à être lisible sans masquer les graduations de la seringue, et comporter le dosage ou la concentration du produit.

• les étiquettes autocollantes pré-imprimées mentionnant la dénomination commune internationale (DCI) du médicament et laissant une place pour indiquer la concentration doivent être privilégiées.

Depuis 2006, la SFAR recommande d'identifier les seringues à partir d'étiquettes pré-imprimées aux couleurs de trames validées au niveau international.

Tableau 2.14

Classe pharmacologique	Exemples	Couleur Pantone® et trame
anti-émétiques	métoclopramide, ondansétron	saumon 156
hypnotiques	thiopental, étomidate, kétamine, propofol	jaune
benzodiazépines	diazépam, midazolam	orange 151
antagonistes des benzodiazépines	flumazénil	orange 151 et bandes blanches diagonales
curarisants	succinylcholine, atracurium, cisatracurium, vécuronium, rocuronium	rouge fluorescent 805 ou rouge vif
antagonistes des curarisants	néostigmine	rouge fluorescent 805 ou rouge vif et bandes blanches diagonales
opioïdes	morphine, fentanyl, sufentanil, remifentanil, alfentanil	bleu 297
antagonistes des opioïdes	naloxone	bleu 297 et bandes blanches diagonales
neuroleptiques	droperidol	saumon 156
sympathomimétiques	adrénaline, noradrénaline, éphédrine, phényléphrine	violet 256
anti-hypertenseurs	nicardipine, nitroglycérine, phentolamine	violet 256 et bandes blanches diagonales
anesthésiques locaux	lidocaïne, bupivacaïne, ropivacaïne, lévobupivacaïne, mépivacaïne	gris 401
anticholinergiques	atropine	vert 367
autres	ocytocine, héparine, protamine, antibiotiques	blanc (protamine blanc et bandes noires diagonales)

L'administration

Elle doit être réalisée sur une voie veineuse identifiée, adaptée à la nature du produit injectée.

La durée d'injection doit être conforme au RCP.

La traçabilité

Il est indispensable de tracer l'administration du médicament sur la feuille d'anesthésie (comportant le nom de l'IADE et du MAR) en notant le nom du médicament, sa forme, son dosage, la voie, la date et l'heure, le soluté de perfusion, et les effets secondaires constatés.

Attention ! Certains médicaments nécessitent une traçabilité particulière : dans ce cas, il faut coller une étiquette dans le dossier du patient, sur le document de traçabilité prévu à cet effet et renvoyer l'un des documents à la pharmacie.

Liens pratiques avec les domaines de l'anesthésie-réanimation-urgences

Selon la SFAR, une anesthésie nécessite en moyenne 5 médicaments alors que les chariots d'anesthésie en contiennent davantage.
Les risques, dans la pratique quotidienne en anesthésie-réanimation-urgences sont majorés du fait de la toxicité et de la létalité importante des médicaments utilisés.
La vigilance et l'attention professionnelle permanentes sont de mise.

Points essentiels

Il est impératif, lors de la prise en charge, d'avoir :

- une organisation précise :
  - réaliser la check-list dès la prise en charge du patient pour prendre, entre autres, connaissance des éventuelles allergies du patient,
  - informer le personnel en cas de changement,
  - restreindre le nombre de médicaments dans les chariots d'anesthésie et généraliser le recours à des médicaments prêts à l'emploi.
- une préparation et une utilisation des médicaments optimale :
  - standardiser l'étiquetage, la préparation des seringues, le rangement des médicaments dans les chariots d'anesthésie,
  - reconstituer et étiqueter chaque médicament au cours d'une seule séquence de gestes faite par la même personne, sans interruption ni changement de lieu, tout en étant attentif,
  - ne pas mettre de robinets sur les cathéters et tubulures destinés à l'anesthésie loco-régionale.

NOTES :

....
....
....
....
....
....
....
....
....
....
....
....
....
....
....
....
....
....
....
....
....
....
....
....
....
....

Fiche 2.21

Hypnotiques barbituriques

Catherine Muller

Actuellement, il n'y a qu'un seul médicament dans cette classe.
Les anciens barbituriques (en particulier le méthohexital) ont été abandonnés dans leur usage clinique. Nous le présenterons succinctement car il est encore disponible dans certains pays (en particulier dans ceux en voie de développement)

Le thiopental (Nesdonal®)

Dérivé de *l'acide barbiturique* qui se présente sous forme de poudre à reconstituer uniquement avec du NaCl 0,9 %.

Pharmacocinétique

L'action cérébrale du thiopental se fait par inhibition neuronale, sans effet analgésique. Métabolisme hépatique, rénal, musculaire et plasmatique. Élimination rénale et urinaire.

Pharmacodynamique

Effets spécifiques sur les différentes fonctions (y compris effets secondaires) :
• cérébrale : ↓ métabolisme cérébral dose-dépendant, ↓ volume sanguin cérébral (= baisse PIC), vasoconstriction cérébrale pouvant aller jusqu'à des périodes de *burst suppression* sur l'EEG, phénomènes d'excitation à l'injection (par inhibition sous-corticale), activité anticonvulsivante.
• respiratoire : dépression respiratoire centrale dose-dépendant, pouvant aller jusqu'à l'arrêt respiratoire, réponse à l'hypoxie et l'hypercapnie, hyperactivité VAS (toux, éternuements, hoquet) : risque de bronchospasme ++.
• cardiovasculaire : ↓ débit cardiaque par vasodilatation, ↓ retour veineux et effet inotrope négatif, ↑ consommation O_2 myocardique.
• hépatiques et rénales : ↓ perfusion + induction enzymatique associée (= accélération du métabolisme de nombreuses substances) si administrations multiples.
• autres : ↓ production ACTH et cortisol (= ↓ réactions au stress), ↓ PIO, histaminolibération non spécifique (allergie vraie rare), passe la barrière fœto-placentaire.
Attention : tolérance tissulaire et vasculaire mauvaise (pH alcalin du produit) = risque de douleur à l'injection, de thrombophlébite, de nécrose vasculaire et tissulaire si extravasation.

Indications

• Induction et entretien anesthésique (à associer à d'autres agents).
• En réanimation et urgence : lutte contre HTIC.

Contre-indications

Tableau 2.15

Absolues	Absence de matériel de réanimation ▪ tous les états de choc, ▪ insuffisance cardiaque décompensée, infarctus du myocarde, ▪ crise d'asthme, ▪ porphyrie hépatique aiguë, ▪ allergie aux barbituriques.
Relatives	▪ hypovolémie, ▪ insuffisance cardiaque compensée, insuffisance coronarienne, ▪ asthme bronchique et BPCO, ▪ cirrhose hépatique, insuffisance rénale.

Le méthohexital (Briétal®)

Est un *barbiturique oxygéné* qui se présente sous forme de flacons de 500 mg/50 ml.

Pharmacocinétique/Pharmacodynamique

Comparé au thiopental, son action est plus courte, son élimination plus rapide, l'ensemble étant lié à une demi-vie deux fois plus courte que le thiopental.
Métabolisme essentiellement hépatique. Élimination rénale et urinaire.

Effets spécifiques :

- deux fois plus puissant que le thiopental ;
- durée de vie de 2/3 inférieure à celle du thiopental ;
- réveil en 15 min, avec des tests psychosociaux normaux en 1 h.

Attention : des phénomènes d'excitation (toux, hoquet, myoclonies) sont habituels à l'induction qui peut, en outre, être douloureuse. Le risque d'apparition de ces phénomènes est réduit en cas d'injection lente.

Indications/Contre-indications

Son utilisation est à réserver aux actes très courts. Les contre-indications sont :

Tableau 2.16

Absolues	Absence de matériel de réanimation n tous les états de choc, ▪ épilepsie, ▪ insuffisance cardiaque décompensée, infarctus du myocarde, ▪ crise d'asthme, ▪ porphyrie hépatique aiguë.
Relatives	▪ hypovolémie, ▪ insuffisance cardiaque compensée, insuffisance coronarienne, ▪ asthme bronchique et BPCO, ▪ cirrhose hépatique, insuffisance rénale.

Différents produits

Tableau 2.17

DCI	Thiopental	Méthohexital
Nom commercial	Pentothal®, Nesdonal®	Brietal®
Présentations	Flacons de poudre de 500 mg et 1 g	Flacons de 500 mg
Posologies d'induction	3 à 5 mg/kg	1,5 à 2 mg/kg
Délai d'action	30 à 60 s	< 30 s.
Durée d'action	10 à 20 min	4 à 5 min

Points essentiels

La classe pharmacologique des hypnotiques intraveineux (barbituriques et non barbituriques) comprend quatre groupes de substances avec des structures chimiques et des modes d'action différents.

La classe des barbituriques, même avec de faibles doses, a gardé certaines propriétés intéressantes, comme le fait de diminuer la pression intracrânienne ou de prévenir des lésions neurologiques.

Fiche 2.22

Hypnotiques non barbituriques

Catherine Muller

Le Propofol

Dérivé de *phénol* il se présente sous forme d'émulsion lipidique (dont 10 % d'huile de soja). Il n'est compatible qu'avec des solutions de glucosé 5 %.

Pharmacocinétique, pharmacodynamie

Il est l'hypnotique qui a la durée d'action la plus courte (effet directement lié à la concentration plasmatique) et il agit par suppression de l'activité corticale (en se fixant sur les récepteurs GABA), sans aucun effet analgésique.

Il peut exister une certaine accumulation (saturation progressive des compartiments profonds en cas d'administration prolongée). Métabolisme hépatique à 100 %. Élimination fécale et urinaire.

Effets spécifiques sur les différentes fonctions (y compris effets secondaires) :

• cérébrale : mouvements involontaires ± myoclonies à l'injection (par désinhibition sous-corticale), activité anticonvulsivante limitée.

• respiratoire : apnée de courte durée < 1 min.

• cardiovasculaire : vasodilation périphérique marquée, responsable d'une hypoTA (sensible au remplissage) et d'une bradycardie (pas d'adaptation pour les patients sous βbloquants), ↓ débit cardiaque limitée.

• Autres : risque de surcharge lipidique, ↓ PIO, antiémétique.

Attention : risque de douleur à l'injection, sans effet secondaires.

Indications et contre-indications

Indications : induction et entretien de l'anesthésie pour tous les patients dès l'âge de 1 mois. Idéal en ambulatoire, pour AG courte durée et en complément d'une ALR.

Contre-indications :

Tableau 2.18

Absolues	▪ Tous les états de choc, ▪ Insuffisance cardiaque décompensée, ▪ Allergie au propofol (très rare).
Relatives	▪ Hypovolémie, ▪ Insuffisance cardiaque compensée, insuffisance coronarienne, IDM, angor instable, sténose carotidienne, traitement par βbloquants, ▪ Trouble sévère du métabolisme lipidique.

Étomidate

Dérivé *imidazolé*, insoluble dans l'eau, il se présente sous forme d'émulsion lipidique.

Il n'est compatible qu'avec des solutions de glucosé 5 %.

Pharmacocinétique, pharmacodynamique

C'est un hypnotique *téléencéphalique*, par action sur les récepteurs GABA.

Métabolisme hépatique. Élimination fécale et urinaire.

Effets spécifiques sur les différentes fonctions (y compris effets secondaires) :

• cérébrale : idem que le propofol.

• respiratoire : apnée de très courte durée < 30 s.

• cardiovasculaire : absence de modification des paramètres hémodynamiques.

• autres : suppression réversible, dose dépendante de la synthèse du cortisol par inhibition enzymatique au niveau surrénal, diminution PIO.

Principales indications et contre-indications

Indications : induction anesthésique chez les patients en état hémodynamique précaire. Administration non recommandée en continu.

Contre-indications : allergie à l'étomidate (très rare) et insuffisance surrénalienne.

Kétamine (à doses anesthésiques)

Dérivé de *cyclohexane*, la kétamine est proche des substances hallucinogènes.

Pharmacocinétique, pharmacodynamique

C'est un hypnotique *téléencéphalique*, aux effets à la fois stimulants (effets psychotropes, hallucinations, stimulation sympathique, augmentation du tonus musculaire) et dépresseurs (sur la sensation douloureuse, amnésie), dépendants de la dose = anesthésie *dissociative*.
Métabolisme hépatique complexe. Élimination urinaire, sous forme de métabolites ± actifs.
Effets spécifiques sur les différentes fonctions (y compris effets secondaires) :
• cérébrale : hallucinations, vasodilatation cérébrale dépendante de la dose, DSC, consommation O_2 non modifiée, risque augmentation PIC.
• respiratoire : relâchement musculaire bronchique, renforcement des réflexes pharyngo-laryngés.
• cardiovasculaire : effets stimulants (↑ FC, ↑ TA, ↑ consommation O_2 myocardique).
• autres : mouvements musculaires involontaires, nystagmus, dilatation pupillaire, PIO.

Principales indications et contre-indications

Indications : AG pour interventions superficielles (soins quotidiens des brûlés), induction du patient en état de choc majeur (hypovolémique ou polytraumatisé).
Contre indications :

Tableau 2.19

Absolues	▪ insuffisance coronarienne ou cardiaque, ▪ HTA non contrôlée, ▪ hyperthyroïdie, ▪ phéochromocytome, ▪ traumatisme crânien sévère, ▪ chirurgie intra-oculaire, ▪ rupture utérine, ▪ allergie à la kétamine (extrêmement rare).
Relatives	▪ chirurgie ORL, ▪ anesthésie ambulatoire, ▪ psychose.

Différents produits

Tableau 2.20

DCI	Propofol	Étomidate	Kétamine
Nom commercial	Diprivan® Propofol Lipuro®	Hypnomidate® et forme lipuro	Kétalar®
Présentations	Ampoules de 20 ml = 200 mg Seringues pré-remplies de 50 ml = 500 mg/1 % et de 50 ml = 1 g/2 %	Ampoules de 10 ml = 20 mg	Ampoules de 50 mg/5 ml et de 250 mg/5 ml ou 250 mg/2,5 ml
Posologies d'induction	2 à 2,5 mg/kg	0,2 à 0,4 mg/kg	1 à 3 mg/kg IV 5 à 10 mg/kg IM
Délai d'action	30 à 50 s	30 s	30 à 60 s IV 5 min IM
Durée d'action	5 à 10 min	3 à 8 min	5 à 15 min IV 15 à 30 min IM

Points essentiels

La classe pharmacologique des hypnotiques intraveineux comprend quatre groupes de substances avec des structures chimiques et des modes d'action différents.
Ils sont choisis en fonction de :
• leurs indications/contre-indications
• leur maniabilité
• la situation de prise en charge.
Ils sont efficaces, même à faible dose, et bien tolérés à condition d'adapter les doses en fonction du terrain du patient.

Fiche 2.23

Gaz et vapeurs anesthésiques

Alexandra Lefort-Miniconi

Définition de la classe pharmacologique

Cela concerne les anesthésiques volatils halogénés (AVH) et le protoxyde d'azote (N_2O).
Par la constance de leurs effets et de leur maniabilité, les AVH sont couramment utilisés pour l'entretien de l'anesthésie, et, pour certains d'entre eux, pour l'induction au masque. Le protoxyde d'azote est le plus ancien agent de l'anesthésie (son utilisation au bloc opératoire est aujourd'hui controversée).

Pharmacocinétique

Définitions

• Solubilité de l'anesthésique : La solubilité dans le sang s'exprime en coefficient de partage (λ sang/gaz) ; plus un gaz est soluble dans le sang, plus la fuite du poumon vers le sang est importante → temps d'induction long. Pour les gaz peu solubles, la montée de la concentration alvéolaire est rapide → temps d'induction court.
• Le coefficient de solubilité dans l'huile : explique quant à lui la puissance de l'agent inhalé, exprimée le plus souvent par la Concentration Alvéolaire Minimale (MAC) efficace.
• Puissance de l'anesthésique : Pour comparer les agents anesthésiques entre eux, on a défini la MAC pour laquelle 50 % des patients ne bougent plus lors de l'incision chirurgicale ; plus l'AVH est liposoluble, plus la MAC est basse et plus il est puissant. Certains facteurs influencent la MAC : l'adjonction de N_2O, l'âge, la grossesse, l'anémie.
• Principales étapes de l'administration d'un AVH :
  – **étape pulmonaire :** dilution dans l'air alvéolaire (= CRF) et équilibrage des concentrations entre l'air alvéolaire et le sang capillaire pulmonaire.
  – **étape circulatoire :** distribution de l'anesthésique aux différents tissus de l'organisme sous l'effet du débit cardiaque et de sa distribution aux tissus.
  – **étape tissulaire :** diffusion et équilibrage des concentrations entre le sang capillaire et les différents tissus.

Effets induits

Voir tableau 2.21.

Tableau 2.21

Effet de la CRF	Si CRF ↑ : l'AVH inhalé se dilue dans un volume d'air plus grand → induction lente ; Si CRF ↓ (atélectasie, enfant, obèse), l'AVH inhalé est moins dilué → induction rapide.
Effet de la ventilation alvéolaire	Plus la ventilation alvéolaire ou l'apport en gaz frais est élevée, plus la concentration alvéolaire augmente rapidement.
Effet du débit cardiaque	Un débit cardiaque élevé augmente la captation pulmonaire et ralentit la croissance de la concentration alvéolaire → majoration du délai d'induction.
Effet concentration	Plus la concentration inspirée est élevée, plus rapidement la concentration cérébrale est atteinte.
Effet 2e gaz	L'adjonction du N_2O dans le mélange inhalé à l'induction se traduit par une élévation plus rapide de la concentration alvéolaire en anesthésique → accélération de l'induction.
Effet des tissus	Les tissus richement vascularisés (cerveau, foie, reins, cœur, glandes endocrines) vont vite s'équilibrer avec le poumon ; les muscles et les graisses se chargent lentement en anesthésique.
Pour le réveil	Les mécanismes de la cinétique sont les mêmes qu'à l'induction, mais inversés, car la concentration est plus élevée au niveau des tissus et plus basse au niveau des alvéoles.
Métabolisme et élimination	Métabolisés principalement par **le foie** et éliminés par voie pulmonaire.
Effet Finck	Hypoxie de diffusion

Pharmacodynamique

Effets sur le SNC

Tableau 2.22

Paramètre	N_2O	Halothane	Enflurane	Isoflurane	Sévoflurane	Desflurane
Hypnotique	+	+++	+++	+++	+++	+++
Analgésie	++	+/– 0	+/– 0	+/– 0	+/– 0	+/– 0
Consommation cérébrale d'O_2	↓	↑	↓↓	↓↓	↓↓	↓
Débit sanguin cérébral (DSC)	↑	↑↑↑	↑↑	↑	↑	↑
Pression intra-crânienne (PIC)	↑	↑↑↑	↑↑	↑	↑	↑

Effets respiratoires

Tableau 2.23

Paramètre	N_2O	Halothane	Enflurane	Isoflurane	Sévoflurane	Desflurane
Fréquence	↑	↑↑	↑↑	→	↑	↑
Volume courant	↓	↓	↓↓	↓	↓	↓
Réponse ventilatoire au CO_2	↓	↓	↓↓↓	↓↓	–	–
Réponse ventilatoire à l'hypoxie	–	↓↓	↓↓	↓↓	–	–
Irritation des voies aériennes	0	0	++	+++	0	+++

Effets cardio-vasculaires

Tableau 2.24

Paramètre	N_2O	Halothane	Enflurane	Isoflurane	Sévoflurane	Desflurane
Fréquence cardiaque	→	→	→	↑	→	↑
Pression artérielle	→	↓	↓	↓	↓	↓
Débit cardiaque	→	↓	↓	→	→	→
Effets arythmogènes	0	+++	++	+	+	+
Inotropisme	↓	↓	↓	↓	↓	↓
Débit coronaire	–	↑	↑↑	↑↑↑	→	↑↑↑
VO_2 myocardique	–	↓	↓	↓	↓	↓

Autres effets des AVH : ↓ tonus utérin, ↓ pression intra-oculaire, action myorelaxante, hypothermie, potentialise l'effet des curares et des analgésiques.

Contre-indications

AVH

Absolues :
- hyperthermie maligne,
- porphyrie, myasthénie,
- hypersensibilité aux halogénés.

Relatives :
- HTIC,
- grossesse jusqu'au 6e mois,
- allaitement.

N_2O

- HTIC ;
- traumatisme thorax (pneumothorax) ;
- épanchements ;
- insuffisant cardiaque ;
- occlusion ;
- déficit en vitamine B12 ;
- chirurgie de l'oreille moyenne ;
- le laser ;
- neurochirurgie en position assise (risque d'aggravation d'embolie gazeuse).

Effets secondaires

Tableau 2.25

AVH	▪ toux, ▪ hoquet +/–, ▪ laryngospasme, ▪ nausées/vomissements, ▪ frissons au réveil.
N_2O	▪ pollution de la salle, ▪ nausées/vomissements, ▪ oxyde la vitamine B12, ▪ diffusion dans les cavités closes : ↑ vol et ↑ la pression, ▪ hypoxie (effet Finck).

Différents produits

Tableau 2.26

	N_2O	**Halothane**	**Enflurane**	**Isoflurane**	**Sévoflurane**	**Desflurane**
Présentations	Protoxyde d'azote	Fluothane®	Ethrane®	Forene®	Sévorane®	Suprane®
	Gaz	Liquide Flacon rouge	Liquide Flacon orange	Liquide Flacon violet	Liquide Flacon jaune	Liquide Flacon bleu
Induction inhalatoire	OUI (effet 2e gaz)	OUI	OUI	NON	OUI	NON
MAC O_2 pur	104	0.75	1.68	1.15	2	6–7.25
MAC 50/50 O_2/N_2O	–	0.29	0.56	0.5	1	3–4
λ sang/gaz	0.47	2.5	1.8	1.4	0.69	0.42
λ huile gaz	1.4	224	96.5	90.8	47.2	18.7
Réveil	–	7 à 15 min	5 à 10 min	5 à 15 min	8 à 10 min	5 à 10 min

NB : Le xénon est un gaz rare atmosphérique (MAC 63 %) donc non polluant. En France, il est peu utilisé car son coût est très élevé.

Surveillance spécifique IADE

- Monitorage : Fi et Fe AVH.
- Monitorage du CO_2 (Fe/Fi).
- La Fe et $FiO_2 > 30$ %.
- La Fe et Fi $N_2O < 70$ %.
- SpO_2, PA, FC.
- Manomètre de pression (ballonnet d'IOT).
- Ventilation de la salle, prise SEGA ou absorbeur.

Points essentiels

- la solubilité sanguine d'un AVH détermine la vitesse d'action (cinétique rapide) ;
- la solubilité lipidique d'un AVH détermine la puissance d'action (MAC basse) ;
- Le monitorage des AVH est indispensable : la Fe AVH va refléter à l'équilibre la concentration cérébrale.
- Au réveil, attention à l'effet Finck (N_2O).

Fiche 2.24

Myorelaxants

Yann Morin

Les curares

Les curares induisent une paralysie flasque et réversible des muscles striés squelettiques. On distingue 2 classes : les curares dépolarisants (CD) et les curares non dépolarisants (CND).
Ils sont indiqués pour faciliter l'intubation réglée et en urgence, optimiser les conditions chirurgicales et faciliter la ventilation mécanique.

Pharmacocinétique, pharmacodynamique

Les curares induisent une interruption de la transmission de l'influx nerveux au niveau de la plaque motrice, après fixation de l'ACh nicotiniques post-synaptiques au niveau des récepteurs.

- Les CD agissent comme un agoniste et induisent une dépolarisation membranaire, responsable d'une libération de K^+ et, cliniquement, de l'apparition de fasciculations;
- les CND agissent comme des antagonistes compétitifs et génèrent d'emblée une paralysie flasque.

Ils sont métabolisés :

- par voie hépatique (vécuronium, rocuronium);
- par voie de Hoffmann (atracurium, cisatracurium);
- par les pseudocholinestérases plasmatiques (succinylcholine, mivacurium);

Leur élimination est urinaire et biliaire.

Principales contre-indications

Les contre-indications communes sont :

- l'absence de matériel de ventilation et de réanimation;
- l'absence d'administration au préalable d'agents anesthésiants;
- l'hypersensibilité connue à la molécule.

Les contre-indications spécifiques sont :

- pour la succinylcholine :
  - ATCD personnel ou familial d'hyperthermie maligne,
  - fragilité musculaire (myopathie, myotonie) : rhabdomyolyse,
  - déficit en pseudocholinestérases,
  - risque d'hyperkaliémie massive : atteinte neurologique centrale (> 48 heures), brûlures étendues (> 48 heures à 2 ans), atteinte musculaire importante, immobilisation prolongée,
  - relatives pour plaie du globe oculaire, hypertension intracrânienne.
- pour le mivacurium :
  - déficit en pseudocholinestérases,
  - myasthénie.

L'utilisation du monitorage de la curarisation est fortement recommandée.

Principaux effets secondaires

- La succinylcholine :
  - réaction anaphylactique,
  - augmentation de la PIC et de la PIO,
  - curarisation prolongée en cas de déficit en pseudocholinestérases plasmatiques,
  - hyperkaliémie,
  - hyperthermie maligne,
  - troubles du rythme, bradycardie.
- Les CND :
  - réaction anaphylactique,
  - curarisation prolongée déficit en pseudocholinestérases (succinylcholine, mivacurium).
  - insuffisance hépatique ou rénale sévère (curares stéroidiens, vecuronium et rocuronium),
  - myasthénie.

Différents produits

Tableau 2.27

DCI	succinylcholine	mivacurium	atracurium	cisatracurium	vecuronium	rocuronium
	Celocurine®	Mivacron®	Tracrium®	Nimbex®	Norcuron®	Esmeron®
Présentations	100 mg/2 ml	10 mg/5 ml 20 mg/10 ml	25 mg/2,5 ml 50 mg/5 ml 250 mg/25 ml	5 mg/2,5 ml 10 mg/5 ml 20 mg/10 ml 150 mg/30 ml	Poudre 4 mg 10 mg	50 mg/5 ml
Posologie d'intubation	1 mg/kg (poids réel) 2 mg/kg pour âge < 1 ans	0,2 mg/kg	0,5 mg/kg	0,15 mg/kg	0,08–0,1 mg/kg	0,6 mg/kg (1 pour ISR)
Posologie d'entretien	1,5 à 2 mg/kg	0,05–0,1 mg/kg	0,15 mg/kg	0,03–0,05 mg/kg	0,02–0,03 mg/kg	0,15 mg/kg
Délai d'action	30 s–1 min	2–3 min	2–3 min	3–5 min	2–3 min	ISR 1 min 1,5 – 2 min
Durée d'action	5–10 min	15–20 min	20–40 min	45 min	20–30 min	30–40 min

Les antagonistes

Deux molécules sont disponibles pour l'antagonisation des CND :

- la néostigmine, parasympathomimétique avec un effet anticholinestérasique. Elle n'est pas un antagoniste au sens pharmacologique, mais un agent accélérant une curarisation spontanée déjà amorcée ;
- le suggamadex, qui agit comme un chélateur et n'a d'action que sur les curares stéroïdiens.

Pharmacocinétique, pharmacodynamique, indications, posologies

La néostigmine

Elle inhibe de façon réversible l'acéthylcholinestérase, augmentant ainsi la quantité et le temps de présence de l'ACh au niveau de la fente synaptique. Il en résulte le déplacement secondaire des molécules de curares au niveau des récepteurs, par la loi d'action de masse.

Elle ne doit être mise en œuvre que lorsque 4 réponses au TOF sont obtenues à l'adducteur du pouce. Le métabolisme est hépatique, l'élimination rénale.

Le sugammadex

Il est indiqué pour la décurarisation des CND stéroïdiens (vecuronium, rocuronium). Il capture les molécules de rocuronium ou vécuronium et crée un gradient de concentration entre la jonction neuromusculaire et le plasma. Le curare est alors capturé par le sugammadex. Le complexe ainsi formé est ensuite rapidement éliminé par le rein, prévenant toute re-curarisation secondaire. Le complexe suggamadex-curare est pharmacologiquement inactif. Le métabolisme est rénal (sous forme inchangée), l'élimination rénale.

Principales contre-indications

Les contre-indications de la Prostigmine® sont :

- hyperréactivité bronchique sévère ;
- troubles du rythme et de la conduction cardiaque sévères non équilibrés ;
- hypersensibilité à la néostigmine ;
- contre-indication à l'atropine ;
- antagonisation du mivacurium, car elle diminue l'activité des cholinestérases plasmatiques responsables de son métabolisme.

Les contre-indications du Bridion® sont :

- insuffisance rénale avec clairance de la créatinine < 30 ml/min ;
- enfant < 2 ans ;
- allergie connue au sugammadex ;
- curares non stéroïdiens.

Principaux effets secondaires

- de la Prostigmine® :
  - bradycardie, troubles du rythme,
  - bronchospasme, hypersécrétion bronchique, hypersialorrhée,
  - myosis, fasciculations.
- du Bridion® :
  - dysgueusie,
  - bouffées vasomotrices,
  - rash erythémateux,
  - allongement du temps de coagulation sans retentissement clinique significatif.

Principaux produits

Voir tableau 2.28.

Tableau 2.28

DCI	Néostigmine	Sugammadex
	Prostigmine®	Bridion®
Présentations	0,5 mg/1 ml 2,5 mg/2,5 ml	200 mg/2 ml 500 mg/5 ml
Posologies	Adultes 40 μg/kg (Demi-dose si T4/T1 > 40 %) Enfants 30 μg/kg Associer avec atropine 15 à 20 μg/kg pour limiter les effets muscariniques Chez le patient βbloqué, vérifier que la FC s'accélère	Adultes PTC = 0 après rocuronium : 16 mg/kg PTC ≥ 1 et TOF ≤ 1 (à l'AP) après rocuronium ou vécuronium : 4 mg/kg TOF ≥ 2 (à L'AP) après rocuronium ou vecuronium : 2 mg/kg Enfants 2 à 17 ans TOF ≥ 2 (à l'AP) après rocuronium : 2 mg/kg Patient avec clairance créatinine > 30 ml/min et non dialysé Utiliser le poids réel Faire une dose supplémentaire de 4 mg/kg si réapparition d'un bloc neuromusculaire en post-op
Délai d'action	7 à 10 min	1,5 à 2 min
Durée d'action	1 h	Attendre 24 h avant d'utiliser à nouveau un curare stéroïdien
Demi-vie d'élimination	70 à 120 min, augmentée en cas d'insuffisance rénale	

Surveillance spécifique IADE

La surveillance repose essentiellement sur le monitorage de la curarisation, car il permet :

- de déterminer le temps optimal pour l'intubation ;
- de guider les réinjections pour l'entretien de l'anesthésie en s'adaptant au terrain et aux variabilités interindividuelles ;
- la mise en évidence d'une curarisation résiduelle ;
- le suivi d'une décurarisation pharmacologique.

Points essentiels

L'important est dans le choix du bon curare en fonction de ses caractéristiques pharmacologiques.

Utiliser un curare impose sa surveillance par monitorage.

Le curare utilisé pour l'intubation est conservé pour la chirurgie (sauf succinylcholine).

Les contre-indications à la décurarisation pharmacologique sont exceptionnelles et sa mise en œuvre doit être large.

L'utilisation du sugammadex permet une antagonisation immédiate ou de sauvetage après administration de rocuronium (moins de 3 min pour un bloc profond). Il permet une alternative pour les patients qui présenteraient des contre-indications à la néostigmine et/ou l'atropine.

Fiche 2.25

Morphiniques agonistes

Laurence Mercou

Définition de la classe pharmacologique

De la classe des analgésiques morphino-mimétiques, les morphiniques se fixent sur des récepteurs spécifiques dans le système nerveux central (cortex limbique et tronc cérébral), la moelle épinière (corne dorsale) et au niveau périphérique sur les neurones sensitifs.

Il existe 4 types de récepteurs :

- kappa : impliqués dans les mécanismes d'analgésie au niveau spinal, également responsables du myosis, des effets parasympathiques et de la sédation ;
- mu : responsables de l'analgésie au niveau du tronc cérébral, de la dépression des centres respiratoires et de l'euphorie ;
- sigma : expliquant les effets stimulants des morphiniques, les hallucinations, les effets sympathiques et les nausées ;
- delta : mis en cause dans les effets psychiques et les altérations du comportement. Effets antidépresseurs, dépendance physique.

Pharmacocinétique, pharmacodynamique

Pharmacocinétique

- Le pKa détermine la vitesse d'installation. Il représente la proportion entre les formes ionisée et non ionisée du médicament ; plus le pKa est faible, plus le délai d'action est bref.

Tableau 2.29

	pKa
Alfentanyl	6,5
Remifentanyl	7,1
Sufentanyl	8
Fentanyl	8,5

- La liaison protéique influence la durée d'action : plus elle est élevée, plus la durée d'action sera longue (Liaison aux protéines plasmatiques en % : fentanil, sufentanil, alfentanil 80–90 % > rémifentanil 70 %).
- Liposolubilité : plus la molécule est liposoluble, plus elle est puissante.
- Puissance multipliée par rapport à la morphine 1 : sufentanil 300 > fentanil = rémifentanil 100 > alfentanil 30.
- Métabolisme hépatique, sauf pour le rémifentanil = plasmatique et tissulaire.
- Élimination urinaire.

Pharmacodynamie

- Système cardiovasculaire
  - ↓ PAM par ↓ du tonus des centres vasomoteurs (↓ FC ++ et PA de 15 à 20 % pour le rémifentanil),
  - effet chronotrope négatif par stimulation des récepteurs μ du noyau du nerf vague, effet exacerbé par les bêtabloquants et les anticalciques,
  - maintien ou discrète ↓ de l'inotropisme.
- Système respiratoire
  - ↓ FR, petite ↑ VC → ↓ VM,
  - ↓ de la réponse ventilatoire à l'hypercapnie et à l'hypoxie,
  - apnée,
  - rigidité thoracique,
  - effet antitussif.
- Système nerveux central
  - ↓ MAC des halogénés,
  - ↓ modeste du DSC, de la PIC et de la consommation d'O_2,
  - nausées et vomissements,
  - myosis,
  - ↓ des seuils de thermorégulation.
- Système digestif
  - ↓ du péristaltisme et de la vidange gastrique → du risque de nausées,
  - spasme du sphincter d'Oddi.

- Autres systèmes
  - ↓ de la sécrétion des hormones de stress,
  - Stimulation de la libération d'ADH,
  - Libération d'histamine avec réaction urticarienne localisée (morphine).

Contre-indications

Absolues

- absence de matériel de ventilation;
- hypersensibilité connue;
- chirurgie obstétricale avant clampage du cordon;
- En fonction du produit :
  - pour le rémifentanil, administration par voie péridurale ou intrathécale et enfant < 12 ans,
  - pour le sufentanil, association aux IMAO,
  - pour l'alfentanil, insuffisance hépatocellulaire grave et enfant < 12 ans.

Relatives

- myasthénie;
- trauma crânien sévère et hypertension IC.

Principaux effets secondaires

- dépression respiratoire dépendante de la dose.
- sédation, somnolence.
- nausées et vomissements.
- bradycardie.
- rigidité musculaire dépendante de la dose et de la vitesse d'injection.
- rétention urinaire.
- prurit/allergie.
- frissons.
- bronchospasme.
- constipation.
- hallucinations, délire.
- apparition d'une tolérance lors d'un traitement au long cours – tachyphylaxie :
  - augmentation de la dose pour obtenir le même effet,
  - dans les 12 à 24 h après administration.
- dépendance :
  - recherche compulsive du produit,
  - physique : syndrome de manque,
  - psychique : «craving» (impulsion, envie de consommation et recherche compulsive).

Différents produits

Voir tableau 2.30.

Tableau 2.30

DCI	Alfentanil	Fentanyl	Rémifentanil	Sufentanil
	Rapifen®	Fentanyl®	Ultiva®	Sufenta®
Présentations	– Ampoules de 10 ml dosées à 5 mg (0,5 mg/ml) – Ampoules de 2 ml dosées à 1 mg (0,5 mg/ml)	– Ampoules de 10 ml dosées à 0,5 mg – Ampoules de 2 ml dosées à 0,1 mg (50 µg/ml)	Lyophilisat de 1 mg, 2 mg ou 5 mg pour solution injectable IV	– Ampoules de 10 ml dosées à 50 µg (5 µg/ml) – Ampoules de 5 ml dosées à 250 µg (50 µg/ml) – Ampoules de 2 ml dosées à 10 µg (5 µg/ml)
Posologies d'induction Posologies d'entretien	10–40 µg/kg IVD 5–10 µg/kg IVD	2–5 µg/kg IVD 0,5–1,5 µg/kg IVD Sédation en réanimation : 50 à 200 µg/h	0,2–1 µg/kg IVD AIVOC 3–6 ng/ml 0,05–0,5 µg/kg/min SAP Aivoc 2–7 ng/ml	0,2–1 µg/kg IVD AIVOC 0,2–0,5 ng/ml 0,1–0,25 µg/kg IVD ou SAP 0,5–1,5 µg/kg/h AIVOC 0,2–0,6 ng/ml APD ou RA : 5 à 10 µg
Délai d'action	10 s	30 s	10 s	20 s–45 s
Pic d'action	90 s	3–5 min	60 s–1 min 30	2–6 min
Durée d'action (min)	5–10	30–60	5–10	40–60

Surveillance spécifique IADE

- Fréquence respiratoire.
- Niveau de sédation.
- Analgésie/douleur.
- Effets secondaires.

Points essentiels

- Pour le rémifentanil :
  - pas de queue d'analgésie, effet « *ON/OFF* » anticiper l'analgésie post-opératoire, avec morphine par exemple,
  - pour le calcul des doses AIVOC, prendre le poids théorique,
  - risque d'hyperalgie post-opératoire si > 5 ng/ml.
- Pour le sufentanil, queue d'analgésie de 1 h–1 h 30 ;
- Antidote : Naloxone (Narcan®).

NOTES :

Fiche 2.26

Médicaments de l'analgésie post-opératoire

Virginie Riffort

Paracétamol

Antalgique de palier 1, n'ayant aucune action anti-inflammatoire. Il a une action anti-pyrétique.

Pharmacocinétique, pharmacodynamique

Cinétique : biodisponibilité optimale par voie orale, métabolisme hépatique, excrétion rénale importante, faible liaison aux protéines plasmatiques.
Dynamie : Effet inhibiteur modeste des cyclo-oxygénases, mécanisme d'action central impliquant le système sérotoninergique.

Principales indications/ contre-indications

- **Indications :** douleurs aiguës post-opératoires de faible intensité. Utilisé dans le cadre de l'analgésie mutimodale.
- **Contre-indications :** allergie au paracétamol, insuffisance hépatique.

Principaux effets secondaires

Bonne tolérance, ce qui en fait l'antalgique de choix chez l'enfant et la femme enceinte.
La toxicité hépatique n'apparaît qu'en cas de surdosage.

Surveillance spécifique IADE

Veiller à la prise du paracétamol en prémédication, sinon le délivrer en per-opératoire. Possibilité de perfuser 1 g de paracétamol 4 heures après la prémédication en per-opératoire chez l'adulte. Évaluation et traçabilité de la douleur en SSPI.

Anti-inflammatoires non stéroïdiens (AINS)

Antalgiques à visée anti-inflammatoire de palier 1. Ils ont une action antipyrétique et antiagrégant plaquettaire.

Pharmacocinétique, pharmacodynamique

Cinétique : absorption digestive, métabolisme hépatique, liaison protéique importante, excrétion rénale.
Dynamie : inhibition des cyclo-oxygénases cox-1 et cox-2 qui aboutit à une diminution de la synthèse des prostaglandines. Certains AINS nommés anti-cox2 ont une action sélective sur la cox2, ce qui diminue les effets gastro-intestinaux provoqués par les autres AINS lors de l'inhibition de la cox1.

Principales indications/ contre-indications

Indications : analgésie post-opératoire dans le cadre d'analgésie multimodale indiquée dans les douleurs modérées. Chirurgie thoracique, orthopédique, gynécologique et abdominale. Seul le kétoprofène a l'AMM pour l'injection IV en per-opératoire. Ne pas dépasser 48 heures d'utilisation en IV et 5 jours en per os dans la période post-opératoire.
Contre-indications : ulcère gastroduodénal évolutif, maladies hémorragiques; contre-indication formelle après le 6e mois de grossesse, en cas d'allergie, d'interactions médicamenteuses avec les anticoagulants, les anti-vitamines K, le lithium et les sulfamides hypoglycémiants, si patient insuffisant rénal, insuffisant cardiaque, ou si asthme.

Principaux effets secondaires

Troubles gastro-intestinaux, syndrome hémorragique, accidents rénaux, complications obstétricales et néo-natales.

Surveillance spécifique IADE

Évaluation et traçabilité de la douleur. Respecter la prescription médicale et vérifier le traitement en cours du patient afin d'éviter des interactions médicamenteuses. Vigilance par rapport aux antécédents du patient.
Injection du produit en IVL stricte.

Néfopam

Antalgique non-morphinique d'action centrale de palier 2.

Pharmacocinétique, pharmacodynamique

Cinétique : forte liaison aux protéines plasmatiques, biotransformation en 3 métabolites, élimination urinaire.
Dynamie : inhibiteur de la recapture des monoamines : dopamine, sérotonine, noradrénaline. Possède une activité anticholinergique.

Principales indications/ contre-indications

Indications : douleur aiguë post-opératoire d'intensité modérée ; il est aussi utilisé dans le cadre de l'analgésie multimodale.
Contre-indications : glaucome, épilepsie, adénome de la prostate, enfant de moins de 15 ans.

Principaux effets secondaires

Sueurs, nausées, vomissements, tachycardie, vertiges. Ces phénomènes sont accentués par une injection trop rapide.

Surveillance spécifique IADE

Évaluation et traçabilité de la douleur. Si apparition de nausées, vomissements, sueurs, arrêter l'acupan. Surveillance de la fréquence cardiaque à la recherche d'une tachycardie. Administration en IVL stricte.

Tramadol

Antalgique non-morphinique d'action centrale de palier 2.

Pharmacocinétique, pharmacodynamique

Cinétique : métabolisme hépatique par système enzymatique du cytochrome P450. Élimination urinaire. La biodisponibilité est meilleure par voie orale et le pic d'action réduit.
Dynamie : action sur la recapture de la sérotonine et de la noradrénaline. Faible affinité pour les récepteurs opioïdes.

Principales indications/ contre-indications

Indications : douleur aiguë post-opératoire modérée à forte. Utilisé dans le cadre de l'analgésie multimodale. Chirurgie urologique, gynécologique, orthopédique et viscérale.
Contre-indications : insuffisant rénal, insuffisant hépatique, insuffisant respiratoire, épilepsie, grossesse et allaitement.

Principaux effets secondaires

Nausées, vomissements, céphalées, vertiges. Dépression respiratoire possible chez l'insuffisant rénal.

Surveillance spécifique IADE

Évaluation et traçabilité de la douleur. Fréquence respiratoire. Apparition de nausées et vomissements. Injection en IVL stricte.

Points essentiels

L'évaluation et la traçabilité de la douleur sont impératives. Tous ces produits s'administrent en IVL.

L'utilisation de ces produits en analgésie multimodale augmente leur efficacité. Leur administration en prémédication pour le paracétamol et en peropératoire pour les autres permettra d'obtenir un résultat optimal et une épargne morphinique non négligeable.
La kétamine a des pouvoirs analgésiques par son action antagoniste sur les récepteurs NMDA. En utilisation en analgésie multimodale, celle-ci a toute sa place à l'induction en per- et en postopératoire, en dose de 0,1 à 0,15 mg/kg.

Principaux produits

Ils sont au nombre de six :

Tableau 2.31

DCI	Néfopam	Tramadol	Kétoprofène	Paracétamol
Non commercial	Acupan®	Contramal® Topalgic®	Profénid®	Perfalgan®
Présentations	ampoule 20 mg/2 ml	ampoule 100 mg/2 ml	ampoule 100 mg poudre	flacon 1 g/100 ml ou 500 mg/50 ml
Posologies	20 mg/6 heures en IVL dans 50 ml de sérum physiologique	100 mg en IVL dans 50 ml de sérum physiologique puis 50 mg/6 heures Dose maximale : 400 mg/jour	100 mg en IVL dans 100 ml de sérum physiologique toutes les 8 h, sans dépasser 48 h	1 g/6 heures chez l'adulte, 15 mg/kg/6 heures chez l'enfant
Délai d'action	15 min	30 min	15 min	30 min
Pic d'action	20 min	1 à 2 heures	1 heure	1 heure
Durée d'action	3 à 5 heures	6 heures	4 à 6 heures.	1/2-vie élimination : 2–3 heures

Tableau 2.32

DCI	Parecoxib	Celecoxib
Non commercial	Dynastat®	Celebrex®
Présentations	ampoule 20 mg et 40 mg. Poudre	Gélules 100 mg et 200 mg
Posologies	40 mg en per-op puis 20 à 40 mg toutes les 12 h, en IVL dans 50 ml de sérum physiologique	200 mg en prémédication, puis 200 mg par jour en post-op en 1 ou 2 prises
Délai d'action	30 min	
Pic d'action	2 heures	2 à 3 heures
Durée d'action	6 à 12 heures	½ vie élimination : 8 à 12 heures

Fiche 2.27

Anesthésiques locaux

Laurence Mercou

Définition de la classe pharmacologique

Les anesthésiques locaux placés au contact d'une structure nerveuse (ou musculaire) à une concentration appropriée, bloquent de façon temporaire et réversible la propagation des potentiels d'action membranaires et donc la conduction des fibres nerveuses proches du site d'injection.

Pharmacocinétique, pharmacodynamique

Les propriétés physicochimiques des AL influencent leur capacité de blocage de la transmission nerveuse. Le pKa détermine la vitesse d'installation du blocage neuronal. Il représente la proportion entre les formes ionisée et non ionisée du médicament; plus le pKa est faible, plus le délai d'action est bref.

Tableau 2.33

	pKa
mépivacaïne	7,6
lidocaïne	7,8
ropivacaïne	8,1
bupivacaïne	8,1

Pharmacocinétique

- Le délai d'installation est variable selon la molécule, mais aussi selon le site d'injection et la proximité aiguille-nerf, de 5 min à > 30 min.
- La liaison protéique influence la durée d'action : plus elle est élevée, plus la durée d'action sera longue (Fixation protéique en % = > lidocaïne : 64, mépivacaïne : 78, ropivacaïne 94, bupivacaïne : 96).
- Liposolubilité : Plus la molécule est liposoluble, plus elle est puissante et plus elle est cardiotoxique (Liposolubilité => lidocaïne : faible, mépivacaïne : faible, ropivacaïne : intermédiaire, bupivacaïne : élevée).
- La durée d'action varie selon le site d'injection (intrathécal périphérique); pour les molécules à courte durée d'action : de 1 h 30 à 4 h; pour les molécules à longue durée d'action : de 3 h à > 12 h.
- Métabolisme hépatique.
- Élimination urinaire.

Le blocage nerveux progresse dans l'ordre suivant :

1. bloc sympathique avec vasodilatation périphérique et ↑ de la température cutanée,
2. disparition de la sensibilité douloureuse et thermique,
3. disparition de la sensibilité proprioceptive,
4. disparition de la sensibilité au toucher et à la pression,
5. paralysie motrice.

Pharmacodynamique

Les effets systémiques et la toxicité

- système cardiovasculaire :
  - arythmies par ↓ de l'automatisme cardiaque et ↓ de la période réfractaire : bradyarythmies, tachycardie ventriculaire, fibrillation ventriculaire,
  - en cas d'ACR, il faut procéder aux mesures standards de réanimation et administrer de l'Intralipides® 20 %,
  - des ESV ou ESSV ou une ↓ PA sont des signes précurseurs d'une intoxication.
- système respiratoire :
  - ↓ de la réponse ventilatoire à l'hypoxie,
  - ↓ du réflexe oropharyngé.
- système nerveux central :
  - encéphalopathie : les symptômes (dans l'ordre d'apparition) : goût métallique dans la bouche, paresthésies péribuccales et linguales, bourdonnements d'oreille, vision floue, vertiges, confusion mentale, convulsions généralisées, coma. Ces effets sont atténués par l'hyperventilation et les benzodiazépines,
  - syndrome de la queue de cheval (lidocaïne en intrathécal).
- système locomoteur : myonécrose

Contre-indications

- Hypersensibilité aux anesthésiques locaux à liaison amide.
- Injection par voie intra-vasculaire, (sauf traitement et posologie adaptée).
- Porphyries.
- Épilepsie non contrôlée par un traitement.
- Troubles de la conduction cardiaque.

Effets secondaires

- Toxicité systémique : le passage dans le secteur sanguin, par injection directe ou surdosage d'AL, peut provoquer des effets neurotoxiques et cardiotoxiques.
- Toxicité locale : les amino-amides sont myo- et neurotoxiques à forte concentration.
- Les accidents allergiques sont rarissimes avec les amino-amides.
- Interactions médicamenteuses :
  - potentialisation de l'effet sur la conduction par les anti-arythmiques,
  - potentialisation des curares,
  - ↑ de la durée d'action et de la toxicité avec les IMAO (Xylocaïne®),
  - ↓ de la durée d'action et de la toxicité avec les barbituriques et benzodiazépines.

Différents produits

Voir tableau 2.34.

Tableau 2.34

DCI	Lidocaïne	Mepivacaïne	Ropivacaïne	Bupivacaïne
	Xylocaïne®	Carbocaïne®	Naropeine®	Marcaïne®
Présentations	– formes IV : flacon de 20 ml à 1 et 2 % (formes adrénalinées à 1/100 000e et à 0,5 %) – ampoule de 5 ml à1 %	polyampoule de 20 ml à 1 et 2 %	– polyampoule de 10 ou de 20 ml à 0,2 %, à 0,75 % et à 1 %. – poche de 100 ou 200 ml à 0,2 %	**– forme hyperbare : ampoule de 4 ml dosée à 20 mg** – Flacon de 20 ml à 0,25 %, à 0,5 % et à 0,75 %.
Posologie maximale chez l'adulte	4 mg/kg 400 mg (7 mg/kg 500 mg avec adrénaline)	4 mg/kg 400 mg (7 mg/kg 500 mg avec adrénaline)	3 mg/kg 175 mg (pas de naropeine adrénalinée)	Rachi 15 mg Blocs et APD : 3 mg/kg 150 mg (4 mg/kg 225 mg avec adrénaline)
Délai d'action (min)	10–20	10–20	10–20	15–30
Puissance	2	2	8	8
Durée d'action (min)	90–120	90–120	150–180	150–180

L'adjonction d'adjuvants aux AL permet :
- de réduire le délai d'action;
- de prolonger la durée du bloc;
- d'augmenter la puissance.

Les principaux additifs utilisés sont pour les blocs centraux et périphériques :
- la Clonidine : elle prolonge la durée du bloc de 30 à 50 %, les doses sont de 0,5–1 μg/kg;
- les opiacés : *Sufentanil* : 2,5 à 5 μg en intrathécal et 5 à 10 μg/bolus en péridurale, *Morphine* : 0,1 mg en intrathécal et 1 à 3 mg en péridurale. Ils prolongent l'analgésie de plusieurs heures;
- l'adrénaline : 5 μg/ml. Son effet vasoconstricteur permet de diminuer la résorption de l'AL par les tissus et de prolonger la durée d'action de 30 à 50 % tout en diminuant la toxicité. Son bénéfice est surtout observé avec la xylocaïne et la carbocaïne (les CI sont les blocs des extrémités, l'angor instable et les arythmies). Il est préférable d'ajouter l'adrénaline à la solution immédiatement avant son administration.

Surveillance spécifique IADE

- Prévention de la toxicité cardiovasculaire et neurologique :
  - strict respect du calcul des doses toxiques qu'il ne faut pas dépasser (les doses toxiques sont additives),

– utilisation des agents les moins cardiotoxiques,
– administration de solutions faiblement concentrées,
– injection lente et fractionnée,
– recherche itérative d'un reflux de sang,
– injection d'une dose-test lors de la mise en place d'un cathéter,
– interruption de toute injection dès l'apparition des signes suspects de toxicité.

• Le risque de toxicité dépend du site d'injection, du type d'AL, de sa concentration, de sa dose, de son métabolisme et de l'adjonction ou non d'adrénaline.
• Le taux de résorption systémique est proportionnel au degré de vascularisation du site.

Points essentiels

• Connaître les posologies maximales,
• Connaître les signes d'intoxications aux AL et à la conduite à tenir (voir fiche 3.27).

NOTES :

Fiche 2.28

Benzodiazépines

Alexandra Lefort-Miniconi

Définition de la classe pharmacologique

Les benzodiazépines (BZD), famille des psychotropes, sont des agonistes des récepteurs GABA : elles ont un effet inhibiteur sur les neurones du SNC par l'ouverture de canaux Cl^-.

Elles ont des propriétés pharmacologiques communes : sédatives, anxiolytiques, hypnotiques, anticonvulsivantes, myorelaxantes et amnésiantes (moyen mnémotechnique : SAHAMA).

Elles sont principalement utilisées en anesthésie-réanimation :

- pour leur effet anxiolytique et sédatif en prémédication,
- lors de gestes chirurgicaux sous anesthésie locale ou ALR,
- à l'induction d'une AG avec un autre hypnotique,
- ou en réanimation pour des sédations plus lourdes.

Elles sont utilisables en cas d'hyperthermie maligne.

Pharmacocinétique, pharmacodynamique

Pharmacocinétique

- administration : per os, IV, sub-linguale, intrarectale (enfant) ;
- molécules liposolubles (bonne diffusion dans le SNC) ;
- forte liaison aux protéines plasmatiques = nécessaire adaptation de la posologie (insuffisance hépatique, dénutrition ou hypoprotidémie) ;
- métabolisme hépatique = ↑ durée d'action en cas d'insuffisance hépatique ou d'inhibition de l'activité du cytochrome P450 ;
- élimination essentiellement rénale = retard d'élimination chez les patients obèses et les personnes âgées, ou en cas d'insuffisance rénale ;
- passage fœto-placentaire et dans le lait maternel.

Pharmacodynamique

Voir tableau 2.35.

Tableau 2.35

Effets sur le SNC	▪ hypnose : effet synergique avec les autres hypnotiques ▪ sédation : une agitation paradoxale est possible par levée d'inhibition (enfant, sujet âgé) ▪ anxiolytique à faible dose ▪ amnésie antérograde à faible dose ▪ anticonvulsivant ▪ myorelaxant par action centrale et médullaire (possible potentialisation de l'action des curares) ▪ diminution du métabolisme cérébral.
Effets cardiovasculaires	Vasodilatation par inhibition sympathique : baisse du retour veineux et hypotension artérielle (effets exacerbés par l'instabilité hémodynamique).
Effets respiratoires	Dépression respiratoire dépendante de la dose : ▪ à dose hypnotique : apnée centrale (par abolition du réflexe ventilatoire) et obstructive (effondrement du tonus musculaire pharyngo-laryngé avec chute de langue) ▪ à dose sédative : baisse du Vt avec polypnée puis bradypnée Dépression du réflexe laryngé.
Autres effets	Dépendance physique et psychologique (syndrome de sevrage à long terme). En cas de surdosage : ▪ hypotension artérielle et bradycardie ▪ ataxie, ébriété, confusion, agitation paradoxale, troubles du comportement et désinhibition ▪ dépression respiratoire et apnée ▪ rash cutané, nausées et vomissements. Allergie : exceptionnelle.

Principales contre-indications

Absolues

- Absence de matériel de réanimation cardio-respiratoire,
- Intolérance et hypersensibilité connues aux BZD,
- Porphyrie pour diazepam et flunitrazepam,
- myasthénie.

Relatives

- Insuffisance respiratoire, BPCO, SAOS,
- Hypovolémie,
- Insuffisance hépatique sévère,
- Grossesse et allaitement,
- Myopathies,
- Trisomie 21.

Principaux effets secondaires

- Dépression respiratoire importante, apnée.
- Sédation résiduelle.
- Réactions paradoxales : agitation, levée d'inhibition, logorrhée, fabulations.
- Douleurs au point d'injection (en cas de présence d'un solvant à base de propylène glycol : Valium® et Narcozep®).

Différents produits

Le midazolam reste la BZD la plus utilisée en anesthésie.
Voir tableau 2.36.

Tableau 2.36

DCI	MIDAZOLAM Hypnovel®	DIAZEPAM Valium®	FLUNITRAZEPAM Narcozep®	CLONAZEPAM Rivotril®
Présentations	– ampoule 5 mg/1 ml – ampoule 5 mg/5 ml – ampoule 50 mg/10 ml	ampoule 10 mg/2 ml	ampoule 1 mg/1 ml	ampoule 1 mg/1 ml
Posologies d'induction	0,2 à 0,3 mg/kg <u>prémédication</u> : 0.05 à 0,1 mg/kg en IVD ; 0,3 mg/kg en intra-rectal (chez l'enfant) <u>sédation</u> : 0.1 à 0,2 mg/kg en IVD ou 30 à 150 µg/kg/h en IVSE	0,2 à 0,3 mg/kg	0,015–0,030 mg/kg	état de mal épileptique : 1 à 2 mg en IVD lente/min. renouveler à 10 min
Délai d'action	2 min	2 min	2–3 min	immédiat
½ vie d'élimination	2 à 3 h	30 à 40 h	20 à 30 h	30 à 40 h
Durée d'action	Narcose : 10 à 20 min Sédation : 1 à 2 h	Narcose : 10 à 30 min Sédation : 1 à 3 h	Narcose : 30 min Sédation : 1 à 3 h	20 à 60 min

Surveillance spécifique IADE

- État de conscience et de somnolence ;
- Surveillance cardio-respiratoire : scope, PA, FR, SpO_2, coloration, liberté des VAS.

L'antagoniste des benzodiazépines : le flumazenil, Anexate®

Il permet d'antagoniser une sédation induite par une BDZ, de diagnostiquer et de traiter un surdosage en BDZ.

Le flumazenil a des effets qui lui sont propres :
• persistance de l'inhibition du réflexe ventilatoire à l'hypercapnie : surveillance SpO_2, FR, et oxygénothérapie ;
• abaissement du seuil épileptogène = crise convulsive possible ;
• augmentation de la PIC.

Tableau 2.37

	FLUMAZENIL Anexate®
Présentations	5 ml/0,5 mg ou 10 ml/1 mg
Posologie d'induction	0,2 mg en IVD puis 0,1 mg toutes les min sans dépasser 2 mg
Délai d'action	30 s à 1 min
Pic d'action	1 à 3 min pour le réveil
Relais indispensable par IVSE 0.1–0,4 mg/h car durée d'action inférieure aux BZD	

Nécessité d'une surveillance prolongée d'au moins 3 heures après la dernière injection de flumazénil, en raison de sa durée d'action brève.

Contre-indications :
• allergie connue aux BZD ;
• traitement chronique par BZD ;
• épilepsie traitée par BZD ;
• toxicomanie.

Points essentiels

Les BZD sont des produits souvent utilisés.
L'existence d'un antagoniste n'empêche pas quelques précautions d'emploi en raison de leurs effets secondaires :
• disposer du matériel de réanimation prêt ;
• s'assurer d'une surveillance cardio-respiratoire rapprochée est absolument nécessaire ;
• adapter les posologies pour les patients âgés, insuffisants respiratoires, hépatiques, ou cardiaques.
Ne pas oublier le risque d'utilisation illicite : toxicomanie, dépendance.

Fiche 2.29

Médicaments de la prémédication

Annabelle Payet-Desruisseaux

Nous nous limiterons à l'étude des drogues anesthésiques les plus couramment utilisées en prémédication (PM) le matin de l'intervention et en suivant les recommandations de la SFAR 2010.
Les objectifs actuels de la PM sont l'anxiolyse et la gestion des traitements particuliers.

Benzodiazépines (BZD)

Classe pharmacologique

Groupe des psychodysleptiques, classe des anxiolytiques (principaux produits : Midazolam et Alprazolam)

Pharmacocinétique

- Midazolam : hydrosoluble.
- Fixation protéique : augmentation de la fraction libre en cas d'insuffisance hépatique ou d'hypoprotidémie.
- Traverse la barrière placentaire.
- Métabolisme hépatique par Cytochrome P450.
- Élimination urinaire.

Pharmacodynamique

- SNC : Action agoniste sur récepteur GABA, inducteur de sommeil.
- Cardio-vasculaire : baisse de 10 à 20 % de la pression artérielle.
- Respiratoire : dépression respiratoire centrale et obstructive.
- Pas d'histamino-libération.
- Actions :
  - sédatif,
  - anxiolytique,
  - hypnotique,
  - amnésiant antérograde,
  - myorelaxant,
  - anti-convulsivant.

Contre-indications

Absolues

- Absence de matériel d'anesthésie et réanimation.
- Myasthénie.
- Intolérance sévère ou allergie.
- Insuffisance respiratoire grave.

Relatives

- Myopathies.
- Insuffisance hépatique ou présence d'inducteurs de la cytochrome P450.

Effets secondaires

- Dépression respiratoire, voire apnée.
- Amnésie antérograde, confusion, notamment chez le sujet âgé, sédation résiduelle.
- Réaction paradoxale, phénomène de désinhibition, agitation.

Différents produits

Tableau 2.38

DCI	Midazolam	Alprazolam
	Hypnovel®	Xanax®
Indication	Pédiatrique	Adulte
Présentations	*IV* 5 mg/5 ml 5 mg/1 ml 50 mg/10 ml	*Comprimés sécables* 0,25 – 0,5 –1 – 2 mg
Posologies pour prémédication	IV : 1 à 5 mg IR : 0,3 – 0,4 mg/kg	0,005 – 0,01 mg/kg
Délai d'action	IV : 3 min IR : 10 min	60 min
Pic d'action	IV : 3 min IR : 15 min	> 90 min
Durée d'action	Narcose : 10–20 min	6–10 h
Demi-vie élimination	2–3 h	10–15 h

Les BZD sont très utilisés en prémédication à cause de :
• leur facilité d'utilisation par voie orale ou sublinguale,
• leur bonne biodisponibilité et leur pharmacocinétique adaptée aux objectifs de la prémédication,
• leur efficacité clinique constante et prévisible,
• leurs effets secondaires réduits grâce à **une dose unique et faible**,
La veille de l'intervention : utilisation possible d'une autre benzodiazépine.
Inconvénients : sédation résiduelle et amnésie antérograde post-opératoire.

Hydroxyzine

Classe pharmacologique

Psycholeptiques, classe des anxiolytiques, dérivé de la pipérazine.

Pharmacocinétique

• Biodisponibilité élevée.
• Métabolisme : hépatique.
• Excrétion : urinaire et fécale.

Pharmacodynamie

• Anxiolytique.
• Anti-histaminique H1.
• Anti-émétique, anti-arythmique (quinidine-like).
• Cholinergique.

Contre-indications

• allergie ;
• porphyrie ;
• 1er trimestre de grossesse ;
• glaucome à angle fermé ;
• adénome de prostate.

Effets secondaires

• somnolence ;
• excitation, confusion mentale chez la personne âgée ;
• effets atropiniques : mydriase, troubles visuels, poussée de glaucome aiguë à angle fermé, rétention urinaire ;
• éruptions cutanées.

Tableau 2.39

DCI	Hydroxyzine
Produit	Atarax®
Présentations	Cp : 25 et 100 mg sirop, 1 ml = 10 mg ou 1 ml = 2 mg IV et IM : ampoule de 100 mg/2 ml
Posologies pour prémédication	0,5 à 1,5 mg/kg Pédiatrie 1 à 2 mg/kg
Délai d'action	30 min–1 h
Pic d'action	90 à 120 min
Durée d'action	13–20 h

Clonidine

Classe pharmacologique

α2 agonistes adrénergiques : clonidine et plus récemment dexmedetomidine.
Intérêts :
• effets anxiolytiques, analgésiques, et sédatifs ;
• réduction de la consommation hypnotique, morphinique ;
• diminution des sécrétions oro-pharyngées ;
• meilleure stabilité cardio-vasculaire ;
• baisse du saignement per-opératoire.

Pharmacocinétique

• biodisponibilité : 100 % ;
• métabolisme : hépatique ;
• excrétion : urinaire.

Pharmacodynamique

• analgésique : action sur corne dorsale de la moelle ;
• anxiolytique et sédatif : action sur Loecus Coeruleus.

Contre-indications

• prise concomitante d'un β-bloquant ;
• prise de plus de deux antihypertenseurs ;
• fréquence cardiaque < 50/min.

Effets secondaires

• hypoTA, bradycardie ;
• sédation importante.

Tableau 2.40

DCI	Clonidine
Produit	Catapressan®
Présentations	IV 0,15 mg/1 ml Comprimé sécable 0,15 mg
Posologies pour prémédication	1-3 µg/kg
Délai d'action	> 45 min
Pic d'action	3 h
Demi-vie	13 h

Autres

Traitements particuliers

Prévention du reflux gastro-œsophagien

- Cimétidine 800 mg, ou Ranitidine 300 mg > 1 h avant intervention;
- Citrate de sodium, solution 30 ml, 15 min avant.

Diabétique

- insuline IV en seringue électrique et perfusion de solutés type Glucosé 5 %.

Glucocorticoïdes

- éviter l'arrêt brutal : poursuite ou substitution par hémisuccinate d'hydrocortisone (HSC) 50 à 75 mg.

Traitements à arrêter

- AVK (5 jours avant), relais héparine SE;
- Biguanides 48 h avant;
- IMAO, IEC et ASA II si pour HTA > 24 h;
- Rimifon®, isoniazide;
- aspirine, Ticlid;
- diurétiques (> 12 h);
- antiarythmique de classe 1 uniquement (> 24 heures).

Surveillance spécifique IADE par le score de sédation :

Tableau 2.41

catégorie	Effets cliniques
5	Patient anxieux ou agité
4	Réponse léthargique à la stimulation vocale – voix normale
3	Réponse seulement si stimulation vocale forte ou répétitive
2	Réponse seulement après stimulation mécanique (secousse)
1	Absence de réponse à la secousse, réponse seulement après stimulation douloureuse (pincement du trapèze)
0	Absence de réponse au pincement du trapèze

Grille MOAA/S : the Modified Observer's Assessment of Alertness/Sedation Scale

Points essentiels

- La base de la prémédication est l'écoute, l'information et la disponibilité durant toute la prise en charge péri-opératoire d'un infirmier référent.
- L'utilisation d'un anxiolytique n'est pas systématique; le besoin doit être évalué à la consultation d'anesthésie et ajusté si nécessaire lors de la visite pré-opératoire.

Schéma possible :

Tableau 2.42

ADULTE	ENFANT
▪ BZD pour une anxiété majeure : Xanax®. ▪ Hydroxyzine pour une anxiété mineure, CI aux BZD et risque allergique. ▪ Précaution d'emploi chez le patient âgé : réduction des doses par 3 ou 4 et surveillance des effets prolongée.	▪ 1re intention : Hypnovel®. ▪ 2e intention : Atarax®. Présence des parents au bloc si possible jusqu'à la perte de connaissance.

Actuellement, la Clonidine est encore peu utilisée. Ses intérêts peuvent être majeurs s'ils sont encore à l'étude.

Fiche 2.30

Antibioprophylaxie et antibiothérapie

Annabelle Payet-Desruisseaux

Introduction

Les anti-infectieux regroupent tous les traitements luttant contre l'infection quelle que soit son origine : antibiotiques (ATB), antiviraux, antifongiques notamment.
L'actuel problème réside dans l'apparition de germes résistants, en particulier chez des patients « porteurs sains » de germes ayant la possibilité de coloniser et d'infecter d'autres patients. Leur pouvoir pathogène potentiel est très important.
Des principes de bon usage sont édictés (exemple : conférence de consensus du 6 mars 2002 ou de 2010) afin de prendre en compte ce risque de santé publique tout en assurant une prise en charge individuelle adaptée.

Grands principes

Le choix de la mise en place ou non d'un traitement préventif (antibioprophylaxie) ou curatif (antibiothérapie) se fait lors de la consultation d'anesthésie, à visée soit curative, soit préventive, en fonction :
1) du patient : taille, poids, âge, antécédents, allergies éventuelles,
2) de la chirurgie et de la pathologie (chirurgicale, respiratoire, digestive, urinaire, etc.),
3) de la classe Altemeier et de l'écologie connue ou non,
4) de la voie d'administration et du rythme de traitement,
5) d'association thérapeutique ou non.
La classification d'Altemeier permet la classification des interventions chirurgicales en fonction du risque de contamination et d'infection post-opératoire :

Tableau 2.43

Type de chirurgie	Type d'intervention	Taux d'infection		
		Sans ATB	Avec ATB	CAT
Classe I CHIRURGIE PROPRE	– incisions primitivement fermées, non drainées, non traumatiques, – sans inflammation ni faille dans la technique d'asepsie, – en l'absence d'ouverture de l'oropharynx, du tube digestif, de l'appareil génito-urinaire ou des voies respiratoires.	1 à 5 %	< 1 %	+/– ATBprophylaxie
Classe II CHIRURGIE PROPRE- CONTAMINÉE	– ouverture de l'appareil génito-urinaire en l'absence d'uroculture positive, – ouverture des voies respiratoires, du tube digestif dans de bonnes conditions et sans contamination anormale, – ouverture de l'oropharynx ou des voies biliaires en l'absence de bile infectée, – ruptures minimes d'asepsie et drainages mécaniques.	5 à 15 %	< 7 %	ATBprophylaxie
Classe III CHIRURGIE CONTAMINÉE	– plaies traumatiques récentes, – ouverture du tractus biliaire ou génito-urinaire en présence de bile ou d'urines infectées, – contaminations importantes par le contenu du tube digestif, rupture majeures d'asepsie, – interventions en présence d'inflammation aiguë sans pus.	> 15 %	< 15 %	ATBthérapie
Classe IV CHIRURGIE SALE	– plaies traumatiques souillées ou traitées de manière retardée, – présence de tissus dévitalisés, d'inflammation bactérienne avec pus, de contamination fécale ou de corps étrangers, – viscères perforés.	> 30 %	diminué	ATBthérapie

Les antibiotiques agissent à l'échelon moléculaire, par une activité antibactérienne (liée à une bonne absorption et diffusion tissulaire) : ils inactivent plusieurs étapes métaboliques indispensables à la vie de la bactérie :

- **toxicité sélective** au niveau de la :
  - synthèse de la paroi bactérienne,
  - membrane cytoplasmique,
  - synthèse des protéines,
  - acides nucléiques,
- **inhibition compétitive :** c'est un analogue structural, il interfère avec une fonction essentielle à la bactérie.

L'antibioprophylaxie

Objectifs de l'antibioprophylaxie :

- s'opposer à la prolifération bactérienne afin de diminuer la probabilité de survenue d'une infection du site opératoire (ISO);
- maintenir une concentration tissulaire efficace jusqu'à la fermeture;
- éviter l'apparition de résistances : spectre étroit et ciblé sur les agents pathogènes potentiels;
- limiter son utilisation au maximum à 24 h.

Domaines d'application

Les protocoles établis localement sont réalisés après accord entre chirurgiens, MAR, infectiologues, microbiologistes et pharmaciens, et validés par le CLIN.

Ils font l'objet d'une étude économique et leur efficacité est régulièrement réévaluée par la surveillance des taux d'infections post-opératoires, et des micro-organismes responsables. L'équipe d'anesthésie doit respecter ces protocoles et leurs règles d'administration :

- prescription de l'ATB par le MAR;
- administration vérifiée et tracée avec la check-list;
- injection IV > 30 min avant incision et < 90 min avant incision;
- dose unitaire jamais inférieure à la dose thérapeutique;
- limitation à l'acte opératoire : < 24 h et jamais > 48 h.

Cas particuliers :

- sujets potentiellement colonisés ou colonisés par une flore bactérienne nosocomiale connue : ATBthérapie ciblée,
- risque d'endocardite infectieuse :
  - chirurgie bucco-dentaire uniquement,
  - sujets porteurs d'une cardiopathie congénitale cyanogène ou d'une prothèse ou ATCD endocardite,
  - 1 h avant l'intervention PO ou IV : Amoxicilline 2 g (si allergie : Clindamycine 600 mg en IV)
- transplantations d'organes :
  - malades ambulatoires : ATB en fonction de l'organe greffé,
  - infection nosocomiale : ATB curative.

• troubles de la conscience, notamment en pédiatrie (score de Silverman).

Les traitements intraveineux peuvent avoir des effets secondaires d'apparition rapide. Ils imposent une surveillance en unité spécialisée (USC, réanimation).

Points essentiels

Les urgences respiratoires sont très courantes. La pharmacopée offre un grand nombre de traitements rapidement efficaces. La voie respiratoire/inhalatoire est la plus utilisée car la plus rapide et la plus simple à mettre en œuvre.

L'impossibilité pour un patient de réaliser un *peak flow* doit être considéré comme un signe de gravité majeure, au même titre que l'incapacité à parler.

La répétition d'aérosols sans amélioration de l'état du patient doit orienter vers une prise en charge grâce à d'autres thérapeutiques (traitement IV).

L'utilisation de corticoïdes est souvent associée : tenir compte d'un éventuel contexte infectieux.

NOTES :

Fiche 2.32

Médicaments de l'urgence à visée cardiovasculaire

Nathalie Requier

Tous les déterminants de la régulation de la pression artérielle et de la volémie peuvent être impactés lors d'une urgence vitale. Les médicaments à visée cardiovasculaire utilisés dans le cadre de l'urgence agissent sur les récepteurs des organes ou des vaisseaux afin de maintenir un débit cardiaque optimum.

Définitions

Les catécholamines sont des médicaments cardiovasoactifs puissants et de courte durée d'action. Ils permettent de restaurer et de maintenir l'état hémodynamique du patient en état de choc. La noradrénaline, l'adrénaline et la dobutamine sont les plus utilisées. Leur indication dépend de leurs propriétés.

- **La noradrénaline** est un puissant vasoconstricteur qui nécessite d'être diluée dans une solution de glucose à 5 % afin de ne pas s'oxyder. Elle est utilisée dans les chocs septiques et vasoplégiques.
- **L'adrénaline** agit sur la contractilité du cœur (inotrope positif), sur les vaisseaux (vasoconstriction) et sur les bronches (bronchodilation). C'est la drogue de référence lors de l'arrêt cardiaque, du choc anaphylactique, des chocs cardiogéniques et, dans ces cas-là seulement, elle peut être injectée en intraveineuse directe sur indication médicale.
- **La dobutamine** augmente la contractilité du cœur, d'où son utilisation lors de chocs cardiogéniques. Elle possède un effet vasodilatateur qui peut entraîner une hypotension artérielle; cela nécessite son association avec un vasoconstricteur comme la noradrénaline.
- **L'isoprénaline** augmente la contractilité, la fréquence et la conduction cardiaque. Il est utilisé lors d'un bloc de conduction intracardiaque à fréquence basse en attente d'un entraînement électro-systolique. Son utilisation en bolus est contre-indiquée.
- **La dopamine** est aujourd'hui délaissée au profit de la noradrénaline, plus efficace et moins arythmogène(1).

Mode d'action des catécholamines

Les différents récepteurs et l'effet de leur stimulation

Voir tableau 2.48.

Tableau 2.48

α1 : vaisseaux et muscles lisses : vasoconstriction
α2 : branches nerveuses terminales : inhibition de la libération de noradrénaline, vasoconstriction des coronaires
β1 : Cœur : chronotrope + et inotrope + dromotrope + bathmotrope +
β2 : artères et bronches : vasodilatation périphérique, bronchodilatation
δ : Artères mésentériques, rénales et cérébrales : vasodilatation

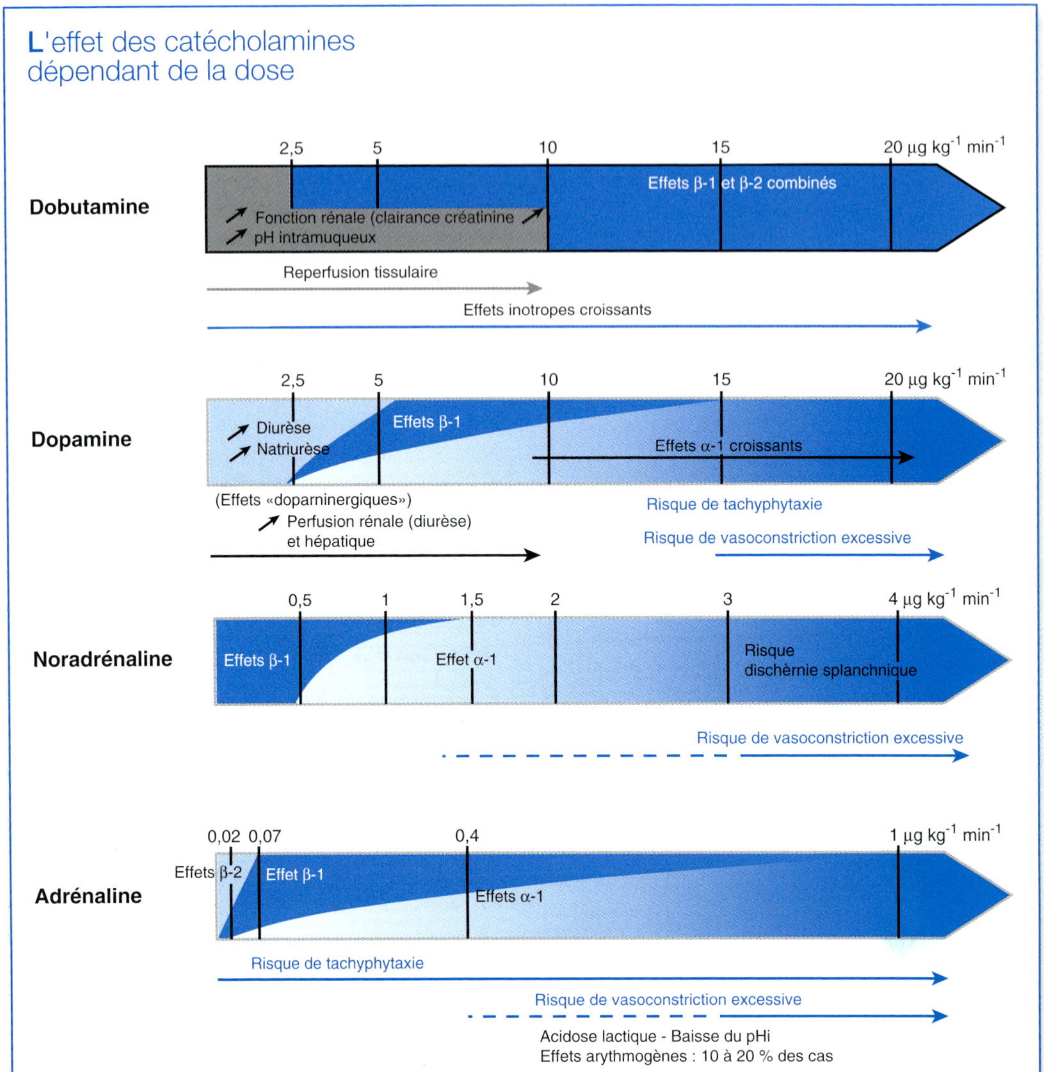

Figure 2.13 Principaux effets pharmacologiques des cathécholamines.

Principaux produits

Voir tableau 2.49.

Tableau 2.49

DCI	Adrénaline	Noradrénaline	Dopamine	Dobutamine	Isoprénaline
	Adrénaline®	*Levophed®*	*Dopamine®*	*Dobutrex®*	*Isuprel®*
Présentations	1 ml = 0,25 mg 1 ml = 0,5 mg 5 ml = 5 mg	4 ml = 8 mg	5 ml = 200 mg 10 ml = 50 mg	20 ml = 250 mg	0,20 mg/1 ml
Posologies à adapter en fonction des objectifs	IVD IVSE : dose en fonction de la PAM	IVSE : dose en fonction de la PAM	IVSE : 1 à 20 µg/kg/min	IVSE : 5 à 40 µg/kg/min	IVSE 0,2 à 10 mg/24 h en fonction des indications
Indication	Choc anaphylactique, ACR	Choc septique, choc hypovolémique	Choc cardiogénique	Défaillance cardiaque	BAV avant pose PM, bronchospasme
½ vie	2–3 min	0,6–3 min	8–38 min	1–3 min	5 min

Surveillance spécifique IADE

Préparation du traitement

L'IADE doit s'assurer de la bonne préparation des dilutions.

Les catécholamines doivent être manipulées avec précaution et être administrées sur une voie veineuse de très bonne qualité, voire une voie centrale réservée à cette thérapeutique.

Surveillance du traitement

Tout patient bénéficiant d'un traitement par catécholamines doit être placé sous étroite surveillance des paramètres cliniques et para-cliniques cardiovasculaires avec un monitorage électrocardioscopique continu.

La surveillance de la pression artérielle en continu et à brefs intervalles se réalise idéalement grâce à un cathéter artériel. Le réglage des alarmes du monitorage est à adapter en fonction des constantes du patient et des objectifs fixés.

Les variations de posologie se font progressivement tout en surveillant la PAM et la fréquence cardiaque.

Il est recommandé de recourir à un relais automatisé pour le changement de seringue plutôt qu'à une manœuvre manuelle (SFAR).

Il existe deux modes de calcul des débits de catécholamines dobutamine/dopamine exprimées en µg/kg/min :

- Si nous voulons que la vitesse de la seringue soit égale à la dose prescrite en µg/kg/min : il faut multiplier le poids du patient par 3. Cela nous donne le nombre de mg de produit à diluer dans un volume total de 50 ml.

Tableau 2.50

(Poids × 3) = ? mg de produit QSP 50 ml Prescription nb µg/kg/min = Vitesse

Exemple : pour un patient de 70 kg, avec une prescription de Dopamine® à 0,5 µg/kg/min, la vitesse de la seringue électrique (contenant 210 mg de produit actif) sera de 0,5 ml/h

- Si nous voulons des seringues à concentration fixe, nous pouvons calculer la vitesse de la seringue selon la formule suivante : le nombre de α (en µg/kg/min) multiplié par le poids (P en kg) multiplié par 60 (en minutes/h) le tout divisé par la concentration de la seringue soit 5 000 (en µg/ml).

Tableau 2.51

$$\text{Vitesse de la seringue en(ml/h)} = \frac{\alpha \times P \times 60}{5000}$$

L'isoprénaline est déconseillé en association avec les AVH (risque de troubles graves du rythme ventriculaire).

Points essentiels

La manipulation des catécholamines nécessite une uniformisation des pratiques pour limiter les risques, surtout en cas de transfert de patients entre 2 unités d'hospitalisation.
L'IADE doit être vigilant sur la qualité des branchements : tubulures non coudées et non occluses. En cas d'occlusion de la tubulure, il faut relâcher la pression avant de lever l'obstacle.
À la fin d'une période de sevrage des catécholamines, il est recommandé d'injecter une seringue de sérum physiologique à faible débit pour purger lentement la voie sans provoquer de bolus.

NOTES :

Fiche 2.33

Anti-coagulants, anti-thrombotiques et anti-agrégants

Annabelle Payet-Desruisseaux

Les traitements anti-thrombotiques comprennent les anticoagulants, les antiagrégants plaquettaires et les fibrinolytiques. Tous interfèrent à différentes étapes de la physiologie de l'hémostase.

Les anticoagulants

Cette famille regroupe l'héparine non fractionnée, les héparines de bas poids moléculaires, et les antivitamines K (AVK).

Leur action est pourtant spécifique :

- l'héparine non fractionnée et les HBPM agissent sur la liaison AT III avec pour cible les facteurs Xa et IIa (l'héparine spécifiquement);
- le fondaparinux a une action anti-Xa exclusive;
- les AVK sont des antagonistes compétitifs sur les récepteurs dépendants de la Vit K (facteurs II, VII, IX, X).

Ils sont généralement liés à l'albumine. Leur métabolisme est hépatique et leur élimination est rénale.

Indications/Contre-indications

Voir tableau 2.52.

Tableau 2.52

<table>
<tr><th></th><th>Indications</th><th>Contre-indications</th></tr>
<tr><td>Héparine Non Fractionnée (HNF)</td><td>▪ curatif ++
– IDM, phlébite profonde,
– relais traitement AVK,
– CEC
▪ valve cardiaque</td><td rowspan="4">▪ Communes :
– hypersensibilité
– accouchement hémorragique récent
– lésion organique susceptible de saigner
– insuffisance hépatique et/ou rénale
▪ Spécifiques :
– HBPM : enfant de moins de 3 ans
– AVK : grossesse et allaitement (sauf Coumadine®).</td></tr>
<tr><td>Héparine Bas Poids Moléculaire (HBPM)</td><td>▪ prévention accident thrombo-embolique veineux
▪ curatif : accident thrombo-embolique veineux, relais AVK</td></tr>
<tr><td>Fondaparinux</td><td>▪ prévention accident thrombo-embolique en chirurgie majeure
▪ curatif : accident thrombo-embolique veineux</td></tr>
<tr><td>Anti Vitamine K (AVK)</td><td>▪ relais d'héparinothérapie
▪ traitement prolongé en prévention des accidents thrombo-emboliques, artériels et veineux (ATCD, fibrillation auriculaire, embolie, pose valve cardiaque)</td></tr>
</table>

Effets secondaires

- hémorragie
- allergie
- héparine et HBPM : thrombopénie
- AVK : rash, nécroses cutanées, diarrhée.

Différents produits

Voir tableau 2.53.

Tableau 2.53

DCI	HNF	HBPM	Fondaparinux	AVK
	Héparine® Calciparine®	Fragmine® Lovenox® Innohep®	Arixtra®	Coumadine® Sintrom® Préviscan®
Voie d'administration	IV et S/C	S/C	S/C	P.0
Posologies	S/C 200 UI/kg/24 h IV Bolus 50 à 80 UI/kg Entretien PSE 400 à 600 UI/kg/24 h	2 000 à 5 000 UI/24 h Curatif 100 à 175 UI/kg/24 h	Préventif : 2,5 mg S/C Curatif : 7,5 mg 50 < Pds < 100 kg 1 mg = 700 UI	Sintrom® : 2–10 mg/24 h Préviscan® : 5–40 mg/24 h Coumadine® : 2–15 mg/24 h
Délai d'action	IV : < 1 h S/C : 2–4 h	4 h	4–6 h	36-72 h
Demi-vie élimination	IV : 30 à 150 min S/C : 2–4 h	4–8 h	12–17 h	Sintrom® : 8-9 h Préviscan® : 30 h Coumadine® : 35–45 h
Surveillance	▪ TCA ▪ antiXa ▪ héparinémie ▪ plaquettes	▪ antiXa ▪ plaquettes	▪ antiXa	▪ TP ▪ INR

2 produits ont des antidotes :

– pour l'héparine, l'antidote est la protamine,
– pour les AVK, l'antidote est la vitamine K.

Les antiagrégants plaquettaires

Ils inhibent l'activation et l'agrégation plaquettaire. L'aspirine est le plus utilisé pour son action immédiate avec une demi-vie de 20 min.

Ils sont indiqués pour une action :

- curative : AIT, IDM (en association avec héparine et thrombolytique),
- préventive : AVC, IDM, maladie artéritique.

Leurs contre-indications sont les mêmes que les anticoagulants, auxquelles il faut ajouter l'existence d'ATCD de leucopénie, thrombopénie, agranulocytose.

Leurs effets secondaires sont : hémorragies, allergie et ulcère gastroduodénal.

Tableau 2.54

DCI	Aspirine	Clopidogrel Ticlopidine	Ibuprofène
	Aspirine®	Plavix® Ticlid®	Cebutid®
Dose recommandée par 24 h	75 à 330 mg	75 mg 500 mg	100 mg
Action	Irréversible = durée de vie des plaquettes		Réversible en 24 h
Durée recommandée d'arrêt pré-opératoire	> 3 jours	> 5 jours	24 h

Les fibrinolytiques

Ce sont des enzymes activant le plasminogène en plasmine et responsables :

- De la lyse du thrombus fibrineux, même hémostatique,

• De la re-perméabilisation précoce du vaisseau.
Ils sont recommandés dans le traitement précoce (<6 h) des thromboses : IDM, embolie pulmonaire, etc. L'administration se fait toujours par voie IV.
Leurs contre-indications sont identiques aux produits précédents.
Leurs effets secondaires sont principalement les risques hémorragique et allergique.

Tableau 2.55

DCI	Streptokinase	Urokinase	Activateur tissulaire du plasminogène
	Streptase®	Urokinase®	Actilyse®
Posologies variables (données ici à titre indicatif)	250 000 à 500 000 UI en moyenne en 30–60 minutes Relais possible durant 3 à 5 jours	En dose unique 15 000 UI en 10 min	IDM Bolus 15 mg puis : - 50 mg en 30 min - 35 mg en 60 min Embolie pulmonaire Bolus 10 mg Puis 90 mg sur 2 h
Délai d'action	15 min	15 min	5 min
½ vie (fonction de la dose)	20 min	15 min	5 min
Surveillance	TCA, Fibrinogène		

Surveillance des traitements

Elle est essentielle, et doit être mise en œuvre dès le début du traitement :
• suivi de l'efficacité clinique et biologique du traitement ;
• recherche des effets secondaires :
  – signes d'accident thrombo-embolique et hémorragie : gingivorragies, hématémèse, ecchymoses, etc.
  – allergie,
  – interactions médicamenteuses ;
• évaluation des fonctions rénale et hépatique ;
• à l'accueil au bloc :
  – identification du traitement en cours, date et heure d'arrêt ou de dernière prise, relais, etc.
  – évaluation du risque d'accident thrombo-embolique/hémorragique per-opératoire : bas de contention, compression intermittente, antidotes, etc.

Points essentiels

En péri-opératoire, il doit y avoir un consensus MAR/chirurgien sur la gestion des anticoagulants : arrêt ou non, voire adaptation du traitement en cours, en fonction de la balance risque hémorragique/risque thrombotique liés au terrain du patient, au traitement en cours et à la chirurgie prévue.
Dans tous les cas, il ne peut y avoir réalisation d'une ALR si le temps d'arrêt pré-opératoire du traitement n'est pas respecté.
L'usage des antidotes peut être un recours ; sinon, si possible, la chirurgie doit être reportée dans l'attente d'une normalisation du bilan d'hémostase et de coagulation.

Fiche 2.34

Médicaments du système nerveux autonome

Corine Lechien

Sulfate d'atropine®

Caractéristiques principales

Parasympatholytique. Antagoniste des récepteurs muscariniques de l'acétylcholine.
Indication : traiter ou prévenir la bradycardie.
½ vie d'élimination : 15 à 30 h. Volume de distribution 2–4 L/kg. Liaison protéique = 50 %, passe la barrière fœto-placentaire, excrété dans le lait maternel.
Métabolisme plasmatique et hépatique. Élimination biliaire et urinaire.
Effets pharmacodynamiques :
• À faible dose, action inotrope, chronotrope, bathmotrope, dromotrope négatives. Vasoconstriction périphérique, ↑ résistances périphériques, ↓ débit cardiaque et du débit coronaire, diminution de la consommation en O_2 et de la TA.
• À forte dose : action inotrope, chronotrope, bathmotrope, dromotrope positives, des résistances périphériques et pulmonaires, ↑du débit cardiaque, du débit coronaire, et de la consommation en O_2 et de la TA.
• À dose toxique, chute de la TA avec dépression des centres vasomoteurs.
Autres effets :
• sédation faible avec euphorie;
• bronchodilatateur, sécrétions bronchiques, viscosité;
• mydriase, paralysie de l'accommodation, sécheresse de la cornée;
• abolition des sécrétions salivaires et pancréatiques. mobilité du tube digestif;
• action antispasmodique sur voies biliaires. Relâchement des muscles vésicaux.
• ↓ des sécrétions des glandes sudoripares, risque d'hyperthermie.

Principales contre-indications

- allergie au produit;
- glaucome;
- adénome prostatique (sauf sonde à demeure);
- tachycardie, insuffisance cardiaque.

Surveillance spécifique IADE

Surveillance électrocardiographique et hémodynamique indispensable.
Respecter le dosage, car effet paradoxal. Chez l'obèse, se fier au poids idéal sans dépasser 1 mg.
Risque de potentialisation des AL, amphétamines, IMAO, antihistaminiques, neuroleptiques et de la phénothiazine.

Chlorydrate d'éphédrine®

Caractéristiques principales

Sympathomimétique; action directe sur les récepteurs α et β, indirecte par ↑ de la libération de noradrénaline via les terminaisons nerveuses du système sympathique. Inhibitrice de la monoamine oxydase.
Indications : traitement préventif et/ou curatif de l'hypoTA lors d'AG, APD, RA.
½ vie élimination : 3–6 h. Volume de distribution : 120–320 L.
Passe la barrière fœto-placentaire.
Faible métabolisme hépatique. Élimination urinaire.
Stimule le système nerveux central, cardiovasculaire (vasoconstriction veineuse et coronarienne, chronotrope et inotrope +), les sphincters urinaires et digestifs. Bronchodilatation.

Principales contre-indications

- allergie au produit;
- HTA, insuffisance cardiaque;
- glaucome à angle fermé.

Principaux effets secondaires

- palpitations;
- HTA, arythmie;
- allergie;
- crise de glaucome à angle fermé;
- miction douloureuse;
- risque de potentialisation des effets :
  - sympathomimétiques des antidépresseurs,
  - de la sibutamine et de la guanéthidine,
  - arythmogènes des halogénés et digitaliques.

Surveillance spécifique IADE

Surveillance électrocardiographique et hémodynamique indispensable.
Si une dose de 30 mg en 1 heure n'est pas efficace, changer de thérapeutique car tachyphylaxie, **mais ne pas dépasser 150 mg/24 h**. Adapter le débit de la perfusion en fonction de la TA.
Antagonise les βbloquants, les antidiabétiques oraux et l'insuline.

Néosynéphrine® (Phényléphrine)

Caractéristiques principales
Vasopresseur, α1 adrénergique pur, sans effets inotropes ni chronotropes. Efficacité moindre chez les patients sous IEC ou antagonistes des récepteurs à l'angiotensine.
Effet sympathomimétique entraînant :
- une vasoconstriction artérielle et veineuse sans effets chronotropes, ni inotrope +,
- à dose élevée, potentialise les effets β adrénergiques. ↑ TA, ↓ FC par baroréflexe,
- un effet stimulant central,
- une mydriase.

Indications : traitement curatif ou préventif de l'hypotension artérielle, en seconde intention, en cas d'échec d'un traitement par Éphédrine®.
½ vie d'élimination : 3 h. Volume de distribution : 5 L/kg. Passe la barrière fœto-placentaire.
Métabolisme hépatique. Élimination urinaire.

Principales contre-indications

- allergie aux produits;
- HTA;
- hyperthyroïdie.

Principaux effets secondaires

- HTA avec bradycardie réflexe (sauf sous AG), palpitations;
- anxiété, flush, céphalées, nausées.

Surveillance spécifique IADE

Surveillance électrocardiographique et hémodynamique indispensable.
Les bolus ne doivent pas excéder 100 μg. Cette substance est largement utilisée en perfusion continue associée à l'Éphédrine® lors de la RA pour césarienne, pour pallier au blocage sympathique (débit à ajuster en fonction de la TA).
Potentialise les effets hémodynamiques (HTA) des antidépresseurs, de l'ocytocine et de la guanéthidine. Recommandée chez le coronarien.

Clonidine Catapressan®

Caractéristiques principales

Le chlorydrate de clonidine est un agoniste des récepteurs α2 adrénergiques. Il est utilisé dans l'analgésie multimodale et la co-analgésie. La clonidine prolonge la durée et l'analgésie des blocs périphériques.
Il agit sur les centres bulbaires du contrôle de la PA :
- en ↓ le tonus sympathique et la PA (TA systolique et diastolique) tout en conservant intacts les circuits réflexes qui permettent d'adapter la PA aux besoins physiologiques;
- en ↓ la FC, via l'augmentation du tonus vagal.

Les effets cardiovasculaires varient selon la dose, la voie et la vitesse d'administration.
½ vie : 12 à 24 h (↑ à 40 h si insuffisance rénale sévère).
Métabolisme hépatique, élimination urinaire (65 %) et fèces. Excrétion totale en 5 jours. Passe la barrière fœto-placentaire.

Principales contre-indications

- allergie au produit;
- hypotension, maladie du nœud sinusal (FC < 60/min);
- apnée obstructive;
- porphyrie.

Principaux effets secondaires

- sédation (augmentée si traitement concomitant avec somnifères et anxiolytiques) ;
- sécheresse de la bouche ;
- diminution des effets du Catapressan® en cas de traitement concomitant avec :
  - antidépresseurs tricycliques,
  - AINS
  - neuroleptiques.

Surveillance spécifique IADE

Surveillance électrocardiographique et hémodynamique indispensable.
L'injection doit être lente, la dose totale diluée dans 50 ml de sérum et injectée en 10 min minimum, sous monitorage.
La bradycardie est majorée par les digitaliques et βbloquants.

Différents produits

Voir tableau 2.56.

Tableau 2.56

	Atropine®	Éphédrine®	Néosynéphrine®	Catapressan®
Présentations	0,25 mg/ml 0,50 mg/ml 1 mg/ml	30 mg/ml 30 mg/10 ml	5 mg/1 ml	0,150 mg/ml
Posologies d'induction	Enfant 20 μg/kg Adulte 10 μg/kg (0,5 à 1 mg)	Bolus IVD 3 à 6 mg à répéter IVL 30 mg ds 500 ml de RL	Bolus IVD 50 à 100 μg	0,1 mg/kg
Délai d'action	30 à 90 s IV	30 s	1 min	5 min
Durée d'action	Variable	10 min	2 min	4 heures

Points essentiels

Tous ces traitements doivent être administrés sous surveillance électrocardiographique et hémodynamique rapprochée.
Leurs effets secondaires doivent être parfaitement connus par l'IADE pour une prise en charge immédiate en cas d'incident.

Fiche 2.35

Solutés intraveineux

Stéphane Etienne

Définition de la classe pharmacologique

Les solutés intraveineux sont utilisés quotidiennement avec plusieurs objectifs :
- assurer les apports hydro-électrolytiques nécessaires au patient,
- permettre l'administration de médicaments (ATB, anesthésie, analgésie),
- maintenir la volémie.

Trois classes de solutés sont disponibles :
- les cristalloïdes (NaCl, Ringer, Glucosé),
- les colloïdes (HEA, gélatines, dextrans).

(Attention : les produits sanguins labiles (albumine, CGR) ne doivent pas être utilisés comme solutés de remplissage et ne seront donc pas traités dans le chapitre.)

Pharmacocinétique, pharmacodynamique

Les cristalloïdes

Ils comprennent 3 classes (hypo/iso/hypertonique) qui dépendent de la concentration des ions.
- Les glucosés ont une osmolarité proche du sang. Le glucose est consommé très rapidement. Ces solutés apportent essentiellement de l'eau et des calories et n'entraînent que peu de mouvements entre les différents secteurs.
- Les sérums salés ont une distribution rapide mais faible (25 %) dans le secteur vasculaire.
- Les sérums salés hypertoniques se diluent très rapidement, provocant une augmentation rapide de la natrémie. Ils génèrent des mouvements importants entre les secteurs interstitiels et cellulaires et le secteur intra-vasculaire (effet « buvard »). Ces solutions augmentent rapidement la pré-charge, diminuent la post-charge, et entraînent une vasodilatation artérielle périphérique. L'association avec des colloïdes augmente la durée d'action.

Les colloïdes

Ils sont naturels (albumine) ou de synthèse (dextrans, gélatines, HEA). Ils ont tous un délai d'action rapide (quelques minutes) et durable (de 1 à 8 heures). Ils provoquent des mouvements du secteur interstitiel et cellulaire vers le secteur intravasculaire.
- Les dextrans (polysaccharides d'origine bactérienne) sont les moins utilisés en France (risque d'allergie rare). Ils sont à élimination essentiellement rénale.
- Les gélatines sont d'origines animales (collagène os de bœuf) et se répartissent avec le rapport suivant : 80 % intravasculaire, 20 % interstitiel.
- Les HEA (Hydroxy-Ethyl-Amidon, polymère de glucose modifié) ont une distribution quasi exclusivement intravasculaire. Leur coût est très faible.

Leur poids moléculaire est exprimé en daltons. Leur pouvoir expansif est lié au coefficient de dispersion des molécules (poids moléculaire moyen en poids (PMp)/poids moléculaire moyen en nombre (PMn). Leur viscosité est un autre facteur déterminant leur pouvoir expansif et leur durée d'action.

Les facteurs conditionnant le pouvoir expansif sont :
- la pression oncotique (pression « d'échange » entre le secteur intra- et extravasculaire liée aux protéines),
- le volume perfusé,
- la vitesse de perfusion,
- la concentration de la solution (plus elle est élevée, plus le transfert d'eau en intravasculaire est important).

Principales indications/contre-indications

Indications

L'essentiel des indications concerne l'hypovolémie
- modérée, qu'elle soit vraie ou relative, (cristalloïdes isotoniques),
- sévère ou accompagnée de signes de gravité (colloïdes).

Contre-indications

Ces différents solutés ne présentent pas de contre-indication générale, mais plus des indications et des précautions d'emploi en fonction du terrain et des pathologies des patients.
Il convient surtout de les considérer comme des produits pouvant devenir délétères s'ils sont mal utilisés. Une attention particulière sera apportée aux quantités apportées.

Principaux effets secondaires

À tout moment, l'utilisation de ces produits doit être raisonnable et raisonnée. Un excès de remplissage reste le plus grand risque au quotidien. Il expose le patient à certaines complications :

- hypothermie, si les solutés ne sont pas réchauffés (risque majoré en pré-hospitalier) ;
- troubles hydro-électrolytiques (hypo/hypernatrémie) ;
- troubles de l'hémostase (dilution des facteurs de coagulation, adhésivité plaquettaire) ;
- œdèmes (attention en cas de TC sévère) ;
- surcharge hydrique ;
- insuffisance rénale aiguë ;
- allergie (rare) concernant les dextrans (0,2 %), troubles de l'hémostase ;
- transmission du prion (risque théorique).

Rappel : la néphrotoxicité des HEA a restreint leur indication aux « pertes sanguines aiguës » lorsque l'utilisation des cristalloïdes seuls est jugée insuffisante.

Différents produits

Voir tableau 2.57.

Tableau 2.57

Solutés	Pouvoir d'expansion	Durée d'action	Contre-indication	Remarques
Cristalloïdes isotoniques	Faible	Courte		Ne sont pas des solutés de remplissage (faible pouvoir expansif). Permettent d'assurer les besoins hydro-électrolytiques des patients
Ringer Lactate	Faible, 25 %	1 à 2 h	Traumatisme crânien	Apport acide minime, diminution de la pression oncotique, recommandé pour le remplissage des brûlés (pré-hospitalier)
Chlorure de sodium à 0,9 %	Faible, moins de 20 %	1 h	Décompensation cardiaque majeure, hypernatrémie pré-existante	Risque d'œdème, acidose hyperchlorémique, hypernatrémie
Isofundine	Faible, 25 %	1 à 2 h	Hyperkaliémie, hypercalcémie, alcalose métabolique	Diminue la pression oncotique
Glucosé	Faible, moins de 20 %	1 h	Diabète mal contrôlé	Peu utilisé en anesthésie
Cristalloïdes hypertoniques	Très élevé	Très courte si SSH seul, augmentée si association avec colloïdes	Traumatisme crânien sévère, décompensation cardiaque	Très utilisés en pré-hospitalier, association de sérum salé et de colloïdes (augmentation de la durée d'action)
RescueFlow (NaCl 7,5 % et Dextran 70)	Très élevé, 800 %	6 à 8 h		Association avec dextran possible réactions allergiques
Hyper Hes (NaCl 7,5 % et HEA 6 %)	Très élevé, 800 %	6 à 8 h		

Solutés	Pouvoir d'expansion	Durée d'action	Contre-indication	Remarques
Colloïdes naturels	Élevé (80 à 300 %)	Longue (6 à 8 h)		Indications restreintes (allergie aux colloïdes, brûlures graves, insuffisance hépatique, compensation de ponction d'ascite, hypoalbuminémie sévère). Ne doivent pas être utilisés en première intention. Traçabilité idem PSL
Albumine à 4 %	Modéré, 80 %	6 à 8 h		coût élevé, transmissions infectieuses, anaphylaxie (0,009 %), frissons, hyperthermie
Albumine à 20 %	Élevé 300 %	6 à 8 h		
Colloïdes de synthèse	Très élevé	Longue (6 à 8 h)		Coût faible, conservation à température ambiante, nouvelles recommandations de l'"ANSM (12/2013) sur les indications de HEA
Hydroxy-éthyl-amidon				
Voluven	Très élevé, 500 à 800 % selon les auteurs	Longue 6 à 8 h)	Allergie	Nouvelles recommandations d'utilisation. Risque de positivation des RAI. Dose limitée sur les 24 premières heures et utilisation limitée dans la durée
Hesteril	200 à 500 %	4 à 6 h		
Lomol	200 %	12 h		
Gélatines				Transmission théorique possible du prion
Gelofusine	80 %	3 h		
Plasmagel				

Surveillance spécifique IADE

La surveillance portera essentiellement sur les volumes de solutés administrés aux patients en fonction des situations particulières. En cas de :

- terrain spécifique (diabétique, insuffisant cardiaque sévère, brûlé), en accord avec le médecin, le choix pourra se porter sur un soluté particulier;
- nécessité de remplissage important, le réchauffement des solutés est recommandé afin d'éviter les risques liés à l'hypothermie (pré-hospitalier ++) et le bilan entrées/sorties est incontournable;
- d'utilisation conjointe de catécholamines (état de choc), il convient d'utiliser une méthode de monitorage de la pression artérielle (pression invasive) et/ou du débit cardiaque.

Pour les anesthésies de longue durée, et en fonction du terrain du patient, il est recommandé de réaliser un bilan entrées/sorties précis.

Points essentiels

Les solutés de remplissage ont des caractéristiques propres et des propriétés différentes. Ils peuvent avoir des effets secondaires; il convient donc de les utiliser avec précaution.

En cas de perte sanguine importante, ils ne remplaceront jamais l'administration de PSL.

En cas d'administration longue et en volumes importants, il est primordial de les réchauffer.

Fiche 2.36

Produits de substitution du sang

Christelle de Lardemelle

Il n'y a pas de produits de remplacement des globules rouges ni des plaquettes. Pour le plasma, il n'existe pas de véritable produit de substitution mais des médicaments dérivés du sang (MDS), et parmi les principaux qui nous intéressent, les facteurs de coagulation et l'albumine.

Définition de la classe pharmacologique

Les médicaments dérivés du sang sont fabriqués à partir de composants de sang ou du plasma humain, extraits de pools de milliers de dons. Ils sont soumis à une autorisation de mise sur le marché (AMM) délivré par l'Agence nationale de sécurité du médicament et des produits de santé (ANSM). Ils sont indiqués pour des :

- pathologies souvent chroniques (pour les facteurs de coagulation, il s'agit de traitements substitutifs de maladies constitutionnelles ou acquises de l'hémostase),
- pathologies d'urgence, accidents hémorragiques.

Différents produits

Concentrés de complexe prothrombinique (CCP) : (KASKADIL (LFB), Octaplex (Octapharma), Confidex (CSL Behring)

Il s'agit d'une fraction plasmatique humaine comportant les 4 facteurs du complexe prothrombinique (II, VII, IX et X). Ils sont indiqués pour le traitement et la prévention des accidents hémorragiques, en cas de déficit global et sévère en facteurs dépendants de la vitamine K, ou en cas de surdosage en anti-vitamine K (AVK).

Présentation : flacon de 10 ou 20 ml.

Posologie : La posologie et la durée du traitement substitutif dépendent de la sévérité du déficit, de la localisation du saignement, du type de traitement à mettre en œuvre (préventif ou curatif) ainsi que de l'état clinique et biologique du patient.

si risque hémorragique : 10 à 20 UI/kg - si surdosage en AVK : 20 à 30 UI/kg

Mode d'administration : Poudre à reconstituer extemporanément avec de l'EPPI, donnant une solution incolore ou bleutée et légèrement opalescente. En IV lente sans dépasser un débit de 4 ml/min.

Contre-indications : maladie hémorragique du nouveau-né (déficit en vitamine K), thrombopénie immuno-allergique à l'héparine, allergie à l'un des constituants.

Fibrinogène (Clottafact®)

Fibrinogène humain, indiqué dans l'hémorragie de la délivrance si impossibilité ou inefficacité de l'hémostase chirurgicale, et également dans le syndrome hémorragique avec CIVD.

Présentation : 1,5 g pour 100 ml de solution reconstituée.

Posologie : la concentration minimale nécessaire à l'hémostase dans des circonstances chirurgicales est de 1 g/L (normale entre 1,5 et 2,5 g/L). En maternité, la normale est augmentée à 4,5–5 g/L, la concentration minimale nécessaire étant de 2 à 2,5 g/L.

- si déficit acquis : dose initiale de 1 à 2 g;
- en maternité : 3 à 6 g (avec suivi du taux de fibrinogène).

Mode d'administration : injection IV lente après reconstitution avec de l'EPPI sans dépasser un débit de 4 ml/min.

Contre-indications : antécédents de maladies thrombo-emboliques, infarctus du myocarde récent, hypersensibilité connue à l'un des constituants de la préparation.

Albumine

Composant physiologique du plasma humain, l'albumine représente plus de la moitié des protéines totales du plasma et environ 10 % de l'activité de synthèse des protéines du foie. Elle est indiquée dans l'hypovolémie (hémorragique ou non), l'hypoalbuminémie constitutionnelle ou par pertes rénales (insuffisants rénaux, pré-éclampsie).

Présentation : BAXTER® flacon de 50 ou 100 ml contenant 20 g/L d'albumine; VIALEBEX®

flacon de 40 mg/ml, 50 mg/ml ou 200 mg/ml.
Posologie : la dose nécessaire est déterminée en fonction de la volémie à restaurer et non en fonction du taux plasmatique de l'albumine.
Mode d'administration : voie intraveineuse, débit en fonction de l'indication.
Contre-indications : allergie, réactions anaphylactiques, insuffisance cardiaque décompensée, hypervolémie.

Facteur VII recombinant activé (Novoseven®)

Indiqué pour :
- les déficits sévères en facteur VII si actes vulnérants,
- les patients hémophiles A ou B ayant développé un inhibiteur des facteurs VIII ou IX,
- les patients présentant une thrombasthénie de Glanzmann et devant bénéficier d'une chirurgie hémorragique.

Présentation : flacon à 1 mg (50 kUI), à 2 mg (100 kUI), à 5 mg (250 kUI) ou à 8 mg (400 kUI).
Posologie : 90 µg/kg avant hystérectomie d'hémostase après correction éventuelle du taux plaquettaire. En traumatologie, entre 100 et 200 µg/kg suivis éventuellement d'une réinjection de 100 µg/kg à 1 heure et 3 heures après la première injection.
Mode d'administration : injection intraveineuse lente de 2 à 5 minutes après reconstitution.

Facteur XI (Hemoleven®)

Indiqué en cas de déficit congénital sévère en facteur XI.
Présentation : poudre et solvant pour solution injectable à 1000 UI/10 ml.
Posologie : calculée de façon à obtenir un taux de facteur XI d'environ 30 à 40 % (0,3 à 0,4 UI/ml de plasma).
Mode d'administration : voie intraveineuse, en une seule fois, immédiatement après reconstitution, sans dépasser 4 ml/minute.

Concentrés de Facteur XIII (Fibrogammin®)

Flacons contenant 250 UI de facteur XIII de coagulation humain après reconstitution avec 4 ml et 1 250 UI après reconstitution avec 20 ml.
Prophylaxie des hémorragies : 10 UI par kg de poids corporel environ une fois par mois. L'intervalle peut être raccourci si des hémorragies spontanées se développent.
Posologie : avant intervention chirurgicale; jusqu'à 35 UI par kg de poids corporel, renouveler l'injection si nécessaire pour atteindre un taux de facteur XIII approprié. L'efficacité est maintenue par des injections répétées jusqu'à cicatrisation complète.
Traitement des hémorragies : 10–20 UI par kg de poids corporel une fois par jour; pour les hémorragies sévères et les hématomes extensifs, jusqu'à l'arrêt du saignement.

Principaux effets secondaires

Malgré les progrès des processus d'inactivation des agents pathogènes mis en place lors de leur fabrication, il peut subsister un risque théorique de transmission d'agents infectieux.
Depuis 2005, en plus du contrôle de la sécurité virale portant sur les marqueurs des hépatites B, C et du VIH, les pools de plasma destinés à la fabrication de médicaments dérivés du sang font l'objet d'une recherche du génome viral du Parvovirus B19.

Surveillance spécifique IADE

- surveillance de l'hémorragie, du bilan entrées-sorties, du bilan sanguin;
- hémovigilance : commande, administration du produit, traçabilité (dossier transfusionnel);
- surveillance per- et post-opératoire.

Points essentiels

Les produits sanguins labiles disponibles en France sont préparés directement à partir du sang total :
- concentrés de globules rouges (CGR);
- concentrés plaquettaires : CPA (concentré plaquettaires d'aphérèse), MCP (mélange de concentrés plaquettaires);
- plasma : PFC (plasma frais congelé) et PLYO (plasma lyophilisé);
- concentrés de granulocytes (CGA).

Il n'existe pas de véritables produits de substitution du sang; dans l'avenir, la production d'un sang artificiel est envisagée à partir de cellules souches.

Fiche 2.37

Produits sanguins labiles

François Morisset

Les produits sanguins labiles

Ils sont obtenus par séparation primaire des éléments du sang. Leurs caractéristiques communes sont les suivantes : chaque unité thérapeutique est issue d'un don de sang; risque résiduel faible de transmission de maladies infectieuses virales et parasitaires; durée de conservation limitée; règles strictes de conservation, de transport et d'utilisation.

Indications

Concentrés de Globules Rouges

L'indication est l'anémie, isolée ou associée à un déficit volémique, selon la rapidité de son installation, sa tolérance clinique et son évolution immédiate. Prise en compte d'un taux d'hémoglobine pour les patients sans antécédents, mais à moduler selon l'âge, la tolérance cardio-neurologique, la possibilité d'un traitement étiologique et le rapport risque/efficacité de la transfusion.

Concentrés de Plaquettes

Traitement préventif des hémorragies (en cas de présence d'une thrombopénie centrale et/ou à l'occasion d'un geste invasif avec un taux de plaquettes inférieur à 50 000/L). Traitement curatif des hémorragies à risque vital. Au cours d'une thrombopathie, lors d'actes invasifs ou d'hémorragie.

Plasma Frais Congelé

Selon l'arrêté ministériel du 3 décembre 1991 : coagulopathie de consommation grave avec effondrement du taux de tous les facteurs de coagulation (CIVD), hémorragie aiguë avec déficit global des facteurs de la coagulation, déficit complexe rare en facteur de la coagulation lorsque les fractions coagulantes correspondantes ne sont pas disponibles.

Contre-indications

Il n'existe pas de contre-indications formelles aux produits sanguins labiles.

Principaux effets secondaires

- Allergique : érythème, urticaire, œdème de Quincke, état de choc anaphylactique.
- Immunologiques par incompatibilité érythrocytaire : nausées/vomissements, malaise, oppression, douleurs lombaires, état de choc, saignement en nappe, oligo-anurie.
- Immunologiques par incompatibilité leucocytaire : frissons, hyperthermie, dyspnée, TRALI (syndrome de détresse respiratoire aiguë post-transfusionnelle).
- Surcharge volémique : augmentation de la pression artérielle, dyspnée, oppression thoracique, céphalées, cyanose, œdème aigu pulmonaire.
- Infectieux par contamination bactérienne du produit sanguin labile : malaise brutal, frissons, hyperthermie, angoisse, dyspnée, nausées/vomissements, diarrhée, douleurs abdominales, oligo-anurie, collapsus.

Différents produits

Voir tableau 2.58.

Tableau 2.58

	Température de conservation	Délai d'administration	Durée de conservation
Culot de Globules Rouges (CGR)	2 °C à 6 °C	6 heures	42 jours
Concentré de Plaquettes (CP)	20 °C à 24 °C	Immédiatement après réception	5 jours
Plasma Frais Congelé (PFC)	– 25 °C	Dans l'heure après obtention	12 mois

Rôle spécifique IADE

Avant la transfusion

• **Demande** des produits : vérifier la conformité de la prescription de produits (étiquettes, service demandeur, références du service, nom et signature du prescripteur, nature, qualité et quantité des PSL). Vérifier la conformité des documents prétransfusionnels (carte de groupe ou 2 déterminations de groupe avec Recherches d'Agglutines Irrégulières datant de moins de 72 heures – ou prolongation de 21 jours sur prescription – et fiche d'information pré-transfusionnelle). Vérifier que l'identité du patient est complète et identique sur l'ensemble des documents.

• À la **réception** des produits : vérifier la concordance entre l'identité du patient et l'identité sur la fiche de délivrance. Vérifier la concordance des produits livrés avec la prescription médicale. Vérifier l'intégrité de chaque poche et l'aspect des produits. Vérifier la durée de transport depuis l'EFS. Conserver les produits dans le container spécifique. Tracer la conformité des produits à réception en notant sur le bordereau de délivrance la date et l'heure de réception, l'identité de l'IADE et vérifier la concordance prescription/patient/produit. Vérifier la date de péremption du dispositif de contrôle ultime.

Au moment de la transfusion

• **Contrôles ultimes** de concordance et de compatibilité des produits : l'identité du patient est confirmée par une étiquette, contrôle de concordance des documents, contrôle ultime en salle auprès du patient, traçabilité des produits contrôlés et transfusés.

• **Pose et surveillance** de la transfusion : nom et prénom de l'IADE qui réalise la transfusion de chaque produit, date et heure du début de transfusion de chaque produit, volume transfusé de chaque produit et nature du produit.

• **Traçabilité** de l'acte transfusionnel : le bordereau de délivrance est complété et envoyé à l'EFS (le double est conservé dans le dossier transfusionnel du patient).

• Si suspicion d'**effets indésirables** chez le receveur : arrêter la transfusion, conserver la voie veineuse, appeler le médecin prescripteur, contacter l'EFS et le médecin hémovigilant, réaliser un signalement d'hémovigilance.

(voir les fiches 3.22 et 3.31)

Points essentiels

• 3 types de produits : Concentré de Globules Rouges, Concentré de Plaquettes et Plasma Frais Congelé.

• Délais d'administration : immédiatement après réception pour les Concentrés de Plaquettes, dans l'heure après réception pour les Plasmas Frais Congelés et dans les 6 heures après réception pour les Concentrés de Globules Rouges.

• Rôle spécifique IADE lors de la demande des produits, à la réception des produits, lors des contrôles ultimes de concordance et de compatibilité des produits, lors de la pose et de la surveillance de la transfusion, dans la bonne réalisation de la traçabilité de l'acte transfusionnel et lors de la suspicion d'effets indésirables chez le receveur.

• Les différents effets secondaires possibles : allergiques, immunologiques par incompatibilité érythrocytaire et/ou leucocytaire, infectieux par contamination bactérienne du produit.

• Contrôles ultimes de concordance et de compatibilité des produits

Bibliographie

Fiche 2.1

1 Debaene B. Antagoniste en anesthésie réanimation : pharmacologie et schémas pratiques d'utilisation. In : Traité d'anesthésie et de réanimation. Rueil-Malmaison : Éditions Arnette Blackwell; 2002. p. 638.

2 Nguyen SH. Manuel d'anatomie et de physiologie. Lamarre : Villacoublay; 1995. p. 134–8.

3 Van Obbergh JL. Principes généraux de pharmacocinétique appliqués à l'anesthésie. In : Traité d'anesthésie et de réanimation. Rueil-Malmaison : Éditions Arnette Blackwell; 2002. p. 485–535.

Fiche 2.2

1 Dessassis C, Labousset-Piquet H. Biologie fondamentale et génétique. Issy-les-Moulineaux : Elsevier Masson; 2012a.

2 Anselme B. Biologie cellulaire en 80 fiches. Paris : Dunod; 2011a.

Fiche 2.3

1 Manuelle C. Biologie fondamentale et grandes fonctions vitales. Rueil Malmaison : Lamarre; 2009.

2 Abbadi K. Biologie fondamentale. Foucher, Malakoff : Collection Sup'Foucher infirmier; 2012.

3 Desassis C, Labousset-Piquet H. Biologie fondamentale et génétique. Issy-les-Moulineaux : Elsevier Masson; 2012.

Fiche 2.4

1 Atinault A, Dailland P, et al. Cours d'ISAR n° 1 Anatomie Physiologie, chapitre 1. Paris : Éditions Arnette Blackwell; 1994. p. 13–6.

Fiche 2.5

2 Dessassis C, Labousset-Piquet H. Biologie fondamentale et génétique, chapitre 3. Issy-les-Moulineaux : Elsevier Masson; 2012b.

3 Anselme B. Biologie cellulaire en 80 fiches, chapitre 49 à 70. Paris : Dunod; 2011b.

Fiche 2.6

1 Dalens B. Traité d'anesthésie générale. Paris, Éditions Arnette Blackwell.

2 Chanques G, Jaber S, et al. Sédation-analgésie en réanimation de l'adulte. EMC - Anesthésie-Réanimation 2013; 10(4) : 1–12 [Article 36-710-A-10].

Fiche 2.7

1 Duflo F, Combet S, Godard J. Principes et protocoles en anesthésie pédiatrique, 2e édition. Pays-Bas : Éditions Arnette Blackwell; 2010. p. 189–204.

2 Mamo H. La douleur. 2e édition. Paris : Masson; 1982. p. 1–21.

3 Bonnet F. La douleur en milieu chirurgical. Aubenas : Éditions Arnette Blackwell; 1991. p. 3–84.

Fiche 2.8

1 Baev D. Interbloc : anxiété per-opératoire en chirurgie mars 2004; Tome XXIII(n° 1).

2 Coulon-Strumeyer C, Debray Q. Soins, anxiété, peur, angoisse Juillet/août 1998; 627.

3 Scherpereel P. In : Réactions endocriniennes et métaboliques à la chirurgie : modifications liées aux techniques anesthésiques. Conférences d'actualisation. Paris : Elsevier et SFAR; 1996. p. 317–28.

Fiche 2.9

1 Donati F, Meistelman C. Anesthésie Réanimation Chirurgicale, chapitre 10. 2e édition (n° 10191). Condé-sur-Noireau : Flammarion; 1995. p. 90–8 [Consulté le 17/01/2014].

2 Forsans E, Sauvageon X, et al. Les produits de l'anesthésie. 4e édition. Éditions Arnette Blackwell; 2010a.

3 Lammens S, Hounfodji P, et al. Physiologie de la plaque motrice. In : Congrès national d'anesthésie et de réanimation. Les Essentiels; 2007. p. 325–40 [Consulté le 19 janvier 2014].

Fiche 2.10

1 Cabannis M, Lescoche A, et al. In : Hypothermie per-opératoire. 52e congrès national Anesthésie et réanimation, session IADE, SFAR; 2010.

2 Sommet A. La thermorégulation, 22 avril 2013(page consultée le 20 janvier 2014) http://biologiedelapeau.fr.

3 Cattet F. Thermorégulation-hypothermie, 2012(page consultée le 10 janvier 2014) http://extranet.chu-nice.fr.

Fiche 2.11

1 Seemater G, Revilly JP, Albrecht E. Équilibre acido-basique, chapitre 31. In : Albrecht E, Haberer JP, et al., editors. Manuel pratique d'anesthésie. Masson; 2009. p. 519–30.

2 Ichai C, Giunti C, et al. Physiologie et physiopathologie de l'équilibre acido-basique : implications préopératoires, chapitre 3. In : Dalens B, editor. Traité d'anesthésie générale à mises à jour périodiques. Paris : Éditions Arnette Blackwell; 2005. p. 785–811.

3 Loisel B. Équilibre acido-basique, chapitre 2, partie 5. In : St-Maurice C, editor. Anatomie physiologie – Cours IADE. Paris : Éditions Lamarre; 2004a. p. 254–62.

Fiche 2.12

1 Chamontin B, Lieber A. Hypertension artérielle de l'adulte. Rev Prat 2012; 62(8) : 1143–66.

2 Benoit Y, Guilloux L, et al. Anesthésie et allergie. Éditions Libbey Eurotext John; 2004.

3 Fourcade O, Geeraerts T, et al. Traité d'anesthésie et de réanimation. 4e édition Médecine Sciences Éditions Lavoisier; 2014.

Fiche 2.13

1 Calderari B, Albrecht E. Troubles électrolytiques, Chapitre 30. In : Albrecht E, Haberer J-P, et al., editors. Manuel pratique d'anesthésie. Paris : Edition Masson; 2009. p. 503–17.

2 Allaouchiche B, Duflo F, Chassard D. Cristalloïdes et colloïdes, Chapitre 3. In : Dalens B, editor. Traité d'anesthésie générale à mises à jour périodiques. Paris : Éditions Arnette Blackwell ; 2005. p. 785–811.

3 Forestier F, Janvier G. Actualités sur les solutés de remplissage en anesthésie. In : Département d'anesthésie-réanimation II, Groupe hospitalier sud, France, in Éditions scientifiques et médicales Elsevier SAS et SFAR, Conférences d'actualisation ; 2000. p. 151–63.

Fiche 2.14

1 Amar M, Denninger MH, et al. Physiologie de l'hémostase, des cellules sanguines et hématopoïèse. Traité d'anesthésie et de réanimation. Rueil-Malmaison : Éditions Arnette Blackwell ; 2003a.

2 Loisel B. Anatomie physiologie. In : Collection Cours IADE. Rueil-Malmaison : Éditions Lamarre ; 2003. p. 220–7.

3 Fialon. « Hémostase et coagulation », http://www.reanesth.chu-bordeaux.fr ; 2012, [en ligne], (page consultée le 04/02/2014).

4 Godier A, Samama CM. Monitorage de l'hémostase, www.sfar.org ; 2008, [en ligne], (page consultée le 05/02/2014).

Fiche 2.15

1 Dailland P. Anatomie physiologie. In : Collection Cours IADE. Rueil-Malmaison : Éditions Lamarre ; 2003. p. 74–7.

2 Baele P, Van der Linden P. Transport de l'oxygène par le sang - Notions de transport du CO_2 et des ions hydrogène. In : Traité d'anesthésie et de réanimation. Rueil-Malmaison : Éditions Arnette Blackwell ; 2003. p. 318–49.

3 Chassot PG. Précis d'anesthésie, www.precisanesthesiecardiaque.ch ; 2012, [en ligne], (page consultée le 11/01/2014).

Fiche 2.16

1 Ethuin F, Jacob L. Physiologie rénale. Implications anesthésiques. In : Traité d'anesthésie et de réanimation. Rueil-Malmaison : Éditions Arnette Blackwell ; 2003. p. 137–55.

2 Ichai C, Giunti C, et al. Physiologie et physiopathologie de l'équilibre acido-basique : implications périopératoires. In : Traité d'anesthésie et de réanimation. Rueil-Malmaison : Éditions Arnette Blackwell ; 2003. p. 419–43.

3 Eddihf M, Journois D. Quels désordres acidobasiques faut-il corriger en réanimation ? http://mapar.org ; 2011 [en ligne].

4 Giunti C, Grimaud D, et al. Équilibre acido-basique : l'approche de Stewart, http://mapar.org ; 2002 [en ligne].

Fiche 2.17

1 Lamy M, Scherpereel P. Pharmacologie en anesthésiologie. Fondation Européenne d'enseignement en anesthésiologie. Edition Pradel ; 1994a.

2 Miller RD. Anesthésie, Tome 1. Principes généraux de pharmacologie appliqués à l'anesthésie. Éditions Médecine-Sciences Flammarion ; 1996a.

Fiche 2.18

1 Lamy M, Scherpereel P. Pharmacologie en anesthésiologie. Fondation Européenne d'Enseignement en Anesthésiologie. Editions Pradel ; 1994b.

2 Miller RD. Anesthésie, Tome 1. Principes généraux de pharmacologie appliqués à l'anesthésie. Éditions Médecine-Sciences Flammarion ; 1996b.

Fiche 2.19

3 Dailland P. Éléments de pharmacocinétique, partie 1, chapitre 1. In : St-Maurice C, editor. Pharmacologie – Cours IADE. Paris : Éditions Lamarre ; 2004. p. 4–14.

1 Van Obbergh LJ. Principaux généraux de pharmacocinétique appliqués à l'anesthésie, chapitre 2. In : Dalens B, editor. Traité d'anesthésie générale à mises à jour périodiques. Paris : Éditions Arnette Blackwell ; 2005. p. 483–507.

2 Viviand X, Molliex S. Induction et entretien de l'anesthésie, Chapitre 4. In : Dalens B, editor. Traité d'anesthésie générale à mises à jour périodiques. Paris : Éditions Arnette Blackwell ; 2005. p. 1073–103.

Fiche 2.20

1 Aulagner G, Dewachter P, et al. Prévention des erreurs médicamenteuses en anesthésie : recommandations de la SFAR. novembre 2006.

2 HAS. Outils de sécurisation et d'auto-évaluation de l'administration des médicaments ; juillet 2011.

Fiche 2.21

1 Sauvageon X, Viard P. Les produits de l'anesthésie. 3e édition. Paris : Éditions Arnette Blackwell ; 2007a. p. 196.

2 Thiel H, Roewer N. Pharmacologie et thérapeutique en anesthésie. Paris : Flammarion ; 2006a. p. 456.

3 Dalens B. Médicaments en anesthésie. 2e édition. Paris : Éditions Arnette Blackwell ; 2002a. p. 865.

Fiche 2.22

1 Sauvageon X, Viard P. Les produits de l'anesthésie. In : 3e édition Paris : Éditions Arnette Blackwell ; 2007b. p. 196.

2 Thiel H, Roewer N. Pharmacologie et thérapeutique en anesthésie. In : Paris : Flammarion ; 2006b. p. 456.

3 Dalens B. Médicaments en anesthésie. In : 2e édition Éditions Arnette Blackwell ; 2002b. p. 865.

Fiche 2.23

1 Saint-Maurice C. Anesthésiques, Partie 2, Chapitre 1 et 2. In : Cours IADE pharmacologie. Paris : Éditions Lamarre ; 2004.

2 Roewer N. Agents anesthésiques par inhalation, Partie 4, Chapitre 2. In : Atlas de poche d'anesthésie. Paris : Éditions Médecine-Sciences Flammarion ; 2001. p. 50–4.

3 Debaene B. Applications cliniques de la pharmacologie des agents anesthésiques inhalés, [en ligne]. http://www.sfar.org, (page consultée le 05/01/2014).

Fiche 2.24

1 Fuchs-Buder T, Meistelman C. Choix d'un curare en anesthésie. Oxymag 2013; 130 : 10–2.
2 Debaene B, Loupec T. Curares : antagonisation et monitorage. Oxymag 2013; 130 : 13–4.
3 Meistelman C, Dupanloup-Meistelman D. Utilisation des curares en fonction du terrain. Oxymag 2013; 130 : 15–8.
4 Plaud B. Quel curare en urgence ? Oxymag 2013; 130 : 19–20.

Fiche 2.25

1 Albrecht E, Haberer JP, et al. Manuel pratique d'anesthésie, partie II, chapitre 7. 2e édition. Issy-les-Moulineaux : Masson; 2009. p. 89–97.
2 Davison JK, Eckhart III WF, et al. partie II, chapitre 11, Manuel d'anesthésie clinique, Protocoles du Massachusetts General Hospital. 2e édition. Paris : éditions Pradel; 1995. p. 157–61.
3 Département d'anesthésie-réanimation de Bicêtre, Protocoles 2007. 11e édition. Éditions Mapar; 2007a. p. 223, 5.

Fiche 2.26

1 SFAR. Attitudes pratiques pour la prise en charge de la douleur post-opératoire; Avril 2013.
2 Vidal; Décembre 2013.

Fiche 2.27

1 Albrecht E, Haberer JP. Manuel pratique d'anesthésie, partie II, chapitre 11. 2e édition. Issy-les-Moulineaux : Masson; 2009. p. 137–46.
2 Département d'anesthésie-réanimation de Bicêtre, Protocoles 2007. 11e édition. Éditions Mapar; 2007b. p. 295, 6.
3 Briot E. Schoolmag - Fiche pratique : les anesthésiques locaux. Oxymag 2008; 100 : 19–20.

Fiche 2.28

1 Benhamou D. Principaux agents anesthésiques. In : Protocoles d'anesthésie-réanimation 2013. 13e édition. Paris : Éditions Mapar; 2013.
2 Nouette-Gaulain K., « Pharmacologie des benzodiazépines utilisées en anesthésie-réanimation », [en ligne] www.reanesth.chu-bordeaux.fr, (page consultée le 01/01/2014).
3 Paud B., « Place des antagonistes pharmacologiques en anesthésie », [en ligne]. www.sfar.org, (page consultée le 01/01/2014).

Fiche 2.29

1 Haberer JP. Agents de prémédication, sédatifs et vagolytiques. In : Traité d'anesthésie et de réanimation. Rueil-Malmaison : Éditions Arnette Blackwell; 2003. p. 642–51.
2 Chamoulaud B. Prémédication chez l'adulte. In : Protocoles 2004. 10e édition. Le Kremlin-Bicêtre : Éditions Mapar; 2004. p. 14–560.
3 Albaladejo P. Gestion périopératoire des traitements chroniques et dispositifs médicaux http://www.sfar.org; 2009, [en ligne], (page consultée le 14/01/2014).
4 Baillard C. La prémédication en anesthésie, http://www.sfar.org; 2010, [en ligne], (page consultée le 14/01/2014).

Fiche 2.30

1 [en ligne] Conférence de consensus d'experts, « Comment améliorer la qualité de l'antibiothérapie dans les établissements de soins ? »; 2002 (page consultée le 08/08/2014.) www.infectiologie.com; 2002.
2 Martin C. Antibioprophylaxie, quel est le bon moment ?. 2013, [en ligne], (page consultée le 21/01/2014). www.sfar.org
3 Martin C. Antibioprophylaxie en chirurgie et médecine conventionnelle. 2010. [en ligne], (page consultée le 20/01/2014), www.sfar.org.

Fiche 2.31

1 Dalens B. Médicaments en anesthésie 2e collection Éditions Arnette Blackwell juin; 2004.
2 Loisel B. Pharmacologie. Rueil-Malmaison, Lamarre : Collection Cours IADE; 2004b.

Fiche 2.32

1 de Backer D, et al. « Comparison of Dopamine and Norepinephrine in the Treatment of Shock ». N. Engl. J. Med. 2010 p. 362, 779-789.
2 Barash PG, Cullen BF, et al. Traduit par Gaerntner E. Précis d'anesthésie clinique. Éditions Arnette Blackwell; 2008.
3 Dalens B. Médicaments en anesthésie. 2e collection Éditions Arnette Blackwell; juin 2004.
4 Lefrant JY. Place des catécholamines en réanimation; avril 2010. emodynxpert.com.
5 Leone M, Michel F, et al. Sympathomimétiques : pharmacologie et indications thérapeutiques en réanimation. In : EMC - Anesthésie-Réanimation; 2008. p. 1–16 [Article 36-365-A-10].

Fiche 2.33

1 Amar M, Denninger MH, et al. Physiologie de l'hémostase, des cellules sanguines et hématopoïèse. Traité d'anesthésie et de réanimation. Rueil-Malmaison : Éditions Arnette Blackwell; 2003b.
2 Albaladejo P, Marret E, et al. Gestion péri-opératoire des anticoagulants; [en ligne]; 2007, (page consultée le 11/02/2014) http://www.mapar.org.
3 Marret E, Monteiro P. Patient sous anticoagulants et antiagrégants; 2011. [en ligne], (page consultée le 11/02/2014), http://www.sfar.org.
4 Samama CM. Gestion périopératoire des nouveaux anticoagulants et antiplaquettaires 2012. [en ligne], (page consultée le 11/02/2014); http://www.hepatoweb.com.

Fiche 2.34

1 Forsans E, Sauvageon X, et al. Les produits de l'anesthésie. 4e édition. Pays-Bas : Éditions Arnette Blackwell ; 2010b.
2 Condemine-Piron C. « Éphédrine » dossier réalisé par Nicolas Palmié, pharmacien. Antenne médicale de prévention du dopage (AMPD) Languedoc-Roussillon ; 14 janvier 2014. www.chumontpellier.fr/ampd 2008. Ouvrage consulté le.
3 Huet O, Duranteau J. Place des agents vasoactifs en chirurgie non cardiaque. In : Conférences d'actualisation, SFAR ; 1999. p. 161–73, Consultée le 16 janvier 2014.

Fiche 2.35

1 SFAR. Remplissage vasculaire péri-opératoire. Disponible sur http://www.sfar.org/_docs/articles/RFEremplissagevasculaireperioperatoire-SFAR2012.pdf

Fiche 2.36

1 Dossier pharmacien hospitalier. Médicaments dérivés du plasma, Lille, Laboratoire Français du Fractionnement et des Biotechnologies (LFB). 2004. p. 43–157.
2 http://ansm.sante.fr/Produits-de-sante/Medicaments-derives-du-sang/(language)/fre-FR (page consultée le 8 janvier 2014).
3 http://ansm.sante.fr/Activites/Controle-en-laboratoire/La-liberation-de-lots/La-liberation-des-lots-de-medicaments-derives-du-sang-MDS/(language)/fre-FR (page consultée le 9 janvier 2014).
4 David J-S, Wallet F, et al. Transfusion massive et modalités d'administration des produits sanguins labiles (en ligne) http://www.sfar.org/.../transfusion-massive-modalites-d-administration-des-psl ; 2010 (page consultée le 14/01/2014).

Chapitre 3

Fondamentaux en anesthésie-Réanimation-urgences

Plan du chapitre

Le guide de l'infirmier anesthésiste
© 2015, Elsevier Masson SAS. Tous droits réservés

Fiche 3.1

Différents types d'anesthésie

Philippe Domingues

Le mot anesthésie provient des racines grecques : *an* → priver et *aïsthêsis* → sensibilité.

Définition

L'anesthésie est un ensemble de techniques qui permettent et facilitent la réalisation d'un acte chirurgical, obstétrical ou médical en supprimant ou en atténuant la douleur.
Il existe plusieurs types d'anesthésie : l'anesthésie générale (AG), l'anesthésie loco-régionale (ALR), la sédation (S), l'anesthésie locale (AL), l'anesthésie locale intraveineuse (ALRIV). Les différentes anesthésies peuvent aussi être combinées entre elles.

L'anesthésie générale

Elle correspond à un coma médicamenteux contrôlé, induit par injection IV de médicaments (AG intraveineuse) ou l'inhalation de gaz anesthésiques (AG inhalatoire). Une AG est dite « balancée » quand elle associe les 2 modes.
Cet état associe une narcose (perte de conscience), une analgésie (abolition des réactions neurovégétatives à la douleur) et souvent une curarisation (relâchement musculaire) et une protection neurovégétative.
Une AG comporte 3 phases successives : l'induction, l'entretien et le réveil.

La narcose

Elle est produite par des hypnotiques :

• intraveineux en bolus, en perfusion ou en administration intraveineuse à objectif de concentration (mode AIVOC) pour le propofol ;
• inhalés. Ces gaz sont administrés à l'aide d'un dispositif approprié (mélangeur de gaz, cuve spécifique) à des débits variables ou selon un mode à objectif de concentration.

L'analgésie

Elle est assurée par des analgésiques centraux dérivés de la morphine. Elle peut être potentialisée par l'adjonction de kétamine, d'analgésiques de palier 1 ou 2, d'anti-inflammatoires, de gaz inhalés ou l'association d'une ALR.

La curarisation

Elle permet la myorelaxation de tous les muscles striés, excepté le cœur, et est réalisée grâce à l'utilisation de curares dépolarisants ou non dépolarisants.

L'anesthésie loco-régionale

C'est l'anesthésie d'une région du corps, d'un membre ou d'un segment de membre sans perte de conscience par administration autour des structures nerveuses d'un anesthésique local (AL). L'AL abolit temporairement (1 à 6 h) la conduction et la propagation des influx sensitifs (douleur) et/ou moteurs par les fibres nerveuses, en bloquant le canal sodique au niveau des membranes axonales.

Tableau 3.1

Avantages de l'ALR	Inconvénients de l'ALR
■ évite une AG (moindre altération de l'état de conscience chez le sujet âgé), les risques liés à l'intubation et les risques allergiques, ■ excellente analgésie, ■ diminution des nausées/vomissements post-opératoires, ■ réalimentation, mobilisation et lever précoces.	■ réalisation parfois compliquée par la morphologie des patients (facilitée par l'utilisation de l'échographie ou d'un neurostimulateur), ■ technique non adaptée à certaines positions du patient sur la table d'opération, si chirurgie de longue durée, ■ risque d'échec ou d'anesthésie incomplète pouvant nécessiter la conversion en AG, ■ survenue de complications spécifiques parfois gravissimes (toxicité des AL).

Les anesthésiques locaux

Ce sont des amides ou des esters. La limite de leur utilisation est leur toxicité neurologique (agitation, convulsions, troubles de la conscience, dépression respiratoire) et cardiaque (troubles de la conduction, effet inotrope négatif).

Les blocs nerveux périphériques ou ALR périphériques

Une solution concentrée d'AL est déposée le plus près possible d'un tronc nerveux ou des troncs d'un plexus nerveux afin d'obtenir l'anesthésie d'un bloc sensitif et éventuellement moteur du membre ou d'une partie de celui-ci. Il s'agit souvent d'une injection unique, mais un cathéter peut être mis en place pour assurer une analgésie post-opératoire. La ponction est très souvent réalisée sous écho-guidage.

Les blocs centraux ou anesthésies péri-médullaires

L'AL, parfois associé à un morphinique et/ou un adjuvant (Clonidine), est déposé à proximité des nerfs rachidiens.

• La rachi-anesthésie (RA) : injection dans l'espace sous-arachnoïdien au niveau de L2-L3 à L5-S51, au contact du liquide céphalo-rachidien, pour une chirurgie à niveau métamérique inférieur à T10 et d'une durée inférieure à 3 heures.

• L'anesthésie péridurale (APD) : injection dans l'espace péridural en bolus, ou la plupart du temps avec un cathéter mis en place (au niveau thoracique ou lombaire, entre T6 et L5, selon la chirurgie et la zone à analgésier) pour des injections répétées, continues ou contrôlées par le patient (PCEA). À noter qu'une APD à visée analgésique peut être associée à une AG.

• L'anesthésie caudale : injection péridurale au niveau du hiatus sacré avec franchissement de la membrane sacro-coccygienne. Elle est pratiquée chez l'enfant de moins de 6 ans.

L'anesthésie locale intraveineuse (ALRIV)

Elle consiste à injecter, par voie IV, de la lidocaïne imprégnant un segment de membre isolé de la circulation générale par un garrot artériel, après qu'il ait été vidé de son sang par l'application d'une bande de contention veineuse (utilisation unique par patient pour des raisons d'hygiène).
Indiquée pour une chirurgie comprise entre 30 et 60 min, elle est peu utilisée du fait de l'absence d'analgésie post-opératoire, de la douleur liée au garrot, d'une anesthésie parfois incomplète, des incidents à la levée du garrot ou des accidents par lâchage du garrot (risque toxique ++).

Autres

La *sédation* est une anesthésie très légère qui vise à garder le patient conscient.
La *diazanalgésie* est une technique d'anesthésie associant, à faibles doses, une benzodiazépine et un morphinique (on parle de *neuroleptanalgésie* lorsqu'on associe un neuroleptique et un morphinique).
Elles peuvent également être associées à l'inhalation d'un mélange équimolaire d'oxygène et de protoxyde d'azote (MEOPA) et à une anesthésie locale.

L'anesthésie locale

Par infiltration

Tout AL peut être injecté en intradermique ou en sous-cutané. L'effet est alors immédiat et sa durée dépend de l'AL choisi. Le volume injecté dépend de la surface chirurgicale à anesthésier, mais il faut toujours respecter les doses maximales autorisées.

Par contact ou topique

Cutanée, elle est assurée par l'application d'une crème (ou d'un patch) pendant 90 minutes au moins avant le geste. Elle ne procure qu'une anesthésie cutanée mais rend plus « confortables » toutes les ponctions transcutanées.
L'instillation d'un collyre anesthésique, en ophtalmologie, procure une anesthésie de la cornée.

Points essentiels

Quelle que soit l'anesthésie pratiquée, il faut un respect impératif des protocoles, des indications et des prescriptions posées pour des conditions de sécurité optimales.
Le choix de la technique est dicté autant par le geste chirurgical que par le choix du patient en lien avec les propositions du MAR.
En cas d'échec d'une AL ou ALR, convertir en AG.

Fiche 3.2

Accueil au bloc opératoire

Annabelle Payet-Desruisseaux

Définition

L'accueil est un temps essentiel organisé autour du patient permettant :

- de créer l'alliance thérapeutique : motivation, confiance et coopération ;
- le recueil de données de sécurité, obligatoire avant toute intervention chirurgicale.

Réglementation

- **dossier anesthésie et feuille d'anesthésie :** Décret du 20 juillet 2005, HAS 2005 : tenue du dossier, SFAR 2001 : dossier anesthésique ;
- **check-list HAS** : obligatoire depuis janvier 2010 et revue en 2011 ;
- **loi du 4 mars 2002** relative aux droits des malades et à la qualité du système de santé :
  - respect de la vie privée et du secret des informations,
  - respect de la volonté de la personne,
  - consentement éclairé et autorisation parentale pour le patient mineur,
  - personne de confiance,
  - traçabilité.
- charte du patient hospitalisé,
- rôle propre IDE/IADE : décret n° 2004-802 du 29 juillet 2004.

Pré-requis à l'accueil

- l'accueil est un droit du patient et c'est un devoir du soignant de respecter les besoins fondamentaux de l'opéré : pudeur, intimité et confidentialité ;
- respect des règles d'hygiène (zone IV à haut risque infectieux) : tenue de bloc, masque, calot, hygiène des locaux et bionettoyage, respect des règles d'asepsie ;
- site d'anesthésie prêt : FOSO et conditionnement adapté, chariots de médicaments et de DM sécurisés pour réduire le risque d'erreur médicamenteuse, matériels opératoires prêts en salle, table opératoire fonctionnelle, prête et réchauffée ;
- ressources humaines : IADE/IBO/chirurgiens/MAR présents,
- l'accueil est réalisé et organisé en collaboration MAR/IADE/IBO :
  - selon la programmation opératoire, en minimisant le temps d'attente +++,
  - patient prêt : prémédication, douché,
  - dans un lieu dédié assurant le confort du patient :
    - au calme,
    - lumière adaptée, aromathérapie, décor,
    - sans matériel excessif.

Approche psychologique

Le temps d'accueil est un moment très important : il faut être rassurant et professionnel (efficient, précis et collaboratif) dans un milieu clos, protégé, de haute technicité, aux règles strictes, austère, froid, avec des professionnels « camouflés ». Pour ce faire, il faut :

- mesurer le niveau de stress du patient : au maximum, variables à évaluer (EVA, ENS, etc.)
- diminuer l'état de stress permet :
  - ↓ des décharges de catécholamines,
  - ↓ de la douleur post-op,
  - ↑ de la satisfaction du patient ;
- assurer son confort : position, protection, réchauffer d'emblée ;
- être calme, disponible, respectueux, empathique, à l'écoute, bienveillant et bientraitant, expliquer tous les gestes et informer ;
- adapter son comportement et son langage : (= communication thérapeutique)
  - verbal : mots utilisés, intonation, niveau sonore, etc.
  - non-verbal : attitudes, expressions du corps et du visage, toucher, proximité, etc.
  - considérer, en particulier chez les patients âgés, l'absence de prothèses auditives, de lunettes, de prothèses dentaires, empêchant leur compréhension et leur expression.

A ce stade, les techniques d'hypnose peuvent être un moyen efficace et avoir une place dans la prise en charge.

Approche sécuritaire

Par une évaluation clinique du patient, un interrogatoire, la check-list HAS et le contrôle du dossier

Vérifier :

- l'identité du patient : « *Pouvez-vous me rappeler et m'épeler votre nom et prénom ? Votre date de naissance ?* », et vérifier simultanément la conformité des informations avec le bracelet d'identification et le dossier disponible.
- la nature de l'opération, le site opératoire, et le côté opéré (ALR et chirurgie).
- que le jeûne a été respecté : solide, liquide, et tabac.
- que la tenue est conforme, la douche prise, l'absence d'allergies, de maquillage, de vernis, bijoux, vêtements, prothèses dentaires, lentilles.
- l'état dentaire, la classe Mallampati, l'état vasculaire ; détecter un changement depuis la consultation d'anesthésie : état de santé, prise médicamenteuse, etc.
- le dossier patient : feuille de transmissions service/bloc, feuille d'ambulatoire, chirurgical, autorisation d'opérer/carnet de santé, consentement éclairé du patient ou du tuteur légal si besoin.
- Vérifier le dossier anesthésique :
  - consultation anesthésie : geste, ATCD/risques, traitements, protocole anesthésique, PM et gestion des TT habituels (arrêt, substitution, etc.),
  - examens, consultations spécialisées et résultats : ECG, Rx pulmonaire, etc.
  - bilan biologique : NFS, plaquettes, hémostase, etc.
  - dossier transfusionnel, GS × 2, RAI, etc.
  - protocole d'anesthésie prescrit,
  - visite pré-anesthésique réalisée.

À l'issue de ces vérifications

- permettre au patient de poser des questions.
- en collaboration avec le MAR, réévaluer : l'état de santé général, le protocole d'anesthésie et les matériels et monitorages nécessaires.
- après accord de l'équipe anesthésique et chirurgicale, installation en salle d'opération.

Check-list « sécurité du patient au bloc opératoire »

La check-list HAS est un support et un outil de partage d'informations essentielles et de vérifications croisées de points critiques pour chaque intervention entre chirurgiens/MAR/IBO/IADE et le patient.

- obligatoire depuis janvier 2010, sécuritaire, et nécessaire pour la certification ;
- composée de 10 items à cocher répartis en 3 temps : avant l'induction (« sign in »), avant l'incision (« time out »), à la fin de l'acte chirurgical (« sign out »),
- à chaque temps, l'attention de tous les personnels doit être portée sur le partage d'informations nécessaires à la sécurité du patient, à HAUTE VOIX, en collaboration avec IBODE/MAR/chirurgien ;
- à conserver dans le dossier patient (traçabilité).

Incidents

Certaines situations rendent difficiles l'accueil du patient :

- liées au patient :
  - troubles de la conscience, fonctions cognitives déficientes, et absence de proche,
  - barrière du langage,
  - consignes pré-opératoires non respectées.
- liées à l'organisation ou à l'équipe soignante :
  - dossier : absent ou incomplet/non vérifié,
  - réalisation non faite ou non conforme de la check-list,
  - manque de temps : urgence, retard dans le programme, pression, rentabilité,
  - manque de personnel, de vigilance, de sensibilisation, de formation, d'expérience,
  - locaux inadaptés.

Points essentiels

La sécurité du patient est l'affaire de tous, dans une exigence de haute culture de sécurité. La sécurité du patient est un contrôle permanent et croisé de ses procédures et de celles des autres professionnels. C'est partager les mêmes valeurs de prévention, d'application de procédures, de vérification et de contrôle au bénéfice du patient. L'accueil d'un patient en anesthésie est réglementé, mais ne doit pas faire oublier à l'IADE que le patient est au centre des soins.

- approche psychologique, place de l'hypnose ;
- approche sécuritaire avec la check-list, responsabilité partagée IBO/CHIR/IADE/MAR;
- accueil = préparation à l'induction anesthésique ;
- permet une diminution des erreurs et de la morbidité.

NOTES

Fiche 3.3

Surveillance en SSPI

Julien Bouix-Picasso

Introduction du thème

Bien que non remises à jour depuis quelques années, les recommandations de la SFAR concernant la surveillance post-anesthésique sont toujours en vigueur. Leur impact sur la sécurité anesthésique a permis une réduction significative de la mortalité péri-opératoire.

Elles recommandent la présence d'un personnel qualifié et d'un équipement vérifié et standardisé.

Le personnel

Jamais moins de 2 personnes et toujours :

- un MAR responsable de SSPI ;
- un IDE (formé à la surveillance en SSPI) pour 3 patients simultanément ;
- au moins un IADE ;

La présence d'aides-soignants et de brancardiers est possible.

Vérification

L'équipement présent en SSPI doit être vérifié chaque matin. Il comprend, entre autres, les matériels suivants :

- matériel et médicaments d'urgence : défibrillateur, plan dur, plateau d'intubation ;
- fluides médicaux (O_2, air, bouteille d'oxygène de secours) et aspiration par le vide ;
- prises électriques ;
- ventilateurs, ballon de ventilation autoremplisseur ;
- matériel de surveillance multiparamétrique avec alarmes (ECG, PNI, SpO_2) ;
- matériel de surveillance de la curarisation, de la glycémie, de la température, de la douleur ;
- matériel de réchauffement ;
- matériel d'accès vasculaire et d'administration médicamenteuse, PSE ;
- matériel d'anesthésie loco-régionale ;
- dispositif d'alerte (alerte en cas d'urgence vitale) ;

Chaque poste prévu pour accueillir un patient doit posséder du matériel de surveillance dédié.

La feuille d'ouverture du site doit être signée par le personnel infirmier et le médecin anesthésiste responsable.

Surveillance du patient

Transfert et accueil

Si son état le permet, le patient est réveillé et extubé en salle d'opération ; sinon, l'anesthésie sera poursuivie et le patient transféré vers la salle de réveil intubé et ventilé.

La surveillance et la suppléance des fonctions vitales ne s'interrompent pas pendant le transfert :

- administration continue du narcotique ;
- poursuite de la ventilation et de l'oxygénation ;
- surveillance par monitorage (au minimum un saturomètre de transport, idéalement : monitorage de transport complet (ECG, SpO_2, PNI, $EtCO_2$, etc.).

Installation

Si l'usage est d'installer le patient dans son lit, il convient de :

- réaliser un transfert brancard-lit de façon monobloc à plusieurs personnes (placé à la tête, l'IADE dirige la manœuvre) ;
- poursuivre le monitorage complet ;
- prendre garde aux différents dispositifs dont le patient est porteur :
  - maintenir la sonde d'intubation durant le passage dans le lit, réausculter,
  - poursuivre la ventilation mécanique : réglages des paramètres du respirateur ou oxygénothérapie,
  - vérifier les voies veineuses et cathéters (VVP, KTA, KTC, cathéter tronculaire ou péridural, sonde vésicale), les perfusions et l'ajustement de leurs débits, vérifier l'absence de coudure des drainages et leur mise en déclive.

• poursuivre l'administration continue des traitements (propofol, antalgiques, amines vasopressives, etc.);
• si l'état le permet, mettre le patient en position demi-assise, jambes légèrement relevées; vérifier la position de ses membres et des éventuels dispositifs d'immobilisation;
• réaliser des transmissions écrites des données et paramètres recueillis à l'équipe responsable de la surveillance en SSPI.

L'extubation sera réalisée dès que les critères seront tous présents.

Surveillance et soins

En SSPI, le patient est surveillé de façon continue et adaptée à son état et en lien avec les problèmes et risques potentiels. Les données recueillies sont appréciées et notées régulièrement (toutes les 5 à 10 min) et transmises au médecin anesthésiste si besoin.

La surveillance est renforcée lors du sevrage du ventilateur et dans les suites de l'extubation trachéale.

La surveillance (clinique et para-clinique) est en lien avec d'éventuelles complications :

• respiratoires : effets résiduels des médicaments anesthésiques, obstruction des voies aériennes supérieures, complications locales liées à la chirurgie ou l'intubation, hypoxie, bradypnée, ronflements, apnée, etc.
• cardiovasculaires : hypertension ou hypotension artérielle, troubles du rythme (arythmie, bradycardie, tachycardie, etc.), infarctus du myocarde, arrêt cardio-respiratoire;
• neurologiques : retard de réveil, agitation, confusion;
• diverses : hypothermie, globe vésical.

Tableau 3.2

	Para-clinique	Clinique
Surveillance respiratoire	■ pléthysmographie ■ fréquence respiratoire	■ amplitude et symétrie des mouvements thoraciques ■ ronflements ■ faciès : absence de cyanoses et de sueurs
Surveillance hémodynamique	■ fréquence cardiaque ■ ECG ■ PNI ■ PA sanglante	■ faciès : absence de pâleurs ■ diurèse : débit horaire et total, qualité des urines (couleur, odeur)
Surveillance neurologique		■ état de conscience ■ orientation et cohérence ■ motricité et sensibilité
Surveillance de la température centrale ou auriculaire	■ T° centrale ou auriculaire	■ absence de frissons ■ absence de froideur des membres
Surveillance des effets résiduels de l'anesthésie générale	■ fréquence respiratoire ■ PNI	■ absence de nausées ou vomissements ■ absence d'hypotonie des VAS ou d'apnée ■ absence d'hypotension
Surveillance et traitement de la douleur	■ fréquence cardiaque et respiratoire ■ PNI	■ EVA, ENS
Surveillance de reprise de la diurèse	■ Bladder Scan®	■ miction spontanée ■ diurèse sur sondage vésical

	Para-clinique	Clinique
Surveillance des dispositifs médicaux dont le patient est porteur		■ accès vasculaires veineux, périphériques ou centraux ■ mesure de la pression artérielle invasive ■ ventilateur ■ PCA
Surveillance de la levée de l'anesthésie loco-régionale		■ motricité, sensibilité ■ Capacité à protéger ses téguments, absence de troubles trophiques
Surveillance des abords chirurgicaux		■ zone opératoire (pansements, drains, installation particulière), ■ quantification des pertes sanguines ■ présence du pouls en aval, chaleur des membres (ortho, vasculaire)

Réalisations de soins et actes techniques :

- examens complémentaires : radiologie, bilan sanguin, etc.
- examens spécifiques en lien avec la chirurgie : lavage vésical dans les chirurgies prostatiques.

Points essentiels

En SSPI, depuis l'ouverture du site jusqu'à la sortie du patient, les pratiques doivent être protocolisées et justifiées.

L'IADE y a toute sa place et ses compétences sont indispensables, du fait de la transmission des données anesthésiques et opératoires.

Fiche 3.4

Sortie de SSPI et de l'UCA

Julien Bouix-Picasso

Définition

La sortie de SSPI est décidée par le médecin anesthésiste référent et sous sa responsabilité.
La sortie est décidée grâce à :

- l'analyse clinique de l'état du patient,
- la récupération de ses réflexes de protection,
- une coopération semblable à celle précédent l'acte anesthésique
- l'absence de complications (respiratoires, hémodynamiques, douleurs, saignement immodéré, etc.).

Par ailleurs, il n'existe pas de durée minimale légale de séjour.
Pour les patients de chirurgie ambulatoire, les critères sont particuliers et obéissent à des règles strictes *d'aptitude à la rue.*

Critères de décision de sortie de SSPI

Il existe différents scores dont le plus utilisé est le score d'Aldrete modifié. Ses items permettent l'évaluation des 3 grandes fonctions avant la sortie.
Coté sur 10, le minimum est 0 et le maximum 10.

Tableau 3.3

Score d'Aldrete modifié		
Item	**Score**	**Signes cliniques**
Activité motrice	2	Mobilise ses quatre membres
	1	Mobilise deux membres
	0	Aucun mouvement
Respiration	2	Grands mouvements respiratoires + toux
	1	Efforts respiratoires limités ou dyspnée
	0	Aucune activité respiratoire spontanée
Activité circulatoire	2	PA systolique ± 20 % valeur pré-opératoire
	1	PA systolique ± 20–50 % valeur pré-opératoire
	0	PA systolique ± 50 % valeur pré-opératoire
Conscience	2	Complètement réveillé
	1	Réveillé à l'appel de son nom
	0	Aucun réveil à l'appel
Saturation en oxygène	2	$SpO_2 \geq 92$ % en air ambiant
	1	$SpO_2 \geq 90$ % sous O_2
	0	$SpO_2 < 90$ % sous O_2

Un score ≥ 9 est nécessaire pour prononcer la sortie de SSPI.
Des critères supplémentaires peuvent être ajoutés suivant les pratiques de chaque service, car ce score n'intègre pas l'incidence des NVPO et de la douleur.
Le dossier de chaque patient quittant la SSPI doit comporter les documents attestant des actes et surveillances per- et post-opératoires, le dernier recueil des paramètres vitaux, les résultats des examens demandés en SSPI par le MAR, les consignations d'évènements majeurs, la cotation des scores utilisés et la signature du MAR responsable ainsi que les prescriptions post-opératoires anesthésiques et chirurgicales.

Critères de décision de sortie de l'Unité de Chirurgie Ambulatoire (UCA)

Le score de Chung est le plus utilisé.
Il a été modifié par les équipes qui souhaitent prendre en compte les facteurs de risque prédisposant à des rétentions urinaires, mais la non-réalisation de la miction ne constitue pas dans toutes les unités de chirurgie ambulatoire un critère qui empêche la sortie.

Pour sa sortie, le patient :

- doit toujours être accompagné et ne pas rester seul la nuit qui suit l'intervention;
- « *reçoit un bulletin de sortie avant son départ de la structure. Ce bulletin, signé par l'un des médecins de la structure, mentionne l'identité des personnels médicaux ayant participé à l'intervention, les recommandations sur les conduites à tenir en matière de surveillance post-opératoire ou anesthésique et les coordonnées de l'établissement de santé assurant la permanence et la continuité des soins.* » (article D.6124-304 du Code de la santé publique);
- ne doit pas conduire ou manipuler de machine dangereuse, et ne doit pas prendre de décision importante dans les heures ou jours proches qui suivent l'acte.

Un médecin anesthésiste est donc joignable 24 h/24.

Tableau 3.4
Post anaesthesia discharge scoring system de Chung

STANDARD		MODIFIÉ	
Constantes vitales (température, pouls, respiration)		**Constantes vitales (température, pouls, respiration)**	
Variation < 20 % par rapport à la valeur pré-opératoire	2	Variation < 20 % par rapport à la valeur pré-opératoire	2
Variation comprise entre 20 et 40 %	1	Variation comprise entre 20 et 40 %	1
Variation > 40 %	0	Variation > 40 %	0
Activité et état mental		**Déambulation**	
Bonne orientation (3 fois de suite) et démarche assurée	2	Déambulation assurée, sans vertiges	2
Bonne orientation et démarche assurée	1	Déambulation avec aide	1
Ni l'un ni l'autre	0	Déambulation non assurée/vertiges	0
Douleurs, NVPO		**Nausées et/ou vomissements**	
Minimes	2	Minimes	2
Modérées	1	Modérées	1
Sévères	0	Sévères	0
Saignement chirurgical		**Douleurs**	
Minimes	2	Minimes	2
Modérées	1	Modérées	1
Sévères	0	Sévères	0
Entrées/sorties		**Saignement chirurgical**	
A bu et uriné	2	Minime	2
A bu ou uriné	1	Modéré	1
Ni l'un ni l'autre	0	Sévère	0
Cotation			
Sortie possible pour un score de 9 et 10			

Pour une qualité du suivi, le lendemain du retour à domicile, un soignant contacte le patient et s'enquiert de son état de santé.

Points essentiels

Dès lors que l'on choisit de diminuer la fréquence de la surveillance post-opératoire en mutant le patient en service conventionnel ou UCA, il s'agit de toujours tracer les critères objectifs qui ont permis cette décision et qui montrent que tout risque est écarté.

Les transmissions écrites, la signature du médecin anesthésiste responsable et la présence de prescriptions complètes sont indispensables.

Tout doute sur un état physiologique doit amener le soignant à garder le patient en SSPI et si cela persiste, les causes doivent être recherchées.

Fiche 3.5

Consultation d'anesthésie

Adeline Chemin

Définition

La consultation d'anesthésie permet d'évaluer l'état de santé pré-opératoire et d'analyser le risque de morbi-mortalité péri-opératoire en lien avec le terrain, le geste opératoire et le type d'anesthésie.

Obligatoire depuis le 5 décembre 1994, elle doit être effectuée (en dehors du cadre de l'urgence) par un médecin anesthésiste plusieurs jours avant l'intervention, quel que soit le type de chirurgie ou d'anesthésie.

Elle n'exclut en aucun cas la visite pré-anesthésique faite par l'anesthésiste quelques heures avant la chirurgie.

Objectifs

Objectifs sécuritaires

- Évaluer et réduire la morbi-mortalité péri-opératoire en estimant les risques liés à l'intervention et aux techniques anesthésiques.
- Évaluer les scores prédictifs (ASA, Mallampati, Apfel, NYHA, DUKES, LEE) ou des facteurs d'intubation ou de ventilation difficile élaborés d'après les ATCD, l'interrogatoire et l'examen clinique.
- Anticiper la mise en œuvre de stratégies afin de permettre la diminution des risques péri-opératoires (par adaptation des traitements, avis spécialisés, conseils hygiéno-diététiques) : choix de prémédication, ALR pour analgésie per- et post-opératoire, transfusion, soins intensifs ou réanimation post-opératoire.

Objectifs éthiques

- Permettre au patient une prise de décision éclairée grâce au délai de réflexion entre la délivrance des informations (adaptées à son niveau, orales et écrites) et le jour de l'intervention.

Objectifs économiques

Réduire les coûts par diminution :
- du nombre d'examens pré-opératoires ;
- de la durée d'hospitalisation ;
- du nombre d'annulation ou de reports de dernière minute (optimisation des durées de vacations opératoires).

Différents scores

Classification ASA (Physical Status Classification System)

C'est un indicateur de la probabilité de mortalité péri-opératoire globale. Si score ≥ 3, il est considéré comme un facteur de risque anesthésique.
- ASA1 : Patient en état de santé normal : pas d'autre affection que celle nécessitant la chirurgie.
- ASA 2 : Patient avec une anomalie systémique modérée.
- ASA 3 : Patient avec une anomalie systémique sévère.
- ASA 4 : Patient avec une anomalie systémique sévère représentant une menace vitale constante.
- ASA 5 : Patient moribond dont la survie est improbable sans intervention.
- ASA 6 : Patient déclaré en état de mort cérébrale, dont on prélève les organes pour une greffe.

Le sigle U est ajouté en cas d'intervention en urgence.

Classe de Mallampati

C'est un score prédictif d'une intubation difficile, en évaluant les structures anatomiques du massif lingual par rapport à la cavité buccale.

Il est réalisé en position assise, la tête en position neutre, avec une ouverture buccale maximale, sans phonation.

- Classe I : Voile du palais, piliers amygdaliens et luette visibles.
- Classe II : Voile du palais, piliers amygdaliens et partie supérieure de la luette visibles.
- Classe III : Voile du palais visible, piliers et luette non visibles.
- Classe IV : Seul palais osseux visible.

Le risque d'intubation difficile est prévisible pour un score > 2.

Il est vivement conseillé de le corréler à d'autres scores *(voir fiche 3.8)*, en particulier avec le score de Cormack et Lehane, même si leur valeur prédictive réelle reste discutée.

Score d'Apfel

Score d'évaluation des risques de nausées/vomissements post-opératoires (NVPO) afin d'établir une prophylaxie par antiémétiques.

Il est noté entre 0 et 4 avec une probabilité croissante.

- Sexe féminin = 1 point
- Non fumeur = 1 point
- Antécédents de NVPO ou mal des transports = 1 point
- Morphinique post-opératoire = 1 point.

Classe Altemeier

Classification établie par l'American College of Surgeons. Elle détermine 4 catégories de chirurgie en fonction du risque de contamination. *(voir fiche 2.30)*

Altemeier I : chirurgie propre
Altemeier II : chirurgie propre contaminée
Altemeier III : chirurgie contaminée
Altemeier IV : chirurgie sale ou infectée

Points essentiels

La consultation d'anesthésie, temps de rencontre entre le médecin anesthésiste et le patient, doit permettre le choix d'une stratégie concertée.

Ce temps permet l'information éclairée du patient et le recueillement de son consentement.

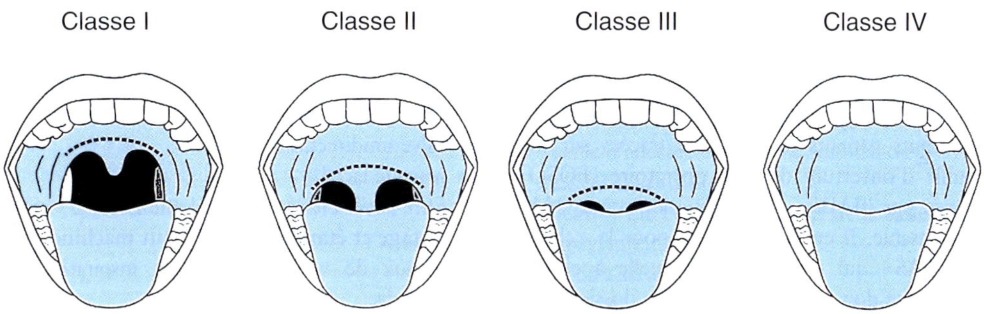

Figure 3.1 Classe de Mallampati.

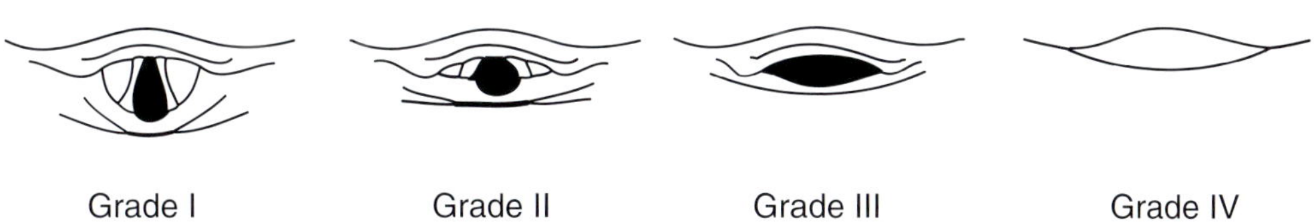

Figure 3.2 Classification de Cormack et Lehane.

- table d'opération réchauffée ;
- adapter en fonction des impératifs chirurgicaux, du terrain du patient (ATCD, poids, âge) le protocole d'anesthésie ;
- matériel de ventilation :
  - masque, filtre, ligne $ETCO_2$,
  - pré-réglage Vt (7–8 ml/kg), FR en fonction de l'âge, I/E = ½, PEP = 0, réglage des alarmes et du débit en fonction du poids et de l'âge ;
- contrôle des VAS :
  - Si IOT : préparer 3 demi-tailles et 2 canules de Guédel différentes, vérifier l'étanchéité du ballonnet,
  - Si ML : taille en fonction du poids, lubrifiant ;
- matériel de perfusion et médicaments d'anesthésie-réanimation :
  - 1 seringue étiquetée = 1 produit = 1 patient,
  - Vérifier nom, péremption et intégrité des produits,
  - Atropine® et Ephédrine® prêts ;
- monitorage ;
- matériels spécifiques.

Causes d'incidents

- FOSO et check-list non faite ;
- respirateur :
  - problème mécanique, inversion valves ou tuyaux, panne,
  - fuite,
  - absence d'arrivée de fluides médicaux,
  - erreur de position circuit de ventilation ou accessoire.
- matériel :
  - problème de connectique, d'usure ou de casse,
  - inadéquat, manquant ou absent,
- humains :
  - manque de moyens ou d'expérience,
  - problème de communication, transmission,
  - fatigue, hypovigilance, surpression, etc.

Points essentiels

La FOSO fait partie de l'anesthésiovigilance. C'est la base de la qualité et de la sécurité de toute anesthésie, qui permet de réduire l'incidence des accidents et de la morbidité.

L'ouverture de la salle d'anesthésie et son reconditionnement relèvent du rôle de l'IADE. Ils sont donc :

- obligatoires,
- organisés, en respectant toujours le même ordre,
- rigoureux,
- ergonomiques.

Fiche 3.7

Pré-oxygénation et ventilation au masque

Stéphane Bastide

La pré-oxygénation

Définition et principes

• C'est un impératif technique de la prise en charge des voies aériennes avant l'intubation.
• Elle consiste à faire respirer au patient, avant induction, de l'oxygène (O_2) pur à une ventilation minute suffisante pour :
 – augmenter les réserves en O_2 de l'organisme,
 – augmenter la durée de tolérance à l'apnée en augmentant la fraction alvéolaire en O_2 (FAO_2) = dénitrogénation,
 – réduire le risque d'hypoxémie et ses conséquences au niveau tissulaire durant l'apnée.

Indications

La pré-O_2 doit être systématique avant toute anesthésie pour tout patient. Elle doit être réalisée avec minutie :
• pour les patients à risque de désaturation pendant l'intubation (obèse morbide, parturiente à terme, enfants, sujet > 65 ans, patient hypoxémique),
• induction séquence rapide,
• tout patient à risque de VMD et/ou ID.

Matériel et procédure de mise en place

• circuit pré-rempli en O_2, débit de 10 à 12 L/mn, valve de non-réinhalation, privilégier le circuit machine,
• étanchéité du masque sur le visage pour limiter les fuites, taille adaptée à la morphologie du patient,
• 2 méthodes de pré-oxygénation :
 – lente (technique de référence) :
  ■ ventilation spontanée à Vt pendant 3 min chez l'adulte, 2 min chez l'enfant ;
 – rapide :
  ■ réaliser des manœuvres de respiration profonde pendant 1 min (capacité vitale CV)
  ■ à raison de 8 cycles/min soit 8 CV en 60 secondes
  ■ ou 4 CV sur 30 secondes (alternative chez la femme enceinte).
• Chez l'obèse :
 – capacité résiduelle fonctionnelle (CRF) diminuée,
 – consommation en O_2 augmentée,
 – peu de réserves en O_2,
 – pré-oxygénation en position demi-assise,
 – possibilité de réaliser une pré-oxygénation avec Aide Inspiratoire (AI) et la Positive End Expiratory Pression (PEEP) : cette technique, permet d'améliorer le recrutement et l'oxygénation alvéolaires. Ainsi, les réserves en O_2 sont accrues, ce qui autorise un temps d'apnée plus long durant la sécurisation des voies aériennes.

Critère d'efficacité de la préO_2 : FeO_2 > 90 %

La Ventilation Manuelle instrumentale au masque (VM)

La technique est simple et efficace et permet d'allonger la Période d'Apnée Sans Désaturation (PASD).

Indication/Contre-indications

Indications :
• suppléer la fonction ventilatoire,
• permet l'oxygénation apnéique post-induction.

Contre-indications relatives :
• traumatisme facial,
• obstruction des voies aériennes supérieures.

Matériel et procédure de mise en place

• Matériels d'aspiration, de ventilation et d'intubation vérifiés, prêts et fonctionnels (check-list effectuée et validée) y compris IOT difficile.
• Prévoir la présence **d'au moins** deux personnes (si risque de VMD).

• Vérification du jeûne pré-opératoire (modification éventuelle du choix de la technique anesthésique).
• Information du patient pour réduire l'anxiété et améliorer son acceptation.
• Monitorage : scope, PNI, SpO_2, voie veineuse fiable, fonctionnelle.
• $FiO_2 = 1$.

Signes d'efficacité

• Soulèvement abdominal.
• Présence d'une courbe de capnie ($FeCO_2$) lors de la ventilation manuelle.
• Monitorage du Vt.

Maintenir la liberté des voies aériennes grâce à :
• la luxation mandibulaire,
• la surélévation du menton,
• la pose d'une canule oro-pharyngée de Guedel (réduit le travail respiratoire, les pressions d'insufflation et le risque d'insufflation gastrique).

ATTENTION : toujours limiter les pressions d'insufflation < 25 en VM.

Incidents, accidents

Incidents :
• fuites +++ (masque mal positionné),
• débit d'O_2 trop faible,
• claustrophobie, anxiété.

Complications :
• inhalation,
• barotraumatisme,
• hypoventilation,
• lésions labiales, cornéennes,
• douleurs mandibulaires.

Conseils pratiques

• avoir des gestes doux,
• maintenir le masque sans forcer (attention aux yeux),
• aide possible avec un 2e opérateur + masque tenu à 2 mains.

Points essentiels

Le maintien de l'oxygénation doit être permanent.

Se rappeler que :
• la SpO_2 ne reflète pas les réserves tissulaires,
• chez l'obèse, l'enfant et la femme enceinte, il existe :
  - une baisse de CRF,
  - une dénitrogénation rapide,
  - mais une PASD plus courte.
• la position assise est recommandée chez l'obèse,
• PréO_2 prolongée chez l'insuffisant respiratoire chronique.

Fiche 3.8

Intubation

Brigitte Morisot

Définition et principes

L'intubation oro-trachéale est une technique qui consiste à placer dans la trachée, au travers de l'orifice glottique, une sonde à ballonnet dont l'extrémité supérieure émerge par la bouche.
Le ballonnet est à basse pression, il évite les fuites et protège du risque d'inhalation.
Cette technique permet la liberté et la protection des voies aériennes ainsi qu'une ventilation artificielle.

Indications/contre-indications

Indications :
- réanimation : pulmonaire, cardio-vasculaire,
- coma,
- anesthésie générale,
- détresse respiratoire,
- traitement de diverses affections laryngo-trachéales.

Il n'existe pas de contre-indication à l'intubation ! En revanche, il existe des situations nécessitant une vigilance et des précautions particulières :
- fracture du rachis cervical grave.
- traumatismes graves (ou antécédents chirurgicaux lourds) du crâne, de la face et de la sphère ORL.

Matériel et procédure de mise en place

Matériel

- aspiration fonctionnelle placée à la tête du patient ;
- masque adapté au faciès du patient pour éviter les fuites + filtre antibactérien ;
- plateau d'intubation :
  - 1 laryngoscope fonctionnel avec deux lames (plastique <u>et</u> métallique) de taille 3 et 4 (+ piles de rechange),
  - canules de Guedel de différentes tailles,
  - sondes d'intubation (tailles 6,5/7/7,5) avec ballonnet vérifié,
  - 1 seringue de 10 ml pour gonfler le ballonnet,
  - 1 mandrin souple, un mandrin d'Eichmann,
  - 1 pince de Magill,
  - gel lubrifiant, spray de lidocaïne,
  - sparadrap ;
- manomètre de contrôle des pressions du ballonnet ;
- stéthoscope ;
- gants non stériles.

Préparation

Attention : la recherche des critères d'ID, de VMD et du jeûne (ou non) pré-opératoire doit être systématique.
- Régler la hauteur de la table opératoire de façon à travailler ergonomiquement.
- Mettre des gants non stériles.
- Pratiquer une pré-oxygénation soigneuse (voir fiche 3.7).
- Anesthésie du patient :
  - sans curares : proposée si la curarisation n'est pas nécessaire pour la chirurgie. Une combinaison de l'association morphinique et hypnotique est indispensable avec une grande importance du choix de la dose et du timing d'injection,
  - avec curares : permet de meilleures conditions d'intubation avec une bonne ouverture des cordes vocales et un meilleur relâchement musculaire. On peut diminuer les doses de morphiniques et d'hypnotique,
- S'assurer de l'efficacité de l'anesthésie :
  - absence de ventilation spontanée,
  - absence de réflexes ciliaires,
  - relâchement du maxillaire inférieur,
  - curamètre à 0 si utilisation de curares.
- Procéder à la ventilation manuelle au masque du patient de manière efficace :
  - étanchéité du masque,
  - luxation du maxillaire inférieur,

– utilisation de la Guedel,
– ceci jusqu'à obtention du délai d'action des drogues choisies.

Déroulement

• Maintenir la tête en hyperextension avec la main droite (sauf impossibilité ou contre-indication).
• Prendre le manche du laryngoscope de la main gauche, abaisser le menton avec le pouce gauche pour bien ouvrir la bouche (si besoin utiliser les doigts).
• Introduire en douceur la lame le long de la commissure labiale droite.
• Faire progresser la lame, qui prend une position médiane, en refoulant la langue sur la gauche, continuer jusqu'à visualiser l'épiglotte et placer l'extrémité de la lame dans le sillon glosso-épiglottique.
• Faire une traction du laryngoscope vers le haut et vers l'avant, poignet bloqué, sans appuyer sur l'arcade dentaire l'épiglotte remonte et la glotte apparaît.
• Diriger la sonde avec la main droite et l'introduire avec douceur entre les cordes vocales ouvertes de façon à ce que le repère noir présent sur la sonde soit juste derrière l'orifice glottique (le ballonnet sera positionné derrière les cordes vocales). Ceci correspond le plus souvent au niveau de l'arcade dentaire, à l'indice 23 de la sonde pour l'homme et 21 pour la femme.
• Gonfler le ballonnet entre 3 et 5 ml, toujours sous contrôle visuel.
• Retirer le laryngoscope et remettre la canule de Guedel.
• Vérifier la position de la sonde d'intubation par la ventilation :
– visualisation et stabilité du capnographe sur 6 cycles respiratoires (absence d'intubation œsophagienne),
– auscultation des deux champs pulmonaires (sommets + bases) qui doit être symétrique (absence d'intubation sélective).
• Fixer solidement la sonde.
• Vérifier la pression du ballonnet à l'aide du manomètre; elle doit être inférieure à 30 cm d'eau.
• Attention : le compte rendu de l'intubation est indispensable sur la feuille d'anesthésie : Cormack réellement observé, nombre de tentatives, etc.

Incidents, accidents

• traumatisme des lèvres,
• lésions et/ou bris dentaire,
• lésions au niveau du pharynx et du larynx,
• saignement,
• intubation œsophagienne,
• reflux gastro-œsophagien avant que la sonde ne soit en place,
• intubation difficile non prévue,
• plus rare (lésion traumatique sévère) : arrachement d'une corde vocale, luxation du cartilage aryténoïde.

Complications

• maux de gorge,
• dysphonie,
• pharyngite, laryngite, trachéite,
• œdème laryngé,
• sténose trachéale,
• paralysie des récurrents, paralysie transitoire des cordes vocales.

Conseils pratiques

• Le matériel doit toujours être prêt et fonctionnel.
• Une installation ergonomique est très importante : matériel à portée de main, tête du patient correctement installée.
• Vérification du niveau d'anesthésie avant de procéder à l'intubation.
• Savoir passer la main si une intubation prévue non difficile se transforme en intubation difficile.

Points essentiels

L'intubation est un geste qui s'acquiert rapidement et se pratique tous les jours.
Il est cependant loin d'être anodin : les gestes doivent être précis et doux, efficaces et délicats.
Il ne faut pas confondre vitesse et précipitation.

Fiche 3.9

Masque laryngé

Stéphane Bastide

Définition et principes

Dispositif médical supra-laryngé semi-critique, à usage unique ou réutilisable, le masque laryngé (ML) permet d'assurer la liberté et le contrôle des voies aériennes supérieures (VAS). Introduit par voie orale, il se limite à un positionnement distal supra-glottique.

Il peut être utilisé comme dispositif d'aide à l'intubation.

Description

- Tube flexible, radio-détectable.
- Extrémité distale ovale avec coussinet bordé d'un anneau gonflable ou non (± conduit accessoire muni d'un ballonnet témoin et d'une valve anti-retour).
- Extrémité proximale avec raccord standard de 15 mm.

Différents modèles

- avec canal de drainage = masque laryngé (ML) ± tube de drainage gastrique,
- armé = flexible,
- à coussinet de gel, sans ballonnet = i-gel®,
- ML pour intubation = Fastrach®, CTrach®.

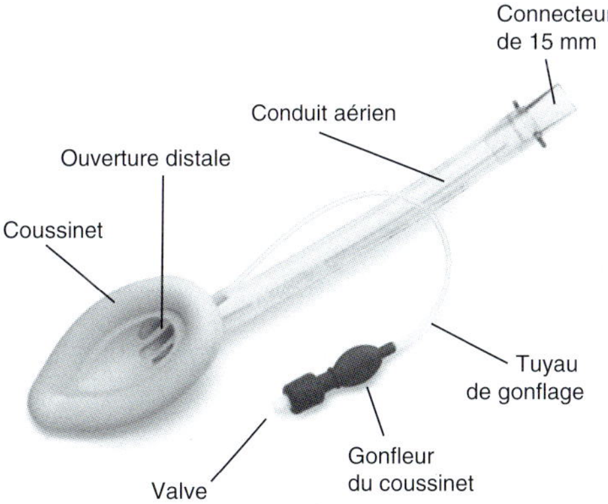

Figure 3.3 Masque laryngé.

Indications/contre-indications

Indications

- anesthésie générale < 1 à 2 heures;
- chirurgie ambulatoire : interventions de très courte durée à moyenne durée pratiquées en chirurgie proctologique, en orthopédie-traumatologie, gynécologie, chirurgie abdominale pariétale, urologie et chirurgie vasculaire périphérique;
- ventilation au masque difficile;
- intubation difficile;
- bronchoscopie.

Contre-indications

- absolues :
  - absence d'accès aux voies aériennes,
  - estomac plein, reflux gastro-œsophagien (RGO),
  - grossesse > 14 sem. (résidu gastrique ++ et pH acide),
  - chirurgie de longue durée, sus-mésocolique, gastrique, chirurgie thoracique, etc.
- relatives :
  - lésions suspectées ou avérées du rachis cervical (sauf Fastrach®),
  - fibrose pulmonaire, pression d'inspiration max > 20 cm H_2O (sauf LMA ProSeal®),
  - obésité morbide,
  - ouverture de bouche < 2 cm et extension cervicale limitée,
  - décubitus ventral ou latéral,
  - malformations buccales ou tumeurs ORL.

Avantages/inconvénients

Les avantages :

- grande facilité d'insertion, apprentissage rapide, moindre stimulation catécholaminergique que l'intubation,
- les incidents et accidents respiratoires au réveil sont moins fréquents ainsi que les maux de gorge,
- chez l'enfant enrhumé, l'incidence de survenue de bronchospasme, d'épisodes de désaturation et de complications respiratoires est moindre,

• les résistances pulmonaires sont moindres avec le ML, l'insertion n'entraîne pas de bronchoconstriction réflexe.

L'inconvénient majeur des dispositifs supralaryngés demeure la moins bonne protection des voies aériennes contre le risque d'inhalation.

Matériel et procédure de mise en place

Matériel à préparer

• Matériels d'aspiration, de ventilation et d'intubation vérifiés, prêts et fonctionnels (check-list effectuée et validée).

• Contrôle de :
  – l'intégrité du ML (péremption, barreaux épiglottiques, raccords, etc.),
  – la taille, adaptée à la morphologie du patient :

Tableau 3.6
Exemple du ML classique

Taille	Patient	Vol. de gonflage maximum
1	Enfant < 5 kg	4 ml
1.5	5 à 10 kg	8 ml
2	10 à 20 kg	10 ml
2.5	20 à 30 kg	14 ml
3	30 à 50 kg	20 ml
4	50 à 70 kg	30 ml
5	70 à 100 kg	40 ml
6	> 100 kg	50 ml

  – l'absence de fuite sur le coussinet,
  – la lubrification du dôme du ML (gel hydrosoluble),
  – cale-dents,
  – sparadrap pour fixer.

Procédure de pose

• préO_2 rigoureuse ;

• induction anesthésique avec pour objectif une narcose profonde : stade 3, plan 3 ;

• position amendée de Jackson,

• insertion prudente du ML au centre de la bouche du patient :
  – la pose peut se faire complètement dégonflé (aucun pli +++) OU à moitié gonflé (dans ce cas, insertion plus facile mais risque de capture de l'épiglotte dans le masque),
  – par la pointe du coussinet plaquée contre le palais, ML tenu entre pouce et index, comme un stylo par l'opérateur ; insertion jusqu'à obtention d'une butée contre le sphincter supérieur œsophagien ;

• coussinet gonflé avec un volume d'air correspondant à sa taille, contrôlé par le manomètre ;

• fixation (cale-dents si besoin) ;

• bon positionnement vérifié par :
  – la légère ascension du tube lors de son gonflage,
  – le gonflement de la région crico-thyroïdienne,
  – l'absence de visibilité du coussinet dans la bouche,
  – la visualisation des mouvements thoraco-abdominaux du patient,
  – la visualisation des courbes de capnographie,
  – l'auscultation cervicale (à la recherche d'une fuite oropharyngée).

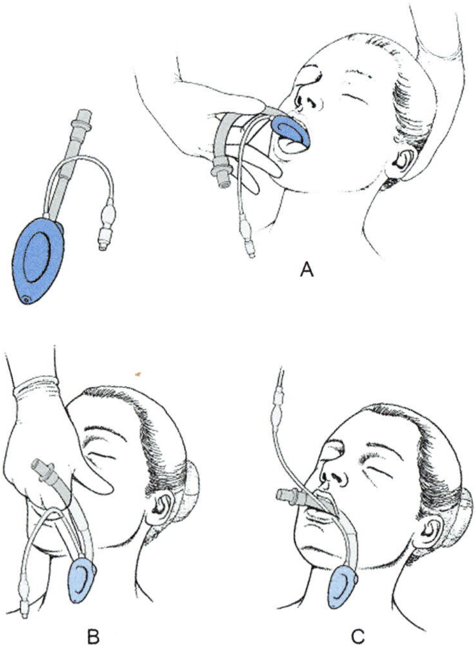

Figure 3.4 Technique de pose d'un masque laryngé.
Source : http://tube.medchrome.com/2013/05/laryngeal-mask-airway-lma-insertion.html

Incidents, accidents

Tableau 3.7

INCIDENT/ ACCIDENT	QUE FAIRE ?
Positionnement difficile	Rechercher : ■ une narcose insuffisante ■ une hyperextension insuffisante ■ un coussinet mal dégonflé ou lubrifié ■ une taille de ML inadaptée
Ventilation difficile	■ approfondir la narcose ■ repositionner le ML ■ vérifier le gonflage du ballonnet, évaluer les fuites ■ éviter les pressions d'insufflation trop élevées (risque de dilatation gastrique)
Toux, hoquet, spasme laryngé	■ approfondir l'anesthésie avec une $FiO_2 = 1$ ■ aspiration si sécrétions abondantes ■ si régurgitation : aspiration + intubation
Déplacement du masque	■ assurer une fixation rigoureuse ■ rester vigilant en cas de mobilisation du patient ■ s'assurer que les tuyaux et raccords sont attachés pour limiter les tractions sur le ML ■ approfondir l'anesthésie si réveil du patient

Complications

- Traumatismes (lèvres, dents, luette, amygdales).
- Maux de gorge.
- Sécheresse buccale.
- Saignements.
- Bradycardie, hypotension artérielle lors de l'insertion.

Conseils pratiques

- Toujours prévoir des ML de tailles différentes à disposition.
- Avoir des gestes doux, ne jamais forcer.
- Toujours préparer le plateau d'intubation (en cas d'échec de mise en place).

Points essentiels

- Dispositif très pratique, d'utilisation simple, rapide, sans laryngoscopie.
- Il est essentiel d'assurer une narcose profonde pour une bonne insertion du ML et de respecter :
  - les contre-indications,
  - les précautions de préparation,
  - les recommandations d'hygiène (privilégier l'utilisation de ML à usage unique).

Fiche 3.10

Ventilation mécanique

Nathalie Requier

Définition et principe de la technique

La ventilation mécanique permet d'assurer l'hématose grâce à la suppléance de la mécanique ventilatoire, soit totalement (mode contrôlé), soit partiellement (mode assisté) à l'aide d'un respirateur.

Principe de la technique

Acheminer en pression positive un mélange gazeux enrichi ou non en O_2 au niveau des alvéoles pulmonaires par l'intermédiaire d'une interface patient/machine (prothèse ventilatoire non invasive : masques faciaux et laryngés, ou invasive : sondes endotrachéales), l'expiration reste un mécanisme passif.

La délivrance de ce mélange peut être réalisée à :

- haut débit : 6 à 15 L/min; les gaz expirés sont rejetés dans l'air ambiant,
- bas débit de gaz frais : 1 à 3 L/min; les gaz recyclés nécessitent la recapture du CO_2 par la chaux sodée. Cela évite la pollution de l'air ambiant (anesthésique volatiles halogénés, N_2O), réchauffe et humidifie les gaz.

NB : En réanimation, il est parfois nécessaire de recourir au réchauffement et à l'humidification des gaz par un dispositif extérieur.

Il existe plusieurs modes de ventilation en fonction des impératifs de prise en charge du patient.

Les modes conventionnels

Tableau 3.8

Modes volume	Modes pression
VC : ventilation contrôlée (Vt × FR) **VAC** : ventilation assistée contrôlée (VC + Trigger) **VACI** : ventilation assistée contrôlée intermittente (VAC + AI)	**VPC** : ventilation en pression contrôlée (Pi, FR) **CPAP** ou VS-PEP : *Continuous Positive Airway Pression* ou ventilation spontanée en pression expiratoire positive **BiPAP** : *Bi-level Positive Airway Pressure* ou pression positive biphasique (VSAi-PEP ou VPC-PEP) **VS-AI** : Ventilation spontanée avec aide inspiratoire

Les nouveaux modes

- **Autoflow** : garantit un volume minimum en mode pression.
- **ASV** : *Adaptative Support Ventilation* boucle d'asservissement permettant un volume minute minimal défini.
- **NAVA** : *Neurally Adjusted Ventilation Assist* Ventilation liée à l'électromyogramme diaphragmatique.
- **PAV** : ventilation assistée proportionnelle : alternative à l'AI.
- **Smartcare** : Ventilation d'aide automatisée.

Indications/Contre-indications

- assurer l'hématose;
- diminuer le travail respiratoire;
- suppléer la respiration rendue impossible par une incapacité physique et/ou neurologique (pathologique ou anesthésique).

Matériel et procédure de mise en place

Des impératifs sécurité sont incontournables : vérification préalable du bon fonctionnement du matériel et disposition du matériel de suppléance en cas de défaillance (AMBU® et masque facial, bouteille d'O_2), dispositif d'aspiration trachéale avec sondes de calibres adaptés, consignés dans les check-lists.

Réglages à effectuer

Tableau 3.9

Volume courant (Vc) ou *Tidal Volume* (Vt)	6 à 8 ml/kg de poids idéal
Pression d'insufflation	10 à 25 mmHg selon Vt désirée
Fréquence respiratoire (FR)	12 à 15 cycles par minute
Rapport I/E	1/2 (1/1,5 pour les masques laryngés, 1/3 pour les BPCO et les obèses)
FiO_2	21 à 100 %

Aide Inspiratoire (pression délivrée au patient au déclenchement du *Trigger*)	Entre 5 et 12 cm H_2O
***Trigger* (détecte l'effort de ventilation du patient et déclenche un cycle réglé)**	En pression (de 0,5 et 1,5 cm H_2O), en débit (de 1 à 3 L/min)

Alarmes à paramétrer

- Ventilation minute : 5 à 15 L/min.
- Ventilation d'apnée < 8 par minute.
- Pression maximum < 30 cm H_2O.
- SpO_2 > 95 %.
- $EtCO_2$ entre 35 et 40 mmHg.

Incidents et accidents

- Liés au matériel : panne respirateur, débranchement du respirateur du secteur et des fluides médicaux, tuyaux non perméables, pièges à eau cassés ou remplis d'eau.
- Liés au circuit ventilatoire : déplacement, fuite, coudure.
- Liés au patient :
  - hypoxie par atélectasies, encombrement bronchique, hypoventilation (liée au faible volume courant ou à la faible fréquence respiratoire),
  - hypercapnie liée à l'hypoventilation alvéolaire ou à la saturation de la chaux sodée,
  - désadaptation au respirateur, réveil per-opératoire, pneumothorax, embolie pulmonaire,
  - auto-PEP.

Complications

- Barotraumatisme : pneumothorax, emphysème sous-cutané, pneumomédiastin.
- Volotraumatisme par syndrome inflammatoire au niveau du parenchyme pulmonaire.
- Lésions du parenchyme épithélial liées au non-réchauffement et à la non-humidification des gaz inspirés ou à la toxicité de l'oxygène.
- Cardiovasculaire : baisse du débit cardiaque par diminution du retour veineux lié à la pression positive intra-pulmonaire, pouvant aller jusqu'au collapsus de reventilation.
- Augmentation du travail cardiaque par désadaptation au respirateur (augmentation du travail respiratoire).
- Infectieuses : pneumopathies acquises.

Conseils pratiques

La normovolémie atténue l'effet de la pression positive intra-pulmonaire sur le débit cardiaque.
En pratique, il faut en permanence :

- régler une FiO_2 la plus basse possible,
- rechercher la normocapnie : $EtCO_2$ entre 30 et 40 mmHg,
- régler une PEP entre 5 et 7 mmHg et y associer des manœuvres de recrutement alvéolaire,
- conserver une aide inspiratoire (AI) à l'induction et au réveil.

Points essentiels

En anesthésie, on utilise surtout les modes VC et VPC et VS-AI.
Une surveillance générale et permanente est indispensable :

- surveillance du respirateur : check-list, toujours vérifier la perméabilité des tuyaux du respirateur à la prothèse, leur raccordement, l'absence d'eau dans les pièges, et que la chaux sodée n'est pas saturée.
- surveillance de l'efficacité de la ventilation :
  - clinique : auscultation pulmonaire, absence de signe d'hypoxie, pas d'hypercapnie, adaptation au respirateur.
  - para-clinique : saturation, capnographie, courbes pression-volume et débit-volume, pression d'insufflation (surtout en mode volume), volumes délivrés reçus (surtout en mode pression), spirométrie, gaz du sang.

Fiche 3.11

Extubation

Julien Bouix-Picasso

Définition et principes de la technique

L'extubation est l'ablation des dispositifs glottiques ou supra-glottiques initialement mis en place dans un but de protection des voies aériennes et de ventilation mécanique.

L'ablation de ces dispositifs doit s'effectuer dès lors que le patient pourra assurer la protection de ses voies aériennes, la déglutition et une ventilation efficace.

Indications/contre-indications

L'extubation est possible dès lors que le patient réunit les critères suivants :

Tableau 3.10

Critères de conscience	■ Patient complètement réveillé ■ Réponse motrice adaptée aux ordres simples (ouverture des yeux, serrement de main)
Critères respiratoires	■ Respiration spontanée, régulière, sans tirage ■ Vt : 5 et 8 mL/kg ■ FR : 12 à 25/min ■ VM $\leq$ 10 L/min ■ Pression inspiratoire négative ■ Capacité à tousser
Critères oxymétriques	■ $SpO_2 \geq 95$ % avec $FiO_2 \leq 50$ % et PEP $\leq$ 5 cm H_2O ■ $PaO_2 \geq 60$ mmHg et $PaCO_2 \leq 50$ mmHg ■ ou équivalents à l'état pré-opératoire
Critères neuro-musculaires	■ Décurarisation complète objectivée par un rapport $T_4/T_1 \geq 0,9$ à l'adducteur du pouce ■ Le réflexe de déglutition doit être récupéré
Critères cardio-vasculaires	■ La pression artérielle et la fréquence cardiaque ne doivent pas varier : – de ± 20 % de leur valeur initiale – de ± 10 % de leur valeur initiale (chez les patients précaires)
Critères généraux	■ Température centrale $\geq$ 36 °C (36,5 °C pour les patients précaires ex : coronaropathes) ■ Absence de frissons ■ Analgésie anticipée en per-opératoire ■ Absence de complications chirurgicales immédiates (hémorragie, lâchage de sutures, etc.)

Certaines chirurgies comme les chirurgies de l'oreille ou de l'œil nécessitent que le réveil du patient ne soit pas anticipé (voir fiches spécifiques).

Matériel

- Présence de matériel de réanimation, médicaments d'anesthésie et d'urgence, plateau d'intubation complet à disposition.
- Aspiration prête et fonctionnelle avec sonde d'aspiration endotrachéale de calibre adapté au diamètre de la sonde et à la canule oropharyngée.
- Seringue (10 ml pour les sondes endotrachéales, 50 ml pour les masques laryngés).
- Circuit respiratoire permettant une ventilation manuelle assistée et le monitorage des volumes, ballon de ventilation souple, matériel d'oxygénation (masque simple, lunettes d'oxygène).
- Monitorage complet.
- Poubelle, gants.

Procédure

La technique

- Ne jamais oublier le retrait du packing en ORL.
- Aspiration bronchique 10 min avant l'extubation ou en fin d'intervention, quand l'anesthésie est encore profonde, l'aspiration buccale et pharyngée régulière.
- Possible manœuvre de recrutement alvéolaire pour lever les atélectasies constituées au cours de l'anesthésie.

Une extubation vigile est recommandée en cas d'intubation difficile, de syndrome d'apnée du

Tableau 3.11

Pour les patient ASA 1 ou 2	Pour les extubations à risque
■ une FiO_2 à 0,5 est suffisante, ■ réalisation de deux ou trois inspirations profondes par le patient, ■ ballonnet dégonflé (à l'aide d'une seringue) et sonde retirée à la fin de l'inspiration, avec une pression positive, ■ si nécessaire : aspiration buccale et pharyngée après extubation.	■ FiO_2 = 1 pendant 3 min, ■ présence du MAR responsable, ■ laryngoscopie ou fibroscopie d'évaluation, ■ ventilation spontanée adéquate, ■ décubitus dorsal ou proclive (qui permet d'être rapidement en position pour réintuber), ■ dégonflage lent du ballonnet avec une seringue, ■ test de fuite glottique (permet de savoir s'il y présence d'un œdème trachéal), ■ mise en place d'un guide échangeur creux et/ou présence d'un chirurgien pour trachéotomie en urgence dans les cas extrêmes, ■ extubation en pression positive en fin d'inspiration.

sommeil ou au cours de certaines chirurgies (intracrânienne, des amygdales et endo-buccale).

Justification de l'extubation en pression positive

La pression positive avec le ballon souple (ou avec un maintien de la pression inspiratoire sur le ventilateur) permet l'expulsion d'éventuelles sécrétions stockées au-dessus du ballonnet, lève les atélectasies, diminue le risque de laryngospasme et permet au patient d'être en capacité immédiate de tousser.

La « *deep extubation* »

Dans certains terrains (asthmatiques, BPCO, enfants), il peut être souhaitable de rechercher une situation où le patient est capable de protéger ses voies aériennes et de débuter une ventilation efficace alors qu'il n'est pas totalement réveillé. Le but est d'éviter la survenue des spasmes respiratoires. Dans ce cas, extuber dès que le patient sera capable :
- de déglutir spontanément ou de façon réflexe (au moment de l'aspiration pharyngée),
- de ventiler spontanément de façon régulière (il pourra être assisté au masque après l'extubation si besoin).

Attention, le stade de Guedel doit être évalué et il ne faut pas extuber en stade II, ce qui serait contreproductif.

Incidents/accidents

- Hypoventilation, apnée.
- Inhalation.
- Bronchospasme, laryngospasme.
- Traumatismes laryngés : dysfonction, paralysie ou rupture de corde(s) vocale(s), œdème pharyngo-laryngé.
- Traumatismes dentaires : bris ou luxation dentaires.
- Chez le cardio/coronaropathe : ischémie myocardique, infarctus du myocarde, accès hypertensif, OAP, hypotension.

L'agitation ou la toux ne doivent pas amener à une extubation trop anticipée. Dans le cas contraire, une extubation trop précoce entraînerait une majoration de l'incidence des bronchospasmes et laryngospasmes.

Complications

Le risque est la désaturation majeure. Il peut alors être envisagé, pour lever les spasmes, de rendormir le patient en urgence et de le réintuber jusqu'à ce qu'il se trouve dans une situation d'extubation plus favorable.

Conseils pratiques

Chez les patients asthmatiques et bronchopathes, des vaporisations de salbutamol (spray) peuvent être réalisées en prévention, à travers la sonde d'intubation.

Points essentiels

- C'est un geste majeur de la gestion des voies aériennes.
- Son apprentissage est difficile : l'IADE doit développer son analyse clinique et critique pour anticiper sur les complications qui pourraient subvenir.
- Cependant, il faut toujours maîtriser les conditions de sécurité et avoir une capacité de réaction immédiate.

Fiche 3.12

Décubitus dorsal

Agnès Saint-Sulpice

Schéma de la position

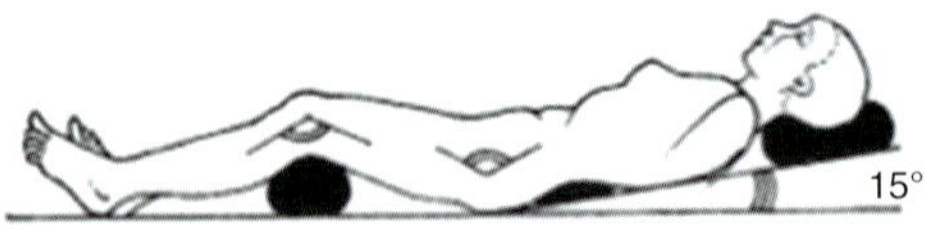

Figure 3.5 Décubitus dorsal

Cette position peut être utilisée en décubitus dorsal strict (DD), en position de Trendelenburg, en proclive ou en position de Rose (le cou et la tête sont placés en hyperextension à l'aide d'un billot placé sous les omoplates).

Répercussions

Cardio-vasculaires

DD simple

Cette position offre une bonne stabilité hémodynamique en dehors des terrains particuliers (femmes enceintes, patient obèse, patient sous cœlioscopie, etc.). Elle sert *de valeur de référence pour la mesure des paramètres hémodynamiques* lors d'une anesthésie.

DD et Trendelenburg inférieur à 20°

La mise en Trendelenburg < 20° induit :

- dans un premier temps l'amélioration du retour veineux et du débit cardiaque,
- dans un second temps (et notamment pour une angulation > 20°), l'ascension des viscères intra-abdominaux peut limiter la course diaphragmatique et entraîner une élévation de la pression intra-thoracique, ce qui peut diminuer le retour veineux et donc le débit cardiaque.

On peut également observer une diminution du retour veineux cérébral avec élévation de la pression intracrânienne et une diminution de la pression de perfusion cérébrale, qui peuvent être problématiques chez les patients cérébrolésés.

Respiratoires

DD simple

Peu de répercussions ventilatoires en dehors d'une diminution de la capacité résiduelle fonctionnelle et de la compliance thoraco-pulmonaire.

DD et Trendelenburg inférieur à 20°

Les viscères exercent une pression sur le diaphragme, ce qui cause une diminution de la capacité résiduelle fonctionnelle et de la compliance thoraco-pulmonaire.

Sur l'appareil locomoteur

Deux mécanismes peuvent être responsables de lésions : la compression et l'étirement des racines ou troncs nerveux :

- du plexus cervical lors d'une hyperextension de la tête,
- du nerf cubital par compression directe au niveau du coude,
- du plexus brachial en cas d'abduction (>90°) forcée de l'épaule ou de compression au niveau axillaire, ou en cas d'utilisation d'épaulières pour empêcher le patient de glisser en position déclive,
- du nerf médian par hyperextension de l'avant-bras ou compression au niveau du canal carpien par hyperflexion,
- du nerf radial par compression à la face postérieure de l'humérus par une attache de bras par exemple,
- du nerf sciatique par extension excessive de la jambe,
- du nerf sciatique-poplité externe par compression au niveau du col du péroné.

Cutanées

Il faut être vigilant vis-à-vis des compressions cutanées, et protéger les reliefs osseux. Il y a un réel risque d'escarres et de lésions musculaires sur les zones d'appui. L'occiput, les omoplates, les coudes, le sacrum et les talons sont les territoires les plus exposés.

Autres

En Trendelenburg, il existe une augmentation de la pression intra-oculaire avec risque d'œdème de la face, en général spontanément résolutif après l'intervention.

Risques spécifiques

DD et Trendelenburg inférieur à 20° (ou déclive)

L'ascension des viscères étant responsable d'une augmentation de la pression intra-thoracique, il y a des risques :

- d'hypoxémie et d'atélectasies par modification des rapports ventilation/perfusion,
- d'ascension de la carène, donc d'intubation sélective (voire d'extubation),
- de régurgitation par la pression exercée sur l'estomac, avec risque d'inhalation si la pression du ballonnet de la sonde d'intubation est insuffisante.

Position de Rose

Risque d'ascension de la carène et donc d'intubation sélective ou d'extubation.

Installation

Matériel nécessaire à l'installation : 2 appuis-bras ou 2 gouttières, un rond de tête, des géloses pour la protection des différents points d'appui, un billot à positionner sous le creux poplité et une sangle.
La tête est positionnée dans un rond de tête en respectant l'axe tête-cou-tronc.
Les bras sont soit le long du corps dans des gouttières rembourrées, soit sur des appuis-bras rembourrés, en position anatomique.
Les membres inférieurs sont allongés, côte à côte, et les genoux sont légèrement fléchis.
En cas de Trendelenburg il faut installer sous le patient un tapis anti-glisse (avec ou sans épaulières) pour prévenir les chutes.

Incidents, accidents, complications

- Risque de mobilisation des bras et/ou des membres qui peuvent se retrouver en dehors de la table ou des appuie-bras. Il faut être très vigilant lors de toutes les mobilisations de la table, mêmes partielles, et lors des tractions des membres inférieurs par le chirurgien alors que le patient est sous les champs opératoires.
- Risque de chute lors de la mise en position déclive, ou de roulis important.
- En cas de position de Rose : céphalées et cervicalgies possibles en post-opératoires par hyperextension de la tête (arthrose cervicale et état des troncs supra-aortiques à évaluer en pré-opératoire).

Surveillance et rôle spécifique IADE

La plus grande vigilance est requise à l'installation :

- des membres supérieurs sur les appuie-bras :
  - abduction < 90° et mains en pronation,
  - vérifier que les appuie-bras sont bien fixés,
  - bras en position neutre,
  - vérifier que les bras sont bien maintenus par un velcro qui ne doit pas être trop serré.
- des membres supérieurs dans des gouttières :
  - paume des mains face aux cuisses,
  - pas de compression du coude.
- membres inférieurs : hanches et genoux en légère flexion.

En cas de mise en position Trendelenburg

- Le changement de position doit se faire progressivement sous contrôle hémodynamique, et en adaptant l'angulation au terrain du patient.
- Il faut ausculter les deux champs pulmonaires pour vérifier le bon positionnement de la sonde d'intubation après mise en place du Trendelenburg et après toute modification de l'angulation.
- Surveillance des pressions d'insufflation inférieures à 30 cm H_2O, de l'oxymètre de pouls, et de la clinique du patient.
- Vérifier le respect de l'axe tête-cou-tronc, puis des positions des bras et des jambes.
- Refaire les zéros en cas de monitorage hémodynamique (PVC, PA invasive, etc.).

En cas de position de Rose

- Vérifier le bon positionnement du billot sous les omoplates : celui-ci ne doit pas entraîner de compression au niveau du plexus brachial.
- Le billot doit être adapté à la morphologie du patient.
- Il est possible de glisser un plus petit billot sous le cou.
- Auscultation pulmonaire après installation définitive de la tête.

Points essentiels

- L'installation du patient est sous la responsabilité de l'ensemble de l'équipe chirurgicale et de l'équipe d'anesthésie.
- Une position opératoire n'est jamais acquise, il faut être vigilant durant toutes les étapes :
  - bien connaître la manipulation de la table,
  - renforcer sa vigilance lors des mobilisations de la table en per-opératoire ou lors des tractions chirurgicales.
- Les lésions cutanées, musculaires et nerveuses peuvent être majorées par le terrain (obésité, fragilité cutanée, diabète, état de choc, etc.) l'utilisation des curares, des vasopresseurs, et par l'existence d'une hypothermie ou d'une hypotension.

NOTES

Fiche 3.13

Décubitus latéral

Agnès Saint-Sulpice

Schéma de la position

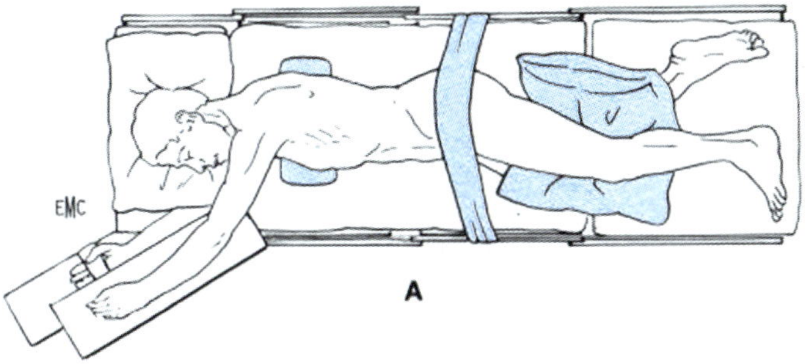

Figure 3.6 Décubitus latéral avec les bras posés sur deux appuie-bras.
Source : Jean-Marie Desmonts. Complications liées à l'installation de l'opéré. EMC - Anesthésie-Réanimation 1994 : 1-0 [Article 36-400-A-10].

Répercussions

Cardio-vasculaires

Les répercussions cardio-vasculaires en décubitus latéral (DL) sont peu importantes.
Par contre, en position de néphrectomie (DL associé à un Trendelenburg et une déclivité des membres inférieurs, avec billot au niveau iliaque), si le billot est mal positionné, il peut être responsable d'une compression de la veine cave inférieure et donc d'une baisse du débit cardiaque.

Respiratoires

Le décubitus latéral est responsable de modifications des rapports ventilation/perfusion :
- le poumon inférieur est mal ventilé mais bien perfusé. (Effet shunt)
- et le poumon supérieur est bien ventilé mais mal perfusé (Effet espace mort)

Sur l'appareil locomoteur

Deux mécanismes peuvent être responsables de complications nerveuses périphériques : la compression et l'élongation
- du plexus cervical par une flexion excessive de la tête,
- du nerf radial par extension excessive du bras,
- du plexus brachial en cas d'abduction forcée de l'épaule ou de compression au niveau axillaire,
- du nerf radial, surtout du bras supérieur s'il est fixé par des bandes sur un arceau,
- du nerf sciatique par extension excessive de la jambe,
- du nerf sciatique poplité externe de la jambe inférieure, au niveau du col du péroné qui doit systématiquement être protégé.

Cutanées

Il faut être vigilant vis-à-vis des compressions cutanées et protéger les reliefs osseux.
Il existe un réel risque d'escarres et de lésions musculaires :
- sur les zones d'appui comme l'oreille inférieure, la crête iliaque inférieure, la face interne des genoux, la face externe du genou inférieur et les malléoles internes et la malléole externe de la jambe inférieure,
- au niveau du sacrum et du pubis, dû aux appuis,
- au niveau des organes génitaux, surtout chez l'homme.

Risques spécifiques

Lors de la mobilisation du passage en décubitus dorsal au décubitus latéral et vice-versa il y a :
- risque d'hypotension artérielle majeure due à la vasoplégie induite par les anesthésiques,
- risque d'extubation ou d'intubation sélective ou de coudure de la sonde d'intubation,
- risque d'arrachement des perfusions et des sondages,
- risque de chute,
- risque de luxation des épaules et des hanches.

Après installation, il y a un risque de lésions oculaires de l'œil inférieur par compression directe du globe oculaire, pouvant être responsables de lésions conjonctivales ou cornéennes, voire d'une cécité.

Installation

Préparation du matériel nécessaire à l'installation :
- 2 appuie-bras ou 1 appui-bras et un arceau sur lequel sera fixé le bras supérieur,
- un rond de tête,
- un billot,
- des géloses pour la protection des différents points d'appui,
- un appui sacré,
- un appui pubien.

La tête est positionnée dans un rond de tête en respectant l'axe tête-cou-tronc.

Le bras déclive est positionné sur un appuie-bras rembourré, et le bras supérieur est fixé à un arceau ou positionné sur un appuie-bras spécifique.

Glisser un billot sous le thorax et en-dessous du creux axillaire pour prévenir la compression excessive de l'épaule et du plexus axillaire.

Pour éviter la mobilisation du patient et donc sa chute, un appui pubien est placé au niveau du pubis et un appui sacré est placé au niveau du sacrum.

Des coussins ou des géloses sont glissés entre les deux genoux et sous les pieds.

Incidents, accidents, complications

La complication majeure est le collapsus avec risque de désamorçage de la pompe cardiaque lors du passage du patient en DD ou en DL. Ce risque est majoré en cas d'hypothermie ou d'hypovolémie.

Surveillance et rôle spécifique IADE

Réalisation de l'anesthésie

- Induction du patient en décubitus dorsal.
- Intubation oro-trachéale réalisée avec une sonde armée de préférence, suivie d'une auscultation pulmonaire bilatérale des bases et sommets qui permet de vérifier l'efficacité de la ventilation.
- Vérification des fixations : perfusions, électrodes de scope, double fixation de la sonde d'intubation, sonde urinaire, sonde gastrique, cathéter artériel, etc.
- Mobilisation possible du patient après accord de l'anesthésiste et du chirurgien et lorsque l'anesthésie est profonde et la pression artérielle stable en lien avec le terrain du patient.
- Pour le retournement, il est nécessaire qu'il y ait au moins 5 personnes pour l'effectuer avec une coordination efficace, tout en respectant une position en rectitude.
- Il est possible de déconnecter le circuit de ventilation de la sonde d'intubation le temps de la mobilisation pour éviter d'extuber accidentellement le patient, à condition qu'il puisse le supporter.
- Assurer une bonne protection oculaire : collyre et occlusion palpébrale.

Après le retournement, de nombreuses vérifications s'imposent

- rebrancher le circuit de ventilation du respirateur et vérifier l'absence de coudure de la sonde d'intubation,

- ausculter les deux champs pulmonaires pour vérifier le bon positionnement de la sonde d'intubation,
- vérifier la tension artérielle, la fréquence cardiaque, les pressions de crête du respirateur, et la capnométrie,
- vérifier le bon positionnement de la tête : respect axe tête-cou-tronc, œil déclive bien occlus et absence de compression, pas de compression sur l'oreille déclive et absence de plicature,
- vérifier le bon positionnement du billot,
- installer les membres inférieurs en flexion, rechercher les pouls pédieux et radiaux,
- vérifier les points d'appui, la bonne fixation des appuie-bras, de l'appui sacré et de l'appui pubien; vérifier l'absence de compression des organes génitaux externes chez l'homme.

Points essentiels

L'installation du patient est sous la responsabilité de l'ensemble de l'équipe chirurgicale et de l'équipe d'anesthésie.

Une position opératoire n'est jamais acquise, il faut être vigilant durant toutes les étapes :

- bien connaître la manipulation de la table,
- renforcer sa vigilance lors des mobilisations de la table en per-opératoire ou lors des tractions chirurgicales.

Les lésions cutanées, musculaires et nerveuses, peuvent être majorées par le terrain (obésité, fragilité cutanée, diabète, état de choc, etc.) l'utilisation des curares, des vasopresseurs, et la présence d'une hypothermie ou d'une hypotension.

NOTES

Fiche 3.14

Décubitus ventral et genu-pectoral

Agnès Saint-Sulpice

Schéma de la position

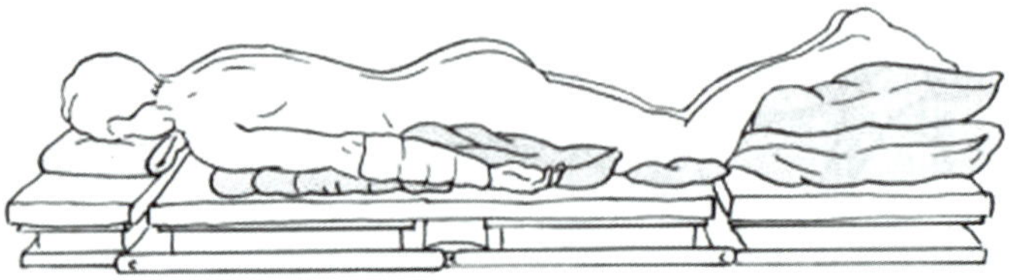

Figure 3.7 Décubitus ventral. Bras placés le long du corps.
Source : Jean-Marie Desmonts. Complications liées à l'installation de l'opéré. EMC - Anesthésie-Réanimation 1994 : 1-0 [Article 36-400-A-10].

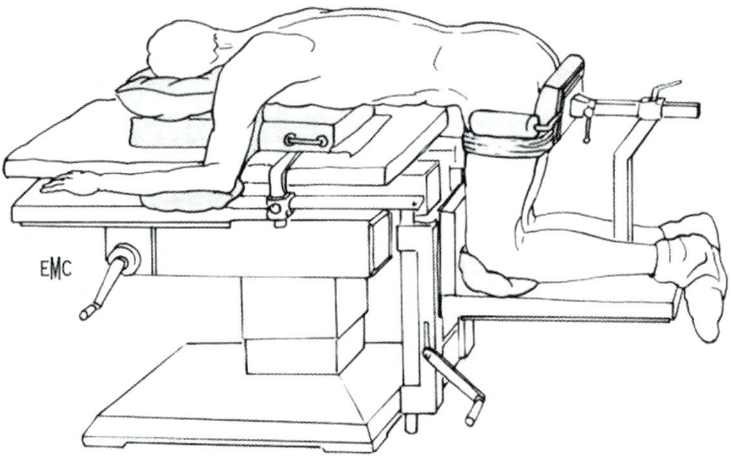

Figure 3.8 Position agenouillée en décubitus ventral.
Source : Jean-Marie Desmonts. Complications liées à l'installation de l'opéré. EMC - Anesthésie-Réanimation 1994 : 1-0 [Article 36-400-A-10].

Répercussions

Cardio-vasculaires

En décubitus ventral (DV) ou en genu-pectoral (GP), l'augmentation de la pression intra-abdominale par la mise en place d'un billot, peut être responsable d'une compression abdominale, diaphragmatique et de la veine cave inférieure.
Ces surpressions sont responsables d'une diminution du retour veineux, d'une baisse du débit cardiaque pouvant entraîner une instabilité hémodynamique, majorée par :

- la ventilation mécanique qui se fait en pression positive,
- l'effet sympathoplégique de certaines drogues d'anesthésie qui entraîne une baisse de la sensibilité baroréflexe,
- la séquestration veineuse (500 à 700 ml) dans les membres inférieurs et l'hyperlordose lombaire pour la position genu-pectorale.

En fonction de la position de la tête, il peut y avoir aussi une diminution des flux carotidiens entraînant une diminution de la pression de perfusion cérébrale.

Respiratoires

L'augmentation des pressions intra-thoraciques a pour conséquence une diminution de la compliance pulmonaire, une diminution de la capacité résiduelle fonctionnelle et des modifications dans le rapport ventilation/perfusion.

Sur l'appareil locomoteur

Deux mécanismes peuvent être responsables de complications nerveuses périphériques : la compression et l'élongation

- du plexus cervical par une rotation excessive de la tête,
- du nerf cubital menant à des lésions, si les coudes ne sont pas protégés ou s'ils ne sont pas placés en respectant un angle < à 90°,
- du nerf radial par extension excessive du bras,
- du plexus brachial en cas d'abduction forcée de l'épaule ou de compression au niveau axillaire,
- du nerf poplité en genu-pectoral, si l'angle entre les cuisses et les jambes est supérieur à 40°.

Attention à l'hyperlordose lombaire en per-opératoire qui peut être responsable de douleurs lombaires en post-opératoire.

La durée de l'intervention, l'obésité, la dénutrition, les mobilisations du patient en per-opératoire, les neuropathies, sont autant de facteurs favorisants les complications nerveuses.

Cutanées

Il faut être vigilant vis-à-vis des compressions cutanées, et protéger les reliefs osseux.

Il existe un réel risque d'escarres et de lésions musculaires : les oreilles, le nez, le menton, le front, les seins, les crêtes iliaques, les organes génitaux, les genoux et les pointes des pieds sont les territoires les plus exposés.

Il existe des facteurs favorisant les complications cutanéo-muqueuses comme l'hypotension artérielle, le diabète, les patients dénutris, etc.

Risques spécifiques

- Compression directe du globe oculaire pouvant être responsable de lésions conjonctivales ou cornéennes, ou d'une cécité.
- Lors des mobilisations, il y a des risques :
  - d'extubation ou d'intubation sélective ou de coudure de la sonde d'intubation,
  - d'arrachement des perfusions et des sondages,
  - de chute,
  - de luxation des épaules et des hanches.
- Hypoventilation ou atélectasies à cause de la diminution des volumes pulmonaires.

Installation

Préparation de tout le matériel nécessaire à l'installation sur la table d'opération :

- 2 appuie-bras ou 2 gouttières,
- matelas de plage ou 2 billots,
- une têtière spécifique ou, à défaut, un rond de tête,
- 1 billot pour les chevilles,
- des géloses pour la protection des différents points d'appui, et une sangle.

La tête est positionnée dans une têtière en respectant impérativement l'axe tête-cou-tronc.

Les bras sont soit le long du corps, dans des gouttières rembourrées, soit sur des appuie-bras rembourrés.

Les billots sont placés transversalement au-dessus de la ligne mamelonnaire et sur les crêtes iliaques pour réduire la contrainte abdominale. Les billots peuvent également être placés longitudinalement entre la clavicule et l'aile iliaque.

Incidents, accidents, complications

La complication majeure est le collapsus avec désamorçage de la pompe cardiaque lors du retournement du patient.

La compression abdominale peut aussi être responsable d'une augmentation du saignement per-opératoire.

Surveillance et rôle spécifique IADE

Réalisation de l'anesthésie

• L'induction du patient se fait en décubitus dorsal.
• Intubation oro-trachéale réalisée de préférence avec une sonde armée.
• Vérification des fixations : perfusions, électrodes de scope, double fixation de la sonde d'intubation, sonde urinaire, sonde gastrique, cathéter artériel, etc.
• Mobilisation possible du patient après accord de l'anesthésiste et du chirurgien et lorsque l'anesthésie est profonde et la pression artérielle stable en lien avec le terrain du patient.
• Pour le retournement, il est nécessaire qu'il y ait au moins 5 personnes pour l'effectuer avec une coordination efficace, tout en respectant une stricte position en rectitude.
• Il est possible de déconnecter le circuit de ventilation de la sonde d'intubation le temps de la mobilisation, à condition que le patient puisse le supporter.
• Assurer une bonne protection oculaire : collyre et occlusion palpébrale, pas d'appui sur les globes oculaires.

Après le retournement, de nombreuses vérifications s'imposent

• ausculter précautionneusement les deux champs pulmonaires,
• vérifier l'absence de coudure de la sonde d'intubation,
• vérifier la tension artérielle, la fréquence cardiaque, les pressions de crête du respirateur, et la capnométrie,
• vérifier le bon positionnement de la tête : respect axe tête-cou-tronc, yeux bien occlus, pas de plicature d'oreille.

Pour vérifier le bon positionnement des billots, on doit pouvoir passer une main sous l'abdomen et ainsi vérifier que le diaphragme est libre.

Points essentiels

L'installation du patient est sous la responsabilité de l'ensemble de l'équipe chirurgicale et de l'équipe d'anesthésie.
Une position opératoire n'est jamais acquise ; il faut être vigilant durant toutes les étapes :
• bien connaître la manipulation de la table,
• renforcer sa vigilance lors des mobilisations de la table en per-opératoire ou lors des tractions chirurgicales.
Les lésions cutanées, musculaires et nerveuses peuvent être majorées par l'utilisation des curares, des vasopresseurs et par la présence d'une hypothermie ou d'une hypotension.
Maintenir une volémie correcte : en général 500 ml de cristalloïde doit être administré chez le sujet sain avant l'installation en décubitus ventral ou en genu-pectoral.

Fiche 3.15

Position assise

Agnès Saint-Sulpice

Schéma de la position (cas de la neurochirurgie)

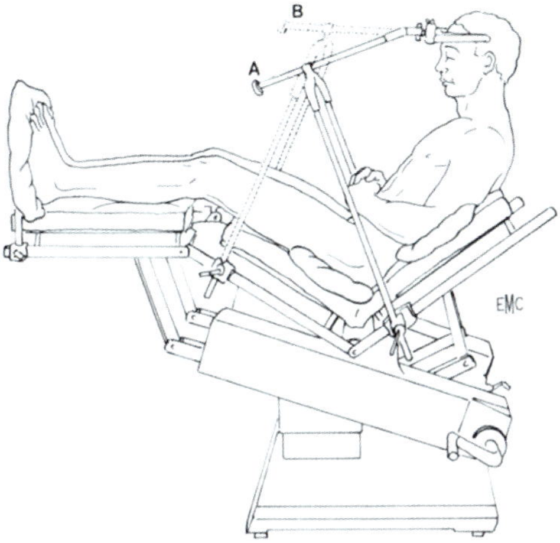

Figure 3.9 **Position semi-assise classique utilisée en neurochirurgie avec deux variantes dans la position de l'étrier céphalique.**
Source : Jean-Marie Desmonts. Complications liées à l'installation de l'opéré. EMC - Anesthésie-Réanimation 1994 : 1-0 [Article 36-400-A-10]

Différents types d'intervention avec position assise :
- chirurgie orthopédique de l'épaule,
- neurochirurgie intracrânienne de la fosse postérieure.

Répercussions

Cardio-vasculaires

La position assise a pour conséquences :
- une diminution du volume sanguin au niveau thoracique,
- une séquestration sanguine au niveau des membres inférieurs,
- une élévation du gradient de pression entre le cœur et l'encéphale, avec un risque d'embolie gazeuse depuis une effraction veineuse de la portion encéphalique.

Ces conséquences sont responsables d'une baisse du débit cardiaque, d'une baisse de la perfusion cérébrale avec diminution de la pression intra-oculaire et de la pression intra-crânienne.

Respiratoires

Pas de modifications en dehors de celles liées à l'anesthésie. Cette posture est la position la plus physiologique sur le plan respiratoire et améliore les échanges gazeux.

Sur l'appareil locomoteur

La compression et l'élongation sont deux mécanismes qui peuvent être responsables de complications nerveuses périphériques :
- du plexus cervical par une hyperextension ou une rotation excessive de la tête,
- des lésions du nerf cubital, si les coudes ne sont pas protégés,
- du plexus brachial en cas d'abduction (>90 °) forcée de l'épaule ou de compression au niveau axillaire,
- du nerf médian par hyperextension du bras,
- du nerf radial par compression par une attache de bras par exemple,
- du nerf sciatique par extension excessive de la jambe ou par des appuis disposés sur la face latérale des genoux.

Cutanées

Il faut être vigilant vis-à-vis des compressions cutanées, et protéger les reliefs osseux. Il y a un réel risque d'escarres et de lésions musculaires sur les zones d'appui. Les coudes, le sacrum et les talons sont les territoires les plus exposés.

Risques spécifiques

Risque d'embolie gazeuse avec possible risque d'accident vasculaire en cas de persistance d'un foramen ovale perméable. En effet, en cas de brèche vasculaire sur une portion veineuse, l'air va directement gagner le cœur droit et passer soit naturellement

dans le filtre capillaire pulmonaire avec des signes indirects d'embolie (baisse de l'EtCO2, de la pression artérielle, etc.). En cas de Foramen Ovale Perméable (communication inter-auriculaire), présent dans près de 20 % de la population, l'air passe directement des cavités droites aux cavités gauches et peut être trappé soit au niveau coronaire (modification du segment ST), soit au niveau cérébral (accident ischémique cérébral) soit au niveau systémique (embolie distale, etc.).
Lors des mobilisations, risque :
- d'extubation ou d'intubation sélective ou de coudure de la sonde d'intubation,
- d'arrachement des perfusions et des sondages,
- de chute.

Installation

Préparation de tout le matériel nécessaire à l'installation :
- 2 appuis-bras,
- une têtière ou un appuie-tête spécifique en respectant l'axe tête-cou-tronc,
- des géloses pour la protection des différents points d'appui.

Les bras sont positionnés sur des appuie-bras rembourrés, les jambes sont surélevées.

Incidents, accidents, complications

La complication majeure est le collapsus avec désamorçage de la pompe cardiaque lors du changement de position.
Un risque d'embolie gazeuse existe : il est d'autant plus grand que le patient a la tête très surélevée par rapport au niveau des oreillettes et en cas d'hypovolémie associée.

Surveillance et rôle spécifique IADE

Réalisation de l'anesthésie

- L'induction du patient se fait en décubitus dorsal.
- Intubation oro-trachéale réalisée de préférence avec une sonde armée.
- Dans certaines équipes : monitorage cardiaque (scope + ST), monitorage invasif de la pression artérielle, monitorage de la volémie.
- Vérification des fixations : perfusions, électrodes de scope, double fixation de la sonde d'intubation, sonde urinaire, sonde gastrique, cathéter artériel, etc.
- Mobilisation possible du patient après accord de l'anesthésiste et du chirurgien <u>et</u> lorsque l'anesthésie est profonde et la pression artérielle stable en lien avec le terrain du patient.
- Assurer une bonne protection oculaire : collyre et occlusion palpébrale.
- Chaussettes ou bas de compression intermittente pour les chirurgies prolongées.
- Abord veineux central permettant une mesure éventuelle de la pression veineuse centrale et de procéder en une aspiration rapide de sang et de l'air trappé en intracardiaque, en cas d'embolie gazeuse.

Après l'installation en position assise

- ausculter précautionneusement les deux champs pulmonaires;
- vérifier l'absence de coudure de la sonde d'intubation;
- vérifier la tension artérielle, la fréquence cardiaque, les pressions de crête du respirateur, et la capnométrie;
- vérifier le bon positionnement de la tête : respect axe tête-cou-tronc, yeux bien occlus.

Points essentiels

L'installation du patient est sous la responsabilité de l'ensemble de l'équipe chirurgicale et de l'équipe d'anesthésie.
Une position opératoire n'est jamais acquise, il faut être vigilant durant toutes les étapes :
- bien connaître la manipulation de la table,
- renforcer sa vigilance lors des mobilisations de la table en per-opératoire ou lors des tractions chirurgicales.

Les lésions cutanées, musculaires et nerveuses peuvent être majorées par l'utilisation des curares, des vasopresseurs et par la présence d'une hypothermie ou d'une hypotension.
Maintenir une volémie correcte; en général 500 ml de cristalloïdes doit être administré chez le sujet sain avant l'installation en position assise.

Fiche 3.16

Position gynécologique

Agnès Saint-Sulpice

Schéma de la position

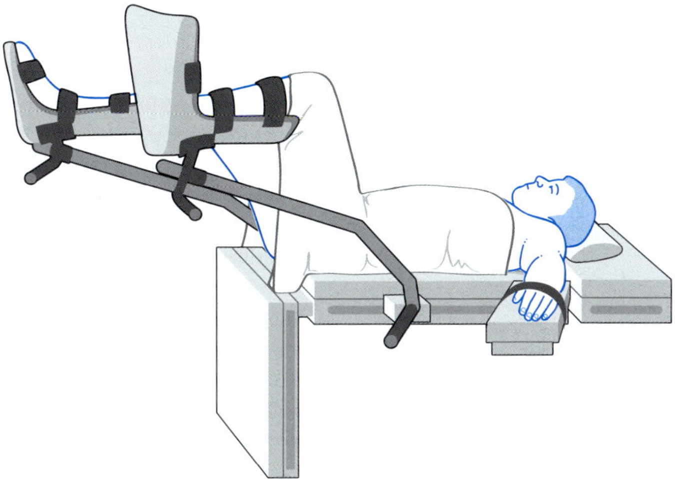

Figure 3.10 La position gynécologique
© Carole Fumat

Répercussions

Cardio-vasculaires

À la mise en position gynécologique, il y a une redistribution des volumes sanguins des membres inférieurs vers le cœur. Donc amélioration du retour veineux et du débit cardiaque.
Processus inverse lors du repositionnement en DD, avec un risque majeur d'hypotension artérielle.

Respiratoires

Il y a peu de répercussions ventilatoires en dehors d'une diminution de la capacité résiduelle fonctionnelle et de la compliance.

Sur l'appareil locomoteur

Deux mécanismes peuvent être responsables de complications nerveuses périphériques : la compression et l'élongation

- du nerf cubital si les coudes ne sont pas protégés,
- du plexus brachial en cas d'abduction (>90°) forcée de l'épaule ou de compression au niveau axillaire du nerf médian par hyperextension du bras,
- du nerf radial par compression par une attache de bras par exemple,
- du nerf sciatique par extension excessive de la jambe,
- du nerf poplité par compression des bottes,
- du nerf fémoral à cause d'une position gynécologique forcée.

Cutanées

Il faut être vigilant aux compressions cutanées, et protéger les reliefs osseux.
Il existe un réel risque d'escarres et de lésions musculaires : l'occiput, les omoplates, les coudes, le sacrum et les talons sont les territoires les plus exposés.

Risques spécifiques

Il existe un risque d'ascension de la carène, donc d'intubation sélective ou d'extubation.

Installation

Préparation de tout le matériel nécessaire à l'installation sur la table d'opération :

- 2 appuie-bras,
- un rond de tête,
- des géloses pour la protection des différents points d'appui,
- 2 appuis spécifiques pour les membres inférieurs : porte-jambes de Goepell.

Le patient est installé en DD, la tête est positionnée dans un rond de tête en respectant l'axe tête-cou-tronc et les bras sont sur des appuie-bras rembourrés. Les membres inférieurs sont soulevés et positionnés dans des appuis pour les membres inférieurs (ou dans des bottes). Puis ils sont placés en abduction et en rotation externe.

Incidents, accidents, complications

La complication majeure est le collapsus avec désamorçage de la pompe cardiaque lors de la remise en DD du patient.

D'autres incidents sont possibles :

- un traumatisme du ligament du genou,
- une luxation de la hanche, si le patient est porteur d'une prothèse totale de hanche,
- un syndrome des loges.

Surveillance et rôle spécifique IADE

Réalisation de l'anesthésie

- L'induction du patient se fait en décubitus dorsal.
- L'intubation oro-trachéale est réalisée de préférence avec une sonde armée.
- Vérification des fixations : perfusions, électrodes de scope, double fixation de la sonde d'intubation sonde urinaire, sonde gastrique, cathéter artériel, etc.
- Mobilisation possible du patient après accord de l'anesthésiste et du chirurgien et lorsque l'anesthésie est profonde, la pression artérielle stable en lien avec le terrain du patient.
- La mobilisation est réalisée à condition qu'il puisse le supporter.
- Assurer une bonne protection oculaire : collyre et occlusion palpébrale.

L'installation

Elle doit être très précautionneuse.

- Membres supérieurs sur des appuie-bras :
  - abduction < 90° et mains en pronation,
  - vérifier que les appuie-bras sont bien fixés,
  - bras en position neutre,
  - vérifier que les bras sont bien maintenus par un velcro qui ne doit être trop serré.
- Membres inférieurs :
  - limiter les amplitudes articulaires ; pour cela la flexion de la hanche ne doit pas dépasser 90°,
  - limiter la rotation externe de la hanche.

La remise en DD doit se faire de manière progressive, une jambe après l'autre, sous contrôle hémodynamique.

Le système de réchauffement per-opératoire doit être conservé autant que faire se peut.

Points essentiels

L'installation du patient est sous la responsabilité de l'ensemble de l'équipe chirurgicale et de l'équipe d'anesthésie.

Une position opératoire n'est jamais acquise ; il faut être vigilant durant toutes les étapes :

- bien connaître la manipulation de la table,
- renforcer sa vigilance lors des mobilisations de la table en per-opératoire ou lors des tractions chirurgicales.

Les lésions cutanées, musculaires et nerveuses, peuvent être majorées par l'utilisation des curares, des vasopresseurs et par la présence d'une hypothermie ou d'une hypotension.

Maintenir une volémie correcte ; en général 500 ml de cristalloïde doit être administré chez le sujet sain avant l'installation.

Fiche 3.17

Surveillance cardiaque

Raphaël Lagarde et Catherine Muller

L'électrocardiogramme

Définition

L'électrocardiogramme (ECG) est la représentation graphique des potentiels électriques générés par les cellules myocardiques au cours du cycle cardiaque (phénomènes de dépolarisation puis de repolarisation). Ils sont recueillis au niveau de la surface de la peau par des électrodes, puis transformés par un signal amplifié. C'est un monitorage continu, indolore et non invasif.

Indications/Contre-indications

L'ECG sert à vérifier la présence d'une activité électrique cardiaque et à déceler des troubles cardiaques (troubles du rythme, troubles de conduction, ischémie myocardique).

Matériel et procédure de mise en place

La localisation des électrodes est précise :

- Cas d'un appareil à trois dérivations :
  - jaune : épaule gauche,
  - rouge : épaule droite,
  - verte : ligne axillaire antérieure gauche – 5e espace intercostal.
- Cas d'un appareil à cinq dérivations :
  - blanche : ligne axillaire antérieure gauche – 5e espace intercostal,
  - jaune : épaule gauche,
  - noire : hanche droite,
  - rouge : épaule droite,
  - verte : hanche gauche.
- La dérivation CS5 est équivalente à V5, observable avec un appareil à 3 dérivations en modifiant la localisation des électrodes comme suit :
  - Jaune : ligne axillaire antérieure gauche – 5e espace intercostal gauche,
  - rouge : épaule droite,
  - verte : hanche gauche.

Mesures et interprétation des résultats

Les électrodes doivent être placées comme prévu ci-dessus. Le tracé ECG obtenu doit être le plus proche de celui-ci :

Pour assurer la surveillance du segment ST, calibrer le point de mesure du segment ST

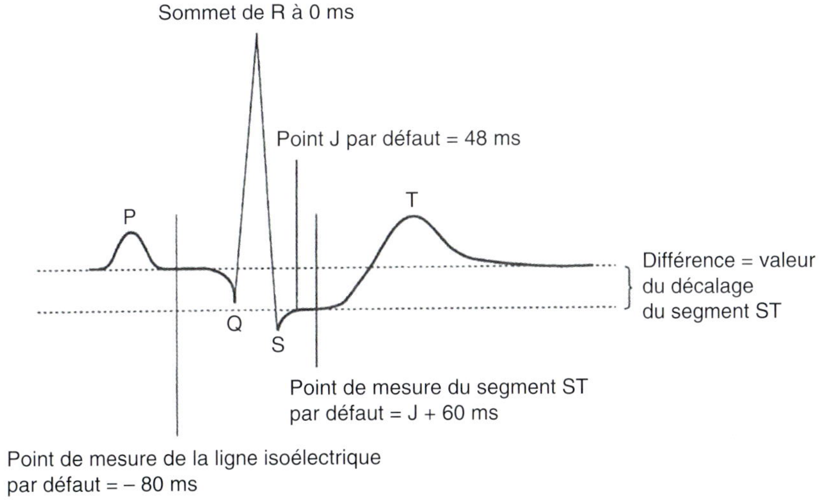

Figure 3.11 Repères ligne isoélectrique/ST

Fiche 3.18

Surveillance respiratoire

Raphaël Lagarde et Catherine Muller

Le monitorage de la saturation pulsée en oxygène

Définition et principe de fonctionnement

Méthode de monitorage non invasive, continue et indolore qui mesure en temps réel la saturation en O_2 dans le sang artériel.
La SpO_2 mesure la saturation transcutanée en oxygène de l'hémoglobine normale, en utilisant les principes de spectrophotométrie et de pléthysmographie.

Indications/contre-indications

- détermination de la saturation pulsée en oxygène du sang artériel périphérique,
- vérification de la courbe de pléthysmographie.

Absence de contre-indication.

Matériel et procédure de mise en place

Dans la majorité des cas, le capteur de SpO_2 se présente sous la forme d'une pince mise à l'extrémité d'un doigt (mais d'autres capteurs existent, par exemple frontaux et placés au regard d'un lit vasculaire pulsatile).

Mesures et interprétation des résultats

La surveillance de la SpO_2 est obligatoire en anesthésie (décret 94-1050 du 5 décembre 1994). La lumière est absorbée par une composante stable (tissus et sang veineux et capillaires) et une composante variable pulsatile artérielle.
La SpO_2 est différente de la SaO_2 : elle ne permet pas de détecter toutes les hypoxémies (voir limites). Elle permet par contre d'estimer la valeur de la PaO_2 :

Tableau 3.12

	SpO_2 mesurée	PaO_2 estimée
Normal	≥ 93 %	≥ 80 mmHg
Hypoxémie	< 93 %	< 80 mmHg
Hypoxémie faible	90–93 %	60–80 mmHg
Hypoxémie modérée	75–89 %	40–59 mmHg
Hypoxémie sévère	< 75 %	< 40 mmHg

La variation de pléthysmographie (PVI : *PlethVariability Index*) mesurable sur la courbe de SpO_2 est un indice de précharge dépendance validé. Il n'y a probablement pas de précharge dépendance lorsque le PVI est en-dessous de 9 % ; il y en a probablement une lorsqu'il est au-dessus de 15 %.

Les limites

- Dyshémoglobinémies (anémie, carboxy-hémoglobinémie et méthémoglobinémie) :
  - bas débit cardiaque,
  - arythmies,
  - augmentation de la pression veineuse (Valsalva, manœuvres de recrutement),
  - hypo- ou hyperthermie,
  - vasoconstriction périphérique,
  - absence de pulsatilité du débit sanguin : ACR et CEC.
- Des interférences techniques :
  - interférence liée à la pigmentation naturelle ou artificielle de la peau ou des phanères,
  - interférence liée à la présence de sources lumineuses et électriques,
  - site de mesure : capteurs placés en position céphalique > capteurs placés plus distalement.

• Artefacts liés aux mouvements des patients. Attention, la mesure de la SpO_2 ne détecte pas :
  - les hypoxies par diminution quantitative (anémie) ou qualitative (intoxication CO) du transporteur,
  - l'hypoxie tissulaire (intoxication au cyanure ou phénomène local de stase).

L'oxymètre de pouls peut indiquer des valeurs même en l'absence de circulation par amplification d'un signal très faible par exemple. Des retards à la détection (pouvant aller de 1 à 3 min) d'un arrêt cardio-circulatoire ont été signalés = retard possible de diagnostic.

Complications

Exceptionnellement : brûlures et lésions de nécrose cutanée liées à la pression du capteur sur la peau.

Monitorage de la capnométrie/capnographie ($EtCO_2$)

Définition

Technique de monitorage non invasive, de réelle sensibilité, permettant un diagnostic rapide.
La capnométrie est la mesure de la concentration de CO_2 dans les gaz respiratoires (aspect quantitatif) ; elle est le reflet du métabolisme cellulaire, du fonctionnement cardio-vasculaire et respiratoire.
La mesure de l'$EtCO_2$ est le reflet :
• direct de l'élimination pulmonaire du CO_2;
• indirect de la production de CO_2 par les tissus et du transport circulatoire du CO_2.
Les valeurs de référence sont : 5 % ou 35–37 mmHg.

Indications/contre-indications

La surveillance de la capnométrie est obligatoire en anesthésie (décret 94-1050 du 5 décembre 1994). pour les patients intubés.
La courbe de capnographie permet le diagnostic rapide :
• du bon positionnement de la sonde d'intubation trachéale,
• d'un(e) débranchement/obstruction du circuit de ventilation,
• d'un mauvais réglage de la ventilation,
• d'une embolie gazeuse, fibrino-cruorique, de ciment ou graisseuse,
• de l'efficacité de la réanimation cardio-pulmonaire,
• d'une obstruction bronchique aiguë ou chronique.

Matériel et procédure de mise en place

La mesure de l'$EtCO_2$ est réalisée par branchement sur le circuit de ventilation.
Il comporte : une ligne de prélèvement avec un capteur (placé en amont du filtre antibactérien) et reliée au moniteur spécifique. L'étalonnage est le plus souvent automatique.
Les capnomètres fonctionnent sur les propriétés du CO_2 à absorber les infrarouges (systèmes aspiratifs et non-aspiratifs). Le capnogramme normal comprend 4 phases :

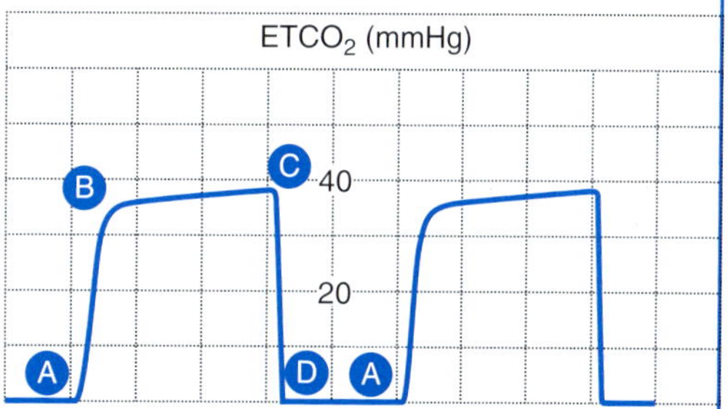

Figure 3.12 $EtCO_2$ (mmg)

A – début de l'expiration : le mélange des gaz expirés provient de l'espace mort et contient un taux de CO_2 quasi nul,
B – début de l'expiration du mélange alvéolaire avec élévation rapide du taux de CO_2,
BC – phase de plateau : le taux de CO_2 se rapproche du CO_2 alvéolaire jusqu'au point C qui représente la pression télé-expiratoire en CO2,
D – inspiration : le taux de CO_2 revient au taux de CO_2 du circuit très rapidement.

Mesures et interprétation des résultats

Il existe un gradient alvéolo-capillaire de 2 à 3 mmHg chez le sujet sain et de 5 à 8 mmHg pour le patient anesthésié en ventilation mécanique. Le capnogramme a une forme caractéristique, ce qui permet de déceler des anomalies.

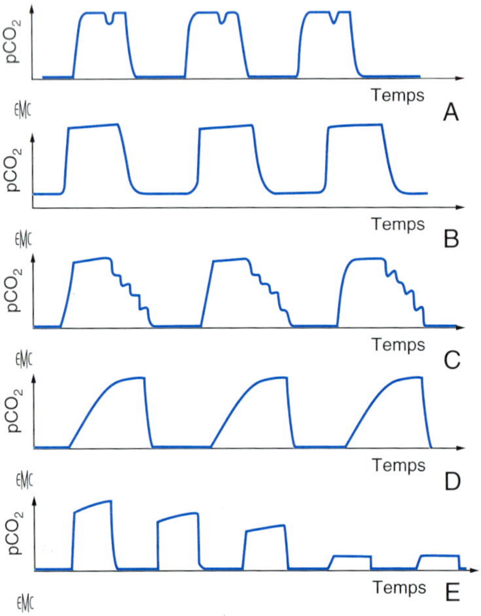

Figure 3.13 Exemples de capnographes « types »
A - Reprise d'une ventilation spontanée.
B. Ré-inhalation de CO_2
C. Oscillations cardiaques
D. Expiration inhomogène de zone possédant des rapports ventilation/perfusion différents dans le cadre d'une broncho-pneumopathie chronique obstructive
E. Embolie pulmonaire

L'$EtCO_2$ permet également de faire la mesure de l'espace mort pulmonaire grâce à l'équation de Bohr et donc d'avoir une bonne idée du rapport ventilation/perfusion. La pente du plateau de capnographie renseigne sur le niveau de PEEP optimal à appliquer au patient anesthésié. Elle permet également une surveillance du débit cardiaque précise lorsqu'on applique une épreuve dynamique simple (périodes récurrentes d'hypoventilation et d'hyperventilation) à la ventilation.

Limites de la méthode, incidents, accidents

Les mesures peuvent être altérées par :

- les variations de pression atmosphérique,
- la présence d'eau dans le circuit,
- certaines pathologies augmentant le gradient $EtCO_2$-$PaCO_2$,
- des modifications de la position chirurgicale.

Complications

Aucune.

Points essentiels

La mesure de la SpO_2 permet de détecter une hypoxémie.

La mesure de la pression expirée du CO_2, ainsi que la documentation de ses valeurs, sont essentielles lors de toute anesthésie avec assistance ventilatoire.

En cas de modification des valeurs, il faut toujours garder un regard critique vis-à-vis des informations apportées par celles-ci : la précision de la mesure est d'environ ± 3 %.

La connaissance fine et la compréhension des résultats affichés ainsi que le réglage des alarmes en fonction de la situation rencontrée sont incontournables.

Fiche 3.19

Monitorage de la profondeur de l'anesthésie

Raphaël Lagarde

Définition

L'indice bispectral (BIS) est une échelle dérivée de la mesure de l'activité électrique cérébrale des patients (basée sur l'analyse de la synchronisation des ondes de l'électroencéphalogramme), qui permet d'évaluer et d'optimiser la profondeur de l'anesthésie et l'administration des médicaments.
Monitorage non-invasif et continu.

Indications

Il permet :
• de limiter les risques de mémorisation,
• d'ajuster le niveau de l'anesthésie en déterminant la fenêtre thérapeutique des hypnotiques (à prendre en compte avec la composante analgésique),
• de réduire les risques de surdosage et sous-dosage néfastes,
• de diminuer le coût de l'anesthésie.
Limites de la technique : monitorage peu fiable chez les patients avec un traitement psychiatrique « lourd » et discutable chez les porteurs d'un pacemaker.

Matériel et procédure de mise en œuvre

Le BIS est mesuré par l'intermédiaire d'électrodes, disposées sur les zones glabres du scalp (front, tempes, voire vertex en cas de calvitie) après dégraissage de la peau.
Elles sont reliées à un convertisseur-amplificateur, lui-même relié à un moniteur spécifique.

Mesures et interprétation des résultats

Mesures de référence :
– proche de 100 = éveillé,

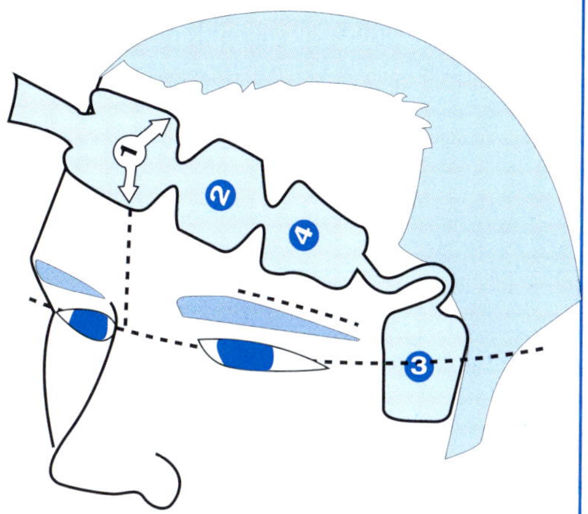

Figure 3.14 Technique de mise en place du BIS.

– proche de 80 = somnolent,
– proche de 70 = endormi,
– entre 55 et 40 = hypnose moyenne.
Au cours du monitorage, l'attention du professionnel ne doit pas se focaliser sur la valeur du BIS, mais il doit également tenir compte de l'ensemble des données cliniques et d'éventuels autres monitorages (électromyogramme (EMG), indice de qualité du signal (ISQ) et pourcentage d'EEG plat (SR)).

Limites de la méthode, incidents, accidents

Le calcul du BIS est :
• interrompu pendant l'utilisation du bistouri électrique,
• perturbé si le chirurgien travaille très près des électrodes (neurochirurgie),
• perturbé par des artefacts physiologiques comme la contraction musculaire ou les mouvements de paupières.

Complications

Aucune.

Points essentiels

Le BIS est la principale méthode de monitorage de la profondeur de l'anesthésie. Il peut varier de 0 à 100.

Lors de son utilisation, il faut :

- bien placer les électrodes,
- avoir un BIS de référence,
- régler de manière adaptée les alarmes,
- tenir compte du contexte et des co-mesures afin d'optimiser l'usage de ce monitorage.

Toujours garder un regard critique vis-à-vis des informations qu'il apporte.

NOTES

Fiche 3.20

Monitorage de la curarisation

Yann Morin

Définition et principes de fonctionnement

Le monitorage de la curarisation à l'aide d'un curamètre permet :

- l'évaluation de l'effet des curares sur les muscles striés squelettiques ;
- la mesure et l'enregistrement de la réponse musculaire après la stimulation supra-maximale d'un nerf moteur périphérique ;
- d'optimiser et de rationaliser l'utilisation des curares, de l'installation du bloc neuromusculaire pour l'intubation à la récupération en fin d'intervention.

Indications/contre-indications

Le monitorage de la curarisation est indiqué dès lors que l'intervention réalisée nécessite une curarisation. Il permet :

- de déterminer le meilleur moment pour l'intubation,
- d'adapter les réinjections en fonction de la profondeur de bloc recherchée,
- la mise en œuvre de la réversion pharmacologique,
- d'affirmer l'absence de curarisation résiduelle.

Il n'existe pas de contre-indication à l'utilisation du monitorage de la curarisation.

Matériel et procédure de mise en place

Le matériel comprend des électrodes, un curamètre et son accéléromètre.

Le choix du mode et du site de stimulation se fait en fonction du temps de l'intervention et de la profondeur de bloc recherchée.

On notera que :

- le profil de curarisation du muscle sourcilier est superposable à ceux des muscles laryngés et diaphragmatiques, d'où l'intérêt de son monitorage pour l'intubation.
- le profil de l'adducteur du pouce (AP) est lui plus proche des muscles pharyngés, ce qui en fait un site de choix pour surveiller la récupération du bloc (l'AP et le fléchisseur du gros orteil ont une sensibilité et des profils de curarisation comparables).

Description des modes de stimulation courants

Tableau 3.13

Mode	Description	Réponses observées
Train de quatre : Td4 ou TOF	4 stimulations indolores à une fréquence de 2 Hz. Intensité : 20 à 30 mA pour le nerf facial et au moins 40 mA pour les nerfs ulnaire et tibial postérieur.	0 à 4 réponses et rapport T4/T1
Compte Post-Tétanique : CPT ou PTC (Le CPT n'est réalisé que si Td4 = 0)	Uniquement à l'AP pour explorer la curarisation profonde. Stimulation **douloureuse** à une fréquence de 50 Hz pendant 5 secondes suivie de 10 à 20 stimulations uniques à 1 Hz	Contraction tétanique suivie ou non de réponses

Choix du site de monitorage

Tableau 3.14

	Installation Intubation	Curarisation profonde	Curarisation modérée	Réversion	Récupération
Nerf facial Sourcilier	OUI stimulation Td4	OUI stimulation Td4	NON	NON	NON
Nerf ulnaire Adducteur du pouce	OUI *	OUI stimulation CPT	OUI stimulation Td4	OUI stimulation Td4	OUI stimulation Td4 % T4/T1
Nerf tibial postérieur Fléchisseur premier orteil	OUI Idem Adducteur du pouce	OUI stimulation CPT	OUI stimulation Td4	OUI stimulation Td4	OUI stimulation Td4 % T4/T1

* Alternative pour l'installation. Le délai pour obtenir 0 réponse est plus long par rapport au sourcilier qui reste la référence.

Mesures et interprétation des résultats

Installation de la curarisation

• Si Td4 = 0 au sourcilier ou à l'AP, l'intubation peut être réalisée. Attention toutefois à l'AP où aucune réponse ne garantit pas une curarisation optimale des muscles adducteurs laryngés, si la posologie du curare non dépolarisant définie pour l'induction n'est pas respectée (soit 2 DA95).
• Si 1 à 4 réponses, attente insuffisante ou sous-dosage, ou intensité de stimulation trop élevée.

Entretien de la curarisation per-opératoire

• Curarisation profonde :
  – 0 à 2 réponses au Td4, au sourcilier = le bloc musculaire est profond,
  – > à 2 réponses au Td4, au sourcilier = le bloc est insuffisant, il convient de réinjecter.
  – 0 à 5 réponses au CPT, à l'AP = le bloc est suffisant,
  – > à 5 réponses au CPT, à l'AP = le bloc est insuffisant, il faut réinjecter.
• Curarisation modérée :
  – 0 à 3 réponses au Td4/à l'AP = le bloc est suffisant,
  – 4 réponses au Td4/à l'AP = il faut réinjecter.

Réversion pharmacologique

• avec la néostigmine, le Td4 à l'AP doit être égal à 4 ;
• avec le sugammadex pour les curares stéroïdiens, la profondeur du bloc conditionne la posologie.

Récupération

= absence de curarisation résiduelle si Td4 = 4 et T4/T1 > 90 % à l'AP.

Limites de la méthode, incidents, accidents

La calibration

• Elle n'est pas possible au niveau du nerf facial, l'intensité doit alors être réglée manuellement.
• La calibration initiale n'est valable que si on ne bouge plus le capteur et que la main reste dans la même position.
• Tout mouvement ou entrave au niveau de la main peut fausser les mesures, d'où l'intérêt de les répéter et de tenir compte des valeurs obtenues seulement lorsqu'elles sont concordantes.
• Si l'intensité de stimulation reste à 70 mA après calibration, il est vraisemblable que cette dernière a échoué.

Suivi et entretien

- Le premier Td4 sans curare à l'AP doit être au dessus de 90 %; sinon il est probable que le capteur est défectueux.
- En cas d'intensité de stimulation trop élevée, il y a un risque de stimulation directe du muscle et donc de fausses réponses positives.
- En cas de neuropathie, il convient de tester la réaction du patient au monitorage avant l'injection du curare, afin de mettre en évidence un défaut de contraction qui pourrait venir compliquer l'interprétation des résultats par la suite.

Complications

Pas de complications connues.

Points essentiels

- **Le monitorage de la curarisation est indispensable pour optimiser l'utilisation des curares et favoriser la décurarisation pharmacologique.**
- Tous les groupes musculaires n'ont pas la même sensibilité aux curares ni la même vascularisation, expliquant les grandes variabilités dans les délais et la durée d'action d'un même curare, chez un même individu, selon le muscle concerné.
- Il existe une très grande variabilité interindividuelle de la pharmacocinétique des curares.
- Seul le monitorage instrumental permet d'affirmer l'absence de curarisation résiduelle.

Fiche 3.21

Remplissage vasculaire

Marie Godet

Définition

L'optimisation du remplissage vasculaire peropératoire, recommandée par la SFAR, permet de diminuer la durée de séjour, de réanimation, de ventilation, la survenue de NVPO, les complications post-opératoires et d'améliorer la récupération fonctionnelle digestive.

L'équipe d'anesthésie se doit donc de gérer le remplissage vasculaire (RV) afin de traiter l'hypovolémie.

Éléments physiopathologiques

Rappel :

DC (débit cardiaque) = VES (volume d'éjection systolique) × FC (fréquence cardiaque)

La précharge (ou degré de distension des fibres myocardiques en diastole) est la traduction directe de la volémie et conditionne donc le VES (cf. graphique).

L'hypovolémie crée une situation dite de réserve de précharge, dans laquelle le VES est d'autant plus bas que l'hypovolémie est profonde. Dans cette situation, le remplissage vasculaire entraîne une augmentation significative (au moins 10 à 15 %) du VES, donc du DC. Le remplissage vasculaire peut alors être poursuivi si nécessaire. En revanche, si un RV n'augmente pas le VES ou le DC d'au moins 10 %, il est inefficace et potentiellement délétère (risque d'œdème pulmonaire), traduisant l'absence d'hypovolémie, et ne doit donc pas être poursuivi.

Diagnostic et traitement : les stratégies de remplissage vasculaire

L'optimisation du remplissage vasculaire doit permettre d'améliorer le pronostic et d'éviter des complications graves. Il est guidé par des objectifs thérapeutiques préétablis (PAM, diurèse) et par des outils de monitorage hémodynamique, en mesurant :

- soit le débit cardiaque (DC) ou aortique (DA) avant et après un remplissage titré,
- et/ou un indice de réserve de précharge (DeltaPP, VVE, VPP, PVI, etc).

Le remplissage vasculaire, titré par incréments de 250 ml de sérum physiologique ou de gélatine fluide modifiée (la néphrotoxicité des HEA a restreint leur indication aux « pertes sanguines aiguës lorsque l'utilisation des cristalloïdes seuls est jugée insuffisante »), peut être guidé selon plusieurs stratégies qui ont chacune leurs limites et indications.

RV guidé par la clinique (pression artérielle, signes de choc)

N'est pertinent que si l'hypovolémie est évidente, comme dans une hémorragie massive ou le premier remplissage d'un choc septique.

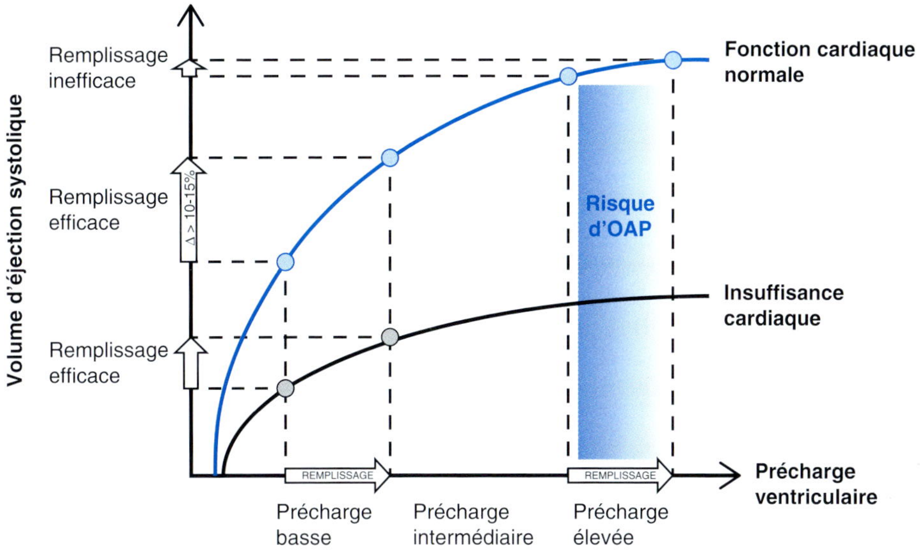

Figure 3.15 Efficacité du remplissage selon sa situation sur la courbe de précharge ventriculaire

En effet, les signes cliniques ne permettent pas de distinguer les trois mécanismes possibles du choc (hypovolémie, vasoplégie, insuffisance cardiaque), qui appellent des traitements différents (respectivement : RV, vasopresseurs type Noradrénaline, inotropes type Dobutamine).

En pratique, 50 % des RV décidés d'après la clinique (PA) sont inefficaces (sur le DC) donc injustifiés. Hormis les situations caricaturales, ces signes cliniques doivent donc être immédiatement complétés par des mesures hémodynamiques, anticipées et préparées par avance.

RV guidé par des mesures statiques (PVC, POD, PAPO)

On sait aujourd'hui que ce sont de mauvais marqueurs de remplissage vasculaire, qui doivent être délaissés.

RV guidé par des indices dynamiques de réserve de précharge

Ces derniers traduisant les fluctuations de débit cardiaque induites par les interactions cardio-respiratoires en VC, ils permettent de déterminer si le patient nécessite un RV. Pour être interprétable, leur mesure doit s'effectuer **dans des conditions strictes et vérifiées :** VC sans VS, Vt > 7 ml/kg, rythme cardiaque régulier, FC/FR > 3.5, thorax et péricarde fermés.

• DeltaPP nécessite un cathéter artériel :
$PP = PAS - PAD$,
$DeltaPP = (PP_{max} - PP_{min})/((PP_{max} + PP_{min})/2)$.
PP_{max} et PP_{min} se déterminent sur la courbe de pression artérielle lors d'un même cycle de ventilation mécanique. Il existe une réserve de précharge si et seulement si DeltaPP > 13 %.

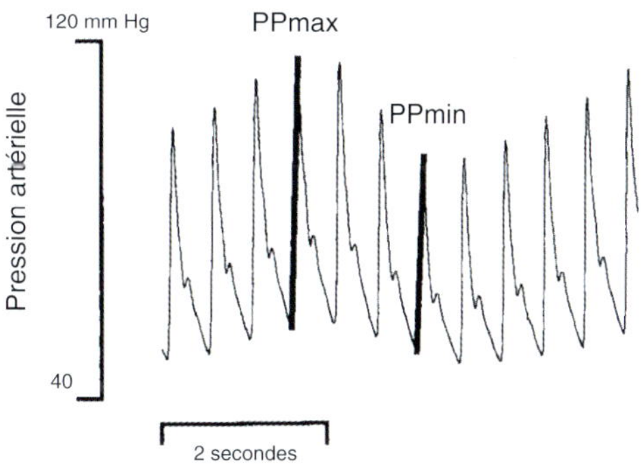

Figure 3.16 Schéma type de DeltaPP.

• VVE, VPP : mesurés par FloTrac/Vigileo® ou PiCCO™, traduisent une hypovolémie si > 10 %.

• PVI™ : simple et non invasif, il nécessite que la SpO_2 soit mesurable. Le seuil est aux environs de 14 %.
• Des indices similaires peuvent être mesurés en ETT ou ETO par un médecin formé.

RV guidé par des mesures répétées de VES, DA ou DC

Le RV n'est poursuivi que s'il augmente le débit d'au moins 10 à 15 %. Les techniques disponibles sont :
• Mesure du DA (≈80 % du DC) par doppler œsophagien : simple, peu invasive, fortement recommandée par la SFAR, elle nécessite l'immobilité du patient.
• Les mesures de DC par analyse du contour de l'onde de pouls :
  – estimation non calibrée (FloTrac/Vigileo® sur cathéter artériel); cependant ces données ne sont pas valides si l'on utilise des vasopresseurs,
  – mesure calibrée : PiCCO™, ou EV1000 avec VolumeView (avec cathéter artériel spécifique et voie veineuse centrale cave supérieure). Une mesure de référence par thermodilution transpulmonaire permet de calibrer l'appareil, qui poursuit ensuite la mesure continue du DC; ce sont actuellement les techniques de référence car elles sont les seules à mesurer aussi l'œdème pulmonaire.

Complications, effets secondaires

• Le retard ou l'insuffisance de remplissage vasculaire, en ne corrigeant pas l'hypoperfusion tissulaire et l'ischémie d'organes, favorise la survenue d'insuffisance rénale aiguë et du syndrome de défaillance multi-viscérale, et augmente donc la mortalité.
• L'excès de remplissage vasculaire favorise l'œdème pulmonaire, augmente la durée de ventilation, la durée de séjour et la mortalité.

Points essentiels

Lors d'une hypotension, et sauf en cas d'hypovolémie évidente (hémorragie manifeste, premier remplissage d'un choc septique), le remplissage vasculaire doit être guidé par une exploration hémodynamique urgente (mais anticipée et préparée) permettant d'affirmer l'hypovolémie.
Cette exploration se fait soit par des tests de réserve de précharge, soit par des mesures répétées de DC avant et après des épreuves de remplissage titrées par incréments de 250 ml et renouvelées, tant qu'elles augmentent le DC d'au moins 10–15 %.

Fiche 3.22

Compensation des pertes sanguines

Sophie Mahe

Introduction

La compensation des pertes sanguines (prévisible ou non) est une pratique que l'IADE doit anticiper afin de pouvoir y faire face de la meilleure façon possible.
L'objectif est de compenser l'hypovolémie et/ou de restaurer l'hémostase.
Elle nécessite une bonne connaissance du dossier du patient et des recommandations en matière de remplissage vasculaire et de transfusion, afin d'optimiser la prise en charge et d'éviter d'éventuelles complications.

Éléments physiopathologiques

Notion de seuil transfusionnel

Si la notion de seuil transfusionnel reste une valeur de référence, la décision de transfuser dépend du saignement et de la tolérance clinique.
Après correction de l'hypovolémie, les dernières recommandations professionnelles recommandent de retenir les seuils suivants :

- 7 g/dl chez les personnes sans antécédent particulier;
- 8–9 g/dl chez les personnes ayant des antécédents cardiovasculaires;
- 10 g/dl chez les personnes ne tolérant pas cliniquement les concentrations inférieures ou atteintes d'insuffisance cardiaque avérée.

Calcul du saignement maximum tolérable

Les pertes sanguines acceptables peuvent être estimées grâce à la formule de Mercuriali.
Pertes sanguines tolérables (en ml de globules rouges (GR)
= (Ht initiale-Ht tolérable) × VST (volume de sang total)
Le VST est estimé à 70 ml/kg pour un homme et 65 ml/kg pour une femme.
L'hématocrite (Ht) est obtenu en multipliant le taux d'hémoglobine par 0,03.
Exemple : Pour un homme pesant 80 kg, sans antécédent particulier, avec une hémoglobine de départ à 14 g/dl
Ht initiale = 14 × 0,03 = 0,42
Ht tolérable = 7 × 0,03 = 0,21
VST = 80 × 70 = 5 600
Pertes sanguines tolérables = (0,42 – 0,21) × 5 600 = 1 176 ml de GR.
Or l'hématocrite moyen de sang épanché est de 33 %, soit un saignement acceptable estimé à 3 528 ml.

Diagnostic

Il repose sur la surveillance per-opératoire :

1. Surveillance des saignements : aspiration chirurgicale, compresses et champs chirurgicaux, drainages, etc.
2. Surveillance hémodynamique : hypotension, tachycardie.
3. Surveillance biologique : diminution du taux d'hémoglobine capillaire ou du taux d'hémoglobine par prélèvement sanguin.

Traitement

Le traitement de la compensation des pertes sanguines s'effectue en deux temps : la correction de l'hypovolémie, puis éventuellement la transfusion de produits sanguins labiles.

Correction de l'hypovolémie

Lors d'une perte sanguine aiguë, le traitement initial est la restauration de la volémie par un remplissage vasculaire.
Aucune étude ne permet de choisir entre cristalloïdes et colloïdes.
Cependant, il est recommandé d'utiliser les cristalloïdes en première intention, lorsque la perte sanguine

est estimée à moins de 20 % de la masse sanguine, à raison de 3–4 ml de cristalloïdes par ml de sang perdu. Les recommandations portent sur les cristalloïdes isotoniques, de préférence le Ringer Lactate®, sauf en cas d'insuffisance hépatique, de traumatisme crânien ou d'hyperkaliémie.

Si la perte estimée est supérieure à 20 % de la masse sanguine ou si la pression artérielle moyenne est d'emblée inférieure à 80 mmHg, l'utilisation des colloïdes est alors recommandée, à raison d'environ 1 ml de colloïdes par ml de sang perdu. Il est possible d'avoir recours aux hydroxyéthylamidons et aux gélatines.

La transfusion de produits sanguins

En matière de stratégie transfusionnelle, il est proposé de transfuser les patients en anémie aiguë, après correction de l'hypovolémie, en fonction du seuil transfusionnel du patient, ou selon le calcul des pertes sanguines maximales admissibles.

La transfusion de PFC est indiquée en cas de syndrome hémorragique, lorsque le TCA est supérieur à 1,5 fois le témoin, soit un TP < à 40 % et/ou un INR > 1,6.

La transfusion de concentrés plaquettaires est indiquée en dessous d'un seuil de 100 g/dl, en cas de traumatisme crânien ou d'état de choc hémorragique.

En situation d'hémorragie, le fibrinogène doit être prescrit en dessous d'un seuil de 1 g/l.

La transfusion doit être entreprise en même temps que la correction de tous les paramètres susceptibles d'aggraver la coagulopathie : hypothermie, acidose et hypocalcémie.

Complications

Liées au remplissage vasculaire

- Hémodilution : baisse de l'hématocrite, thrombopénie, dilution des facteurs de coagulation.
- Hypocalcémie, par les colloïdes et les produits sanguins (via le citrate des conservateurs).
- Surcharge interstitielle (par les cristalloïdes qui nécessitent un volume plus important et les lactates, surtout en cas d'insuffisance hépatique).

Liées à la transfusion

- Erreur transfusionnelle.
- Des troubles de l'hémostase, liés à la dilution et au manque d'apport de facteurs de coagulation.

L'hypothermie

Elle est liée à la perfusion des solutés ou la transfusion de concentrés globulaires conservés entre 2 et 6 °C.

Elle peut majorer le saignement, diminuer le métabolisme hépatique, augmenter le risque d'acidose, aggraver les troubles du rythme cardiaque, entraîner une hyperglycémie, augmenter le risque d'infection, etc. D'où l'importance du réchauffement des solutés et des produits sanguins.

Points essentiels

Il est essentiel pour l'IADE :

- d'assurer une surveillance constante : biologie, normothermie, diurèse, glycémie capillaire ;
- de quantifier les pertes sanguines peropératoires ;
- de connaître le seuil transfusionnel du patient et de calculer le saignement maximum tolérable ;
- de corriger précocement l'hypovolémie par tous les moyens à sa disposition :
  - cristalloïdes si saignement inferieur à 20 % de la masse sanguine (3-4 ml/ml de sang perdu),
  - colloïdes si saignement supérieur à 20 % de la masse sanguine ou PAM inférieure à 80 mmHg (1 ml par ml de sang perdu),
  - transfusion de produits sanguins labiles en fonction du seuil transfusionnel du patient et de son état clinique.

Fiche 3.23

Compensation des pertes hydro-électrolytiques

Audrey Landrin-Fumalle

Définition

L'hydratation sert à prévenir une hypovolémie, alors que le remplissage vasculaire la compense. Les buts sont :
- d'assurer les besoins liquidiens et ioniques de base ;
- de compenser les pertes hydro-électrolytiques (hémorragie, 3e secteur, sepsis) ;
- d'optimiser le volume d'éjection systolique (VES), donc la perfusion tissulaire ;
- tout en évitant l'œdème pulmonaire ou viscéral.

Éléments physiopathologiques

En cas d'hypovolémie, augmenter le volume liquidien dans le réseau capacitif permet d'améliorer :
- la précharge cardiaque ;
- le volume d'éjection systolique (VES) ;
- le débit cardiaque (Qc) ;
- et la perfusion d'organes.

Diagnostic

L'hypovolémie, lors d'une intervention chirurgicale, est la conséquence de :
- l'absence d'hydratation durant le jeûne ;
- des besoins de base péri-opératoires ;
- des pertes insensibles chirurgicales ;
- de la fuite capillaire ;
- et des pertes sanguines.

Signes cliniques et para-cliniques (Attention : toujours prendre en compte l'interaction possible avec l'action des médicaments d'anesthésie) :
- ↑ FC, ↓ PAM, ↑ FR,
- ↑ temps de recoloration capillaire, ↓ diurèse, marbrures, ↓ QC, ↓ du VES,
- ↓ de la saturation en oxygène du sang veineux central ($ScvO_2$) ou mêlé (SvO_2).

Comment mesurer l'efficacité du remplissage vasculaire ?

Il faut mesurer le VES, à corréler avec les signes cliniques et para-cliniques : ceci permettra d'avoir une idée de la perfusion tissulaire dès que le remplissage vasculaire est débuté pour mieux évaluer le rapport bénéfice/risque de l'expansion volémique.

Traitement

Produits de remplissage et leurs avantages

Tableau 3.15

Cristalloïdes (solutions sodées sans macromolécule)	Colloïdes (macromolécules)
■ Ringer Lactate® ■ Sérum salé isotonique Bonne tolérance hépatique et rénale. Pas d'effet sur l'hémostase (hors dilution). Absence d'allergie. AMM chez la femme enceinte. Bon marché.	Colloïde naturel : ■ albumine Bonne tolérance rénale et hémodynamique. Pas (ou peu) d'allergie. Maintien de la pression oncotique, antioxydant. AMM chez femme enceinte. Pas d'effets propres sur l'hémostase. Colloïdes de synthèse : ■ Gélatines (plus allergisantes). ■ Hydroxyéthylamidon (HEA) : fort pouvoir d'expansion, mais néphrotoxique.

Règles de couverture des pertes insensibles chirurgicales chez l'adulte

Le déficit hydro-électrolytique pré-opératoire est en moyenne de 1 ml/kg chez l'adulte à jeun depuis 12 h. Les besoins per-opératoires de base doivent être compensés par un apport de 1,5 ml/kg/h de solutés hydro-électrolytiques isotoniques.

La vasoplégie de l'induction anesthésique peut nécessiter un remplissage pouvant aller jusqu'à 5 à 7 ml/kg (mais il est indispensable d'adapter le remplissage au « cas par cas »).

Pertes insensibles chirurgicales :

délivrer un seul choc dès qu'un rythme choquable est identifié (TV sans pouls ou FV), puis reprendre immédiatement la RCP pour 2 minutes.

l'énergie du choc est de 150 à 200 J avec les appareils biphasiques (360 J avec les anciens défibrillateurs monophasiques).

- Anticiper et effectuer les relais du MCE toutes les 2 min en minimisant les interruptions.
- Scoper le patient. Toutes les 2 min de RCP, analyser le tracé et choquer si besoin.
- Mettre en place une voie veineuse ou, en cas d'échec, une voie intra-osseuse, avec du sérum physiologique.
- L'intubation doit être réalisée si possible sans interrompre le MCE (ou interruption < 10 s).
- Injecter pour une asystolie ou une DEM : 1 mg d'adrénaline IVD d'emblée puis toutes les 3 à 5 min.
- Injecter pour une FV ou une TV sans pouls, après le 3e choc :
  - 1 mg d'adrénaline IVD puis 1 mg d'adrénaline toutes les 3 à 5 min,
  - 300 mg d'amiodarone dilué dans 20 ml en IVD,
  - si la FV persiste, réinjecter 150 mg d'amiodarone.
- Rechercher les causes d'AC nécessitant un traitement spécifique : hypoxie, hypovolémie, dyskaliémie, dyscalcémie, hypothermie, pneumothorax sous tension, tamponnade, intoxication, thrombose (infarctus, embolie pulmonaire).
- Après la RACS :
  - réaliser un ECG,
  - assurer une SpO_2 entre 94 % et 98 %, une normocapnie et une normoglycémie,
  - cibler la pression artérielle pour obtenir une diurèse de 1 ml/kg/h,
  - envisager l'hypothermie thérapeutique (32 à 34 °C durant 24 h).

Pour un enfant

La prise en charge reste la même, cependant :

- après avoir constaté l'absence de ventilation, il faut réaliser 5 insufflations.
- la RCP se déroule selon une alternance de 15 MCE et de 2 insufflations (ou 30/2 si l'on est seul).
- la profondeur du MCE est d'un tiers du thorax.
- la défibrillation est possible à partir de 1 an.
- entre 1 et 8 ans, utiliser des électrodes enfant ou un atténuateur d'énergie.
- une électrode est placée sur le sternum et l'autre entre les omoplates.
- l'énergie du choc est de 4 J/kg.
- les doses d'adrénaline sont de 10 µg/kg.
- la dose d'amiodarone est de 5 mg/kg (à répéter en cas de FV persistante après le 5e choc).

L'arrêt cardiaque du nouveau-né relève de recommandations spécifiques.

Cas spécifiques

Pour un patient intubé

- réaliser le MCE en continu.
- mettre la FiO_2 à 100 %.
- ventiler en VAC avec V_T = 6 ml/kg et FR = 10/min pour l'adulte (10 à 12/min chez l'enfant).

Pour la femme enceinte à partir de 22 semaines d'aménorrhée

- Faire récliner l'utérus vers la gauche.
- Organiser l'extraction fœtale sur place entre 4 et 5 min d'AC.

Complications

- Décès.
- Encéphalopathie post-anoxique.
- Traumatismes costo-sternaux, contusion pulmonaire.
- Inhalation.

Points essentiels

La prise en charge d'un AC péri-opératoire repose sur une action précise et efficace :

- reconnaissance instantanée de l'AC et demande de renfort.
- RCP efficace immédiate avec interruption minimale du MCE.
- défibrillation et traitement précoce.

Fiche 3.25

Anaphylaxie per-anesthésique

Julien Bouix-Picasso

Définition

L'anaphylaxie est une réaction d'hypersensibilité systémique sévère, potentiellement fatale, qui survient soudainement après l'exposition à un allergène.

En anesthésie, les patients sont fortement exposés à ce risque par les médicaments utilisés tels les curares, les antibiotiques, les hypnotiques, les morphiniques ou le matériel contenant du latex.

Éléments physiopathologiques

Il n'existe aucun prodrome pour anticiper la survenue d'une réaction anaphylactique.

Il faut bien distinguer :

- les réactions d'hypersensibilité immunologique (IgE),
- les réactions non immunologiques, anaphylactoïdes, provoquées par la libération directe de médiateurs, déclenchés par l'action pharmacologique d'un médicament ou par des facteurs physiques.

Les conséquences de ces réactions peuvent être similaires, bien que moins graves dans le second cas. Une enquête est indispensable pour déterminer le mécanisme et prévenir la réitération d'accidents d'hypersensibilité.

Diagnostic

La survenue inconstante et la variabilité interindividuelle des symptômes selon la nature et le patient sont régulières (un même patient peut développer des réactions anaphylactiques avec des symptômes différents).

En général, le contact avec l'allergène fait apparaître très rapidement les signes cliniques. Plus la réaction est précoce plus le risque de gravité est élevé.

Les signes

Voir tableau 3.18.

Tableau 3.18

Signes cutanéo-muqueux Très précoces, absents dans 80 % des cas mais n'excluant pas le diagnostic d'anaphylaxie.	■ prurit localisé puis généralisé ■ érythème cutané ■ urticaire (éruption maculopapuleuse prurigineuse en carte de géographie) ■ œdème localisé s'étendant en surface et en profondeur ■ angioœdème.
Signes respiratoires Fréquence de 60 à 70 %	■ toux, éternuements ■ obstruction partielle ou complète des voies aériennes supérieures par œdème ou angio-œdème de la langue, du pharynx, du larynx, de la glotte (stridor) ■ dysphonie (signe d'atteinte des cordes vocales) ■ atteinte des voies aériennes inférieures (et sibilants) ■ bronchospasme et hypersécrétion bronchiques
Signes cardiovasculaires 1/3 des réactions anaphylactiques. Parfois les premiers signes à se manifester.	■ vasoplégie et hypovolémie relative à majeure dues à une fuite de plasma dans le secteur extracellulaire ■ phase hyperkinétique de compensation ■ puis hypokinétique entraînant une diminution des pressions de perfusion, hypoxie tissulaire ; hypotension artérielle et tachycardie ++++ ■ parfois bradycardie paradoxale d'origine vagale (Réflexe de Bezold-Jarish) ■ arythmies cardiaques, blocs auriculo-ventriculaires ■ arrêt cardio-respiratoire (parfois inaugural d'une anaphylaxie cardiaque)

Signes gastro-intestinaux 1/3 des cas, formes graves	■ nausées/vomissements ■ crampes abdominales, diarrhées subites et profuses
Signes neurologiques	■ céphalées, vertiges ■ crises convulsives et coma (hypoxie cérébrale)
Signes généraux	■ sensation de malaise ■ angoisse, sensation de mort imminente ■ incontinence urinaire

Les grades

On classe les réactions anaphylactiques en 4 grades qui permettent un traitement gradué :

Tableau 3.19

Grade	Manifestations
I	Signes cutanéomuqueux généralisés [2]
II	Atteinte multiviscérale modérée (au moins 2 fonctions atteintes)
III	Atteinte multiviscérale sévère, engageant le pronostic vital
IV	Arrêt circulatoire et/ou respiratoire

[2] Les signes cutanés peuvent être absents ou n'apparaître qu'après la levée de l'hypotension.

Traitement

Traitement d'urgence

1) **Appeler de l'aide** en urgence selon le protocole du service.
2) **Arrêter l'injection** du produit suspecté si possible.
3) Concertation médico-chirurgicale (abstention, simplification, accélération ou **arrêt du geste chirurgical**).
4) **Oxygène pur** et **contrôle rapide des voies aériennes.**
5) **Voie veineuse** efficace.
6) **Remplissage vasculaire cristalloïdes** 30 ml. kg^{-1} puis selon décision médicale.
7) **Le plus rapidement possible, adrénaline en titration toutes les 1 à 2 min :**
   - Grade I : pas d'adrénaline
   - Grade II : bolus de **10 à 20 µg**
   - Grade III : bolus de **100 à 200 µg**
   - Grade IV : bolus de **1 mg** toutes les 1 à 2 min
   + Massage Cardiaque Extérieur.
   - **Puis 5 mg** à partir de la 3e injection.
8) **Les doses seront augmentées et relayées** au besoin par une administration IVSE (0,05 à 0,1 µg.kg.min^{-1})

En traitement secondaire des crises graves : Administration IV de 200 mg d'hydrocortisone.

Cas particuliers

Voir tableau 3.20.

Tableau 3.20

Le bronchospasme isolé	■ Salbutamol spray 5 à 15 bouffées puis : ■ Salbutamol IVSE de 5 à 25 µg.min^{-1} soit 0,3 à 1,5 mg/h ■ Adrénaline si bronchospasme réfractaire
L'absence de voie veineuse	■ Injection **IM** d'adrénaline 0,3 à 0,5 mg toutes les 5 à 10 min (face antérieure de la cuisse)
Collapsus réfractaire à l'adrénaline	■ Administration de Noradrénaline **0,1 µg.kg.min^{-1}**
L'enfant	■ Perfusion de cristalloïdes de 20 ml.kg^{-1} ■ Adrénaline **1 µg.kg^{-1}, puis 5 à 10 µg.kg^{-1}** ■ Si arrêt cardiaque : adrénaline 10 µg.kg^{-1} ■ Relais IVSE **0,1 µg.kg.min^{-1}**
La parturiente	■ Mise en **décubitus latéral gauche** ■ Débuter par **au moins 10 mg d'éphédrine** ■ Bolus d'adrénaline de **100 à 200 µg**
Le patient bêta-bloqué	■ Augmenter les posologies d'adrénaline ■ **Glucagon® 1 à 2 mg** toutes les 5 min puis 0,3 à 0,5 mg/h

Bilan sanguin spécifique

Il est indispensable de réaliser les prélèvements biologiques (avant 30 min) pour établir le diagnostic *a posteriori*.
Les « shock-bags » pré-ordonnés permettent l'optimisation du prélèvement et le renseignement des heures de ces derniers.

Tableau 3.21

Examen	Tube	Délai maximum de prélèvement
Histamine plasmatique	EDTA	Grade I dans les 5 à 15 min Grade II avant 30 min Grade III et IV entre 30 et 120 min
Tryptase sérique	EDTA/ Sec	Grade I et II : 15 à 60 min Grade III et IV : 30 à 120 min
IgE	Sec	Avant 30 min

Le médecin anesthésiste remplira une fiche de renseignements spécifique SFAR qu'il adressera à l'allergologue et réalisera une procédure de pharmacovigilance si c'est un médicament qui est en jeu, ou de matériovigilance si, par exemple, du latex est en jeu.
Pour identifier l'agent causal, les tests cutanés seront réalisés après un délai de 6 semaines.

Points essentiels

L'essentiel de la prise en charge d'une anaphylaxie per-anesthésique est dans le traitement d'urgence.
Le soutien des fonctions vitales doit être poursuivi aussi longtemps que nécessaire.

NOTES

Fiche 3.26

Bronchospasme et laryngospasme

Adeline Chemin

Bronchospasme

Définition

Le bronchospasme est la contraction spasmodique et involontaire des muscles lisses de la paroi bronchique. Il constitue une complication de l'anesthésie entraînant une diminution du calibre des bronches et une augmentation des résistances pulmonaires.

Physiopathologie

Le spasme des muscles lisses est lié à une inadéquation entre la stimulation nociceptive et la profondeur de l'anesthésie. Il est favorisé par :

- un terrain particulier du patient : hyperréactivité bronchique (BPCO, infection bronchique, asthme, tabac), enfant, infection des voies aériennes, inhalation du liquide gastrique;
- certains types de chirurgie : ORL, œsophagienne, anale;
- des temps ou des manœuvres anesthésiques : profondeur de narcose insuffisante, manœuvres sur les voies aériennes, utilisation d'agents volatils halogénés irritants bronchiques, utilisation d'agents histamino-libérateurs, manque d'expérience de l'équipe d'anesthésie.

Diagnostic

Les signes cliniques à rechercher sont :

- sibilants et râles à l'auscultation,
- absence du murmure vésiculaire (= signe de gravité),
- sueurs par hypercapnie et hypoxie ($SpO_2 < 90\,\%$),
- tachycardie, puis hypotension artérielle jusqu'au collapsus cardio-vasculaire.

- Chez un patient ventilé :
  - augmentation des pressions d'insufflation > 40–45 cm H_2O,
  - chute de la capnie et disparition du plateau expiratoire.
- Chez un patient en ventilation spontanée :
  - dyspnée expiratoire (tirage sus-sternal et balancement thoraco-abdominal).

Traitement

La prise en charge repose sur la mise en œuvre d'actions précises :

- arrêter toutes les stimulations nociceptives, prévenir l'équipe chirurgicale et appeler le MAR;
- optimiser la ventilation : oxygène pur en haut débit de gaz frais, ventilation manuelle en limitant les pressions d'insufflation < 50 cm H_2O, par haute fréquence/petits volumes;
- approfondir l'anesthésie : par des anesthésiques halogénés (bronchodilatateurs) ou par voie IV : propofol à 2 mg/kg.
- administrer :
  - β_2 mimétique (effet bronchodilatateur) : Salbutamol (Ventoline®) 10 à 15 bouffées ou 0,1 à 0,5 µg/kg/min IV,
  - Adrénaline® si inefficacité du traitement précédent : 0,1 mg en bolus suivi de 0,1 µg/kg/min.

Complications

- Hypoxémie et arrêt cardiaque.
- Inhalation pulmonaire.

Points essentiels

Il est indispensable de prévenir l'apparition d'un bronchospasme à tout moment de l'anesthésie.

Il s'agit aussi d'assurer en permanence un niveau d'anesthésie correspondant aux temps opératoires.

Il s'agit de rechercher des facteurs de risques afin de préparer le patient (aérosols en prémédication) et d'éviter les manœuvres déclenchantes. Il s'agit, en même temps, de dépister les diagnostics différentiels : intubation sélective, obstruction de la sonde, pneumothorax.

Laryngospasme

Définition

Le laryngospasme est une contraction spasmodique et involontaire des muscles adducteurs du larynx avec obstruction partielle ou totale des voies aériennes.
Il constitue une complication de l'anesthésie.

Physiopathologie

Il s'agit d'une fermeture réflexe de la glotte pour prévenir l'entrée d'un corps étranger dans l'arbre trachéo-bronchique, en soupape des structures supra-glottiques.
Il est favorisé par :
- un terrain particulier du patient : enfant, anxiété, infection et hyperréactivité des voies aériennes supérieures (asthme, tabac),
- certains types de chirurgie : ORL, œsophagienne, anale,
- des temps ou des manœuvres anesthésiques : profondeur de narcose insuffisante, saignement ou manœuvres sur les voies aériennes, utilisation d'agents volatils halogénés irritants, d'agents histamino-libérateurs, manque d'expérience de l'équipe d'anesthésie.

Diagnostic

Les signes cliniques à rechercher sont :
- laryngospasme partiel : persistance des mouvements respiratoires, ainsi que ceux du ballon avec passage d'air à l'auscultation pulmonaire, mais
  - stridor inspiratoire,
  - tirage sus-sternal,
  - fermeture intermittente de la glotte.
- laryngospasme complet : absence de mouvements respiratoires et du ballon, silence auscultatoire et
  - hypoxie jusqu'à l'état d'asphyxie,
  - troubles du rythme, bradycardie,
  - collapsus, arrêt cardio-respiratoire.

Traitement

La prise en charge repose sur la mise en œuvre rapide +++ d'actions précises :
- arrêter toutes les stimulations nociceptives (prévenir l'équipe chirurgicale) et appeler le MAR ;
- optimiser la ventilation : oxygène pur en haut débit de gaz frais, ventilation manuelle avec subluxation pour libérer les voies aériennes, en limitant les pressions d'insufflation ;
- approfondir l'anesthésie : IV avec propofol 2 mg/kg, voire succinylcholine 1,5 mg/kg (si IM 4 mg/kg), associé à de l'Atropine® 20 µg/kg chez l'enfant ;
- intubation selon les possibilités,
- à l'extrême : manœuvres de sauvetage en cas d'échec ponction cricoïdienne ou trachéotomie.

Après un épisode de laryngospasme, il est recommandé que le réveil se fasse en décubitus latéral pour libérer les voies aériennes supérieures.

Les complications

- Hypoxémie, jusqu'à l'arrêt cardiaque.
- Inhalation pulmonaire avec syndrome de Mendelson.
- Syndrome de détresse respiratoire aiguë (SDRA).
- Œdème pulmonaire à pression négative.

Points essentiels

Le laryngospasme est une complication fréquente en anesthésie pédiatrique qui peut engager sévèrement le pronostic vital.
La connaissance des éléments de diagnostic et la mise en œuvre des gestes curatifs facilitent sa rapidité de prise en charge et améliorent le pronostic vital.
Le propofol et la succinylcholine sont les 2 agents de choix pour lever le laryngospasme.

Fiche 3.27

Intoxication aux anesthésiques locaux

Adeline Chemin

Définition

Ensemble des signes cliniques et para-cliniques induits par un passage systémique excessif des anesthésiques locaux.

Physiopathologie

Ce phénomène est lié à une concentration plasmatique trop forte :

- soit par un bolus intra-veineux accidentel entraînant un accident immédiat;
- soit par résorption d'une dose excessive entraînant un accident retardé.

Diagnostic

Cardiovasculaire

- Troubles de la conduction.
- Troubles du rythme (tachycardie ventriculaire, fibrillation ventriculaire jusqu'à l'arrêt).
- Hypotension artérielle.
- Collapsus.

Neurologiques

- Signes subjectifs :
  - picotements péri-buccaux,
  - goût métallique, céphalées,
  - troubles auditifs (bourdonnements, acouphènes),
  - troubles visuels (diplopie).
- Signes objectifs :
  - perte de connaissance,
  - convulsions généralisées,
  - coma, arrêt respiratoire,
  - trémulation du visage,
  - nystagmus.

Pour la lidocaïne, les troubles neurologiques précèdent en général les troubles cardiaques.

À l'inverse, pour la bupivacaïne, les troubles cardiaques précèdent les troubles neurologiques.

Traitement

- Arrêter l'injection de l'anesthésique local.
- Appeler à l'aide.
- Préparer de l'Intralipides® à 20 %.
- Vérifier le pouls carotidien et débuter la réanimation cardio-respiratoire sans tarder.
- Maintenir la perméabilité des voies aériennes.
- Ventiler en oxygène pur.
- Hyperventiler pour corriger l'acidose.

En cas d'arrêt cardiaque :

- protéger les voies aériennes par l'intubation;
- effectuer un massage cardiaque externe;
- administrer l'Adrénaline® à faible dose : 10 µg/kg afin d'éviter la tachycardie ventriculaire par renforcement du bloc induit par l'anesthésique local;
- ne pas administrer d'amiodarone (Cordarone®) mais cardioversion en cas de fibrillation ventriculaire.

En cas de convulsions, utiliser l'agent anesthésique de son choix : thiopental 50 à 100 mg ou une benzodiazépine (Rivotril 0,5 à 1 mg dilué en IVL).

Dans tous les cas : administrer <u>rapidement</u> l'Intralipides® 20 % 3 ml/kg ou Médialipides® 20 % 6 à 9 ml/kg (l'entretien n'est pas obligatoire).

Possibilité d'effectuer un dosage sanguin de l'anesthésique local.

Poursuivre la surveillance clinique et para-clinique du patient 6 heures minimum après l'injection de l'anesthésique local, particulièrement le rythme cardiaque (risque de récidive).

Déclarer le cas d'intoxication aux AL au centre régional de pharmacovigilance et à SOS ALR (http://www.alrf.asso.fr, rubrique S.O.S ALR).

Les complications

- Tachycardie ventriculaire.
- Fibrillation ventriculaire.
- Arrêt cardiaque.

- Convulsions.
- Coma.
- Décès.

Points essentiels

Il est recommandé de disposer d'au moins une poche de 500 ml d'Intralipides® dans les blocs opératoires où les anesthésies loco-régionales sont pratiquées.
Les moyens de prévention pour éviter une toxicité des ALR sont :

- patients toujours scopés ;
- utiliser les agents les moins cardiotoxiques : Ropivacaïne et Levobupivacaïne ;
- respecter les doses toxiques à ne pas dépasser ;
- administrer préférentiellement une dose faiblement concentrée ;
- injecter une dose-test en cas de mise en place d'un cathéter ;
- effectuer une dose-test d'adrénaline pour les blocs périphériques ;
- injecter des doses lentes et fractionnées ;
- arrêter immédiatement l'injection en cas de signes cardio-vasculaires ou neurologiques.

NOTES

Fiche 3.28

Hyperthermie maligne

Adeline Chemin

Définition

L'hyperthermie maligne (HTM) est une complication de l'anesthésie, déclenchée par les agents anesthésiques (halogénés et succinylcholine) se traduisant par un hypercatabolisme généralisé. Elle survient sur un terrain prédisposé (pathologies myopathiques et apparentées) et met en jeu le pronostic vital.

Physiopathologie

L'HTM est due à la libération excessive de calcium (Ca^{2+}) et à une production d'énergie (ATP) incontrôlée, à l'origine d'un hypercatabolisme paroxystique des muscles striés. Il en résulte une destruction des muscles squelettiques avec défaillance multiviscérale.

Diagnostic

Clinique

• hyperthermie brutale (plus de 2 °C/heure jusqu'à 43–44 °C);
• rigidité musculaire;
• spasme des masséters;
• cyanose, marbrures;
• réponse exagérée ou nulle à la succinylcholine.

Para-clinique

• hypercapnie brutale (augmentation de la $P_{et}CO_2$);
• acidose mixte;
• rhabdomyolyse : augmentation de la myoglobinémie-myoglobinurie, CPK et hyperkaliémie;
• hypotension artérielle;
• arythmies.

Traitement

Dans l'urgence

• Arrêter les agents anesthésiques volatils ou la succinylcholine.
• Purger le circuit de ventilation en haut débit de gaz frais, hyperventiler à $FiO_2 = 1$:
  – permet parallèlement de corriger l'hyperkaliémie,
  – en cas d'hyperkaliémie persistante : administrer insuline/glucose, voire du calcium.
• Administrer rapidement le dantrolème injectable (Dantrium®) : 2,5 mg/kg, augmenter progressivement la posologie d'1 mg/kg jusqu'à un maximum de 10 mg/kg, en fonction de la réponse clinique et para-clinique : température, rigidité musculaire, $P_{et}CO_2$ et hémodynamique. Flacons de 20 mg de poudre à diluer avec 60 ml d'eau stérile.
• Administrer du bicarbonate de sodium en IV pour corriger l'acidose et les arythmies inhérentes à cette acidose : 1 à 2 mEq/kg.
• Simultanément, refroidir le patient par tous les moyens : cutanés par matelas refroidissant ou aspersion, irrigation du champ opératoire avec une solution salée glacée (sauf le thorax), IV par du sérum salé 0,9 % glacé, 15 ml/kg/15 min × 3 (pas de Ringer Lactate®).
• Monitorer la température pour éviter l'hypothermie secondaire (arrêter de refroidir quand la température centrale du patient est à 38 °C)
• Maintenir une diurèse supérieure à 1 ml/kg/h (sonde vésicale obligatoire) par expansion volémique.
• Entretien du traitement par dantrolène à 1 mg/kg/toutes les 6 heures pendant 24 à 48 heures, puis relais per os à 1 mg/kg pendant 24 h et en fonction des signes.
• Effectuer un gaz du sang, une kaliémie, une calcémie, les enzymes musculaires (CPK) et une hémostase.

- Surveillance obligatoire en soins intensifs pendant au moins 24 heures car possibilité d'une réapparition de la crise.
- Poursuivre la surveillance de la température centrale et des bilans sanguins.
- Remettre au patient et à la famille un document écrit l'informant du diagnostic et des précautions anesthésiques. Mettre en contact avec l'Association des familles.
- Déclaration de la crise dans le registre national de l'Hyperthermie Maligne.

Le Dantrolène

- Un stock obligatoire est à organiser au sein de l'établissement. Il est obligatoire d'avoir un stock de 18 flacons de 20 mg, 18 poches de 100 ml d'eau pour préparation injectable (EPPI), de 18 seringues de 60 ml, de 18 aiguilles 19 G et de 18 trocarts avec prise d'air.
- Le Dantrolène doit être dissout dans l'EPPI, conservé à température ambiante, à l'abri de la lumière.

Anesthésie d'un patient à risque d'hyperthermie maligne

Il est recommandé de :
- proscrire l'utilisation de tous les AVH et de la succinylcholine ;
- monitorer la capnie et la température ;
- connaître la localisation du kit de dantrolène et sa procédure d'utilisation.

Complications

- Défaillances multi-viscérales :
  - défaillance hépatique (ischémie mésentérique par vasoconstriction intense),
  - défaillance rénale par hypovolémie, état de choc et rhabdomyolyse,
  - défaillance cardiaque (ischémie myocardique),
  - coagulation intra-vasculaire disséminée (CIVD),
  - hémorragie cérébrale.
- Décès.

Points essentiels

Le pronostic vital dépend de la rapidité de prise en charge, ce qui impose :
- une bonne connaissance du protocole et de la localisation du stock de Dantrolène,
- de refroidir le patient par tous les moyens,
- d'administrer le plus rapidement possible le Dantrolène à la dose de 2,5 mg/kg : le principe actif est très difficile à diluer ; aussi, il est recommandé de le réaliser à 4 ou 6 mains.

L'ensemble de ces actions nécessite la **mobilisation de l'ensemble de l'équipe anesthésique** et chirurgicale.

La traçabilité de l'évènement et l'information au patient doivent être effectives afin de prévenir une récidive.

Fiche 3.29

Abords veineux périphériques

Amandine Beuscart, Sandra Manesse et Sébastien Lebreton

Principes

C'est une technique invasive consistant en la mise en place d'un cathéter court intraveineux dans une veine superficielle palpée par effraction cutanée.
L'abord veineux périphérique permet l'administration et la distribution rapide de solutés, de médicaments, de produits sanguins et de produits dérivés du sang.

Indications/contre-indications

Indications

- maintien ou restauration de la volémie ;
- administration de médicaments en vue de suppléer les fonctions organiques ;
- administration d'amines vaso-actives en urgence sur une voie totalement dédiée (en attente d'une voie centrale) ;
- transfusion sanguine.

Contre-indications

- curage ganglionnaire axillaire ;
- fistule artério-veineuse ;
- thrombose veineuse du membre ;
- implant orthopédique ou vasculaire à proximité ;
- relatives :
  - hémiplégie,
  - traumatisme ou lésion cutanée du membre,
  - administration de substances veino-toxiques en dehors de l'urgence.

Matériel et procédure de mise en place : de la pose à la vérification

Préparation du matériel

- préparation et purge aseptique de la ligne de perfusion avec soluté vecteur, tubulure, rampe et robinet proximal, préparation d'équipements spécifiques ;
- cathéters courts souples en polyuréthane ou téflon de plusieurs tailles, avec dispositif de protection. Choisir 2 ou 3 tailles de 18 G à 14 G en fonction du réseau veineux disponible (24 G à 20 G, pédiatrie ; 20 G à 14 G, adulte) ;
- garrot propre sans latex ;
- compresses stériles, antiseptique d'action rapide (type Bétadine® alcoolique) ;
- gants à usage unique ;
- pansement occlusif transparent ± système de renforcement de fixation (au choix : sparadrap, stéristrip, bande autoagrippante, attelle préformable, etc.).

Choix du site de ponction et préparation

Le premier choix se portera sur les veines les plus distales afin de disposer de tout le capital veineux d'amont si nécessaire.
En urgence, le choix peut se porter sur les veines au pli du coude ou en jugulaire ; mais ces sites sont très positionnels ce qui interfère notamment lors d'administration d'amines vaso-actives.

En pédiatrie, la pose de VVP survient après la perte du réflexe ciliaire lors de l'induction anesthésique au masque (le Sévoflurane®, le Méopa®, le N_2O peuvent également être utilisés).
La ponction se fait biseau vers le haut. Le cathéter connecté à une seringue de sérum physiologique permet de cathétériser la veine à l'aide d'un mandrin liquide.

Incidents, accidents, complications

Incidents

- Précoces :
  - écoulement de fluides tributaires de la position du membre,
  - cathéter positionné au niveau d'une valvule,
  - perfusion artérielle,
  - accident exposant au sang.
- Tardifs :
  - débranchement, arrachement du dispositif, fixation instable (sueurs), plicature,
  - précipitation par incompatibilité physico-chimique de substances,
  - saignement au point de ponction,
  - gêne à l'écoulement due à une attelle (pédiatrie), un bandage protecteur, des attaches de membres,
  - embolie gazeuse par introduction accidentelle d'air dans le système de perfusion.

Complications

- Immédiates :
  - extravasation : diffusion en dehors de la lumière veineuse,
  - hématome au point de ponction.
- Secondaires :
  - lymphangite,
  - thrombophlébite du membre inférieur,
  - septicémie.

Abords veineux en urgence

En cas d'échec, possibilité d'abord veineux intra-osseux (15 G) dans la cavité médullaire d'un os long :

- tibia proximal : face antéro-interne du tibia à 2 cm sous la tubérosité tibiale ;
- tibia distal : juste au-dessus de la malléole interne ;
- humérus proximal : sous la tête humérale (accès au réseau cave supérieur), aiguille jaune.

Indications

- Échec voie veineuse périphérique.
- ACR (en pédiatrie).

Contre-indications

- Fracture du membre perfusé.
- Infection locale.
- Prothèse ou matériel d'ostéosynthèse sur le membre perfusé.
- Pose intra-osseuse sur le membre dans les dernières 24 h.
- Absence de repère anatomique.
- Maladie osseuse congénitale (contre-indication relative).

Technique de mise en place

- Repérage et antisepsie du site de ponction, rasage si pilosité importante, port de gants stériles.
- Placer l'aiguille sur la perceuse et en vérifier le bon fonctionnement. Tenir le dispositif à la perpendiculaire du site de ponction.
- Mettre en route la perceuse, introduire l'aiguille sans forcer, dès le franchissement de la corticale (perte de résistance) arrêter et désadapter la perceuse, retirer le mandrin en laissant le dispositif de perfusion en place.
- Mettre en place le système de fixation avant de brancher le prolongateur.
- Adapter le prolongateur du kit à une seringue de 20 ml remplie de sérum physiologique et vérifier le reflux de sang en aspirant.
- Injecter un bolus rapide avec la seringue de 20 ml.
- Adapter sur le prolongateur la ligne de perfusion complète et purgée.
- Placer sur le membre le bracelet d'identification fourni.

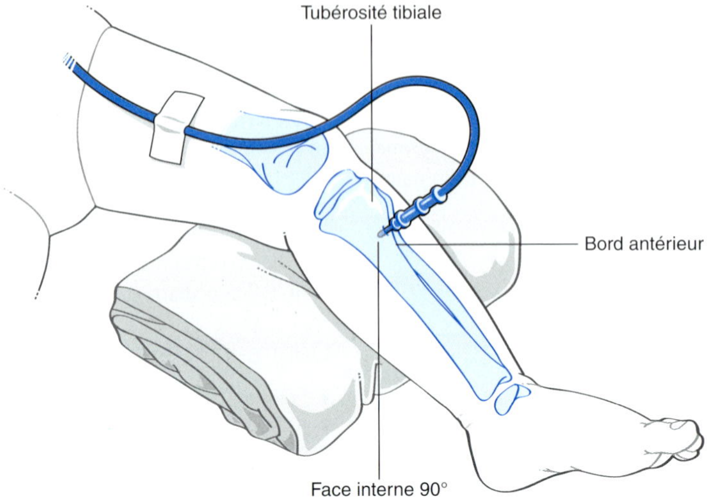

Figure 3.17 Voie intra-osseuse : abord proximal du tibia chez l'enfant.
© Carole Fumat

Incidents, accidents, complications

- Os transfixié, fracture de l'os perforé.
- Extravasation autour du point d'insertion.
- Infiltrat sous-périoste ou sous-cutané.
- Infection : périostite, cellulite, abcès sous-cutané, ostéomyélite.

Tous les médicaments injectables en sécurité par voie veineuse peuvent l'être par voie intra-osseuse (IO). Il peut être toutefois nécessaire de diluer des solutés hypertoniques ou très alcalins pour éviter des lésions de moelle osseuse.
Attention : Dose IO = Dose IV. Toujours faire précéder l'injection d'une purge de 10 ml.

Conseils pratiques

- Éviter de mettre le tensiomètre du côté de la perfusion, ne surtout pas injecter en pression (*blood pump* ou contre-pression) lors de la prise de PA.
- Disposer d'un robinet d'injection proximal, rincer la tubulure entre les administrations de différents produits.
- Sécuriser la voie veineuse par une fixation renforcée.
- Injecter les médicaments de préférence dans des voies visibles dans leur intégralité.
- Revérifier l'intégrité de la voie si les produits injectés n'ont pas l'efficacité escomptée.

Points essentiels

La pose d'une VVP en urgence doit respecter toutes les règles de bonnes pratiques et notamment les règles d'hygiène. Le choix du calibre du cathéter court en urgence sera toujours le plus gros possible en fonction de l'état veineux disponible.
La voie IO est la première alternative à l'échec de la prise de voie veineuse périphérique, particulièrement lorsque le pronostic vital est en jeu.
L'ensemble du dispositif de perfusion doit être rigoureusement fixé, manipulé de façon aseptique et faire l'objet d'une surveillance rigoureuse. Il est recommandé de le laisser en place au maximum 72 heures.

Fiche 3.30

Réchauffement per-opératoire

Philippe Domingues

Définition et principes de la technique

Le but du réchauffement per-opératoire est de maintenir une normothermie centrale entre 35 °C et 37 °C chez le patient anesthésié.

Sans réchauffement, les patients sous anesthésie (AG ou ALR) perdent 1 à 1,5 °C dès la première heure de chirurgie, puis 1 °C dans les 2 à 3 heures qui suivent, jusqu'à une phase d'équilibre (grâce au phénomène de vasoconstriction, toutefois bloqué sous anesthésie médullaire).

L'hypothermie est responsable de nombreuses conséquences délétères :

- elle favorise le saignement (gêne de l'agrégation plaquettaire et de l'activation des facteurs de la coagulation) et l'augmentation des besoins transfusionnels ;
- elle est responsable d'une vasoconstriction (baisse de la pression en oxygène des tissus, de la mobilité des macrophages et de la production des anticorps) ;
- elle augmente le risque d'ischémie myocardique ou de troubles du rythme en diminuant la pression de perfusion coronaire et en augmentant la consommation d'oxygène ;
- elle est responsable des frissons post-opératoires ;
- elle perturbe la pharmacocinétique et la pharmacodynamie des médicaments (risque potentiel de retard de réveil).

Indications/contre-indications

Trois indications principales

- Lutte contre l'hypothermie ;
- Prévention de ses complications en per- et post-opératoire ;
- Amélioration du confort du patient.

Contre-indications

Absolue : hyperthermie maligne.

Relatives :

- hyperthermie du patient (patient fébrile opéré en urgence),
- ischémie cérébrale.

Matériels

Le réchauffement cutané est la méthode de référence dans la prévention de l'hypothermie. Son efficacité est fonction de la surface cutanée couverte et du gradient de température entre la peau et l'air se trouvant sous la couverture. Pour éviter le risque de brûlure, la réglementation européenne limite à 40 °C la température de réchauffement cutané maximale (thermostat de sécurité).

Il existe plusieurs moyens à utiliser simultanément dans la mesure du possible :

Tableau 3.22

Couverture à convection d'air chaud	**Technique de référence** : assure un transfert positif d'énergie. ■ Plus la surface couverte est grande, plus le volume d'air chaud mobilisé est important et l'efficacité meilleure, notamment si la durée du réchauffement est supérieure à une heure, ■ recouvrir la tête si possible, ■ l'inefficacité peut être due à la morphologie du patient, à une surface cutanée disponible inférieure à 20 % ou à une mauvaise utilisation.
Réchauffement des solutés de remplissage ou d'irrigation	Plus efficace si utilisé en association avec d'autres mesures de réchauffement. Pour des interventions de longue durée, ou avec des apports hydriques ou sanguins importants, ou lorsque le réchauffement cutané est de faible efficacité (dépend du volume perfusé, du débit de perfusion et du temps d'utilisation).

Réchauffement des gaz inspirés	Méthode un peu moins efficace, surtout si utilisée seule : ■ par le filtre antibactérien échangeur de chaleur et d'humidité (ECH) qui limite les pertes par évaporation au cours de la ventilation. Ses avantages résident dans sa facilité d'utilisation et son faible coût, et ses inconvénients dans l'augmentation de l'espace mort et des résistances inspiratoires ; ■ la chaux sodée : plus le débit de gaz frais est bas, plus la température de la chaux sodée augmente, et par conséquent celle des gaz inspirés également.
Autres moyens	■ Régler la température de la salle aussi haut que possible (notamment en pédiatrie). ■ L'isolement cutané par les champs opératoires permet de diminuer jusqu'à 40 % des pertes thermiques. ■ Utiliser une lampe radiante (ou chauffante). ■ Dialyse péritonéale et circulation extracorporelle réservées à des indications exceptionnelles.

Sont déconseillés : Matelas chauffant, couverture électrique ou à circulation d'eau chaude.

Incidents, accidents

- Le réchauffement des membres inférieurs est potentiellement dangereux au cours du clampage de l'aorte abdominale.
- Risque de brûlures per-opératoires par l'utilisation de liquides chauds pour le réchauffement cutané. Les autres matériels incriminés sont les lampes ou matelas chauffants et les draps préchauffés : ils sont à proscrire (impossible de contrôler et surveiller leur température et leur efficacité).

Complications

Aucune a priori, si les indications et procédures sont respectées. Toutefois, risque :

- de transfert excessif de chaleur du compartiment périphérique vers le noyau : risque d'hyperthermie, d'hypotension par vasodilatation, d'hypovolémie, etc.
- de sudation et d'augmentation des NVPO au réveil.

Conseils pratiques

- Allumer les générateurs à air pulsé avant leur raccordement à une couverture.
- Installer la couverture à air pulsé sur le patient avant l'induction.
- Ne pas intercaler de drap entre une couverture à air pulsé et le patient (= diminution de 40 % de l'énergie calorique transmise).
- Veiller à raccourcir au maximum la ligne de perfusion entre le réchauffeur de soluté et le patient pour limiter les déperditions thermiques et ne pas perdre en efficacité.

Points essentiels

Tous les types d'anesthésie exposent au risque d'hypothermie :

- la prévention doit être systématique, sur la plus grande surface corporelle, et maintenue en postopératoire si besoin ;
- elle doit commencer le plus tôt possible, avant ou dès l'entrée en salle (et elle est impérative si le patient est âgé ou coronarien) ;
- le monitorage de la température du patient est indispensable en pré-, per- et post-opératoire afin d'adapter au mieux le réchauffement.
- seul un transfert actif de chaleur vers le corps en per-opératoire permet de maintenir une normothermie. Pour cela, il faut associer toutes les méthodes possibles.

La sensibilisation de l'ensemble du personnel du bloc opératoire à cette prévention est un impératif afin de limiter au strict minimum l'exposition à l'air de la plus petite surface corporelle possible.

Fiche 3.31

Dispositifs de transfusion et techniques d'économie de sang

Christelle de Lardemelle

Définition et principes de la technique

La transfusion autologue ou autotransfusion consiste en la récupération sanguine avant, pendant ou après l'intervention, puis la transfusion de ses propres globules rouges au patient. Le but est de limiter le recours à la transfusion homologue.

Indications/contre-indications

Indications

Toutes les chirurgies à fort risque hémorragique, réglées ou urgentes (orthopédie, gynécologie, vasculaire, etc.).

Contre-indications de la récupération de sang autologue per-opératoire

- Contexte néoplasique ou septique ;
- anémie ;
- pathologie cardiaque ;
- âges extrêmes de la vie.

La concentration d'hémoglobine en dessous de laquelle l'oxygénation de l'organisme entier et/ou de certains tissus devient insuffisante, marque la limite de l'hémodilution.

Matériel et procédure de mise en place

La transfusion autologue programmée (TAP)

- **Indications :** chirurgie programmée. Pertes prévisibles estimées > 1 L. La TAP permet de recueillir de 2 à 5 unités de globules rouges autologues.
- **Avantages :** éliminer les risques de transmission virale, les conséquences immunologiques de la transfusion homologue et stimuler l'érythropoïèse.
- **Inconvénients :** logistique lourde, délai d'anticipation, contraintes pour le patient. Nécessite un bon état général, un bon abord veineux, une Hb > 13 g/dl, doit avoir lieu de 7 à 21 jours avant l'intervention.
- **Technique :** Le patient donne son sang, plus d'un mois à l'avance, à raison d'une poche par semaine, avant l'intervention. Les produits sont séparés en CGR et PFC qui seront transfusés, si nécessaire, en post-opératoire.

L'érythrocytaphérèse autologue = transfusion autologue par hémodilution normovolémique

- **Indications :** l'hémodilution normovolémique obéit aux mêmes règles que la TAP. Elle est indiquée dans les cas où le délai ne permet pas de mettre en œuvre une TAP, mais ne constitue en aucun cas une alternative à celle-ci.
- **Technique :** prélèvement avec séparateur de cellules : cela permet le recueil spécifique de globules rouges. Apport concomitant d'un soluté de compensation. 2 à 5 CGR peuvent être prélevés en une seule fois.

La récupération de sang autologue per-opératoire (avec lavage) (= Cell Saver®)

- **Indications :** chirurgie orthopédique, cardiaque, gynécologique ou vasculaire, urgente ou programmée.
- **Avantages :** sang immédiatement disponible, normotherme, compatible.
- **Inconvénients :**
  - coût,
  - interférence avec l'hémostase (dilution progressive des facteurs de la coagulation et des plaquettes),
  - risque de contamination bactérienne.

• **Technique :** le recueil du sang se fait par aspiration dans le site opératoire, mélangé avec un anticoagulant, centrifugation, lavage dans un séparateur de cellules et récupération d'une solution dont l'hématocrite avoisine 50 à 60 %. La transfusion de cette solution doit se faire dans les 6 heures. Le mode d'emploi de chaque cell-saver est fonction de sa marque.
Le cell-saver peut être utilisé en SSPI sur les redons ou les drains.

La récupération de sang autologue post-opératoire (sans lavage)

• Indications en chirurgie cardiaque et orthopédique (rachis, PTH, PTG).
• En fin d'intervention, mise en place de redons récupérateurs par le chirurgien dans le site opératoire.
• Recueil et transfusion du sang dans les 6 heures en SSPI et dans les services d'hospitalisation.
• Traçabilité indispensable

Administration pré-opératoire d'EPO

Intérêts :
• stimule l'érythropoïèse (synthèse des globules rouges) en agissant sur des récepteurs des cellules souches médullaires ;
• utilisée pour le traitement de l'anémie en néphrologie, cancérologie ou associée aux prélèvements autologues dans la chirurgie programmée ;
• augmente la qualité des dons chez des patients participant à un programme de transfusion autologue différée.
Limites :
• utilisation réservée aux patients ayant une anémie modérée, sans carence martiale ;
• pertes sanguines prévues modérées (900 à 1800 ml).
2 produits peuvent être utilisés : Eprex®, en seringues pré-remplies de 2000 à 10000 UI et Néorecormon®, en seringues pré remplies de 500 à 30000 UI.

Utilisation d'anti-fibrinolytiques

Objectifs :
• diminuer le saignement per-opératoire par inhibition des activités fibrinolytiques de la plasmine,
• l'acide tranexamique (Exacyl®), est efficace à la posologie de 1 g en bolus puis 1 g IVSE en 8 h, sans effets secondaires.
Indications :
• traumatisés (sévères ou non),
• hémorragies du post-partum,
• chirurgie traumatologique.

Incidents, accidents

• Pré-opératoire : malaise du patient lors des prélèvements.
• Per-opératoire :
  – mauvaise utilisation des appareils (coudure des tubulures par exemple) ;
  – hémolyse mécanique ;
  – lavage inadéquat ;
  – contamination bactérienne.
• Post-opératoire : pic fébrile.

Complications

• Des observations de coagulation intravasculaire disséminée (CIVD) et/ou de syndrome de détresse respiratoire de l'adulte (SDRA) ont été décrites après utilisation d'autotransfusion avec lavage.
• Risques liés à la réinjection de substances pro-inflammatoires.

Conseils pratiques

• En per-opératoire, l'hématocrite et le taux d'hémoglobine n'ont qu'une médiocre valeur prédictive pour estimer la masse globulaire de l'organisme ;
  – privilégier la mesure du taux d'hémoglobine car plus reproductible que celle de l'hématocrite ;
  – préférer un prélèvement veineux ou artériel (en lieu et place du prélèvement capillaire).
• La décision de transfusion ne saurait reposer sur ce seul indicateur et doit prendre en compte d'autres paramètres cliniques : évaluation des pertes, données hémodynamiques, discussion entre chirurgiens et anesthésistes.
• Le respect des règles d'utilisation des appareils est impératif, les utilisateurs doivent être formés et entraînés.

• Respect de l'hygiène dans les manipulations.
• Les documents de suivi de traçabilité doivent être impérativement renseignés.

Points essentiels

Les alternatives à la transfusion homologue (TAP, administration d'EPO, récupération du sang per- et post-opératoire, etc.) sont des techniques complémentaires, mais non purement substitutives. En effet, en dépit des techniques visant à diminuer les saignements opératoires, la transfusion de globules rouges reste une condition indispensable à la réalisation de certains gestes chirurgicaux. Les techniques de substitution ne doivent en aucun cas faire courir aux patients plus de risques que la transfusion de sang homologue et ne doivent pas retarder le recours à la transfusion homologue si besoin.
Comme la transfusion homologue, elles imposent un respect rigoureux des règles d'hémovigilance, et une traçabilité parfaite.

NOTES

Fiche 3.32

Intubation et ventilation difficile

Christelle de Lardemelle

Définition et principes de la technique

Une intubation est dite difficile (ID) si elle nécessite plus de deux laryngoscopies et/ou la mise en œuvre d'une technique alternative après optimisation de la position de la tête, avec ou sans manipulation laryngée externe.

Une ventilation au masque (VMD) est dite difficile :

- s'il est impossible d'obtenir une ampliation thoracique suffisante ou un volume courant supérieur à l'espace mort (3 ml/kg), un tracé capnographique identifiable, de maintenir une SpO2 >92 %;
- s'il est nécessaire d'utiliser l'oxygène rapide à plusieurs reprises, d'appeler un autre opérateur;
- si la pression d'insufflation est supérieure à 25 cm H_2O.

L'intubation difficile peut être prévue ou imprévue.

Le dépistage de l'ID et de la VMD doit être systématique et documenté chaque fois qu'une intubation est prévue ou probable (consultation d'anesthésie, admission en réanimation). Dans des conditions d'urgence, le dépistage est plus difficile mais il doit être réalisé chaque fois que cela est possible.

Indications/contre-indications

Critères prédictifs de la VMD

Un patient est à risque de VMD si au moins 2 critères ci-dessous sont présents :

- âge supérieur à 55 ans;
- index de masse corporelle (IMC) >26 kg/m^2;
- absence de dents;
- limitation de la protusion mandibulaire;
- présence d'un ronflement et/ou d'une barbe.

Le risque d'ID difficile est multiplié par 4 chez les patients ayant eu une VMD.

Critères prédictifs d'une ventilation impossible

- distance thyro-mentonnière (DTM) <6 cm;
- présence d'un ronflement.

Critères prédictifs d'une ID

- antécédents d'ID,
- classe de Mallampati >2,
- distance thyro-mentonnière <6 cm (chez l'adulte),
- ouverture de bouche <35 mm,
- il est conseillé également de rechercher la mobilité mandibulaire (test de morsure de la lèvre supérieure par les dents inférieures),
- mobilité du rachis cervical.

Certaines situations cliniques augmentent le risque d'ID

- IMC >35 kg/m^2,
- un syndrome d'apnées obstructives du sommeil (SAOS) avec tour de cou >45,6 cm,
- une pathologie cervico-faciale,
- un état pré-éclamptique,
- chez l'enfant dysmorphie faciale, DTM <15 mm chez le nouveau-né, <25 mm chez le nourrisson et <35 mm chez l'enfant de moins de 10 ans.

Critères prédictifs d'une ID dans le contexte de l'urgence

Les critères recommandés doivent être recherchés dans la mesure du possible, mais sont mal adaptés au contexte de l'urgence. Certaines situations doivent alerter l'opérateur : un traumatisme cervico-facial (traumatisme du rachis, traumatisme facial), une pathologie ORL (cervico-faciale ou oropharyngolaryngée) et la présence de brûlures faciales.

Matériel et procédure de mise en place

• Tous les patients doivent être préoxygénés à FiO_2 = 1 (pendant trois minutes chez l'adulte et deux minutes chez l'enfant, huit respirations profondes avec un débit de 10 l/min d'oxygène de façon à obtenir une FeO_2 supérieure à 90 %).
• Chez la femme enceinte, la technique de quatre capacités vitales pendant 30 secondes est une alternative à la pré-oxygénation standard.
• Utiliser un masque étanche, un débit de gaz suffisant et un ballon de taille adaptée.
• Surveillance de la FeO_2 recommandée et monitorage SpO_2 indispensable.

Composition recommandée d'un chariot d'intubation difficile

• Pince de Magill.
• Sondes d'intubation de tailles différentes.
• Lames métalliques de Macintosh de toutes tailles.
• Manche de laryngoscope court.
• Mandrins longs béquillés type Eichmann®.
• LMA-Fastrach de tailles différentes.
• Vidéo-laryngoscope.
• Dispositif d'abord trachéal direct : set de cricothyroïdotomie.
• Dispositif d'oxygénation transtrachéale validé (injecteur manuel).
• La place des vidéo-laryngoscopes reste à définir (conférence de consensus à paraître).
• Guide échangeur creux d'extubation type Cook®.
• Masque adaptés (de type Fibroxy) et canules d'aide à la fibroscopie.
• Le fibroscope peut être disponible sur un chariot individualisé du chariot d'intubation difficile où il se trouvera avec la source de lumière et tous les accessoires nécessaires à la réalisation de l'endoscopie (la localisation de ce chariot doit être connue de tous). Des fibroscopes à usage unique sont actuellement disponibles.

Particularités en pédiatrie

Le matériel disponible doit être adapté à la taille et au poids des enfants pris en charge.
• Lames droites de Miller.
• LMA-Fastrach taille 3 pour les enfants de plus de 30 kg.
• Masques laryngés de tailles différentes pour les enfants de moins de 30 kg.

Composition d'un chariot ou mallette d'intubation difficile en médecine d'urgence

• Pince de Magill.
• Sondes de tailles différentes.
• Lames métalliques de Macintosh de toutes tailles.
• Mandrins longs béquillés type Eschman®
• LMA-Fastrach.
• Set de cricothyrotomie.

Incidents, accidents

• Désaturation pendant l'intubation.
• Échec de l'intubation.
• Réveil.
• Report de la chirurgie.

Conseils pratiques

Le maintien de la ventilation spontanée peut être recherché, en fonction du mode d'anesthésie retenu.
Le propofol et le rémifentanil administrés de façon continue sont les agents de choix. Ils doivent être titrés et l'administration à objectif de concentration est recommandée.
L'anesthésie par inhalation avec le sévoflurane est la méthode de référence chez l'enfant.

Points essentiels

La priorité est le maintien de l'oxygénation.

L'appel à l'aide doit intervenir dès le début d'une ID.

L'élaboration d'une stratégie de prise en charge permet :

- d'anticiper une situation critique,
- de centrer la prise en charge sur le maintien de l'oxygénation du patient,
- d'anticiper les éventuelles difficultés d'oxygénation,
- de s'assurer de la disponibilité des moyens pour maintenir une oxygénation optimale pendant les manœuvres d'intubation : ventilation au masque et/ou techniques de secours.

Des algorithmes décisionnels d'intubation et d'oxygénation doivent être élaborés dans chaque service, dans une démarche de gestion des risques (*présentation ci-dessous des algorithmes recommandés par la SFAR*).

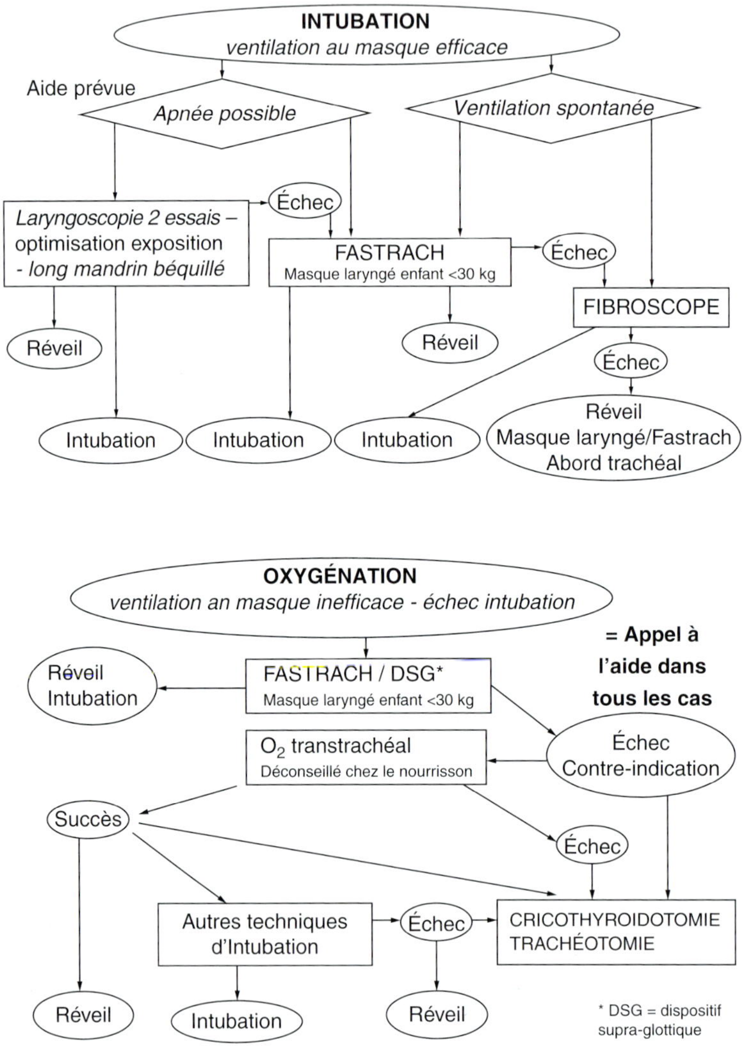

Figure 3.18 Algorithme ID prévu.

Source : www.sfar.org

Fiche 3.33

Rachianesthésie

Delphine Kabta Nadaud

Définition

La rachi-anesthésie (RA) est une anesthésie loco-régionale (ALR) péri-médullaire.

Elle consiste en l'injection d'une solution anesthésique dans le liquide céphalo-rachidien (LCR), après ponction de l'espace sous-arachnoïdien lombaire. Les objectifs sont :

- de provoquer temporairement une interruption de la conduction nerveuse,
- d'induire un bloc sensitif et un bloc moteur de l'abdomen aux membres inférieurs,
- mais il induit un bloc sympathique (Σ).

Il existe différentes techniques :

- injection unique,
- unilatérale (diminution des effets du bloc sympathique),
- continue ou titrée,
- associée à la péridurale.

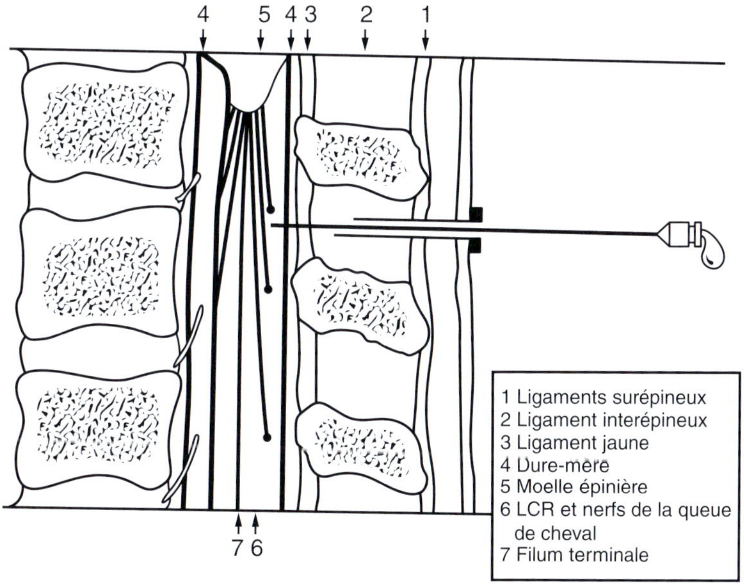

Figure 3.19 Technique d'injection d'une solution anesthésique dans le liquide céphalo-rachidien.
Source : Gauthier-Lafaye. Anesthésie loco-régionale et traitement de la douleur, Elsevier Masson 2009 (978-2-294-05048-0).

Indications/contre-indications

Indications

Liées à la chirurgie :
- viscérale sous-ombilicale,
- obstétricale,
- membres inférieurs.

Liées au terrain du patient :
- estomac plein,
- critères prédictifs d'intubation difficile,
- insuffisant respiratoire.

Contre-indications absolues

- Refus du patient.
- Infection localisée au point de ponction ou systémique.
- Hypertension intra-crânienne (HIC).
- Instabilité hémodynamique – Insuffisance cardiaque (IC) non compensée.
- Troubles de coagulation.
- Neuropathie (démyélinisation de fibres nerveuses, neuropathie diabétique).
- Urgence vitale.

Matériel et procédure de mise en place

Matériel

Ouverture obligatoire de la salle d'anesthésie et du bloc opératoire. Plateau à AG, intubation, aspiration, matériel de ventilation, drogues d'urgence (atropine-éphédrine-intralipides) accessibles immédiatement :
- opérateur : calot, masque, gants stériles ; aide : calot, masque ; patient : calot ;
- plateau à rachis avec cupule pour l'antiseptique, champs de table et champ percé ;
- ponction : aiguille avec introducteur à RA fine de diamètre 25–27 G à biseau type pointe de crayon (Sprotte - Witacre) ;
- injection : bupivacaïne 0,5 % hyperbare +/– adjuvants stériles ;
- pansement occlusif.

Procédure de mise en place (acte médical)

Avant la réalisation du geste, le patient est monitoré et les valeurs de références sont mesurées.

Réalisation : asepsie ++ (table préparée avec champ, matériel stérile).
- Patient installé :
  - assis, avant-bras fléchis en appui sur les cuisses, ou
  - DL couché sur côté à opérer, tête-genoux ramenés sur la poitrine.
- Point de ponction repéré (ligne horizontale tracée qui passe par les sommets des crêtes iliaques (repérer l'apophyse épineuse L4 ou espace L4-L5).
- Après asepsie de la peau et pose du champ percé, AL Xylocaïne 2 ml au point de ponction (papule sous-cutanée).
- Ponction sur ligne médiane, au ras du bord inférieur de l'épineuse supérieure, progression jusqu'à résistance (ligament jaune et dure-mère traversés), mandrin retiré - reflux de LCR clair vérifié.

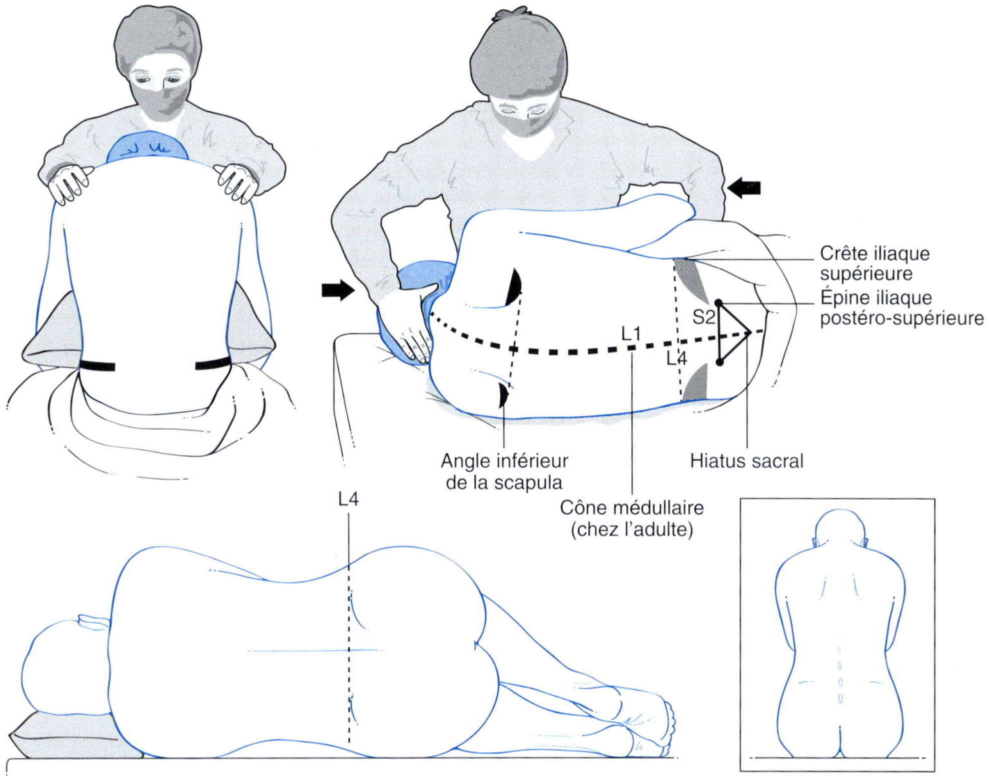

Figure 3.20 Point de ponction repéré (ligne horizontale tracée qui passe par les sommets des crêtes iliaques (repérer l'apophyse épineuse L4 ou espace L4-L5).
© Carole Fumat

- Seringue avec l'AL +/– adjuvants, placée, injection lente, aiguille non mobilisée. Dose dépendante de la chirurgie.
- Retrait de l'aiguille.

Tableau 3.23 Évaluation de l'installation de la RA

Niveau et qualité du bloc sensitif. Test du pique-touche et thermique	Anesthésie au
S_1	périnée
T_{12}	pubis
T_{10}	ombilic
T_4-T_6	mamelon
Bloc moteur, flexion des genoux-chevilles	
Score de Bromage : grade 0, bloc nul – grade 3, bloc complet	

- Pansement occlusif..
- Installation du patient en DD tête surélevée ou DL du côté à opérer.

Surveillance de l'installation des blocs

Dès l'injection, impression de chaleur.
L'ordre d'installation du bloc est sympathique, puis sensitif et enfin moteur (la récupération se fera dans le sens inverse).

- Surveillance du patient : O_2 à 5/L min et PA, FC, scope, conscience, ventilation, SpO_2.
- Recherche des signes de toxicité systémique des AL : le risque est toutefois très faible, la survenue d'un tel accident est très peu probable avec les doses habituellement utilisées en rachis.
- Contrôle de la diurèse si SAD ou à défaut, s'assurer que le patient ait uriné en pré- et post-opératoire.

Adjuvants possibles

Dans le but d'augmenter la qualité et la durée du bloc sensitif :

Tableau 3.24 Effets des adjuvants

Effets	Clonidine 0,5 µg/kg	Sufentanil liposoluble 5–10 µg	Morphine 100–150 µg
Potentialiser l'action-limiter la dose des AL (↓ durée du bloc moteur et intensité du bloc Σ)			
	Agit sur récepteurs α_2 adrénergiques de la corne postérieure de la moelle Pas d'extension de RA	Se fixent sur récepteurs de la corne dorsale Pas de blocs moteur et Σ Effets secondaires antagonisables	
Délai d'installation de l'analgésie		quelques min	30 min
Durée de l'analgésie	++	2 à 4 h	12 à 24 h
Dépression respiratoire		précoce	tardive
Rétention d'urine		+	
Prurit		+	
Sédation	+	+	
↓ PA	> 1 µg/kg	+	
↓ FC	> 1 µg/kg	+	
Frissons	Neutralise	+	
Nausées		↓	+

Incidents, accidents, complications

Tableau 3.25

Moment	Incidents, accidents, complications	Prise en charge
Ponction	Échec Ponction d'un vaisseau Malaise vagal	Éphédrine ou atropine
Installation du bloc	Pas de bloc installé après 10 min Rachi haute ou totale	Conversion Traitement symptomatique
	↓ PA par blocage Σ et vasoplégie : 1ers signes NV, sévère : troubles de la conscience, somnolence, agitation, ↓ FC par blocage Σ : malaise vagal, peut précéder l'arrêt ACR par désamorçage : RA totale. Intoxication des AL intravasculaires	Éphédrine-expansion Atropine RCP Intralipides 20 %
	Respiratoire si RA totale - surdosage morphinique : toux, dyspnée, apnée	Ventilation - O_2 ± sédation naloxone
	Hypothermie par vasoplégie	Réchauffer le patient
	NVPO si hypotension, malaise vagal, intoxication aux AL ?	Traiter l'étiologie
	NVPO, prurit avec morphiniques	Naloxone

Moment	Incidents, accidents, complications	Prise en charge
À distance	Rétention d'urine avec globe vésical par blocage S2-S4, ou favorisée par un remplissage excessif et/ou par morphiniques	Sondage aller-retour
	Neurologique Hématome périmedullaire, HSD Syndrome d'irritation radiculaire transitoire ou de la queue de cheval Céphalées post-ponction	Antalgiques, DD, Blood-patch. Complication prévenue si utilisation d'aiguille fine
	Infectieuses si non-respect des règles d'asepsie Méningite, abcès	
	Lombalgies si ponctions multiples	Antalgiques

Conseils pratiques

Le niveau supérieur du bloc est influencé par :
- la technique : niveau de ponction, vitesse d'injection, position du patient,
- la solution injectée : volume, baricité,
- le patient : âge, poids, pression abdominale, taille, volume de LCR.

Le bloc moteur est toujours nécessaire en chirurgie orthopédique.

Points essentiels

Le mot d'ordre est : sécurité et exhaustivité des notifications sur la feuille d'anesthésie.

- Avant la RA :
  - ouverture de salle conforme,
  - normovolémie ± expansion volémique,
  - asepsie rigoureuse.
- Pendant la RA :
  - injection lente, fractionnée,
  - pas de lidocaïne (lésions neurologiques) ni adrénaline (effets délétères sur circulation médullaire).
- Après la RA :
  - ne pas sédater un patient estomac plein,
  - importance de la communication verbale.

Fiche 3.34

Péridurale

Delphine Kabta Nadaud

Définition et principes de la technique

L'anesthésie péridurale (APD) est une ALR périmédullaire de conduction de la région sacrée ou lombaire ou thoracique.
Elle consiste en l'injection d'un AL dans l'espace péridural délimité en avant par la dure-mère et en arrière (paroi postérieure) par le ligament jaune. Un cathéter peut y être inséré. Les racines des nerfs rachidiens sont atteintes après diffusion à travers la dure-mère.

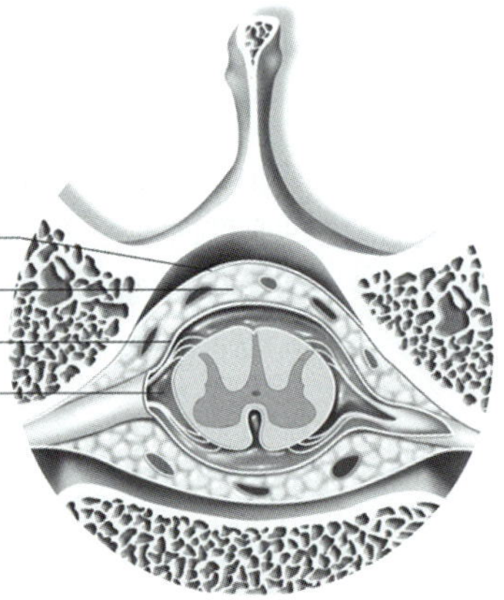

Figure 3.21 Schéma de l'espace épidural.

Indications/contre-indications

Indications

- Liées à la chirurgie : chirurgie viscérale sous-ombilicale; périnéale; chirurgie orthopédique-traumatologie des membres inférieurs; césarienne.
- Liées au terrain : HTA équilibrée; urgence si hémodynamique stable.
- Travail obstétrical.
- Analgésie péridurale post-opératoire pour chirurgies mammaire-thoracique-abdominale-périnéale-membres inférieurs.

Contre-indications absolues

- Refus du patient.
- Infection localisée au point de ponction ou systémique.
- Hypertension intra-crânienne (HTIC).
- Instabilité hémodynamique – Insuffisance Cardiaque (IC) non compensée.
- Troubles de coagulation.
- Neuropathie (démyélinisation de fibres nerveuses).
- Urgence vitale.

Niveau conseillé de ponction en fonction du siège de la chirurgie

Tableau 3.26

Cardiaque	T3-T4
Thoracique	T6-T7
Sus-ombilicale	T8-T9
Sous-ombilicale	T11-T12
Membres inférieurs	L2-L3

Matériel et procédure de mise en place

Matériel

Ouverture de salle d'anesthésie et de bloc opératoire (BO) obligatoires. Plateau à AG, plateau d'intubation, aspiration, matériel de ventilation, drogues accessibles immédiatement : atropine-éphédrine-intralipides.

- Opérateur : calot, masque, casaque et gants stériles; aide : calot, masque; patient : calot.
- Plateau à APD avec cupule pour l'antiseptique, champs de table et champ percé.
- Seringue pour repérer l'espace péridural, sérum physiologique (SP), cathéter gradué, filtre antibactérien.

• AL cutanée : Xylocaïne 1–2 %.
• Ponction : aiguille de Tuohy diamètre 18–20 G avec mandrin liquide.
• Injection : bupivacaïne 0,5 % ou ropivacaïne ou levobupivacaïne ± adjuvants stériles.
• Pansement occlusif.

Procédure de mise en place (acte médical)

Réalisation : asepsie ++ (table préparée avec champ, matériel stérile).
• Patient installé : assis, avant-bras fléchis en appui sur les cuisses ou DL couché sur le côté à opérer, tête-genoux ramenés sur la poitrine.
• Point de ponction repéré, dépendant du niveau de blocage métamérique recherché (avantages : diffusion supérieure, bilatérale, symétrique de l'anesthésie) : insertion entre 2 épineuses, direction céphalique, angle 45 à 60 ° - (possible approche paramédiane) - repérage échographique possible.
• Aiguille introduite avec mandrin 2-3 cm dans le ligament inter-épineux, jusqu'au ligament jaune ; retirer le mandrin ; utiliser le mandrin liquide (recherche de la perte de résistance) ; avancer progressivement (de manière continue ou par paliers), pouce exerçant une pression constante sur le piston (le piston cède sous pression dès que l'espace péridural est atteint).
• L'aspiration doit être négative = absence de sang ou de LCR.
• Monter le cathéter péridural sans résistance en direction céphalique 3–4 cm dans l'espace péridural (Si paresthésies → retirer aiguille et cathéter), test d'aspiration, dose-test avec 3 ml de lidocaïne 2 % adrénalinée : si passage IV (↑) FC), intrathécale (bloc moteur, (↓) PA, (↓) FC), poser un filtre sur l'extrémité distale du cathéter de péridurale.
• Attendre 3–5 minutes avant injection totale d'AL.
• Fixer le cathéter, faire un pansement occlusif.
• Entretien par PSE ou PCEA.

Surveillance de l'installation du bloc

Après l'injection des AL, impression de chaleur. L'installation du bloc n'est pas modifiée par la position du patient. L'ordre d'installation du bloc est sympathique, puis sensitif et enfin moteur (la récupération se fera dans le sens inverse).

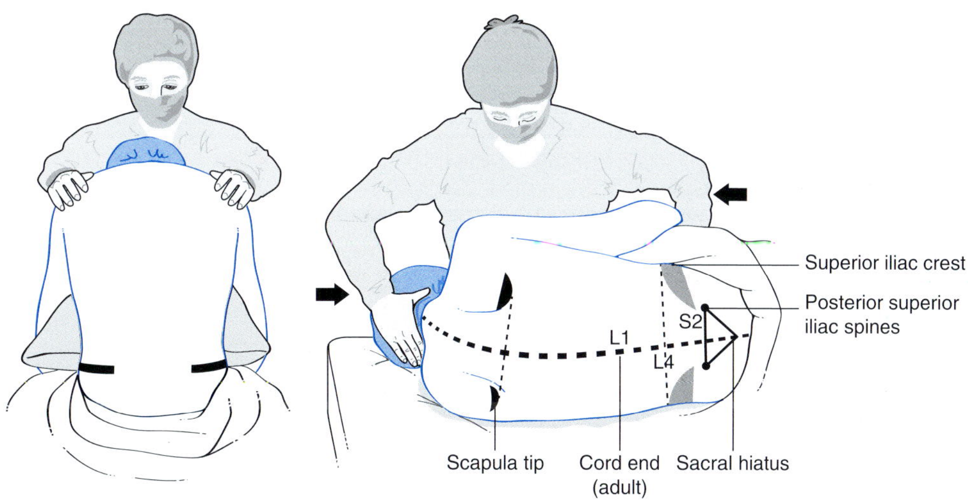

Figure 3.22 Point de ponction repéré (ligne horizontale tracée qui passe par les sommets des crêtes iliaques (repérer l'apophyse épineuse L4 ou espace L4-L5).
© Carole Fumat

Tableau 3.27

Niveau et qualité du bloc sensitif Test du pique-touche et thermique	Anesthésie
S_1	périnée
T_{12}	pubis
T_{10}	ombilic
T_4-T_6	mamelon
Bloc moteur, flexion des genoux-chevilles, moins marqué que la rachi	

• Surveillance du patient (toutes les 3 minutes durant l'installation) : O_2 à 5 L/min et PA, FC, scope, conscience, ventilation, SpO_2.
• Contrôle de la diurèse. Si SAD, à défaut, vérifier que le patient ait uriné en pré- et post-op.
• Recherche des signes de toxicité systémique des AL (dysesthésie péribuccale, acouphènes, troubles visuels, diplopie, goût métallique dans la bouche, bradycardie allongement QRS, BAV, convulsions).

Per opératoire

• Possible réinjection dans le cathéter péridural par IADE.
• Contrôle du niveau du bloc, HDNM, ventilatoire : risque de migration du cathéter et d'injection en intrathécale ou IV.

Post opératoire

• Possible retrait du cathéter par IADE

Adjuvants

Voir tableau 3.28

Tableau 3.28

	Sufentanil	Morphine	Clonidine	Adrénaline associée à lidocaïne 2 %
	agissent sur récepteurs présynaptiques		Agonistes α adrénergiques : vasoconstriction locale et action directe sur récepteurs α_2 médullaires	
Puissance analgésique	++	+	Effets propres	
Délai d'action d'analgésie				
Durée	cf. fiche RA		↑ 210 min (2 µg/kg)	↑
Qualité du bloc sensitif	+		↑	
Vitesse d'installation				
Puissance d'installation				
Intensité du bloc moteur			↑	

Cf. fiche 3.33 sur la rachianesthésie pour les effets sur la sédation, (↓) PA, (↓) FC, les frissons, nausées, le prurit, la rétention d'urine et la dépression respiratoire.

Incidents, accidents, complications

Tableau 3.29

Moment	Incidents, accidents, complications	Prise en charge
Ponction	Échec Fausse perte de résistance Paresthésies Brèche dure-mère : risque de RA totale Ponction vasculaire Malaise vagal Risque de lésion médullaire selon niveau de ponction	Retrait du dispositif Traitement symptomatique Prévention : test d'aspiration-dose-test Atropine - Éphédrine

Moment	Incidents, accidents, complications	Prise en charge
Installation du bloc	Cathétérisme sous-dural extra-arachnoïdien : bloc sensitif absent, incomplet, très étendu	
	Insuffisant Anesthésie en mosaïque	
	Hémodynamique moins marquées que RA car installation progressive	Éphédrine-expansion Atropine
	Frissons par hypothermie ou stimulation des thermorécepteurs de l'espace péridural par AL froid	Solution réchauffée
	Respiratoires	Ventilation, O_2 +/– sédation naloxone
	Hypothermie	Réchauffer le patient
	NVPO	Traiter l'étiologie
À distance	**Rétention d'urine**	± Sondage aller-retour ou *bladder scan*
	Neurologique ischémie médullaire → paraplégie compression hématome péri-médullaire, HSD céphalées si brèche dure-mère	Avis neurologique Antalgique, DD, Blood-patch-Complications prévenues si utilisation d'aiguille fine
	Infectieuses	
	Lombalgies	

Conseils pratiques

Facteurs influençant la distribution :

• technique : niveau de ponction, étendue métamérique du blocage nerveux;

• solution : le volume influence la diffusion; la dose l'extension de l'anesthésie; la concentration influence le temps d'installation, l'intensité et la durée de l'anesthésie;

• patient : âge, poids, taille, grossesse.

Points essentiels

L'installation du bloc est plus lente qu'avec la rachi-anesthésie.

Le mot d'ordre est : sécurité et exhaustivité des notifications sur la feuille d'anesthésie.

• Avant la péridurale :
 – ouverture de salle conforme,
 – normovolémie +/– expansion volémique,
 – asepsie rigoureuse.

• Pendant :
 – dose-test,
 – injection lente,
 – fractionnée,
 – test d'aspiration,
 – contact verbal.

• Après la péridurale :
 – anticiper le relais analgésique,
 – respecter un délai avant l'injection d'anticoagulant,
 – vérifier l'intégrité du cathéter et le point de ponction avant toute réinjection.

Possibilité de PCEA analgésique post-opératoire.

Les réinjections et le retrait du cathéter peuvent être réalisés par l'IADE.

Fiche 3.35

Blocs tronculaires des membres supérieurs

Laurence Mercou

Définition et principes de la technique

L'anesthésie loco-régionale du membre supérieur consiste à appliquer, au contact des fibres nerveuses du plexus brachial ou des troncs nerveux plus distaux, des anesthésiques locaux qui ont pour effet de bloquer la conduction de l'influx nerveux de façon réversible et temporaire.
Les cathéters péri-nerveux sont des dispositifs permettant une prise en charge de l'analgésie de façon plus prolongée que les blocs avec injection unique. Cette administration continue est réalisée au moyen d'une pompe type PCA ou de dispositifs élastomériques.

Indications/contre-indications

Indications en fonction du type de bloc

Le plexus brachial peut être bloqué depuis son émergence de la moelle au niveau cervical jusqu'à ses ramifications les plus distales au niveau des extrémités. On distingue :

- **Le bloc interscalénique** (BIS) : réalisé au niveau cervical des différentes racines du plexus brachial (C5, C6, C7 +/– C8, Th1), entre les muscles scalènes antérieur et moyen.
Indication : chirurgie de l'épaule, seul ou associé à une anesthésie générale.
- **Le bloc sus- ou supra-claviculaire** (BSC) : réalisé au-dessus de la clavicule, blocage au niveau des faisceaux du plexus brachial.
Indication : toute la chirurgie du membre supérieur sauf l'épaule.
- **Le bloc infra-claviculaire** (BIC) : se fait en-dessous de la clavicule dans la région sous-coracoïdienne, au niveau des faisceaux du plexus.
Indication : toute la chirurgie du membre supérieur à partir du 1/3 moyen du bras.
- **Le bloc axillaire** (BAX) et **le bloc huméral** (BH) : réalisés au niveau du creux axillaire ou de la partie 1/3 supérieur–1/3 moyen du bras. Possibilité de positionner un cathéter en axillaire.
Indication : toute la chirurgie du membre supérieur à partir du coude.
- **Les blocs distaux** : ils sont réalisés le plus souvent en complément d'un bloc proximal incomplet. Il peut s'agir d'un bloc du nerf médian, ulnaire ou radial soit au niveau du coude soit au niveau du poignet. Des blocs interdigitaux sont aussi couramment utilisés pour une chirurgie digitale de courte durée et sans garrot.

Contre-indications

- Générales :
  - refus du patient,
  - trouble de l'hémostase (constitutionnel ou acquis (traitement anticoagulant)) pour les blocs profonds,
  - infection au point de ponction,
  - allergie vraie aux anesthésiques locaux.
- Spécifiques :
  - BIS, BSC, BIC : insuffisance respiratoire aiguë ou chronique, chirurgie bilatérale (car risque de paralysie diaphragmatique par atteinte de la racine C4, risque de pneumothorax).
  - BAX : antécédent de curage axillaire.

Matériel et procédure de mise en place

Sans détailler les techniques spécifiques à chaque bloc, des règles de base doivent s'appliquer à tous les blocs. Le rôle de l'IADE est d'aider le MAR dans la réalisation du geste qui est médical.
Le respect des règles d'asepsie doit être permanent : bavette, gants stériles, charlotte, désinfection de la zone de ponction, casaque si pose d'un cathéter, champs stériles.

Matériel

- Vérification du matériel spécifique : aiguilles, neurostimulateur, échographe (gel et gaine stériles), matériel de réanimation fonctionnel à disposition (kit d'intralipides, plateau de drogues pour induction, chariot d'urgence).

- Si pose de cathéter : cathéter péri-nerveux adapté + filtre antibactérien, système de fixation, pansement, pompe élastomérique ou PCEA.
- Patient en décubitus dorsal, bras sur table à bras ou serviteur.
- Pose de voie veineuse (VVP).
- Monitorage : ECG, SpO_2, PA.
- Préparation soigneuse des solutions d'AL (marquer avec une étiquette la nature du produit, sa concentration), xylocaïne 2 % adrénalinée pour la dose-test éventuelle ; n'utiliser que du sérum physiologique pour les dilutions de produit.
- Si besoin, possibilité de sédation (midazolam, propofol, kétamine, etc.) avec maintien du contact verbal systématique.

Mise en place

La réalisation d'une anesthésie loco-régionale doit reposer sur plusieurs techniques de localisation de l'aiguille (visualisation directe de l'aiguille, hydrolocalisation, neurostimulation, etc.).

- Dans le cas d'un repérage anatomique écho-guidé :
  - injection lente fractionnée, après test d'aspiration (dépistage injection intra-vasculaire),
  - visualisation de la diffusion de l'anesthésique local sans douleur, ni paresthésies, ni gonflement du nerf,
  - test du bloc après installation, contrôle des différents dermatomes nécessaires à la chirurgie,
  - fixation soigneuse du dispositif si cathéter.
- En cas d'utilisation d'un neurostimulateur :
  - allumer le neurostimulateur avant de franchir la peau,
  - injection avec intensité minimale de stimulation proche de 0,5 ms ; fréquence 1 à 2 hertz, durée 0,1 ms,
  - le 1er ml doit faire disparaître la réponse musculaire, sinon injection intravasculaire probable.

À noter, en cas d'utilisation d'un garrot au niveau du bras après un BAX ou BH, le nerf musculo-cutané doit être bloqué (anesthésie du biceps). En effet, c'est la compression musculaire qui est douloureuse, et non la compression cutanée.

Complications

Toxicité systémique

Les produits utilisés pour les blocs tronculaires ont tous une toxicité neurologique et une toxicité cardiaque plus ou moins marquée. Deux moments sont particulièrement à risque :

- lors de la réalisation de l'ALR : passage vasculaire plus ou moins massif entraînant une toxicité systémique immédiate à type de convulsions, FV voire ACR.
- lors de la résorption des produits : passage tardif dans la circulation sanguine. Les signes de toxicité peuvent apparaître jusqu'à 60 mn après la fin du bloc. Il est donc important de ne pas relâcher la vigilance.

Connaître la conduite à tenir en cas de signe de toxicité systémique (cf. protocole SFAR) et injection immédiate d'intralipides en parallèle des mesures de réanimation de base. Les particularités de la réanimation cardio-pulmonaire sont la contre-indication à l'utilisation d'amiodarone et l'utilisation de faibles doses d'adrénaline.

Toxicité locale

Les complications neurologiques des anesthésies loco-régionales sont rares et le plus souvent réversibles. Les causes peuvent en être une lésion directe par l'aiguille ou une neurotoxicité directe des anesthésiques locaux.

Liées à la voie d'abord

- BIS et BSC :
  - extension péridurale (BIS),
  - bloc du nerf phrénique homolatéral (C4),
  - bloc du nerf récurrent avec parésie laryngée, troubles de déglutition,
  - bloc sympathique cervical → syndrome de Claude Bernard-Horner,
  - pneumothorax.
- BIC : pneumothorax.

Points essentiels

Le test d'aspiration avant toute injection est incontournable.

L'IADE doit détecter tout signe d'intoxication aux AL : **dysesthésie péribuccales, acouphènes, troubles visuels, diplopie, goût métallique dans la bouche, bradycardie allongement QRS, BAV.**

Il doit connaître les doses maximales et les effets toxiques des AL, la localisation du kit intralipides et la prise en charge doit être immédiate.

Fiche 3.37

Anesthésie en ophtalmologie

Etienne Lefèvre

Définition de la chirurgie

La chirurgie en ophtalmologie concerne les adultes comme les enfants.
Principales interventions chez l'adulte :

- cataracte et glaucome (segment antérieur);
- décollement de rétine (segment postérieur);
- dacryocysto-rhinostomie (voies lacrymales);
- les pathologies palpébrales et les traumatismes oculaires et orbitaires;
- les injections répétées intra-orbitéennes.

Principales interventions en pédiatrie : chirurgie

- du strabisme (60 à 70 %);
- des voies lacrymales;
- des traumatismes oculaires;

ainsi que les examens ophtalmologiques. Il existe des pathologies congénitales nécessitant des interventions chirurgicales.

Caractéristiques de la chirurgie

Chez l'adulte, le protocole de choix est l'anesthésie loco-régionale péri-bulbaire. Les progrès de la microchirurgie ont permis le développement de l'anesthésie topique et de l'anesthésie sous-ténonienne, techniques réalisées par le chirurgien.
Pour le protocole d'anesthésie générale, les particularités du patient guideront le choix des médicaments plus que leurs effets sur la pression intraoculaire. Le contrôle des voies aériennes, l'intubation et la ventilation mécanique restent les techniques standards; le masque laryngé a aussi sa place. Il n'y a pas de place pour la succinylcholine dans l'anesthésie pour estomac plein (plaies de globe ouvert) mais la discussion bénéfice/risque pour une induction en urgence guidera le choix du curare pour l'ISR.

Préparation à l'anesthésie

En ophtalmologie, la chirurgie est surtout programmée. La consultation d'anesthésie à distance de l'acte est facilitée. La répétition des interventions ne nécessite pas d'examens complémentaires. Les informations données concernent essentiellement le déroulement de l'anesthésie loco-régionale. Le jeûne de l'enfant respecte les règles de l'anesthésie pédiatrique.

Objectifs/impératifs de prise en charge liés à la chirurgie

- Chirurgie céphalique en décubitus dorsal (matériel d'anesthésie à distance de la tête ++).
- Chirurgie réflexogène (réflexe oculo-cardiaque).
- Microchirurgie nécessitant un champ opératoire exsangue, une immobilité per-opératoire et la prévention des NVPO.
- Chirurgie ambulatoire.

L'antibioprophylaxie n'est pas systématique.
Pas de N_2O.

Risque et monitorage spécifique

Le risque de bradycardie par réflexe oculo-cardiaque (ROC) nécessite un électrocardioscope.

Rôle IADE

Pré-opératoire

L'IADE vérifie les éléments de la consultation d'anesthésie, notamment les risques liés aux antécédents médicaux, fréquents pour les patients venant pour une chirurgie de la cataracte. Il vérifie le consentement éclairé du patient pour la chirurgie et pour la technique d'anesthésie (ALR). La personne âgée a peu de contre-indications à l'ALR dans cette chirurgie.
La prémédication, non systématique, est à vérifier. Le traitement habituel peut être poursuivi jusqu'au matin de l'intervention. Certains chirurgiens acceptent d'opérer des patients sous antiagrégant

plaquettaire ou sous AVK (anesthésie topique). Pour les ALR péri-bulbaires, l'arrêt du traitement par clopidogrel et ticlopidine doit être réalisé une semaine avant l'intervention.

L'IADE et/ou l'IBODE vérifieront la mydriase de l'œil opéré avec ré-instillation de collyre mydriatique si besoin.

L'installation confortable du patient est souvent assurée par des brancards utilisés pour la chirurgie ambulatoire. Une source d'oxygénothérapie est adaptée pour ce brancard, surtout en cas d'anesthésie locale.

Per-opératoire

L'IADE s'assure de l'absence de complications à l'ALR. L'entretien de l'anesthésie n'a pas de spécificité. Le ROC sera traité par l'injection d'atropine.

Le traitement préventif des NVPO est systématique chez les sujets à risque et pour une chirurgie à risque : dropéridol, ondansétron et dexaméthasone sont recommandés. L'analgésie multimodale est anticipée.

Post-opératoire

L'extubation peut se faire en proclive, en évitant la poussée sur la sonde d'intubation et les efforts de toux. La surveillance post-opératoire de l'ALR sert à évaluer l'absence de complications et l'autonomie du patient.

Si le chirurgien a injecté du gaz intraoculaire, le patient est positionné selon ses recommandations (décubitus ventral, décubitus latéral possible).

La douleur est considérée :

- faible en chirurgie de la cataracte ;
- forte dans la chirurgie vitréo-rétinienne et du strabisme.

L'ALR procure une analgésie post-opératoire précoce de bonne qualité. L'injection sous-ténonienne permet une analgésie de 4 à 6 heures.

Pour une AG, l'analgésie multimodale habituelle est prescrite. La reprise rapide de l'alimentation permet le recours aux analgésiques per os. La titration de morphine est possible en cas de douleur forte. Une douleur d'intensité inhabituelle doit alerter l'équipe sur une éventuelle complication comme l'hypertonie oculaire.

Points essentiels

Les actes de la chirurgie en ophtalmologie sont surtout réalisés en chirurgie ambulatoire programmée. La technique de référence chez l'adulte est l'anesthésie péri-bulbaire et la topique (cataracte ++), chez l'enfant, l'anesthésie générale.

Le risque spécifique est le réflexe oculo-cardiaque.

L'anesthésie est marquée par un non-accès à la tête (chirurgie céphalique).

Fiche 3.38

Anesthésie en chirurgie ORL

Isabelle Zucchet

Définition de la chirurgie

Chirurgie qui concerne les voies aérodigestives supérieures (larynx, pharynx, oropharynx, cavité buccale, glandes salivaires, langue), le nez, les sinus et les oreilles.

Caractéristiques de la chirurgie

- Chirurgie très variée.
- Courte et bénigne (adénoïdectomie, amygdalectomie, extraction dentaire) ou longue et hémorragique, voire invalidante en carcinologie.
- Concerne tous les âges, de ASA 1 à ASA 4, avec, parfois, un terrain compliqué (intoxication alcoolo-tabagique, insuffisance respiratoire, carences multiples type dénutrition, anémie).
- Impose un contrôle parfait des voies aériennes supérieures (VAS).

Préparation à l'anesthésie

- La consultation d'anesthésie : recherche des antécédents médicaux et chirurgicaux, de radiothérapie cervicale antérieure, accompagnée d'examens complémentaires selon l'examen clinique.
- Évaluation précise des critères d'intubation difficile afin de prévoir le matériel adapté.
- Compensation des carences (dénutrition, anémie, etc.).
- Prise en charge psychologique souvent nécessaire pour les chirurgies lourdes et invalidantes.

Objectifs/Impératifs de prise en charge liés à la chirurgie

- La chirurgie ORL est une chirurgie céphalique avec un accès difficile à la tête imposant :
  - un contrôle et une protection systématique des VAS ;
  - un contrôle de la fiabilité de la fixation des sondes, des raccords et du monitorage ;
  - une occlusion palpébrale soigneuse avec larmes artificielles au préalable ;
  - une installation ergonomique du monitorage et du matériel (respirateur) ;
  - une longueur suffisante pour les tuyaux du respirateur et la tubulure de perfusion de la voie veineuse, les bras étant fixés le long du corps ;
  - un risque majeur d'intubation difficile en cas de tumeur volumineuse, de radiothérapie antérieure, de modifications anatomiques : prévoir le matériel adapté (mandrin souple béquillé, fibroscope, jet-ventilation, etc.) et l'utilisation d'agents d'anesthésie rapidement réversibles type rémifentanil en AIVOC, ou Propofol.
- Diversité du matériel d'intubation : nasale, orale, jet-ventilation, trachéotomie.
- Chirurgie potentiellement hémorragique (chirurgie tumorale avec envahissement à proximité des gros vaisseaux et curage (canal thoracique)).
- Anesthésie profonde pour une immobilisation complète, parfois une chirurgie réflexogène ou de précision.
- Techniques de diminution du saignement per-opératoire (chirurgie de l'oreille, chirurgie endonasale).
- Risque infectieux impliquant une antibioprophylaxie.
- Prévention NVPO à débuter dès le per-opératoire, impérative dans la chirurgie du nez, des sinus, de l'oreille.
- Curarisation si besoin, sauf si repérage de nerf.
- Prévention thrombo-embolique non systématique.

Risques et monitorage spécifiques

- Risque d'intubation difficile : prévoir le fibroscope bronchique, un mandrin souple béquillé, le fastrach, le vidéo-laryngoscope et la jet-ventilation.
- Risque hémorragique : prévoir un appareil à mesure Hb, un accélérateur et un réchauffeur de solutés à proximité.

- Monitorage de la profondeur de l'anesthésie (BIS) ou entropie en cas de chirurgie microscopique où l'anesthésie doit être profonde pour un patient immobile.
- Respect des précautions spécifiques en cas de chirurgie au laser, pour le personnel et le patient.

Rôle IADE

Pré-opératoire

- Accueil du patient, approche psychologique rassurante, réchauffer.
- Vérification du dossier d'anesthésie, qui doit être complet avec les résultats des examens demandés.
- Évaluation :
  - de l'intubation : type de sonde, critères prédictifs d'intubation difficile pour une préparation du matériel adéquate,
  - du terrain du patient pour une proposition de protocole d'anesthésie adapté,
  - du risque infectieux pour une antibioprophylaxie selon le protocole du service,
  - du risque hémorragique.
- Installation du monitorage, pose de la voie veineuse.
- Préoxygénation indispensable pour une bonne réserve O_2 en cas d'intubation difficile.

Per-opératoire

- S'assurer d'une bonne installation : occlusion palpébrale efficace, fixations parfaites du monitorage, du matériel de ventilation, de perfusion; mettre en œuvre les différents processus de réchauffement pour assurer une normothermie.
- Réglage des alarmes du monitorage et du respirateur primordial, la surveillance clinique étant difficile.
- Adapter la profondeur d'anesthésie au type de chirurgie.
- Participer à la limitation du saignement peropératoire si nécessaire, en maintenant une hypotension artérielle dans la limite de sa tolérance pour le patient.
- Assurer un équilibre hydro-électrolytique (bilan entrée-sorties horaire).
- Prévoir une prévention NVPO.
- Pose d'une sonde gastrique d'alimentation sur prescription du chirurgien.
- Surveiller la survenue d'une bradycardie, conséquence d'une stimulation du glomus carotidien, avec de l'Atropine® préparée.
- Débuter l'analgésie post-opératoire.

Post-opératoire

- Liberté et protection des VAS impératives avec oxygénation indispensable.
- Décurarisation si nécessaire.
- Dépistage des complications hémorragiques (amygdalectomie), respiratoires, cardiovasculaires, syndromes confusionnels liés à l'éthylisme.
- Accompagnement psychologique.
- Poursuivre l'analgésie et la prévention NVPO débutées en per-opératoire.

Points essentiels

Une étroite collaboration entre anesthésiste et chirurgien est nécessaire, compte tenu de la proximité des voies aériennes supérieures et du site opératoire.

C'est une chirurgie céphalique, impliquant des règles indispensables pour une sécurité totale du patient car :

- le terrain des patients rencontrés en ORL est parfois compliqué à équilibrer,
- le réveil est parfois compliqué chez les enfants.

Fiche 3.39

Anesthésie en chirurgie maxillo-faciale

Agnès Violet

Définition de la chirurgie

Chirurgie qui concerne :
- la chirurgie du visage et de la bouche : malformations acquises ou congénitales, traumatologie, carcinologie et de plus en plus la chirurgie orthognatique et l'odontologie.
- la chirurgie plastique et reconstructrice du visage et du corps.

Caractéristiques de la chirurgie

Il s'agit d'une chirurgie céphalique de durée très variable concernant des patients de tous âges :
- bébés, avec malformations diverses (fentes palatines, etc.),
- adolescents avec des extractions dentaires, et parfois les seconds temps des interventions faite dans la petite enfance,
- adultes jeunes pour la chirurgie plastique,
- patients plus âgés, dénutris et éthylo-tabagiques pour la carcinologie,
- en urgence après un traumatisme facial isolé ou associé à d'autres lésions,
- des patients pour une chirurgie plastique de reconstruction.

Préparation à l'anesthésie

La préparation passe avant tout par la consultation d'anesthésie, adaptée au terrain et à l'âge :
- interrogatoire : recherche des antécédents (maladies cardiovasculaires, respiratoires, diabète, etc.) et des antécédents d'intubation difficile,
- examen clinique : rechercher les critères d'intubation difficile, (orale ou nasale) et les difficultés de ventilation, notamment lors d'un traumatisme facial,
- apprécier le retentissement de la pathologie (troubles respiratoires, dénutrition),
- planifier la préparation du patient (renutrition, arrêt du tabac, kiné respiratoire, antibiothérapie, stratégie transfusionnelle, gestion de la douleur post-op),
- prévoir les examens complémentaires selon la chirurgie,
- information du patient et évaluation du rapport bénéfice/risque.

Objectif/Impératifs de prise en charge liés à la chirurgie

L'objectif principal est d'évaluer les risques opératoires en fonction de l'état de santé du patient et de la technique opératoire.
Les impératifs :
- maintenir la liberté des voies aériennes pendant la chirurgie. Une trachéotomie peut être envisagée d'emblée en cas de doute sur la perméabilité des voies aériennes en post-opératoire,
- prévenir les NVPO, surtout en cas de blocage du maxillaire inférieur,
- gérer la douleur post-opératoire,
- réduire les pertes sanguines, notamment dans les contextes traumatiques.

Risques et monitorage spécifiques

- Monitorage commun à toute anesthésie : ECG, PNI, SpO_2, $EtCO_2$, FiO_2, analyseur d'halogénés.
- Matériel d'intubation difficile.
- Aspiration efficace : patient non à jeun, si traumatisme facial.
- Risque de laryngospasme, de bronchospasme, d'obstruction des voies aériennes par coudure de la sonde, de débranchement ou d'extubation accidentelle (surveiller courbe capnométrie, pressions respiratoires, oxymètre de pouls et auscultation).

Rôle IADE

Pré-opératoire

- Préparation et vérification du matériel (check-list anesthésique et opératoire).
- Préparation du chariot d'intubation difficile et du protocole d'anesthésie adapté au patient et à la pathologie (médicaments permettant un réveil rapide).
- Accueil du patient, vérification de son identité et qu'il est à jeun, sauf urgence traumatique qui implique de partir sur une ISR.
- Antibioprophylaxie et prévention de l'endocardite pour certains gestes.
- Installation sur table, monitorage, pose de perfusion avec valve anti-retour.
- Induction avec anesthésiste, intubation, auscultation, vérification du ballonnet, protection oculaire, fixation rigoureuse de la sonde et des tuyaux de façon à ne pas risquer le débranchement lors des changements de position de la tête (axe tête-cou) et ne pas gêner la chirurgie. Un fil pour fixer la sonde peut être plus sûr. Si risque de saignement dans l'oropharynx, on mettra en place un packing avec fil de rappel.
- Installation du respirateur et du monitorage aux pieds du patient.

Per-opératoire

- Installation du patient selon le type de chirurgie :
  - décubitus dorsal : vérification de l'installation des bras,
  - décubitus latéral ou ventral : mise en place des cales, gélatines, vérification des points d'appui.
- Une fois l'installation validée par le chirurgien, tête sur anneau, auscultation, couverture chauffante et vérification de la position des tuyaux.
- Si nécessité d'une hypotension per-op, pas plus de 25 ° de proclive.
- Si infiltration du champ opératoire, surveiller les volumes de lidocaïne adrénalinée.
- Surveillance du monitorage (capnométrie +++ pour dépister l'extubation accidentelle), entretien de l'anesthésie, déroulement inscrit sur la feuille d'anesthésie.
- Anticiper la douleur avec les antalgiques et les NVPO selon la prescription de l'anesthésiste.

Post-opératoire

- Planification de l'extubation : vérification de l'absence de saignement, ne pas oublier d'enlever le packing, aspiration.
- L'extubation se fait sur un patient bien réveillé, décurarisé et autonome sur le plan respiratoire.
- Transfert en SSPI avec masque à O_2, monitorage, évaluer et prendre en charge l'analgésie et détecter les complications éventuelles.

Points essentiels

La chirurgie maxillo-faciale est une chirurgie céphalique où l'anesthésiste est confronté à différents problèmes :

- le contrôle des voies aériennes supérieures et la maîtrise du saignement per-opératoire,
- l'évaluation pré-opératoire, primordiale, qui doit permettre d'évaluer le risque d'intubation difficile.

En per-opératoire, les problèmes sont essentiellement liés à l'inaccessibilité des voies aériennes qui nécessitent le maintien d'un champ opératoire exsangue et une collaboration étroite entre le chirurgien et l'anesthésiste.

Fiche 3.40

Anesthésie en chirurgie intracrânienne

Corinne Laffon

Définition de la chirurgie

La neurochirurgie est la spécialité chirurgicale qui prend en charge les pathologies du cerveau, du cervelet, de la moelle épinière et des nerfs.
En cas de tumeur intracrânienne, la chirurgie est le traitement principal. D'autres traitements comme la radiothérapie ou la chimiothérapie peuvent être utilisés en complément.

Caractéristiques de la chirurgie

La chirurgie crânienne comporte de très nombreuses interventions.

En chirurgie réglée

- Tumeurs bénignes : méningiomes, neurinomes, tumeurs de bas grade, adénome hypophysaire.
- Tumeurs malignes : gliomes, métastases.
- Malformation vasculaire.
- Chirurgie de l'épilepsie, du tremblement.

En urgence

En cas d'hypertension intracrânienne aiguë symptomatique :
- pathologie traumatique : hématomes extraduraux et sous-duraux, plaies crânio-cérébrales, etc.
- pathologie tumorale : effet de masse,
- pathologie vasculaire : hémorragie méningée d'origine anévrismale,
- pathologie infectieuse : abcès cérébral.

Préparation à l'anesthésie

La consultation d'anesthésie doit évaluer finement :
- l'état neurologique du patient, examen de référence pour la période post-opératoire (score de Glasgow, déficit, estimation de la PIC, troubles de la déglutition, antécédents d'épilepsie) ;
- la fonction cardiovasculaire et l'hémostase (position et risque hémorragique) ;
- le type d'intervention : taille et localisation de la tumeur, abord chirurgical, risque hémorragique.

Impératifs et risques liés à la chirurgie

Particularités de la chirurgie :
- Elle est le plus souvent de longue durée (hypothermie).
- Risque hémorragique en fonction de la pathologie (anévrisme, hématome, etc.).
- Position du patient en fonction de la localisation de la tumeur et de l'abord chirurgical : décubitus dorsal tête tournée du côté à opérer ; position latérale, semi-assise ou assise (chirurgie de la fosse postérieure). Les risques sont liés aux différentes postures (cf. fiches 3.12 à 3.15).
- Positionnement de la tête : cadre de Mayfield ou têtière à pointes. Risque de poussée hypertensive au stimulus d'où approfondissement de l'analgésie et de l'anesthésie.
- Immobilité totale obligatoire : pas de toux, de mouvements inopportuns, de crise d'épilepsie, etc. Risque d'augmentation de la pression intracrânienne (PIC).
- L'installation : perte d'accès aux voies aériennes supérieures. Surveillance ++.
- Le réveil du patient peut être précoce pour faire une évaluation neurologique, ou retardé dans le cas où le patient a saigné, présente des troubles de la coagulation ou est en hypothermie.
- L'œdème, l'épilepsie et le risque d'hématome sont les principales complications en post-opératoire.

Monitorages spécifiques

Objectif : permettre de surveiller la prise en charge des facteurs d'agression (ACSOS).
- EEG et BIS (pour la profondeur d'anesthésie).
- Cathétérisme artériel (maintien d'une bonne PPC et maintien de la PAM).
- Le monitorage de la température centrale, de la SpO_2 et de l'$EtCO_2$ sont essentiels.

• Doppler précordial droit (si position assise, pour détecter le risque embolie gazeuse).
• Potentiels évoqués : enregistrement de l'activité électrique des voies de transmission et réponse de l'EEG cortical à un stimulus standardisé.

Rôle spécifique de l'IADE

Pré-opératoire

• Check-list et ouverture de salle (monitorage + matériel d'installation en lien avec la position chirurgicale).
• Accueil du patient, vérification du dossier : traitement corticoïdes et antiépileptiques à poursuivre, anticoagulants et antiagrégants stoppés, bilan biologique (glycémie-hémostase) carte de groupe sanguin et RAI actualisée.
• Installation en équipe. Bas de contention ou compression intermittente des membres inférieurs.
• Monitorage standard et spécifique, ± pression veineuse centrale, ± diurèse horaire ± sonde gastrique par voie orale.
• Stratégie anesthésique (induction – entretien) en lien avec la spécificité de la chirurgie et la prévision d'un réveil précoce ou différé :
  – la plus fréquente : propofol ou penthotal - sufentanil + curare,
  – éviter le protoxyde d'azote (risque NVPO, HTIC),
  – assurer la fixation de la sonde, car perte d'accès aux voies aériennes pendant la chirurgie.
• Pose d'une ou de plusieurs voies veineuses : cristalloïdes préférés en solutés.
• Pose d'un cathéter artériel et parfois mesure de la PVC (en position assise).

Per-opératoire

• L'entretien de l'anesthésie doit rechercher une stabilité hémodynamique avec normothermie, normovolémie, normotension (adaptées à chaque patient) afin d'éviter l'augmentation de la PIC et de favoriser l'acte chirurgical. Le plus souvent, entretien de l'anesthésie intraveineuse avec curarisation pour éviter tout mouvement du patient lors de la microchirurgie.
• Analgésie efficace.
• Antibioprophylaxie selon recommandations.
• Surveillance ventilatoire : $EtCO_2$ entre 30 et 35 mmHg.
• Sur prescription :
  – osmothérapie si nécessité d'obtenir une détente cérébrale : Mannitol, sérum salé hypertonique,
  – traitement antiépileptique et/ou corticoïdes.

Post-opératoire

Deux possibilités :
• réveil *protégé* décidé en accord avec le neurochirurgien (en cas d'hémorragie, d'instabilité hémodynamique, etc.)
• réveil précoce pour évaluer l'état neurologique du patient. Dans ce cas, il est impératif :
  – d'obtenir un équilibre hémodynamique et d'éviter les stimuli nociceptifs (aspiration buccale et trachéale sous analgésie),
  – de faire une extubation douce atraumatique, $PaCO_2$ vers 35 mmHg,
  – d'éviter les poussées hypertensives (patient calme, réchauffé),
  – de traiter la douleur, et de prévenir les nausées/vomissements.

Points essentiels

« *In fine*, c'est le transport de l'oxygène vers le cerveau et tout particulièrement vers les zones menacées (tout en diminuant sa demande en O_2) qui est devenu le déterminant essentiel en neuroanesthésie. Sont prônés une pression artérielle moyenne normale voire légèrement élevée, une hypocapnie modérée, une volémie conservée, un hématocrite optimum, un cerveau relâché, une anesthésie légère et un réveil rapide.
L'objectif est de diminuer l'incidence de l'agression cérébrale secondaire car en cas d'hypoxémie et/ou d'hypoTA voire d'HTIC peuvent se constituer des lésions secondaires » (2).

Fiche 3.41

Anesthésie en chirurgie abdominale et digestive

Christiane Saint-Eve

Définition de la chirurgie

La chirurgie abdominale et digestive traite essentiellement les affections des organes abdomino-pelviens, de l'appareil digestif, mais également celles de la paroi abdominale ou encore d'autres organes intra-abdominaux non digestifs (rate) ou des glandes endocrines (thyroïde).

La technique anesthésique de référence est l'AG.

Les affections peuvent être traitées :

- en urgence (appendicite, péritonite, occlusion, hernie étranglée, traumatismes abdominaux, hémorragies digestives, etc.),
- à froid (vésicule biliaire, hernie et éventrations, pathologies coliques, gastriques, intestin grêle, pancréas, by-pass, etc.).

L'analgésie post-opératoire par voie péri-médullaire est puissante et efficace pour la chirurgie abdominale majeure (diminution de la douleur, favorisation de la mobilisation post-opératoire, diminution de la durée de l'iléus digestif, diminution des doses d'antalgiques).

Caractéristiques de la chirurgie

La chirurgie abdominale fait partie des gestes les plus douloureux. La technique chirurgicale est à prendre en compte, la chirurgie par cœlioscopie étant moins douloureuse que la laparotomie.

Il existe plusieurs voies d'abord :

- la chirurgie classique à ciel ouvert (laparotomie),
- la cœlioscopie qui permet la création d'un espace de travail par insufflation de CO_2 dans la cavité abdominale,
- les voies d'abord endo-luminales (traitement des hémorroïdes ou exérèse de tumeurs du rectum).

Les répercussions fonctionnelles post-opératoires peuvent être importantes :

- réduction des capacités ventilatoires,
- modifications endocrino-métaboliques,
- limitation des capacités de déambulation,
- arrêt du transit intestinal,
- constitution d'atélectasies pulmonaires liées à une dysfonction diaphragmatique et une toux inefficace.

Préparation à l'anesthésie

Les patients pris en charge en chirurgie digestive peuvent :

- présenter des signes de dénutrition, d'anémie, de déshydratation (vomissement, diarrhées, préparation coliques),
- avoir un estomac plein (occlusion, urgence, obésité, cancer gastrique, colique),
- être en choc hémorragique (urgence, plaie hépatique, splénique, etc.).

Une évaluation des désordres métaboliques et de l'état hydrique pré-opératoire est réalisée lors de la consultation : bilans biologiques, consultation cardiaque, évaluation de la fonction respiratoire (apnée du sommeil, appareillée ou non).

Une prise en charge nutritionnelle pré-opératoire peut être envisagée.

Le risque thrombo-embolique est à évaluer et à prévenir :

- faible : le port de bas de contention est suffisant pour le prévenir (en absence de risque chez le patient, par exemple : hernies inguinales et crurales, éventration, cholécystectomie),
- élevé : prévenir par la compression per-opératoire des axes vasculaires et une immobilisation prolongée (par exemple : colectomie, gastrectomie, hépatectomie, etc.). Ce risque peut être majoré en cas de néoplasie associée.

Objectifs/Impératifs de prise en charge liés à la chirurgie

Tableau 3.30

	Actions IADE
Chirurgie réflexogène, algogène	■ Anesthésie générale profonde ■ Relâchement musculaire (curarisation) ■ Analgésie profonde ■ ALR recommandée
Chirurgie à risque hémorragique	Nécessité d'une stratégie transfusionnelle préétablie (cell-saver, transfusion autologue, etc.)
Risque infectieux	Antibioprophylaxie selon protocole
Analgésie post-opératoire	Prévoir analgésie multimodale : ■ PCA morphinique ■ péridurale (colectomie, sigmoïdectomie, DPC, etc.) ■ TAP Block (transverse abdominal plane block)
Position per-opératoire	Position de Trendelenburg souvent demandée par le chirurgien
Remplissage vasculaire	Apports recommandés en solutions cristalloïdes $\leq$ 5 ml/kg/h (permet de diminuer les complications médicales et chirurgicales post-opératoires et d'accélérer la convalescence des patients)

Monitorages spécifiques

Monitorage de :
• la capnographie,
• la température,
• la curarisation,
• la pression artérielle : pose d'un cathéter artériel (surveillance en continu, possibilité de réaliser des bilans sanguins),
• compression intermittente alternative des membres inférieurs.

Rôle IADE

Pré-opératoire

Check-list, ouverture de salle **standard** et spécifique :
• selon la chirurgie, le matériel pour la pose d'un cathéter artériel, d'une voie veineuse centrale, d'une péridurale, une sonde nasogastrique, une couverture chauffante, un accélérateur/réchauffeur à perfusion, le cell-saver ;
• accueil du patient et vérifications d'usage ;
• entrée du patient en salle : installation du monitorage, pose de VVP ± pose d'APD ;
• en présence du MAR : induction, intubation, auscultation, fixation de la sonde, fermeture des yeux, pose d'une sonde nasogastrique, sonde urinaire (chirurgie longue ou hémorragique), pose du 2ème VVP, installation soigneuse en fonction de la chirurgie (jambes écartées, bras, vérification des points d'appui, de compression), réchauffement du patient, surveillance de la température, ré-auscultation pulmonaire après l'installation.

Per-opératoire

• Surveillance hémodynamique, respiratoire, entretien de l'anesthésie, surveillance de la profondeur de la curarisation, des pertes sanguines, des apports hydriques, surveillance clinique (patient rose, chaud, sec).
• Réanimation per-opératoire : compensation des pertes hydro-électrolytiques (« ventre ouvert »), des pertes sanguines, etc.
• Analgésie : débuter les antalgiques en fin de geste, injection dans la péridurale.

Post-opératoire

- Extubation du patient selon les recommandations.
- Transfert en SSPI, poursuite de la surveillance hémodynamique et respiratoire.
- Mise en œuvre de l'analgésie (titration morphine si PCA ou titration de la péridurale et branchement de la seringue électrique, surveillance des niveaux et des répercussions hémodynamiques).

Points essentiels

La chirurgie abdominale :
- est une chirurgie douloureuse,
- est potentiellement hémorragique,
- induit des répercussions respiratoires,
- a des voies d'abord multiples.

NOTES

Fiche 3.42

Anesthésie en chirurgie œsophagienne

Guillaume Wallon

Définition de la chirurgie

La chirurgie de l'œsophage se classe en deux catégories :

• la chirurgie fonctionnelle ou à visée mécanique : hernie hiatale, mégaœsophage (= achalasie = cardiospasme), intervention de Heller (hypertonie du sphincter inférieur de l'œsophage), et traitement des reflux gastriques;

• La chirurgie d'exérèse (principalement carcinologique) :
  - Lewis-Santy : gastrolyse (Figure 3.24),
  - Akiyama et Mac Keown : gastroplastie,
  - Sweet.

La plastie gastrique peut être remplacée par un greffon colique.

Caractéristiques de la chirurgie

La chirurgie fonctionnelle s'adresse à tout type de patient, atteint de dysphagies et/ou de RGO. La chirurgie carcinologique concerne souvent des patients avec un terrain alcoolo-tabagique et dénutris, mais le cancer peut également être provoqué par d'autres facteurs tels que le RGO chronique, ou une ingestion de toxiques (terrain psychiatrique).

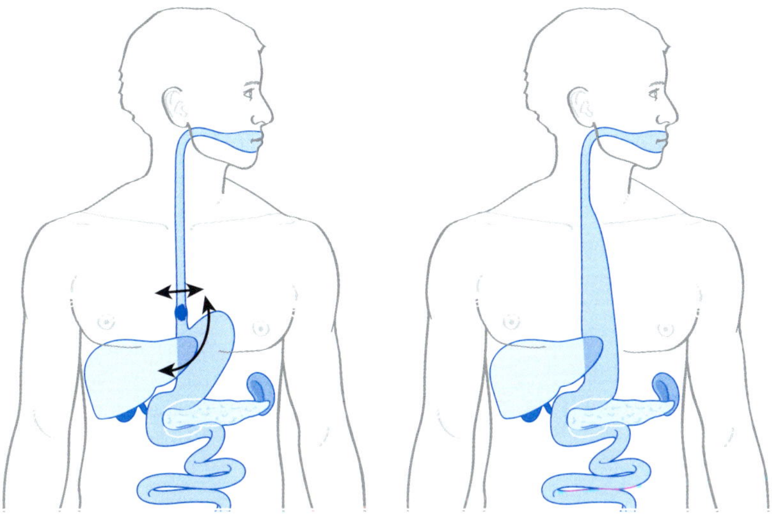

Figure 3.23 Un exemple d'œsophagectomie : le Lewis-Santy.
© Carole Fumat

Certaines chirurgies de l'œsophage se réalisent sous cœlioscopie ou sous thoracoscopie, mais la plupart du temps elles se font par incision médiane, thoracotomie, et/ou cervicotomie. L'intervention de chirurgie carcinologique est souvent longue, nécessitant des changements de positions.

Préparation à l'anesthésie

Pour les œsophagectomies, la préparation débute par l'information du patient sur les risques et la stratégie chirurgicale et anesthésique prévue, afin d'obtenir son adhésion et sa participation active à la kinésithérapie respiratoire et/ou à une nutrition pré-opératoire.

Les fonctions respiratoire et cardiaque sont évaluées. Un bilan sanguin complet est prescrit lors de la consultation d'anesthésie : NFS, bilan de coagulation, groupage sanguin, rhésus, RAI, bilan électrolytique, créatinine et albumine.
En raison du risque d'estomac plein, la période de jeûne pré-anesthésique peut être allongée.

Objectifs spécifiques de prise en charge liés à la chirurgie

• Sécuriser les voies aériennes et assurer une vidange gastrique.
• Permettre une bonne exposition chirurgicale des différentes structures selon le type d'intervention : détente musculaire et ventilation unipulmonaire (facultative) afin de permettre les lymphadénectomies.
• Assurer une analgésie adaptée à l'intensité de la stimulation chirurgicale en per- et post-opératoire.
• Assurer une bonne hémodynamique afin de permettre une vascularisation suffisante du greffon et des anastomoses.

Risques et monitorages spécifiques

Pour toutes les interventions sur l'œsophage, considérer le patient comme ayant l'estomac plein. Les risques sont :
• des hémorragies (500 à 1 000 ml en moyenne);
• des traumatismes et répercussions des compressions-tractions des structures du médiastin : trachée, bronches, veine cave et cavités droites, nerfs, plusieurs types de plaies, troubles du rythme, tachycardies sinusales, modifications du segment ST, hypo/hypertension, dysfonctionnements sympathiques et parasympathiques, paralysie récurrentielle, paraplégie;
• des troubles respiratoires, le syndrome de Mendelson;
• l'hypothermie;
• liés à la position et aux points d'appui : étirements, compressions, escarres (surtout sur un terrain dénutri), respiratoires et hémodynamiques;
• infectieux : fistules, rupture des anastomoses, médiastinite, sepsis.

Rôle IADE

Pré-opératoire

• La chirurgie œsophagienne nécessite une antibioprophylaxie selon les recommandations en vigueur (Altemeier I). Lorsqu'un greffon colique est utilisé, l'ATB sera celui préconisé pour les chirurgies du côlon.
• Le monitorage doit répondre aux objectifs et permettre de dépister toute complication éventuelle : 2 voies d'abord de gros calibre, VVC, cathéter artériel (radial gauche si DLG), sonde vésicale, sonde gastrique CH 18, sonde de Carlens (non systématique, à défaut un bloqueur pulmonaire), sonde thermique rectale ou vésicale.
• Une APD thoracique est conseillée : elle permet une meilleure analgésie, une épargne morphinique, une extubation, une mobilisation et donc une réhabilitation plus précoce. A défaut une rachi-anesthésie ou un bloc para-vertébral peut être réalisé.
• Le monitorage du BIS, avec utilisation d'AIVOC, et le monitorage de la volémie (DeltaPP) ainsi que du débit cardiaque sont conseillés.

Per-opératoire

• L'analgésie est poursuivie grâce à l'injection de morphiniques en IV et à l'APD combinée; le relais analgésique est anticipé.
• La curarisation profonde est monitorée.
• Lors du temps opératoire thoracique, le poumon droit est exclu. Une ventilation unipulmonaire est réalisée (volume courant de 4 à 6 ml/kg, PEP, hypercapnie permissive). En cas d'hypoxie, augmenter la FiO_2 puis administrer de l'O_2 au poumon exclu en pression positive (5 à 10 cmH_2O).
• La prise en charge repose également sur :
  – un remplissage vasculaire restrictif à 4 ml/h/kg (y ajouter la compensation des pertes sanguines),
  – un monitorage continu du deltaPP, du débit cardiaque,
  – le recours aux vasopresseurs, si besoin, et en fonction du contexte,
  – la limitation de la transfusion en se guidant sur les seuils recommandés.

Post-opératoire

- La sonde d'intubation sélective est remplacée en fin d'intervention par une sonde d'intubation standard.
- Le patient est souvent transféré en réanimation, mais peut séjourner en SSPI. Il est installé en position assise 30 °.
- La surveillance et les traitements post-opératoires spécifiques en SSPI concernent :
  - la détection des complications respiratoires : extubation précoce et VNI, drains thoraciques en aspiration,
  - la surveillance hémodynamique et la détection d'une éventuelle fibrillation auriculaire,
  - la douleur : bon fonctionnement de la PCEA sur l'APD thoracique, ou à défaut bloc paravertébral, ou PCA, ou KT de paroi, et analgésie plurimodale associant les trois paliers,
  - la SNG est contrôlée et mise en aspiration douce (- 30 cm d'eau),
  - le périmètre cervical si cervicotomie, la détection de la déglutition et de la dysphonie signant une lésion des nerfs récurrents.

Plus tardivement, en post-opératoire, il faudra détecter des fistules anastomotiques, une éventuelle ischémie du greffon, une médiastinite.

Points essentiels

Pour certaines interventions :

- risque d'estomac plein et de syndrome de Mendelson,
- pas de sonde thermique œsophagienne,
- pour les œsophagectomies :
  - intérêt important de l'analgésie péridurale thoracique en per- et post-opératoire,
  - sonde nasogastrique de bon calibre, fixation renforcée, contrôle régulier de la perméabilité, en aspiration douce,
  - assurer une stabilité hémodynamique suffisante pour permettre la bonne vascularisation du greffon.

Fiche 3.43

Anesthésie en chirurgie hépatique

Laurence Mercou

Définition de la chirurgie

La chirurgie par résection du foie (hépatectomie partielle) est indiquée dans les cas de :
- tumeurs bénignes,
- tumeurs malignes,
- métastases,
- kystes (hydatiques, biliaires).

Caractéristiques de la chirurgie

Le risque majeur est hémorragique : le débit sanguin hépatique (DSH) est d'environ 25 % du débit cardiaque. La morbidité et la mortalité de cette chirurgie dépendent de la masse hépatique réséquée (hépatectomie dite majeure quand une résection ≥ 3 segments envisagée) de la présence ou non d'une cirrhose ou d'une hypertension portale, du nombre de transfusions sanguines et des comorbidités cardiaques et respiratoires du patient.
Le foie est le seul organe doué d'une capacité de régénération après résection : 70 % sur foie sain et 50 % environ sur foie cirrhotique.

Préparation à l'anesthésie

Évaluation pré-opératoire : recherche et évaluation :
- de l'importance de la résection prévue : prévision du monitorage, des besoins en PSL et des complications post-opératoires ;
- des lésions parenchymateuses sous-jacentes ;
- d'une éventuelle pathologie hépatique existante :
  - cirrhose, gravité évaluée par le score de Child-Pugh et le score de MELD,
  - hypertension portale : varices œsophagiennes, thrombopénie, splénomégalie,
  - pathologies biliaires obstructives → préparation spécifique (ex : drainage biliaire).

Évaluation de l'état des fonctions extra-hépatiques : cardiovasculaire, pulmonaire, rénale.
Attention ! La cirrhose modifie la pharmacocinétique des médicaments : nécessité de titration et d'éviter ceux à métabolisme hépatique.

Objectifs/Impératifs de prise en charge liés à la chirurgie

La chirurgie hépatique se réalise en décubitus dorsal et voie d'abord bi-sous-costale, ou médiane épigastrique et sous-costale droite (en J).

Temps forts de la chirurgie

- Incision et mobilisation du foie.
- Repérage des différents vaisseaux et canaux biliaires.
- Transsection du foie, clampage du pédicule, ligature des vaisseaux et canaux biliaires visibles.
- Hépatectomie, hémostase de la tranche de section par colle biologique ou épiploon.
- Vérification des voies biliaires par bleu de méthylène.
- Fermeture sur drainage.

Impératifs anesthésiques induits

La chirurgie hépatique est :
- réflexogène en raison de tractions sur les viscères : nécessité d'une anesthésie générale profonde, d'un relâchement musculaire et d'une analgésie de qualité ;
- potentiellement hémorragique : per-opératoire diffuse (absence de clampage ou clampage mal fait), per-opératoire brutale (par plaie d'un gros vaisseau) ou post-opératoire (au niveau de la tranche de section). Nécessité d'une stratégie transfusionnelle préétablie :
  - 500 à 1 000 ml pour un segment,
  - 1 000 à 2000 ml si lobectomie ou hépatectomie ;
- à risque infectieux : chirurgie propre contaminée, classe II Altemeier nécessitant une antibioprophylaxie (Bacilles Gram- et anaérobies) ;
- de durée ± longue : segmentectomie : 1 à 2 heures, lobectomie, hépatectomie (≥ 3 segments) : 3 à 4 heures → risque d'hypothermie par exposition des viscères ;

• douloureuse : analgésie post-opératoire indispensable ; paracétamol contre-indiqué selon le type d'atteinte hépatique ; analgésie par voie péridurale et PCEA ou PCA morphine ;
• à risque thrombo-embolique post-opératoire élevé nécessitant une prévention ;
• à syndrome d'ischémie-reperfusion : effets délétères limités par le préconditionnement pharmacologique (halogénés) ou ischémique.

Risques et monitorages spécifiques

La mise en condition avant la chirurgie dépend du geste chirurgical prévu et du patient.

Risques spécifiques

Ils sont liés aux phases de clampage et déclampage vasculaires et de leur lieu :
• pédicules : artère hépatique, veine porte, voie biliaire principale
  – ↓ PAS et PAM ; ↑ RVS ; ↓ modérée du Qc ;
• exclusion vasculaire du foie : pédicule hépatique, VCI, veine sus-hépatique
  – ↓ PAS et PAM ; tachycardie ; ↑ RVS ; ↓ de 50 % du Qc ;
• déclampage = reperfusion hépatique
  – ↓ PAM > 30 % de sa valeur avant clampage ; libération de médiateurs et acidose,
  – embolie gazeuse par plaie d'un gros vaisseau.

En pratique, il est recommandé au chirurgien d'effectuer un clampage-test pendant 5 minutes, et pour l'équipe d'anesthésie de réaliser un remplissage vasculaire avant test de 0,5 à 1 L.
Bénéfice attendu : ↓ PAM < 40 % ou↓ DC < 50 %.

Monitorage

• Plusieurs VVP de gros calibre, VVC, cathéter artériel, PVC.
• Surveillance de la précharge dépendance et/ou du débit cardiaque : DeltaPP, Picco, doppler œsophagien, échographie trans-œsophagienne, etc.
• Sonde thermique, réchauffeur-accélérateur de solutés, couverture à air pulsé.
• Sonde vésicale, mesure de la diurèse horaire.
• Cell saver®, mesure Hb, NFS, crase, hémoglucotest.

Rôle IADE

Pré-opératoire

• Accueil du patient et vérifications habituelles.
• Vérifications spécifiques : GS, RAI, commande de produits sanguins, matériel spécifique.

Per-opératoire

Surveillance habituelle clinique et para-clinique de l'anesthésie.
Surveillances spécifiques :
• risque d'inhalation à l'induction ;
• risque d'embolie gazeuse : mise en position de Trendelenburg à 15 ° ;
• suivi hémodynamique :
  – minimiser les apports hydro-électrolytiques tout en évitant l'hypovolémie et l'hypo-perfusion tissulaire ; le remplissage excessif augmente le risque de saignement per-opératoire,
  – objectifs : PAM > 60 mmHg, expansion volémique guidée par des indices de précharge dépendance et/ou le volume d'éjection systolique (VES) ;
• risque respiratoire : risque de désaturation, de modification de la courbe de capnographie, d'élévation des pressions de ventilation :
  – intubation sélective ou hypoxémie par compression des écarteurs sur les bases,
  – risque de création de shunts :
    ■ réausculter le patient,
    ■ retirer éventuellement la sonde d'intubation,
    ■ approfondir la curarisation,
    ■ augmenter la FiO_2, augmenter la PEEP ;
• risque hémorragique : surveillance du saignement, du sang dans les champs et de l'aspiration, des modifications hémodynamiques (tachycardie et hypotension artérielle), de la diminution du taux d'Hb capillaire :
  – compensation volume pour volume des pertes avec une macromolécule,
  – réalisation d'une NFS, transfusion sanguine quand seuil transfusionnel atteint ou si mauvaise tolérance,
  – PFC et plaquettes si hémorragie active et selon recommandations,
  – prévention de la fibrinolyse lors des grandes sections hépatiques : acide tranexamique.

- Sonde de White : (ressemble à sonde droite de Robertshaw) sonde droite avec ergot.

L'ergot permet un meilleur maintien de la sonde, mais rend plus traumatique l'intubation/extubation (lésions de la glotte, rupture de l'arbre trachéobronchique) : le contrôle fibroscopique est recommandé.

- Bloqueurs d'Arndt : sonde endotrachéale à laquelle est attaché un tube amovible, comportant un ballonnet, qui peut être avancé dans l'une des deux bronches-souches. Le ballonnet gonflé obstrue la bronche à exclure. Un contrôle fibroscopique est nécessaire, utilisé en cas de contre-indication à l'insertion d'une sonde à double lumière, car le bloqueur bronchique interdit l'aspiration des sécrétions dans le poumon opéré.

Préparation à l'anesthésie

- Évaluation du terrain : tabagisme, BPCO, syndrome obstructif, emphysème, infection bronchique, artériopathie des membres inférieurs, coronaropathie, comorbidité.
- Recherche des retentissements cliniques de la tumeur : dyspnée, toux, hémoptysie, atélectasies, abcès, arythmie, paralysie récurrentielle, syndrome cave supérieure, syndrome paranéoplasique.
- Évaluation habituelle : IOT, VVP, radio du thorax, TDM.
- Bilan respiratoire : EFR, GDS (si VEMS/CV $<$ 75 % : scintigraphie pulmonaire de perfusion).
- Bilan cardiovasculaire : ECG, doppler veineux/artériel, ETT, KT droit, biologie (groupe, RAI, hémostase).
- Préparation : (surtout pour les patients dits *sécrétants*) arrêt du tabac (= baisse de la sécrétion/inflammation), kinésithérapie respiratoire, prémédication (Atarax®, β2mimétique, corticoïdes).

Objectifs/Impératifs de prise en charge liés à la chirurgie

3 objectifs principaux :

- silence diaphragmatique,
- maîtrise de la ventilation per-opératoire,
- analgésie per- et post-opératoire.

Risques et monitorage spécifiques

- ECG (3–5 branches), PNI, PA invasive si pneumonectomie, SpO_2, capnographe, BIS, VVP, VVC, AIVOC, BIS, pas de N_2O si emphysème.
- Risque d'OAP du poumon inférieur non opéré par augmentation de la perméabilité capillaire : remplissage modéré : <3 L, bilan liquidien <20 ml/kg pendant les 24 premières heures.
- Risque de plaie : exclusion du poumon opéré avant l'ouverture de la plèvre.
- Risque de fractures costales avec écarteurs (profondeur d'anesthésie, curarisation), risque hémorragique (lié à une plaie de vaisseaux ou à la dissection pleurale).
- Risque récurrent de lésions nerveuses phréniques.
- Risque d'inondation par le sang dans la cavité thoracique par l'ouverture de bronche : aspiration du côté opéré en per-opératoire.
- Risque lié à la position du patient (plexus brachial).

Rôle IADE

Pré-opératoire

- Vérification dossier du patient : côté opéré, dossier transfusionnel, bilan sanguin, EFR.
- Mise en place de la sonde sélective (auscultation, pression d'insufflation, VT, test aux bulles, fibroscopie, etc.) ou du bloqueur (fibro), pression des ballonnets, sonde d'aspiration, etc.

Per-opératoire

- Limiter le risque d'hypoxie et d'hypercapnie : dénitrogénation efficace FeO_2 > 90 %, FiO_2 > 50 %, Vt 5 ml/kg, PEP de 5 cm H_2O, FIO_2 adapté à la SpO_2.
- Surveiller pressions d'insufflation (<30 cm H_2O), SpO_2 > 95 %, $EtCO_2$ entre 30 et 42 mmHg.
- Clinique : cyanose, sueur.
- Curarisation profonde pour améliorer la compliance pulmonaire inférieure et le silence diaphragmatique.

En cas de désaturation :
Appeler à l'aide, FIO_2 100 %, reprise à la main (↓ atélectasies), surveillance hémodynamique, reventiler les 2 poumons, sonde O_2 dans poumon exclu (CPAP 5 L/mn à 3–10 cm H_2O), NO pour augmenter la vasodilatation systémique pulmonaire controlatérale (↑ échanges gazeux), éliminer problème mécanique, clamper artère pulmonaire pour diminuer shunt, arrêt chirurgie.

Post-opératoire

- Antagonisation des curares pour éviter curarisation résiduelle si rapport T4/T1 <90 %.
- Critères de réveil respectés avant extubation en pression positive, à distance de toute aspiration trachéale, après aspiration buccale et toilette bronchique.
- Kinésithérapie respiratoire afin éviter l'encombrement bronchique.
- Position ½ assise pour ↓ risque d'inhalation et ↑ CRF.
- Prise en charge de la douleur : lutte contre atélectasies, surinfection, la douleur car limite l'efficacité de la kiné respiratoire.
- Péridurale thoracique (gold standard) : permet toux efficace et réhabilitation précoce (ponction T4-T7, durée 3-5 j), ou mise en place d'un cathéter paravertébral.
- Surveillance drains : si > 100–200 ml/h après une heure : reprise chirurgicale.
- RP, compenser pertes avec macromolécules, CGR.

Points essentiels

Risque principal de la ventilation unipulmonaire : l'HYPOXÉMIE per-opératoire.
- Elle résulte d'un trouble du rapport V/Q important car en DL le poumon supérieur présente une meilleure compliance et reçoit un volume courant plus important que le poumon inférieur, alors que son débit pulmonaire est plus faible, en raison de la gravité. L'exclusion du poumon supérieur aggrave les troubles V/Q.
- La répartition du débit pulmonaire est de 40 % pour le poumon supérieur et de 60 % pour le poumon inférieur. Quand le poumon supérieur est exclu, la répartition est de 20 % pour le poumon supérieur et de 80 % pour le poumon inférieur en raison du réflexe de vasoconstriction hypoxique.

Fiche 3.45

Anesthésie en chirurgie orthopédique

Béatrice Nervi Catherine Muller

Définition de la chirurgie

C'est une chirurgie le plus souvent fonctionnelle, en dehors de la traumatologie et des tumeurs osseuses, le plus souvent prothétique, réalisée en programmé ou en urgence.

Toutefois, certaines situations représentent de vraies urgences vitales (chocs, hémorragies sur fractures complexes du bassin par exemple) ou sont grevées d'une mortalité très importante (fracture du col fémoral par exemple).

Caractéristiques de la chirurgie

Différentes interventions

Voir tableau 3.32.

Risques spécifiques

La chirurgie orthopédique est potentiellement à risque :

- hémorragique : ce risque peut être important (proximité de zones très vascularisées : cavités médullaires et os spongieux) car l'utilisation de ligature ou de cautérisation par bistouri électrique peut s'avérer impossible ;
- douloureux (risque majeur) ;
- infectieux ++, majoré par certains terrains (patients de grand âge, diabétiques, dénutris, contexte d'urgence) ; prévention :
  - traiter les foyers infectieux en pré-opératoire,
  - asepsie rigoureuse,
  - ATBprophylaxie ;
- thrombo-embolique : favorisé par l'immobilisation, des terrains particuliers (obésité, sujet âgé, cancer), les fractures des os longs (embolie graisseuse), l'utilisation de ciment (embolie de ciment) ;
- d'hypothermie ;
- lié à l'installation et aux mobilisations : toutes les positions peuvent être requises (DD, DL, DV), ainsi que l'utilisation d'une table orthopédique (chirurgie du fémur et du tibia) ;

Tableau 3.32

	Prothèse Totale de Hanche (PTH)	Prothèse Totale de Genou (PTG)	Rachis	Arthroscopie de Genou, ligamentoplastie	Prothèse Totale Epaule (PTE)
Type de chirurgie	réglée	réglée	réglée ou en urgence	diagnostique ou thérapeutique	réglée
Durée moyenne	1 à 2 heures	2 heures		1 à 2 heures	1 h 30 à 3 h
Position	DL ou DD	DD	DV ou GP	DD	Assis
Ciment	oui	oui	possible		possible
Curarisation	oui		oui	oui	
Douleur	intense	intense	intense	modérée à intense	intense
Garrot		oui		oui	
Risque hémorragique	potentiellement très important PTH : 500 à 1 700 ml fracture col : 300 à 700 ml reprise PTH : 1 500 à 4 000 ml				

• de compressions nerveuses liées à la position et à l'utilisation d'un garrot.
La durée de l'intervention est variable et peut être allongée en cas de changements de position, de multiples réalisations de radios et la confection d'un plâtre.

Préparation à l'anesthésie

Indications d'une AG : chirurgie du rachis, tumeurs du bassin ou du sacrum, chirurgie longue et délabrante (ALR recommandée seule ou associée à une AG (tous types possibles)).

Objectifs/Impératifs de prise en charge liés à la chirurgie

• Maîtriser le risque hémorragique et limiter les pertes sanguines :
  – assurer une anesthésie stable avec une PAM > 65 mmHg et une normovolémie,
  – récupération per-opératoire avec lavage selon indication.
• Gérer la mobilisation et les différents changements de position en toute sécurité.

Risques et monitorage spécifiques

Le garrot pneumatique

Il permet au chirurgien d'obtenir un champ opératoire exsangue et de maîtriser les pertes sanguines per-opératoires.

Principes

Application d'une pression circonférentielle supérieure à la PAS du membre afin d'interrompre le flux sanguin dans le membre concerné.
2 méthodes de vidange ou d'exsanguination du membre : surélévation du membre (d'au moins 5 minutes) ou utilisation d'une bande Velpeau ; à noter l'augmentation de la volémie (environ 50 ml MSup et 500 à 800 ml pour MI).

Tableau 3.33

Taille adaptée du garrot = *largeur/circonférence à 0.4*		
	Membre supérieur	**Membre inférieur**
Pression du garrot	PAS + 75 à 100 mmHg	PAS + 150 à 200 mmHg
Durée maximum/ tolérance du muscle à l'ischémie	90 min	120 min
Risques/temps initial (T0) de pose	T0 + 30 à 40 min : risque de douleur Heure de pose + 2 h : risque de lésions musculaires	
Noter heure de pose, pression et heure de levée. Prévenir régulièrement le chirurgien de la durée réelle.		

La pose du garrot sur un membre entraîne plusieurs types de compressions :
• vasculaire : risque d'ischémie distale si athérome distal ; stase sanguine ;
• nerveuse : par déformation de la gaine de myéline, altération de la conduction, de la motricité et de la proprioception (avec persistance de la nociception) ;
• musculaire : lésions mécaniques (majorées si hypoxie) ;
• cutanée : risque de phlyctènes.

Complications

• Immédiates :
  – collapsus de revascularisation à la levée du garrot (prévention par expansion volémique et vasopresseur),
  – embolie pulmonaire,
  – ischémie vasculaire.
• Secondaires :
  – atteinte neurologique (rare) : déficit moteur ou sensitif,
  – atteinte musculaire : force musculaire, syndrome des loges,
  – retard de cicatrisation,
  – sepsis post-opératoire (favorisé par ischémie).

Contre-indications

- Absolues :
  - artériopathie oblitérante avancée,
  - altération cutanée : cachexie, fragilité cutanée excessive, lambeau pédiculé,
  - neuropathie périphérique.
- Relatives :
  - drépanocytose,
  - hypertension intra-crânienne,
  - infection zone opératoire (discuté).

Le ciment

Principes

Le ciment est une pâte constituée par le mélange extemporané d'un monomère liquide et d'un polymère sous forme de poudre. Au mélange, la pâte durcit et entraîne une réaction exothermique de 80 à 96 °C. Son utilisation expose à des risques spécifiques, le plus souvent réversibles sans traitement en quelques minutes (collapsus cardio-vasculaire lors du scellement, hypoxie par diffusion de micro-emboles de ciment).
L'événement embolique est dû à 2 événements associés : l'alésage de la cavité médullaire et l'hyperpression dans le fût fémoral.

Conduite à tenir

L'objectif est de réduire au maximum les risques d'emboles. Des actions peuvent être mises en place par :
- l'équipe chirurgicale : lavage du contenu intracavitaire et aspiration constante dans le fût fémoral, mise en place d'un bouchon au fond du fût fémoral, à l'introduction de la prothèse : pose d'un drain de type redon afin de ↓ pression ;
- l'équipe d'anesthésie : respect normovolémie et stabilité cardiovasculaire, une analgésie parfaite, une FiO_2 supérieure à 50 % au cours de l'intervention et à 100 % au moment de la pose de la prothèse.

Rôle IADE

Pré-opératoire

Check-list, ouverture de salle standard et spécifique :
- selon la chirurgie : couverture chauffante, monitorage température, accélérateur/réchauffeur à perfusion, Hémocue®, Cell-Saver® ;
- matériel à ALR (pose et antalgie) ;
- accueil du patient et vérifications d'usage, installation du monitorage, pose de VVP ;
- en présence du MAR : assistance à la réalisation des ALR (médullaire ou tronculaire), puis induction, intubation, auscultation, fixation de la sonde, fermeture des yeux, pose 2e VVP, installation soigneuse dans la position requise, réchauffement du patient, surveillance de la température, ré-auscultation pulmonaire après l'installation ;
- réalisation antibioprophylaxie et thromboprophylaxie.

Per-opératoire

- Installation précautionneuse, surveillance ++ lors des changements de position, vérification des points d'appui.
- Entretien de l'anesthésie et surveillance :
  - hémodynamique (ECG, TA, SpO_2, $EtCO_2$, etc.),
  - respiratoire (SpO_2, $EtCO_2$, etc.),
  - de la profondeur de la curarisation,
  - clinique (patient rose, chaud, sec) et/ou ALR,
  - Hb, Ht, T°.
- Réanimation per-opératoire : compensation des pertes sanguines (compresses, aspirations, champ opératoire, etc.) sous garrot à la levée du garrot.
- Anticiper l'analgésie en per-opératoire, avant la fin de geste, injection dans ALR.

Post-opératoire

- Extubation du patient selon les recommandations.
- Transfert en SSPI, installation précautionneuse du membre opéré, poursuite de la surveillance hémodynamique et respiratoire.
- Surveillance des drains (avec ou sans récupération en vue d'autotransfusion si pas d'utilisation de ciment).
- Mise en œuvre de l'analgésie (titration morphine si PCA ou titration de l'ALR et branchement

du traitement prescrit, surveillance des niveaux, des répercussions hémodynamiques) ; surveillance de la douleur (traçabilité et suivi +++).

Points essentiels

Maintien d'une normothermie et surveillance de la température.

Deux temps essentiels en lien avec la pose et la surveillance du garrot :

1. à la mise en place : augmentation de la volémie (environ 50 ml pour un membre supérieur et 500 à 800 ml pour un membre inférieur) ;
2. anticiper la levée du garrot en allégeant l'anesthésie afin de réduire les risques d'hypotension artérielle, TA ± 20 % (par phénomène de revascularisation, voire hémorragie).

Surveillance de la pose du ciment : une bonne anticipation et une bonne prévention des risques permettent de minimiser les complications.

NOTES

Fiche 3.46

Anesthésie en chirurgie rachidienne

Corinne Laffon

Introduction

La chirurgie du rachis relève de la neurochirurgie ou de l'orthopédie, en fonction des centres. Elle comporte de très nombreuses interventions qui peuvent se faire en chirurgie réglée ou en urgence. Les pathologies concernées sont :
• les tumeurs : métastases osseuses de cancers viscéraux ou tumeurs primitives de l'os (ostéomes, sarcomes, etc.), tumeurs primitives des enveloppes nerveuses (méningiomes, neurinomes, hémopathies malignes (myélome ou lymphomes) ;
• les traumatismes : luxations ou entorses articulaires, fractures (± déficit neurologique) ou tassements vertébraux ;
• la pathologie arthrosique (atteintes dégénératives) : sténoses canalaires, hernies discales,
• les déformations et déviations : scolioses, cyphoses, hypercyphoses, malformations congénitales.

Caractéristiques de la chirurgie

Les caractéristiques communes à ces interventions sont :
• le risque fonctionnel neurologique (atteinte médullaire) ;
• le risque hémorragique (en particulier en pathologie tumorale) ;
• la diversité des positions chirurgicales et leur retentissement (le plus souvent en décubitus ventral (DV) ;
• des durées souvent longues.

Préparation à l'anesthésie

La consultation d'anesthésie est le moment-clé, permettant d'évaluer le risque per-opératoire et de définir la stratégie anesthésique pour chaque patient.
Le bilan pré-opératoire peut comporter des bilans complets :
• respiratoire chez les patients avec un grand risque de décompensation (scoliose thoracique, myopathie, atteinte médullaire haute, etc.) ;
• cardiovasculaire, dans le cas où l'intervention est hémorragique (stratégie transfusionnelle et anti-thrombotique à anticiper) ;
Il faut rechercher :
• la possibilité d'une intubation difficile (pathologies traumatiques et rhumatismales) ;
• un foyer infectieux (examen dentaire, ECBU, etc.) en cas de pose de matériel orthopédique.

Particularités et risques liés à la position chirurgicale

La chirurgie du rachis impose le plus souvent la mise en décubitus ventral ou en position genu-pectorale. Ces positions facilitent la chirurgie et peuvent contribuer à diminuer la pression veineuse de l'espace épidural et à ouvrir les espaces interlamaires. Cependant, elles comportent des risques particuliers : Les risques liés à la position opératoire nécessitent une vigilance particulière avec un contrôle rigoureux et régulier des points d'appui et un respect maximal des positions de repos des articulations.

Tableau 3.34

Risques cardio-vasculaires et respiratoires	■ compression de la veine cave inférieure et diminution du retour veineux ■ compression vasculaire au niveau des creux inguinaux et poplités (séquestration sanguine au niveau des membres inférieurs) ■ perte d'accès aux voies aériennes, aux abords veineux et au positionnement du monitorage ■ compression abdominale et thoracique avec risque d'hypoventilation alvéolaire
Risques de compression et étirement vasculo-nerveux	■ compression oculaire ■ lésion du plexus brachial par positions de la tête ou des membres supérieurs non physiologiques ■ compression du nerf ulnaire ■ risques cutanéo-muqueux aux points d'appui (chevilles, genoux, crêtes iliaques, thorax, visage)

Monitorage

• Monitorage de base, monitorage de la curarisation, monitorage de la profondeur d'anesthésie et de l'analgésie (BIS, ANI, etc.), monitorage hémodynamique (non invasif ou invasif).
• Monitorage spécifique : parfois, les potentiels évoqués sensitifs sont utilisés pour dépister précocement une atteinte neurologique, en chirurgie de la scoliose en particulier.
Le monitorage choisi est adapté en fonction des risques particuliers liés au patient (cardio-vasculaire, respiratoire, neurologique, etc.) mais aussi à la chirurgie (risque hémorragique en chirurgie tumorale par exemple).

Rôle IADE

Pré-opératoire

• Ouverture de salle standard, check-list et check-list HAS dans sa partie pré-op en collaboration avec l'infirmière de la salle d'opération.
• Matériel spécifique :
 – matériel d'intubation difficile (traumatisme, atteinte cervicale, etc.),
 – préparation d'une ou plusieurs perfusions, macromolécules, ± système de réchauffement de perfusion et cell-saver (chirurgie de la scoliose par exemple),
 – selon la chirurgie, le matériel pour KT artériel, VVC,
 – autres : billot, géloses++ aux points d'appui et en fonction de la position,
 – couverture chauffante adaptée à la posture.
• Accueil du patient, vérification de l'identité, port du bracelet.
• Vérification : jeûne, absence de prothèse dentaire, de piercing, de lentilles, de l'ouverture de bouche, du type de chirurgie, du côté opéré, prise de la douche le matin, prise de la prémédication, port des bas de contention.
• Vérification complète du dossier d'anesthésie.
• Entrée du patient en salle : monitorage, pose de VVP, KT artériel si besoin.
• En présence du MAR : induction, intubation, auscultation, fixation de la sonde +++ surtout en position décubitus ventral, fermeture des yeux et protection oculaire +++, (risque de lésions) ± pose d'une sonde urinaire (chirurgie longue ou hémorragique).

Per-opératoire

• Surveiller +++ : la mise en DV : retournement du patient (risque d'arrachement perfusion, sonde, fils de monitorage, etc.) équipe en nombre suffisant, respect axe tête-corps, répercussions hémodynamiques.
• Remplissage vasculaire souvent réalisé avant le retournement, pour garder une stabilité hémodynamique.
• Installation la plus confortable possible (vérification pouls, points de compression, tête sonde non coudée), vérifier par auscultation que la sonde est bien en place (risque d'intubation sélective) et surveillance du CO_2 expiré.
• Anesthésie profonde tout au long de l'acte chirurgical (toux délétère avec risque de blessure radiculaire).
• Analgésie +++, antibioprophylaxie (le + souvent).

Post-opératoire

Extubation sur table ou réveil protégé du patient s'il est réchauffé, décurarisé et ses paramètres hémodynamiques stables (10 à 20 % ± valeur de départ) en ventilation spontanée, répond aux ordres simples, réflexes de déglutition. Surveiller la TA et la quantité de sang contenue dans le(s) redon(s).
Contrôler la mobilité et la sensibilité des membres inférieurs. Transfert en SSPI ou soins intensifs.

Points essentiels

La chirurgie réglée du rachis, en raison de la grande diversité de ses indications, concerne une très large population d'âge et de pathologies variées.
Une de ses particularités essentielles est l'utilisation d'installations particulières du patient en per-opératoire (décubitus ventral, position genu-pectorale) devant conduire à une vigilance accrue pour la prévention de leurs complications.

Fiche 3.47

Anesthésie en chirurgie urologique

Guillaume Wallon

Définition de la chirurgie

La chirurgie urologique intéresse les différents organes de l'appareil urinaire :
- les organes producteurs d'urine : les reins, et leurs annexes : les surrénales ;
- les voies excrétrices : uretères, vessie et urètre ;
- l'appareil génital masculin et ses glandes annexes (prostate, etc.)

Cette chirurgie compte de nombreuses interventions : chirurgie carcinologique, perméabilité des voies urinaires, ablation de calculs, malformations, incontinence, traumatologie, greffe, etc.

Caractéristiques de la chirurgie

La chirurgie urologique s'adresse à des patients de tous âges avec parfois un terrain d'insuffisance rénale. Les interventions sont programmées ou réalisées parfois en urgence (pose de sonde JJ, néphrostomie, traumatismes, saignements, torsion de testicules, etc.).

Différents abords sont possibles selon l'intervention :
- voies naturelles (trans-urétrale, trans-rectale, trans-vaginale),
- laparotomie, lombotomie,
- cœlioscopie,
- chirurgie robot assistée.

La durée d'intervention est variable, de quelques minutes à plusieurs heures.

Préparation à l'anesthésie

Sont indispensables :
- un ECBU et une bandelette urinaire de contrôle pour la chirurgie rénale et celle des voies excrétrices ;
- un bilan biologique avec évaluation de la fonction rénale, bilan électrolytique, NFS, coagulation, GS et RAI (selon le risque hémorragique).

En cas d'échec des chirurgies de perméabilité, le patient peut être placé en DV, ce qui doit être pris en compte lors du choix du conditionnement.

Objectifs spécifiques de prise en charge liés à la chirurgie

Assurer une immobilité parfaite et/ou un relâchement musculaire en cas de :
- chirurgie profonde pelvienne ou abdominale (néphrectomie, greffe rénale, surrénalectomie, etc.),
- urétéroscopie rigide : risque de traumatisme de l'uretère en cas de mouvement ou de toux du patient,
- chirurgie robot assistée, et Ablatherm® (Dispositif endorectal émettant des ultrasons focalisés) : en cas de mouvements du patient, des capteurs de position interrompront la chirurgie afin d'éviter tout traumatisme.

Risques et monitorage spécifiques

Les principaux risques rencontrés sont :
- le risque de résorption : le TURP syndrom se définit comme étant l'ensemble des manifestations cliniques liées au passage de liquide d'irrigation dans la circulation systémique, entraînant une hyper-hydratation cellulaire. La résorption survient lors d'une RTUP ou d'une RTUV par les plexus veineux prostatiques, les espaces péri-prostatiques, sous-péritonéaux ou par les lésions de résections. Il entraîne :
  - une hyponatrémie et une hypo-osmolarité à l'origine de graves troubles métaboliques pouvant conduire au coma,
  - un risque d'hypothermie, lié aux lavages et lors d'incisions importantes,
  - un risque thrombo-embolique ;
- un risque hémorragique, qui est variable selon l'intervention :
  - risque élevé : prostatectomie radicale, cystectomie, néphrectomie, NLPC, chirurgies péniennes,
  - risque modéré : RTUV, RTUP, chirurgies de la continence, chirurgies scrotales,
  - risque faible : chirurgie de la perméabilité, RTUP laser ;

- un risque infectieux ;
- un risque de traumatisme et de déchirure d'organes voisins : rupture vésicale, perte de trajets, lésions de pédicules vasculaires et nerveux, lésions pleurales ;
- des risques liés à la position : d'étirements, de compressions, respiratoires et hémodynamiques.

Rôle IADE

Pré-opératoire

- ATBprophylaxie selon les recommandations en vigueur : une chirurgie considérée comme propre-contaminée (Classe Altemeier II) en nécessitera une par exemple.
- Une ALR peut être proposée au patient avant l'intervention, soit seule (RA, bloc pénien, etc.) soit en complément d'une AG à visée analgésique (idéalement un TAP Block, blocs ilio-inguinal et ilio-hypogastrique, etc.).
- La chirurgie urologique nécessite des positions opératoires parfois délicates : position de lombotomie, décubitus latéral, décubitus ventral, position gynécologique ou position de taille vésicale. L'installation se fait de manière progressive avec l'équipe chirurgicale. (voir fiches spécifiques)

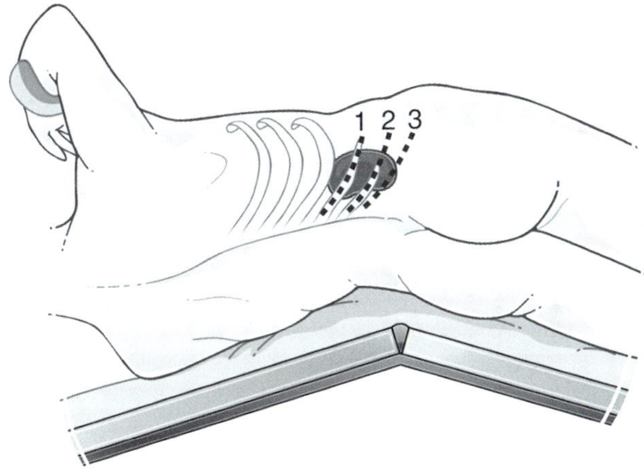

Figure 3.25 Position de lombotomie; position proclive (R. Couvelaire). 1. Lombotomie de la 11e côte. 2. Lombotomie de la 12e côte. 3. Lombotomie sous-costale.
Source : E. Ellies, S. Campion, D. Dubois-Vallaud, A. Margerit, M.-C. Becq, L. Jacob. Anesthésie en chirurgie urologique de l'adulte. EMC - Anesthésie-Réanimation 2013 ; 11(1) : 1–14 [Article 36-592-A-10]

Per-opératoire

- La priorité : prévenir et dépister un TURP syndrom : pour cela, l'idéal est de limiter :
  - la durée de résection à 60 min,
  - la pression de lavage (max. 60 cm au-dessus du patient),
  - les effractions vasculaires (maximum 60 g de résection),
  - et d'assurer un drainage continu du liquide d'irrigation par un résecteur à double courant. Il faudra également être vigilant au type de liquide d'irrigation (Glycocolle, Purisol, Mannitol), qui ont chacun leurs risques propres.
- Dépister les saignements et maintenir un équilibre hydro-électrolytique. Le seuil transfusionnel sera fonction du terrain du patient et de la chirurgie.
- Assurer une analgésie plurimodale : elle est débutée en per-opératoire ; on peut associer l'analgésie à une AL en infiltration cicatricielle unique ou continue à l'aide d'un cathéter de paroi. Dans ce cas, il convient de vérifier de ne pas dépasser la dose toxique de l'anesthésique local utilisé, surtout si une ALR a été réalisée en pré-opératoire.

Post-opératoire

• Attention aux mobilisations avec une ou plusieurs sondes extériorisées ou non : sonde vésicale simple ou double courant, sonde de néphrostomie, sondes urétérales, sondes JJ, etc.
• Surveiller précisément la reprise de diurèse et les saignements. Les saignements seront évalués par un bilan entrées-sorties du lavage, une surveillance de l'hémoglobine et, si besoin, une NF.
• En cas de suspicion de résorption, de troubles neurologiques ou de tout signe évocateur du TURP syndrom, faire un ionogramme et débuter rapidement le traitement, parfois sans attendre les résultats.
• Le lavage vésical doit être continu et à débit suffisant afin de maintenir un liquide clair. En cas d'obstruction, un décaillotage manuel peut être réalisé.
• Lors d'une chirurgie rénale, en cas de doute sur un pneumothorax lié à une effraction pleurale, une radio pulmonaire doit être réalisée en SSPI.

Points essentiels

• Connaître, anticiper les différentes positions opératoires et leurs répercussions physiologiques.
• Adapter le protocole d'anesthésie à l'intervention et à sa durée.
• Dépister le risque hémorragique.
• Repérer, comprendre et surveiller les différentes sondes et leur lavage.
• Savoir suspecter le TURP syndrom et ne pas retarder la mise en route du traitement.

NOTES

Fiche 3.48

Anesthésie en chirurgie plastique et esthétique

Laurence Mercou

Définition de la chirurgie

La chirurgie plastique est la chirurgie de la peau et des tissus mous non viscéraux (graisse, muscles, tendons, aponévroses, vaisseaux et nerfs périphériques).
Elle concerne les domaines de la chirurgie esthétique et de la chirurgie reconstructrice (dans le but de reconstruire une partie du corps).

Caractéristiques de la chirurgie

La chirurgie plastique couvre un domaine large : les tumeurs, les traumatismes, les brûlures, les infections, les nécroses cutanées, les malformations, la chirurgie esthétique dans son ensemble, et la chirurgie de la main.

Préparation à l'anesthésie

Toutes les techniques d'anesthésie et d'analgésie peuvent être utilisées, voire associées (AL, ALR, AG, sédation).

Objectifs/Impératifs de prise en charge liés à la chirurgie

En fonction des risques spécifiques

- Chirurgie réflexogène => AG profonde avec analgésie puissante, ou ALR.
- Chirurgie à risque thrombo-embolique :
  - risque faible => bas de contention (ex : lifting, chirurgie mammaire esthétique),
  - risque modéré => HBPM + compression élastique systématique (ex : chirurgie mammaire reconstructrice, lipoaspiration, dermolipectomie),
  - risque élevé => HBPM à dose prophylactique pendant 7 à 10 jours + bas de contention mis en pré-op (ex : abdominoplastie).
- Chirurgie à risque infectieux : antibioprophylaxie recommandée :
  - chirurgie de la main en dehors des prothèses totales de poignet et des interventions durant plus de deux heures : pas d'ATB,
  - chirurgie avec ouverture de muqueuses (propre contaminée) = cervicocéphalique : antibiothérapie amoxicilline/acide clavulanique (Augmentin®),
  - pour le reste, chirurgie propre classe I : pas d'ATB, sauf si pose d'implants.
- Chirurgie potentiellement longue : risque d'hypothermie, risques liés à l'installation (rhabdomyolyse).
- Chirurgie douloureuse : analgésie post-opératoire à prendre en charge :
  - pour la chirurgie de la main : analgésie multimodale,
  - pour la chirurgie reconstructrice : blocs plexiques, analgésie palier 2, voire morphine (PCA PCEA).

En fonction du type de chirurgie

Pour la chirurgie cervico-céphalique

- Intubation :
  - sonde d'intubation armée ou préformée orale, fixation possible avec un fil au niveau de la gencive,
  - sécurisation des raccords du circuit de ventilation, « laisser du mou » car mobilisation de la tête +++, protection de la sonde au moment du champage,
  - alarmes ventilatoires serrées,
  - occlusion oculaire +++.
- Bras le long du corps = > prévoir prolongateurs de perfusion.

Pour la chirurgie mammaire

- Appuie-bras articulés, positionnement méticuleux des bras pour éviter les compressions vasculo-nerveuses.
- Champage au-dessus du manubrium sternal : mettre les électrodes dans le dos.

Pour la chirurgie abdominale

- Curarisation possible.

Pour la chirurgie de la main

- Garrot pneumatique, pendant le parage, repérage des pédicules, ostéosynthèse, suture tendineuse, etc.

Risques et monitorage spécifiques

- Chirurgie sans accès à la tête = > alarmes ventilatoires serrées autour des valeurs du monitorage initial après intubation.
- Chirurgie d'un membre = > risques liés à l'utilisation du garrot.
- Chirurgie réparatrice (body lift, lambeau dorsal, etc.) : risques hémorragiques et hémodynamiques (changement de position) importants :
  - hémocue régulier, voire NFS,
  - surveillance continue de la TA par cathétérisme artériel, débit cardiaque (doppler œsophagien ou autre),
  - 2e VVP, voire VVC,
  - surveillance diurèse.
  - risque d'hypothermie : prévoir monitorage de la température, réchauffeur de solutés et couverture à air chaud pulsé.

Rôle IADE

Pré-opératoire

- Accueil du patient et vérifications d'usage, check-list (ouverture de salle et HAS).
- Vérifications spécifiques :
  - arrêt du tabac (rôle néfaste sur la micro-vascularisation),
  - bilan sanguin ; NFS, coagulation, groupage sanguin + RAI,
  - commande de GR en réserve pour chirurgie reconstructrice.
- Préparation spécifique :
  - positionner les électrodes dans le dos pour la chirurgie des seins,
  - positionnement méticuleux des bras pour éviter les compressions nerveuses,
  - compression élastique mise en place (hors chirurgie de la main),
  - injection d'antibiotique selon indication et protocole,
  - après induction, mise en place selon la chirurgie : d'un VVC ou d'une 2e VVP, d'un cathéter artériel (surveillance continue PA + prélèvements per-opératoires), d'une SU avec thermistance et du réchauffeur de solutés,
  - positionner le patient sur la table d'opération de façon à ce que les fesses soient bien calées lors de la mise en position assise en per-opératoire.

Per-opératoire

Surveillances spécifiques :

- Chirurgie de la main :
  - surveillance liée au garrot,
  - si ALR : prévoir sédation associée si besoin,
  - surveillance de la mise en place et de la levée du bloc tronculaire ou plexique.
- Chirurgie sans accès à la tête : surveillance du monitorage respiratoire et risque :
  - de débranchement ou de malposition de la sonde d'intubation (extubation ou, au contraire, intubation sélective) ;
  - lors des mobilisations de la tête du patient : alarmes ventilatoires serrées autour des valeurs du monitorage initial après intubation/réauscultation lors des changements de position.
- Chirurgie avec changements de position :
  - anticipation : remplissage vasculaire, utilisation d'amines vasoactives, éviter allégement de l'anesthésie,
  - risque de débranchement ou de mauvaise position de la sonde d'intubation lors des mobilisations du patient.
- Chirurgie à potentiel hémorragique : surveillance du saignement (souvent insidieux), des modifications hémodynamiques (tachycardie et hypotension artérielle), de la diminution du taux d'Hb capillaire (Hémocue®, monitorage débit cardiaque) :

- réalisation d'une NFS,
- compensation volume pour volume avec une macromolécule selon recommandations,
- transfusion sanguine quand le seuil est atteint ou si mauvaise tolérance hémodynamique,
- PFC et plaquettes si hémorragie active et selon recommandations,
- prévention NVPO, surtout dans la chirurgie mammaire.

• En cas de chirurgie avec lambeau : éviter les vasoconstricteurs néfastes en micro-chirurgie.
• Anticipation de l'analgésie.

Post-opératoire

• Surveillance habituelle du réveil.
• Surveillances spécifiques à chaque chirurgie :
  - Si ALR : positionner le membre bloqué correctement pour éviter élongation et/ou luxation, recherche effets secondaires,
  - Si lambeau (risque de thrombose et saignement) : contrôler le pansement fenêtré (couleur, chaleur, temps de recoloration, doppler si lambeau micro-anastomosé).

• Surveillance du saignement, du pansement, des redons.
• Poursuite de l'analgésie, titration morphine et PCA. PCEA sur KTP.
• Poursuite prévention thrombo-embolique.

Points essentiels

La chirurgie esthétique et plastique concerne potentiellement tous les âges et tous les types de chirurgie.

NOTES

Fiche 3.49

Anesthésie en chirurgie vasculaire

Sylvie Liabastre-Petitjean

Définition de la chirurgie

La chirurgie vasculaire concerne à la fois la chirurgie artérielle et la chirurgie veineuse (hors chirurgie des vaisseaux intracrâniens et coronaires). Elle est réalisée autant en programmé qu'en urgence pour :

- la chirurgie artérielle, lors de la prise en charge des pathologies ischémiques aiguës ou chroniques (artériopathie oblitérante des MI), lors d'anévrismes de l'aorte abdominale,
- la chirurgie veineuse, principalement pour le traitement des varices,
- l'accès vasculaire, pour la prise en charge de l'insuffisance rénale chronique (FAV).

Caractéristiques

Liées au patient

Âge > à 65 ans, le plus souvent poly-vasculaire (ASA 2 et 3).

Terrain : pathologies coexistantes associées :

- HTA 40 à 60 %,
- Cardiopathie ischémique 50 à 70 %,
- Troubles métaboliques du type diabète, hypercholestérolémie,
- BPCO,
- Insuffisance rénale 5 à 15 %.

Risques de complications cardiaques périopératoires (10 %), IDM (4 %).

Le score de Lee est un index performant d'évaluation du risque cardiovasculaire opératoire dans le cadre d'une chirurgie non cardiovasculaire. Un score supérieur ou égal à 2 est considéré comme un score élevé (1 point/facteur de risque) : chirurgie à risque cardiaque, ATCD cardiopathie ischémique, ATCD d'insuffisance cardiaque congestive, ATCD AVC ou AIT, diabète insulinodépendant, insuffisance rénale chronique.

Liées à l'acte

- Zone opérée réflexogène.
- Les temps de clampage et de déclampage => conséquences hémodynamiques importantes.
- Chirurgie à haut risque : aorte et chirurgie périphérique en urgence.
- Chirurgie à risque intermédiaire : carotide (TEAC).

Préparation à l'anesthésie

Examen clinique spécifique : score de stratification (score révisé de Lee), test d'Allen si monitorage invasif de la PA.

Examens complémentaires : ECG, ECG d'effort, exploration radio-isotopique cardiaque, bilan sanguin.

Objectifs/Impératifs de prise en charge liés à la chirurgie

L'objectif principal est la maîtrise des différentes pressions de perfusion des organes :

- maîtriser l'hématose pour une oxygénation myocardique et cérébrale optimale,
- maîtriser l'hémodynamique lors des temps de clampage et de déclampage : la tension artérielle systémique pour protection myocardique et cérébrale (carotide : maintien du DSC),
- maîtriser l'état métabolique (ischémie aiguë), rhabdomyolyse avec hyperkaliémie.

Risques et monitorages spécifiques

Pour toutes les chirurgies vasculaires

Les risques évalués sont en corrélation avec le type de chirurgie et le terrain du patient en amont de la chirurgie.

L'anesthésie en chirurgie vasculaire peut être réalisée soit sous AG ou ALR, soit les deux techniques associées. Le monitorage de base est composé de :

- l'ECG 5 brins, avec analyse du segment ST,

• monitorage de la profondeur de l'anesthésie (sous AG),
• monitorage de la température,
• monitorage de la curarisation (sous AG).

Pour la chirurgie carotidienne

• deux risques subsistent : neurologique (chute du DSC) lors du clampage et myocardique (soit embolique, soit par thrombose ou ischémie);
• trois techniques anesthésiques identifiées : AG ou ALR (bloc cervical), anesthésie locale chirurgicale;
• dissection du glomus carotidien; la compression entraîne une hypertonie vagale avec bradycardie et hypotension :
 – surveillance invasive de la PA : KTA,
 – surveillance de la pression carotidienne d'aval,
 – surveillance de la fonction cérébrale sous AG,
 – surveillance clinique (contact avec le patient, hémiplégie au clampage),
 – surveillance de la capnie.

Pour la chirurgie aortique et chirurgie périphérique en urgence à haut risque

Les risques (ischémie myocardique, insuffisance rénale, trouble métabolique) sont à maîtriser selon le niveau, le temps de clampage et la zone à revasculariser :
• monitorage : KTA, KTC (surveillance du remplissage et débit cardiaque), fonction rénale,
• maîtrise de la température des perfusions : réchauffeur-accélérateur,
• maîtrise des pertes sanguines : récupérateur de sang per-opératoire.
La chirurgie de l'aorte thoracique expose à un risque médullaire par atteinte de l'artère d'Adamkiewicz et peut justifier un drainage lombaire externe.

Rôle IADE

Pré-opératoire

• Préparation du matériel spécifique :
 – sonde d'intubation sélective pour chirurgie de l'aorte thoracique,
 – récupérateur de sang,
 – réchauffeur et accélérateur de perfusions,
 – drogues : ATB, héparine, vasopressives (éphédrine, néosynéphrine, etc.), hypotensives (loxen, etc.), urgences (adrénaline, noradrénaline, etc.).
• Accueil et conditionnement du patient; en plus des vérifications habituelles :
 – en fonction de l'hémoglobine et l'hématocrite : vérifier commande prévisionnelle de PSL,
 – deux VVP de gros calibre (pour induction et remplissage),
 – KTA,
 – ± sonde vésicale, sonde gastrique,
 – installation; surveiller la posture : vérification des points d'appui, accès et perméabilité des voies veineuses ou artérielles.

Per-opératoire

Le protocole d'anesthésie privilégiera :
• la stabilité hémodynamique et l'optimisation de la volémie,
• la normocapnie : facteur de variation de la circulation cérébrale,
• la normothermie,
• la prévention de l'anémie : hématocrite-cible 30 %.
• l'antibioprophylaxie : pour la chirurgie vasculaire prothétique de classe I Altemeier et la chirurgie de classe III et IV Altemeier (amputation, septique),
• la thromboprophylaxie : l'héparinothérapie avant clampage sera réalisée à la demande du chirurgien : héparine non fractionnée : 50 UI/kg.
Les temps critiques : temps de clampage et déclampage, (effet sur la pré-charge et post-charge ventriculaire), la durée et le niveau (sus- ou sous-rénale) sont des facteurs influençant la prise en charge per-opératoire :
• clampage = > hypertension,
• déclampage = > hypotension : prévenir hypovolémie (remplissage vasculaire et vasopresseur).
La chirurgie vasculaire pour ischémie aiguë impose une surveillance biologique : K^+, gazométrie, CPK.

Post-opératoire

En plus de la surveillance habituelle, la surveillance post-opératoire doit permettre le contrôle hémodynamique et métabolique et la maîtrise de l'oxygénation myocardique.

Tableau 3.35

↓ Apport O_2		↑ Consommation O_2	
Signes	**Actions**	**Signes**	**Actions**
hypotension	remplissage	tachycardie	analgésie
anémie	transfusion	hypertension	analgésie
hypoxémie	oxygénothérapie	frissons	réchauffement

Surveillance :
- site opératoire : saignement, pouls, chaleur, couleur, œdème de revascularisation, syndrome des loges (pontages),
- neurologique (carotide), mobilité bilatérale, force musculaire,
- fonction rénale,
- dépistage des complications en regard de la chirurgie.

Points essentiels

La chirurgie vasculaire nécessite une connaissance des différents temps opératoires et une prise en charge pluridisciplinaire.
La protection myocardique et cérébrale reste une priorité en regard du terrain et des impératifs techniques liés à la chirurgie.

NOTES

Fiche 3.50

Anesthésie en chirurgie cardiaque

Serge Ronce

Définition de la chirurgie

L'anesthésie pour chirurgie cardiaque concerne surtout 2 types d'interventions : la chirurgie de revascularisation myocardique (pontage aorto-coronarien par greffons veineux ou anastomose d'artère mammaire) et la chirurgie valvulaire (remplacement ou plastie).

Caractéristiques de la chirurgie

La technique chirurgicale de référence pour le pontage aorto-coronarien et pour la chirurgie valvulaire est celle du cœur arrêté sous circulation extra-corporelle (CEC) en hypothermie modérée. D'autres techniques, moins invasives, existent pour le pontage : elles sont dites « à cœur battant ».
Les temps chirurgicaux sont :
- incision pré-sternale et sternotomie,
- pour une revascularisation : prélèvement des greffons artériels et/ou veineux, montages de greffons artériels (en Y),
- héparinisation avant canulation aortique et cave (x 2 ou atrio-cave), purge des circuits,
- début de la CEC, clampage aortique (risque d'emboles, de plaques d'athérome),
- cardioplégie continue ou discontinue par voie antérograde (ostiale) ou rétrograde (sinus),
- anastomoses distales sur les artères coronaires ou geste chirurgical valvulaire,
- réchauffement du patient par la CEC, fermeture et purge des cavités ouvertes,
- défibrillation,
- déclampage aortique,
- anastomose proximale des pontages veineux sur l'aorte,
- pose des électrodes épicardiques temporaires et test des seuils du pacemaker (PM),
- sevrage de la CEC,
- antagonisation de l'héparine,
- décanulation et hémostase chirurgicale,
- pose des drains (péricardique, rétrosternal),
- fermeture du péricarde puis du sternum par fils d'acier.

Préparation à l'anesthésie

- Connaissance du terrain cardiaque : information du patient.
- Examens complémentaires.
- Produits sanguins en réserve, stratégie d'épargne sanguine.
- Arrêt ou poursuite des traitements.
- Prémédication anxiolytique impérative.
- Réalisation du test d'Allen (qui estime la vascularisation collatérale de la main par le réseau ulnaire).

Objectifs/Impératifs de prise en charge liés à la chirurgie

Objectifs

- **Pour le patient coronarien :** éviter toute tachycardie, prévenir l'anémie et éviter l'hypotension artérielle.
- **Pour la chirurgie valvulaire :**
  - en cas de rétrécissement mitral : prévenir l'arythmie et la tachycardie,
  - en cas d'insuffisance mitrale : éviter l'hypertension artérielle,
  - en présence d'insuffisance aortique : stabiliser le rythme cardiaque autour de 60–80 battements/min et éviter l'hypotension artérielle.

Impératifs anesthésiques induits

- Anesthésie générale profonde avec curarisation.
- Ventilation : apnée pendant l'ouverture du sternum (scie), arrêt de la ventilation per CEC, manœuvre de recrutement alvéolaire à la reprise de la ventilation.
- Antibioprophylaxie : céphalosporine de 2e génération (chirurgie classe I Altemeier).
- Potentiel hémorragique important.
- Prévention de l'hypothermie.
- Anticoagulation et risque thrombo-embolique.
- Analgésie post-opératoire multimodale.

Monitorage spécifique

Équipement et monitorage obligatoires (en lien avec les risques identifiés)

• Monitorage :
– ECG 5 dérivations : détection de l'ischémie myocardique et des troubles de conduction ou du rythme,
– BIS, oxymétrie cérébrale (cible 40-60 de BIS), détection précoce d'AVC,
– PICCO©, ETO, Swan-Ganz, SVO_2 : inotropisme, remplissage et performance valvulaire.

• Pression artérielle sanglante : détection précoce des modifications de pression artérielle, monitorage de la PAM pour conduire la CEC, prélèvements itératifs d'échantillons sanguins.

• Cathéter veineux central (multi-lumière) : monitorage de la pression veineuse centrale, administration des catécholamines.

• Sonde urinaire ± à thermistance : monitorage de la diurèse horaire ± température.

• Pacemaker (PM) externe : troubles du rythme et/ou de conduction cardiaque.

• Défibrillateur avec jeu de palettes internes stériles pour choc électrique interne.

• ACT : contrôle de l'héparinisation et de l'antagonisation, gestion de l'hémorragie.

Matériel annexe

• Aimant.

• Matériel d'assistance cardiaque : extra-corporelle (ECMO) ou contre pulsion intra-aortique (CPIA).

• Récupérateur de sang per-opératoire : autotransfusion.

Rôle IADE

Pré-opératoire

• Check-list d'ouverture du site d'anesthésie, matelas chauffant.

• Médicaments spécifiques : antifibrinolytique, héparine non fractionnée, sulfate de protamine, insuline rapide, solution de cardioplégie au frigo, morphine pour rachi-anesthésie analgésique.

• Accueil et installation du patient, pose du monitorage; pré-oxygénation, mise en place VVP 16 gauge, servir le MAR pour cathéter artériel sous anesthésie locale ± rachis morphine selon protocole.

• Induction, antibioprophylaxie.

• Pose VVC ± monitorage optionnel, échantillonnage sanguin de début (gaz du sang GDS, ACT, kaliémie, lactates, glycémie, hémoglobinémie, etc.).

• Installation chirurgicale définitive avec billot sous scapulaire, les 2 bras le long du corps, protection des points d'appui.

Per-opératoire

• Approfondir l'anesthésie avant la sternotomie, arrêter la ventilation lors de la sternotomie.

• Prévenir l'hémorragie : antifibrinolytique, remplissage limitant l'hémodilution.

• Héparinisation avant canulation aortique, réinjection d'antibioprophylaxie au départ de la CEC, arrêt de la ventilation durant la CEC.

• À la fin de la chirurgie : reprise de la ventilation, manœuvre prudente de recrutement alvéolaire, défibrillation, optimisation hémodynamique jusqu'à l'arrêt total de la CEC.

• Antagonisation de l'héparine : injection lente du sulfate de protamine selon dose initiale d'héparine, hémostase chirurgicale.

• Fermeture sternale sur drainage en aspiration.

• Anticipation de l'analgésie.

Post-opératoire

L'extubation peut être précoce, le fast-tracking également, selon les critères du service.
Transfert en soins continus, mobilisation prudente.
Drainages en siphonage.

Points essentiels

La chirurgie cardiaque est une chirurgie invasive pouvant entraîner des modifications hémodynamiques majeures et brutales.
Le travail en équipe pluridisciplinaire est majeur et correspond à un script connu de tous.
L'incidence des douleurs post-opératoires autour de la cicatrice de sternotomie impose une vigilance de tous les instants concernant la prévention de la douleur post-opératoire.

Fiche 3.51

Anesthésie en chirurgie obstétricale

Delphine Kabta Nadaud

La césarienne

Définition de la chirurgie

La césarienne vise à extraire le fœtus de la cavité utérine par voie abdominale après hystérotomie.

Caractéristiques de la chirurgie

- C'est une chirurgie réalisée en urgence ou dans un contexte programmé.
- Chirurgie de courte durée, par incision cutanée sus-pubienne.
- Décision prise **avant l'accouchement,** si l'accouchement par voie basse n'est pas possible, ou **pendant** le travail, par exemple en cas de défaut de progression, d'asphyxie fœtale (AF), d'anomalies du rythme cardiaque fœtal (ARCF) ou problème maternel brutal.

Préparation à l'anesthésie

Type d'anesthésie choisi selon le degré d'urgence, du délai décision-extraction.
Pour toute anesthésie, vérifier :

Urgente			Programmée
Indications (maternelle fœtale pathologie du travail)			**Indications de la HAS**
3 codes (classification dérivée de Lucas)			
Rouge Extrême urgence Délai < 5 min	Orange Non différable Délai < 30 min	Vert Différable Délai > 30 min	
Hémorragies (Hématome rétro-placentaire Rupture utérine Placenta) prævia-accreta Procidence du cordon avec ARCF AF-ARCF anoxique	Dystocie Échec d'extraction instrumentale AF-ARCF sans anoxie, récupère entre les contractions	Pré-éclampsie stable Siège Placenta prævia non hémorragique Dilatation stagnante Disproportion fœto-pelvienne Herpès génital	Utérus cicatriciel Grossesse gémellaire Siège Macrosomie Transmissions d'infections maternelles
Type d'anesthésie			
Urgente			**Programmée**
AG	RA si pas d'APD posée Extension de l'APD AG si ALR contre-indiquée		RA ou péri-RA combinée AG si ALR contre-indiqué

- groupe sanguin × 2+RAI récentes,
- NFS plaquettes,
- bilan d'hémostase,
- salle de bloc ouverte, plateau d'intubation difficile prêt, matériel pour transfusion rapide, éphédrine (débit utéro-placentaire (DUP) non modifié), phényléphrine (non tachycardisant).

Parturiente avertie du déroulement de sa prise en charge.

Objectifs/Impératifs de prise en charge

- Maintenir la sécurité fœto-maternelle en maintenant l'hémodynamique, le débit utérin, l'oxygénation et la normocapnie.
- Prévenir l'inhalation acide.
- Administrer O_2 en masque facial si ALR et urgence.
- Si AG : risque d'intubation difficile ++, mettre en position amendée de Jackson avec éventuellement le mandrin installé d'emblée : l'objectif est de réussir l'intubation trachéale à la première

laryngoscopie.

Risque fœtal	Monitorage
Hypoxie avec acidose si : ■ Hypotension-hypoxie maternelle ■ Hypertonie utérine Attention : pas d'autorégulation du début utérin	Monitorer la mère : ■ PA, FC, SpO_2/2–3 min ■ $PetCO_2$, paramètres ventilatoires si VC Monitorer rythme cardiaque fœtal (RCF) jusqu'au dernier moment
Risque maternel	
Hypoxémie Hypotension artérielle car modifications physiologiques + anesthésie	PA, FC, Scope, SpO_2/2–3 min $F_{ET}O_2$ pré-oxygénation, $PetCO_2$, paramètres ventilatoires si ventilation contrôlée (VC)

Risques et monitorage spécifiques

Rôle IADE

Pré-opératoire

Systématiquement :

• installation en DLG léger avec un coussin sous la fesse droite pour basculer l'utérus gravide vers la gauche (prévention du syndrome cave),

• tamponnement gastrique avec 30 ml de Citrate de Sodium 0,3 mol (effet immédiat et prolongé pendant 45 min),

• pose VVP ≥ 18 G.

En fonction du type d'anesthésie :

1. rachi-anesthésie :
   – préférer position assise, jambes non pendantes,
   – bloc sympathique d'installation rapide : prévenir l'hypotension par des vasopresseurs (phényléphrine ± éphédrine) et par un remplissage vasculaire avec des cristalloïdes (les colloïdes ne sont pas encore recommandés en France),
   – chirurgien prêt à intervenir;
2. **APD avec un cathéter posé en cours de travail :** compléter l'anesthésie avec injection dans le cathéter de lidocaïne à 2 % (15 à 20 ml) ± catapressan ± sufentanyl et remplissage par cristalloïdes.
3. anesthésie générale :
   – faite après installation du champ opératoire, obstétricien prêt à inciser,
   – pré-oxygénation : 8 CV ou 3 min selon le degré d'urgence,
   – installation de la tête en position amendée de Jackson,
   – manœuvre de Sellick, *Crush Induction*, intubation : sonde < 7.

Per-opératoire

Temps opératoires essentiels à noter : incision – hystérotomie – extraction.

Si AG :

• induction en séquence rapide : hypnotiques (thiopental, diprivan, kétamine ou étomidate) si choquée +/– curare d'action rapide, mais pas de morphiniques avant clampage du cordon.

• entretien : pas de réinjection d'hypnotique, halogéné 0,75 MAC avant extraction (! effet tocolytique), ± curare ND de courte durée, normocapnie – FiO_2 > 60 % arrêt juste avant hystérotomie ou 100 % jusqu'à extraction si AF-ARCF;

• **après clampage du cordon :** complément d'hypnotique, Sufentanil, et curare non dépolarisant si non fait, antibioprophylaxie et Syntocinon® (5 à 10 UI IVL puis perfusion selon protocole) ou pabal (Syntocinon Retard);

• analgésie post-opératoire classique multimodale + infiltration cicatrice ou pose d'un cathéter cicatriciel par le chirurgien ± TAP Block et morphiniques péri-médullaires;

• évaluer le saignement per-opératoire (normale < 1 000 ml).

Post-opératoire

• Extubation dans les meilleures conditions, reverser le bloc neuromusculaire résiduel si curarisation.

• Vérifier : coloration des urines, présence de globe utérin.

• Surveiller les pertes sanguines.

• **Rechercher les complications spécifiques :**
   – hémorragie du post-partum :
      ■ utérine : atonie, rétention placentaire, placenta accreta, rupture, plaie de l'artère,
      ■ plaies cervico-vaginales (si extraction instrumentale),

■ maternelle : troubles de l'hémostase, éclampsie, HELLP Syndrome, embolie amniotique ;
- risque de thrombose, donc prophylaxie (anticoagulant en principe possible 6 h après RA ou après retrait du cathéter APD) ;
- risque de sepsis de paroi, d'endométrite,
- plaie vésicale,
- complications spécifiques de l'ALR.

Traitement du saignement per- ou post-partum = urgence vitale, avec prise en charge guidée par un arbre décisionnel :
• pose d'une 2e VVP, bilan sanguin, restaurer la volémie avec cristalloïdes puis colloïdes si nécessaire, correction de l'anémie avec CGR, correction des troubles de l'hémostase avec fibrinogène, PSL, et anti-fibrinolytique (Exacyl®),
• traiter l'atonie utérine : SAD, massage utérin, Nalador®,
• embolisation sous AG ou ligature vasculaire des artères utérines,
• dernier recours : hystérectomie d'hémostase.

Autres chirurgies obstétricales

Programmées	Urgentes
IVG < 14 SA	GEU
IMG (Interruption médicale de grossesse)	
Cerclage du 2e trimestre → 36 SA	

Pré-opératoire

Cerclage : cf. parties Objectifs (3 premiers items) - Risques et monitorage spécifique - Rôle IADE pré-op

	IVG	IMG	GEU	Cerclage
ALR		APD		**RA privilégiée**
AG-*Crush induction*	+		+	+
Anesthésiques	propofol alfentanil AAH	+/– sédation pour expulsion	étomidate si rompue	Pas de médicaments fœto-toxiques
Estomac plein	> 12 SA	+	+	+
CIVD			+/– CTS averti	

Per-opératoire

	IVG	IMG	GEU	Cerclage
Risque de saignement	> 12 SA	+	+ si rompu	
Prise en charge fœtale				+
Cœlioscopie			(cf. fiche)	
Prévention de l'allo-immunisation anti-D			Si patiente Rh-	Si Rh-
Douleur	+	+	+	+
ATB			+	+/–

Post-opératoire				
Risque	**IVG**	**IMG**	**GEU**	**Cerclage**
Saignement localisé	+	+	+	+
Douleur - NVPO	+	+	+	+
Cœlioscopie			(cf. fiche)	
Accouchement prématuré, fausse couche				+
Surveillance RCF				+
Abord psychologique	+	+	+	+

Points essentiels

En chirurgie obstétricale, 5 points essentiels :

1. L'anesthésie en obstétrique se pratique souvent en urgence : la salle de bloc doit toujours être équipée et prête à fonctionner.
2. Privilégier l'ALR, l'AG étant réservée pour l'urgence absolue ou si ALR contre-indiquée.
3. Maintenir l'oxygénation et l'hémodynamique maternelle pour une bonne perfusion fœto-placentaire.
4. Être vigilant pour dépister précocement les complications (l'hémorragie de la délivrance reste la plus fréquente complication obstétricale).
5. La prise en charge est double : elle concerne la mère et l'enfant (pédiatre et sage-femme doivent être prêts à prendre en charge le nouveau-né à tout moment).

Fiche 3.52

Anesthésie en chirurgie gynécologique

Sandra Gryson

Définition de la chirurgie

La chirurgie gynécologique concerne l'appareil génital chez la femme jeune, en âge de procréer, jusqu'à la femme ménopausée. Elle intéresse l'ensemble des organes génitaux féminins et le sein.
Les voies d'abord sont variées :
- voie basse ou directe dite naturelle,
- voie haute (incision sus-pubienne de Pfannenstiel ou sous-ombilicale),
- voie cœlioscopique.

Les durées d'intervention sont variables : de 15 min à 4 heures.

Caractéristiques de la chirurgie

- Programmée (ambulatoire fréquent) ou en urgence (grossesse extra-utérine rompue ou non, curetage).
- Fonctionnelle (cure d'incontinence urinaire, cure de rectocèle, bilan de stérilité, etc.) ou curative (cancer de l'utérus, de l'ovaire ou du sein, conservateur ou non, avec ou sans curage).
- Cœlioscopie fréquente.

Préparation à l'anesthésie

- Préparation digestive requise en cas de rectocèle ou d'amputation abdominopelvienne carcinologique : régime pauvre en fibres, voire lavement évacuateur.
- Embolisation possible avant myomectomie.
- Repérage échographique éventuel avec une chirurgie du sein (ganglion sentinelle).
- Accompagnement psychologique à adapter selon la singularité du contexte (cancer, stérilité, curetage, etc.)

Objectifs/Impératifs de prise en charge liés à la chirurgie

- Adapter la technique d'anesthésie à la chirurgie (par exemple, la rachi-anesthésie est préconisée dans le traitement de l'incontinence urinaire d'effort pour tester et ajuster la tension des bandelettes de TVT (*Tension free vaginal tape*)) :
  - anticiper la stratégie transfusionnelle,
  - prévenir les nausées/vomissements post-opératoires (NVPO) fréquents, selon l'évaluation du score d'Apfel,
  - Prévenir les répercussions liées à la position opératoire.

Risques et monitorage spécifiques selon la voie d'abord

Chirurgie gynécologique par voie basse

Conisation, curetage, hystérectomie, hystéroscopie diagnostique ou opératoire, cure de rectocèle, cure de prolapsus vésical par TOT (*Trans-obturator tape*) ou TVT, ponction d'ovocytes, etc :
- position gynécologique sur étriers avec bras en croix,
- risque réflexogène important par dilatation anale ou col utérin, pose de valves et écarteurs, pose d'alènes → Atropine® disponible,
- risque de TURP syndrom si administration de solutés d'irrigation chirurgicale type Glycocolle®.

Chirurgie gynécologique par voie haute

Myomectomie, hystérectomie, Wertheim, curage lombosacré ou iliaque, etc :
- position : décubitus dorsal, bras en croix,
- risque réflexogène lié à l'incision, et à la pose de valves et écarteurs → monitorage de la curarisation,
- risque infectieux = ATBprophylaxie,
- risque douloureux majeur,
- risque hémorragique majeur (carcinose, myome utérin, etc.) → Hémocue®, carte de contrôle ultime pré-transfusionnel, tubulure à transfusion, mise en réserve de culots globulaires.

Chirurgie gynécologique par voie cœlioscopique

Hystérectomie, salpingectomie, ovariectomie, promontofixation, grossesse extra-utérine (GEU), bilan de stérilité, etc :

- position : décubitus dorsal, jambes écartées, bras le long du corps, Trendelenburg requis pour récliner les anses digestives et dégager le petit bassin → prévoir un prolongateur de voie veineuse, des géloses et un coussin antiglisse,
- risque hémorragique réel (GEU) ou potentiel (plaie d'un gros vaisseau ou d'un organe) → Hémocue®, stratégie transfusionnelle,
- risque thrombo-embolique important → bas anti-thrombose ou compression pneumatique intermittente des MI,
- risque hypothermique induit par l'insufflation de gaz froid → monitorage de la température œsophagienne,
- risque de lésion des uretères → test au bleu de méthylène pour vérifier la perméabilité des uretères,
- risque infectieux → antibioprophylaxie,
- risque de conversion toujours possible.

Chirurgie mammaire

Tumorectomie maligne ou bénigne, mammectomie avec ou sans curage axillaire :

- décubitus dorsal,
- bras en croix sur appuie-bras,
- durée de la chirurgie variable selon examen histologique extemporané,
- si curage ganglionnaire : ATBprophylaxie.

Rôle IADE

Pré-opératoire

- Antibioprophylaxie selon protocole et indications (matériel prothétique, curage, etc.).
- Contrôle des examens pré-opératoires : NFS, plaquettes, carte de groupe sanguin, RAI valides, hémostase, ECBU stérile (chirurgie uro-génitale).
- Vérification du côté à opérer (chirurgies mammaire et ovarienne).
- En cas de chirurgie mammaire, un repérage radiologique de la tumeur peut être requis avec pose d'un harpon (maintenu en place jusqu'en per-opératoire).

Per-opératoire

- Surveillance hémodynamique rapprochée :
  - en cas d'infiltration du col utérin ou d'un myome, à la Xylocaïne® adrénalinée,
  - lors des mobilisations des jambes en position gynécologique,
  - lors de l'insufflation cœlioscopique,
  - lors du test au bleu de méthylène,
  - lors de la dilatation du col utérin à l'aide de bougies.
- Lors de l'administration de Glycocolle® chirurgical, il est indispensable de :
  - limiter la pression et le débit d'instillation,
  - limiter l'irrigation à 1 heure,
  - réaliser un bilan exact des entrées-sorties.
- Prévention des NVPO selon protocole.

Post-opératoire

- Surveillance des pertes sanguines vaginales (méchage fréquent).
- Lors de l'administration de Glycocolle® chirurgical : en cas de discordance constatée entre les entrées et sorties de liquide d'irrigation, prélever un ionogramme sanguin à la recherche d'une hyponatrémie de dilution et surveiller de manière prolongée la patiente en SSPI.
- Dans la chirurgie de l'incontinence urinaire, surveillance du sondage vésical maintenu en post-opératoire compte tenu du risque élevé de rétention urinaire.
- Prévention du risque thrombo-embolique selon le contexte (chirurgie carcinologique, antécédents thrombo-emboliques, maladies variqueuses).

Points essentiels

- Chirurgie souvent fonctionnelle et variée.
- Ambulatoire fréquent.
- Cœlioscopie fréquente.
- NVPO fréquents.
- Position gynécologique souvent requise.

Fiche 3.53

Anesthésie en chirurgie thyroïdienne

Isabelle Zucchet

Définition de la chirurgie

La thyroïde est une glande endocrine (sécrétion des hormones thyroïdiennes) formée de 2 lobes reliés par un isthme, fortement vascularisée, située à la base du cou, sous le larynx, sur la face antérieure de la trachée, à proximité des parathyroïdes situées en arrière, responsables de la régulation de la calcémie. L'abord chirurgical se fait par cervicotomie médiane, élargie en cas de curage.

Caractéristiques de la chirurgie

- Concerne essentiellement les adultes, terrain ASA 1 ou 2.
- Chirurgie de durée moyenne (1 à 2 heures), durée prolongée en cas de curage ganglionnaire.
- Bénigne (nodule, goitre) ou maligne (carcinome).
- Contrôle des voies aériennes supérieures (VAS) obligatoire.
- Position de Rose (hyperextension cervicale pendant la chirurgie).

Préparation à l'anesthésie

Lors de la consultation d'anesthésie :

- évaluation de l'état de la thyroïde : examen local, recherche de signe d'un syndrome compressif, radio pulmonaire (compression trachée) ;
- évaluation du retentissement local sur la filière aérienne : dyspnée, dysphagie, dysphonie + évaluation de critères d'intubation difficile ;
- évaluation du retentissement général selon la pathologie thyroïdienne (pouls, tension artérielle, troubles du rythme, calcémie, etc.) ;
- prévention de la crise thyrotoxique post-opératoire en cas d'hyperthyroïdie : iode minéral, antithyroïdien de synthèse, corticoïdes, lithium, βbloquants ; recherche d'une euthyroïdie pré-opératoire ;
- évaluation de la mobilité cervicale ;
- biologie : classique, prévoir groupe sanguin et RAI si gros curage ganglionnaire, calcémie en cas d'hyperthyroïdie.

Objectifs/Impératifs de prise en charge liés à la chirurgie

Impératifs

- Chirurgie céphalique, accès à la tête difficile impliquant :
  - contrôle et protection des VAS, intubation systématique, armée pour éviter une pliure de sonde avec monitoring nerveux (repérage du nerf récurrent),
  - fixation solide de la sonde d'intubation,
  - protection oculaire imperméable,
  - installation ergonomique du matériel et du monitorage,
  - longueur adaptée des tuyaux du respirateur, de la tubulure de perfusion.
- Chirurgie potentiellement hémorragique, risque majoré en cas de curage à proximité des vaisseaux voisins de la thyroïde.
- Chirurgie émétisante, prévoir une prévention NVPO.
- Nécessité d'anesthésie générale profonde pour une immobilisation impérative, sans curarisation recommandée (pour pouvoir repérer les nerfs).
- Position de Rose pour une meilleure exposition du site opératoire (= hyperextension cervicale + billot sous les épaules).
- Maintenir un bon réchauffement du patient même s'il est peu découvert.
- Prise en charge précoce de la douleur.

Risques

- D'intubation difficile : prévoir le matériel adapté ;
- Lésions des organes voisins : trachée, œsophage, parathyroïdes, nerfs récurrents (potentiel) ;

- Bradycardie lorsque le chirurgien s'approche du glomus carotidien ;
- Infectieux faible, pas d'antibioprophylaxie.

Rôle IADE

Pré-opératoire

- Accueil du patient, réchauffement.
- Vérification du dossier d'anesthésie et des examens complémentaires éventuels (calcémie).
- Évaluation de l'intubation : Mallampati, goitre, déviation de la trachée.
- Évaluation de la mobilité cervicale.
- Préparation d'une sonde armée équipée d'un repérage pour le nerf récurrent.
- Évaluation du terrain du patient, choix du protocole d'anesthésie, pas de curare.
- Installation du monitorage, pose de la voie veineuse.
- Pré-oxygénation efficace indispensable.

Per-opératoire

- Vérification de la position de Rose, pas d'hyperextension cervicale exagérée, bras le long du corps bien fixés et bien protégés.
- Protection efficace des VAS, vérification de la position de la sonde d'intubation par auscultation pulmonaire après l'installation en hyperextension cervicale.
- Occlusion palpébrale imperméable.
- Réglage adapté des alarmes, la surveillance clinique étant limitée.
- Anesthésie profonde.
- Anticiper l'analgésie post-opératoire.
- Appliquer le protocole de prévention des nausées-vomissements.

Post-opératoire

- Recherche des signes de complications spécifiques de la chirurgie :
  - hématome de la loge thyroïdienne, urgence vitale s'il est compressif, d'où l'importance d'avoir toujours à proximité le matériel nécessaire à l'ablation des sutures.
  - lésions nerveuses :
    - nerfs récurrents : modification de la voix, dyspnée, fausse route,
    - nerf laryngé supérieur : parole impossible,
    - nerf phrénique : rare,
  - lésions des parathyroïdes : dosage de la calcémie post-opératoire,
  - troubles du rythme cardiaque,
  - surveillance de la quantité recueillie dans le drain aspiratif.
- Oxygénation.
- Analgésie.
- Prévention des nausées-vomissements.

Points essentiels

Chirurgie céphalique, avec risque d'intubation difficile.
Position de Rose requise pour l'intervention, sans curarisation recommandée.
Euthyroïdie nécessaire avant l'intervention.
Surveillance précoce des principales complications post-opératoires : lésions des nerfs récurrents et hématome cervical.

Fiche 3.54

Anesthésie en actes diagnostiques et thérapeutiques hors bloc

Sylvie Liabastre-Petitjean

Définition

L'évolution des techniques dans le domaine médical engendre une augmentation croissante des actes interventionnels réalisés hors de l'enceinte sécuritaire du bloc opératoire (acteurs, matériel, locaux).

Ces actes sont pour la plupart du temps, programmés (96 %) et ne relèvent pas de l'urgence.

Liste non exhaustive des spécialités et des actes pouvant nécessiter une anesthésie hors bloc :

Radiologie :

- scanner ou IRM ± interventionnelle ;
- angiographie diagnostique et interventionnelle (endoprothèses vasculaires, embolisation, etc.) ;
- réduction d'invagination intestinale aiguë chez l'enfant.

Hépato-gastroentérologie :

- gastroscopies, colonoscopies ;
- écho-endoscopies ;
- cholangiopancréatographies rétrogrades par voie endoscopique ;
- radiofréquence intrahépatique.

Cardiologie :

- cardioversions ;
- angiographies/angioplasties ;
- pose de pacemakers/défibrillateurs ;
- cathétérismes divers ± interventionnels ;
- échographies trans-œsophagiennes.

Urologie : lithotripsies extracorporelles.

Psychiatrie : sismothérapies.

Pneumologie : endoscopies bronchiques.

Gestes pour cancérologie et radiothérapie.

Caractéristiques

La réalisation d'anesthésies en dehors du bloc opératoire pose des problèmes logistiques.

Liées à l'environnement

- Isolement géographique par rapport au BO.
- Entretien et contrôle des dispositifs médicaux.
- Gestion des stocks et stupéfiants dans un lieu non spécifique à l'anesthésie avec du personnel permanent non initié.
- Espace dédié à l'anesthésie souvent exigu.
- Organisation et disponibilité de l'équipe d'anesthésie.
- Éloignement de la SSPI imposant un transport sécurisé.

Liées au patient motivant une prise en charge anesthésique

- Inconfort et/ou douleur propre à l'intervention.
- Incapacité à coopérer et/ou à supporter l'examen (pédiatrie, handicap, pathologie avec mouvements anormaux, claustrophobie).
- État clinique instable ou précaire (contrôle des voies aériennes et de la ventilation).

Préparation à l'anesthésie

L'évaluation du patient doit être la même que pour une intervention chirurgicale au bloc opératoire, soit 48 heures avant l'acte (hors urgence).

Objectifs/Impératifs de prise en charge liés à l'acte

Impératifs anesthésiques

- Respect du cadre réglementaire.
- Respect des règles de sécurité.
- Respect des contraintes liées au mode ambulatoire.
- Respect de la vacuité gastrique (notamment en endoscopie).
- Adéquation de la profondeur de l'anesthésie au degré de stimulation nociceptive.

Impératifs liés à la technique

- Gestion des risques pluridisciplinaires (check-list « sécurité du patient » ; risques spécifiques : radiologie interventionnelle, endoscopie).
- Durée de l'acte ± longue :
  - contrôle des voies aériennes et/ou de la ventilation,
  - contrôle de la température,
  - contrôle des points d'appui.

Risques et monitorage spécifiques

- Compatibilité (IRM) et disponibilité des dispositifs médicaux.
- Distance, pénombre = > prolongateur, alarme de fonctionnement, écran de surveillance à distance.
- Exposition aux rayonnements ionisants = > radioprotection.
- Complications potentielles des produits de contraste iodés (insuffisance rénale, allergie) et de l'acte = > chariot d'urgence accessible.
- Pour le patient non intubé : capnographe à microflux à l'orifice narinaire.

Rôle IADE

Pré-opératoire

L'organisation des ressources IADE voudrait que chaque jour un IADE puisse vérifier les différents sites hors bloc d'anesthésie (radiologie, cardiologie, etc.), afin de maîtriser la fonctionnalité du matériel et de gérer les stocks.
L'ouverture du site hors bloc avec une check-list reste un impératif sécuritaire.
En fonction de la programmation de l'acte, de la durée prévisionnelle, des impératifs spécifiques liés à la technique et du terrain :

- préparation du matériel ± spécifique :
  - monitorage et matériel de réchauffement corporel si acte long,
  - médicaments anesthésiques et de réanimation :
    - ■ prévoir les stupéfiants et les curares (sismothérapie) souvent stockés au bloc hors site,
    - ■ ATB, héparine, drogues vasopressives, hypotensives, et d'urgence ;
- accueil et conditionnement du patient :
  - vérifications d'usage du dossier du patient, vérification des contre-indications éventuelles (pacemaker pour IRM),
  - VVP avec prolongateur pour un accès facile (voire 2 VVP) ;
- installation :
  - surveiller la posture (décubitus latéral ou ventral) : vérification des points d'appui,
  - accès et perméabilité des voies aériennes supérieures.

Per-opératoire

- Pour les actes ± courts, le protocole d'anesthésie privilégie la sédation : la surveillance clinique sera intensive (échelle de Ramsay).
- Pour les actes longs, complexes, nécessitant une myorelaxation ou justifiés par le profil du patient, le protocole d'anesthésie s'orientera vers une AG.
- L'utilisation de produits d'anesthésie à pharmacocinétique courte est particulièrement adaptée à ce type d'anesthésie.

Post-opératoire

Une surveillance en salle de surveillance post-interventionnelle est impérative quel que soit le protocole d'anesthésie.
Le transport doit s'effectuer en respectant les normes de sécurité : oxygénothérapie, monitorage, matériel de ventilation.

Points essentiels

Ce type d'anesthésie, du fait de son environnement est potentiellement à risque.
À tout moment, les standards de qualité en vigueur au bloc opératoire doivent être respectés :

- une parfaite coopération et une prise en considération des impératifs des différents actes,
- surveillance per-opératoire et post-opératoire,
- matériovigilance.

Fiche 3.55

Anesthésie en chirurgie cœlioscopique

Delphine Kabta Nadaud

Définition de la chirurgie

Chirurgie *à ventre fermé* dite laparoscopique, permettant de réaliser des actes diagnostiques, thérapeutiques pour des gestes digestifs, urologiques et gynécologiques.

Caractéristiques de la chirurgie

Création d'une cavité par insufflation intrapéritonéale de CO_2 par le biais d'une aiguille placée à l'aveugle en sous-ombilicale, pour accéder au site opératoire. Vision sur écran par endoscope passé à travers la paroi, relié à une source lumineuse et caméra.

Préparation à l'anesthésie

- Carte de groupe sanguin et RAI obligatoires.
- Patient averti de la possible conversion en laparotomie.
- Contre-indications recherchées :
  - HIC, glaucome aigu,
  - IC évoluée,
  - hypovolémie aiguë.

Objectifs/Impératifs de prise en charge liés à la chirurgie

- AG recommandée : narcose, analgésie profondes ± myorelaxation profonde avec curare d'action courte (court temps de fermeture pariétale).
- Assurer une normovolémie.
- Éviter les complications post-opératoires de la chirurgie conventionnelle.

Risques et monitorage spécifiques

Voir tableau 3.36

Tableau 3.36

	Conséquences de l'insufflation	Monitorage
Cardiovasculaire	↑ PIA > 8 mmHg ⇒ ↓ Qc par : ■ ↓ retour veineux par compression de la VCI, ↑ PIT , stase veineuse, ■ ↑ RVS par compression mécanique, sécrétion de vasopressine, PA ↑ car ↑ catécholamines et ↑ post charge. Bradycardie par ↑ tonus vagal à la distension péritonéale	PIA < 15 mmHg, PIT PA FC-scope
Respiratoire	Hypercapnie par : ■ Réabsorption de CO_2 depuis la cavité péritoneale après 10 min puis stable à la 20ème min car équilibre entre quantité de CO_2 diffusé et éliminé par voie pulmonaire, ■ Absorption ↑ si insufflation rétro-extra-péritonéale, médiastinale, voire sous-cutanée accidentelle, ■ Altération du rapport ventilation/perfusion si la PIA ↑↑. En VC, ↑ pression plateau ↓ Qc donc ↑ effet espace mort avec possible ↑ gradient $P_{et}CO_2$ et $PaCO_2$. ■ Modification de la mécanique ventilatoire car ↑ PIA refoule le diaphragme ⇒ ↓ compliance respiratoire totale, ↑ les résistances ventilatoires ⇒ ↓ PIT, ↓ CRF, atélectasies.	$P_{et}CO_2$ Pressions pic-plateau $P_{et}CO_2$ PIA-PIT-Spirométrie SpO_2 Peep 5 cm H_2O
Circulations régionales	Cérébrale : ↓ retour veineux si PIA > 15 + effet vasodilatateur cérébral du CO_2 ⇒ ↑ PIC. Rénale : oligurie par ↓ perfusion rénale ↑ sécrétion ADH et donc ↓ débit de filtration glomérulaire.	PIA < 15 mmHg
Circulation veineuse	Stase veineuse ⇒ risque thrombo-embolique.	
NVPO	Le CO_2 peut avoir un effet émétisant.	

	Conséquences de l'insufflation	Monitorage
Douleur post-opératoire	Projetée scapulaire droite par infiltration de CO_2 entre coupole diaphragmatique droite et dôme hépatique ⇒ traction du foie sur les ligaments phréno-hépatiques. Irritation-inflammation de la séreuse péritonéale car transformation du CO_2. Pariétale +/– viscérale.	
Hypothermie	Gaz froid	Sonde thermique

Complications liées :

- À l'insufflation :
  - intubation sélective par ascension du médiastin,
  - emphysème sous-cutané par diffusion extra-péritonéale, médiastinale,
  - embolie gazeuse par passage intravasculaire de CO_2 si insufflation rapide directe ou si plaie vasculaire,
  - épanchements compressifs : pneumothorax par diffusion de CO_2 lors d'insufflation ou barotraumatisme, pneumo-médiastin.
- À la position :
  - Trendelenburg, proclive, décubitus latéral.
- À la chirurgie :
  - introduction à l'aveugle de l'aiguille, trocarts : risque de perforation accidentelle d'organes et de vaisseaux parfois méconnue en per-opératoire.

Rôle IADE

Pré-opératoire

- Vérifications :
  - carte de groupe sanguin et RAI valides,
  - voie veineuse périphérique fonctionnelle, fixée, grand prolongateur si les 2 bras sont placés le long du corps,
  - mise en place du réchauffement du patient.
- Diminution du risque de perforation d'organes avec une vessie vide (si sonde vésicale non prévue), et estomac non distendu si la ventilation manuelle au masque est limitée par une pré-oxygénation.
- Contentions élastiques ou compression intermittente des MI.

Per-opératoire

- Monitorage de la curarisation.
- Privilégier mélange air/O_2 (N_2O discuté car pression intra-abdominale).
- Insufflation lente de CO_2. Patient mis en léger Trendelenburg.
- Réauscultation pulmonaire après insufflation.
- Paramètres ventilatoires réglés selon la $P_{et}CO_2$. En mode volume contrôlé, si besoin ↑ V_M en ↑ FR pour ↓ PIT et ↓ l'expansion diaphragmatique. Améliorer l'oxygénation avec Peep et manœuvres de recrutement.
- Exsufflation complète du CO_2 en fin de chirurgie.
- Anticipation de la douleur et des NVPO : analgésie multimodale (AINS, morphinique, instillation AL intrapéritonéal, infiltration des orifices de trocarts) ; antiémétiques en prophylaxie.

Surveillance clinique et para-clinique :

Tableau 3.37

Complications	Signes	CAT communes
		Avertir MAR - chirurgien
		CAT spécifiques
Bradycardie à l'insufflation	↓ FC	Stimulation levée +/– atropine Insufflation lente
Intubation sélective	↓ $P_{et}CO_2$, ↓ SpO_2, ↑ PI, absence du murmure vésiculaire dans un champ pulmonaire	FiO_2 = 1 Auscultation Sonde repositionnée

Complications	Signes	CAT communes
		Avertir MAR - chirurgien
		CAT spécifiques
EG minime	↑ $P_{et}CO_2$ brutale et retour à la valeur initiale	Arrêt N_2O, $FiO_2 = 1$ Exsufflation
EG massive	↓ $P_{et}CO_2$ rapide, hypoxémie, ↓ PA, bruit de rouet, défaillance droite et globale, troubles du rythme transitoire, voire ACR	cf. fiche
Emphysème sous-cutané	↑ $P_{et}CO_2$ progressive, micro-voltage brutal sur scope +/– crépitement visage-cou-thorax	Points d'insertion de trocarts vérifiés, ↓ PIA Pas de traitement ; résorption spontanée après exsufflation
PNO par diffusion	↑ $P_{et}CO_2$ progressive, ↓ SpO_2, ↑ PI	Arrêt N_2O - $FiO_2 = 1$ Exsufflation
PNO - pneumo médiastin	↓ $P_{et}CO_2$, ↓ SpO_2, ↑ PI, absence du murmure vésiculaire dans un champ pulmonaire, collapsus si PNO barotraumatique grave	Arrêt N_2O - $FiO_2 = 1$ Exsufflation Drainage thoracique
Hémorragie	↓ PA, ↑ FC, ↓ $P_{et}CO_2$, saignement	Transfusion possible

Post-opératoire

Rechercher :

- Curarisation résiduelle.
- Complications retardées : pneumothorax, hémorragie si plaie de petit vaisseau, hypercapnie prolongée, infection.
- Possible dysfonctionnement du diaphragme pendant 24 h.
- Traitement de la douleur et NVPO.
- Diurèse contrôlée.

Points essentiels

- Pratique courante, même chez un patient âgé avec antécédents.
- Période critique de l'insufflation initiale.
- Conséquences et complications à connaître pour les anticiper et les traiter.
- Travail en inter-réactivité entre les 2 équipes.
- Traçabilité dans le dossier d'anesthésie.

Fiche 3.56

Anesthésie du patient estomac plein

Adeline Chemin

Définition et physiopathologie

Un patient est considéré comme « *estomac plein* » quand il présente un risque d'inhalation bronchique important du fait de la non-vidange de son contenu gastrique.

Les facteurs de gravité impliqués sont :

- un volume inhalé > 0,4 ml/kg,
- un pH < 2.5,

Un patient est considéré comme estomac plein en cas :

- de non-respect du jeûne, quelle que soit la raison,
- de pathologie présente : obésité, reflux gastroduodénal, hernie hiatale, diabète avec gastroparésie (dysautonomie du diabétique),
- d'urgence chirurgicale digestive (occlusions intestinales, pathologies œsophagiennes),
- de grossesse (à partir de 14 semaines d'aménorrhée),
- de douleur et d'anxiété majeures (car favorisent l'hypersécrétion digestive),
- de troubles de la déglutition (discuté).

Le risque est amplifié dans un contexte d'urgence chez un patient ASA 3 et 4.

Risques spécifiques

Le risque encouru par les patients *estomac plein* est le syndrome d'inhalation décrit par Mendelson en 1946.

Le syndrome de Mendelson survient particulièrement à l'induction et lors de la phase de réveil, c'est-à-dire au moment où les réflexes laryngés sont modifiés et les voies aériennes non protégées.

Il est donc indispensable d'assurer une protection des voies aériennes par intubation dans le cadre d'une anesthésie générale chez le patient à l'estomac plein. Dans ce cadre, les dispositifs laryngés sont donc contre-indiqués.

Prise en charge spécifique

L'objectif principal de la prise en charge anesthésique est de prévenir l'inhalation péri-opératoire, ce qui impose une induction à séquence rapide (ISR).

Pré-opératoire

- Tamponner l'acidité gastrique (diminution du pH et de la sécrétion gastrique) par la prémédication (cimétidine ou citrate de sodium).
- Diminuer la douleur et l'anxiété.
- La vidange gastrique est à mesurer, en fonction des bénéfices/risques.

Per-opératoire

Pré-requis de l'ISR ou « *crush induction* »

- Rechercher les critères d'intubation difficile.
- Installation correcte de la tête (voire d'emblée position amendée de Jackson).
- Aspiration de gros calibre prête et à portée de main.
- Table fonctionnelle : Trendelenburg.
- Être obligatoirement 2 opérateurs.
- Position proclive possible pour l'induction.
- Ballonnet de la sonde d'intubation vérifiée et seringue pré-montée.
- Utiliser d'emblée une lame en métal.

Les différentes étapes de l'ISR

- Ventilation manuelle proscrite.
- Pré-oxygénation (objectif = FeO_2 > 85 %) :
  - soit en ventilation spontanée sous oxygène pur pendant 3 minutes,
  - soit en 4 à 6 capacités vitales en oxygène pur en cas d'urgence extrême.
- Prévenir le patient que l'on va effectuer la manœuvre de Sellick par une pression d'1 kg, puis renforcer à 3 kg à la perte de conscience.
- Injection d'un hypnotique d'action rapide pour une narcose d'emblée, type propofol.

- Injection d'un curare d'action rapide et courte pour une reprise rapide de ventilation spontanée en cas d'intubation difficile : succinylcholine à 1 mg/kg ou rocuronium à 1,2 mg/kg en cas de contre-indication à la célocurine (hyperkaliémie, allergie, risque d'hyperthermie maligne, etc.).
- Maintenir la Sellick, réaliser l'intubation.
- Relâcher la Sellick après gonflement du ballonnet, auscultation pulmonaire symétrique et courbes de capnométrie stables témoignant de la bonne position de la sonde d'intubation.
- Vidange gastrique par SNG envisageable.
- Injecter le morphinique.

Post-opératoire

- Effectuer une vidange gastrique avant l'extubation.
- Aspiration trachéale à distance de l'extubation si besoin.
- Respecter les critères d'extubation, particulièrement le réflexe de déglutition.
- Extuber en pression positive.
- Mettre en position demi-assise.

Points essentiels

L'IADE doit connaître les terrains considérés comme *«estomac plein»* et respecter, à tout moment, les principes de l'ISR :
- installation adéquate de la tête,
- tamponner l'acidité en pré-opératoire,
- utiliser des agents anesthésiques d'action rapide et courte pour un retour à la conscience rapide en cas de difficultés,
- respecter les posologies spécifiques de l'ISR pour le rocuronium (1,2 mg/kg), le monitorer à l'aide d'un curamètre et avoir du suggamadex à disposition en cas de nécessité d'antagonisation urgente,
- être particulièrement vigilant aux phases les plus risquées : l'induction et le réveil.

- Prévoir la boîte d'intubation difficile.
- Contrôler la perfusion (parois veineuses très fragiles).
- PréO_2, coussin tête et points d'appui (attention au rachis cervical).

Per-opératoire

- Produits dilués (AIVOC).
- Induction lente et titrée :
  - utilisation de drogues à stabilité hémodynamique,
  - contrôler la PA lors des changements de position,
  - utilisation de vasoconstricteurs si hypotension.
- Surveillance monitorage :
  - pose de KTA si chirurgie hémorragique,
  - curamètre BIS,
  - ↓ des doses en morphinique, barbiturique et curare,
  - si intubation attention aux dents, dénitrogénation +++,
  - réchauffement.
- Suivi :
  - remplissage modéré, maintenir une volémie correcte hémodynamique stable,
  - bilan entrées/sorties (diurèse ++),
  - estimation des pertes sanguines,
  - recontrôler Hb (seuil de transfusion = 9 g/dl).

Post-opératoire

- Surveillance SSPI.
- Conscience ++, toute agitation, attention = globe urinaire ou douleur.
- Titration de la morphine, attention aux AINS.
- Contrôler l'hydratation.
- Thromboprophylaxie (mécanique : bas anti-thrombose ; pharmacologique).

Points essentiels

Les modifications physiologiques du vieillard sont fondamentales à connaître et comprendre : c'est à partir de celles-ci que nous allons construire notre prise en charge :

- importance de la préparation du patient avant la chirurgie,
- le choix de l'anesthésie doit se faire au cas par cas, titration indispensable avec réduction des doses des agents anesthésiques et ↑ de l'intervalle entre les injections,
- ALR préférée en particulier si une analgésie loco-régionale est possible,
- Risques majorés en urgence.

Retour rapide au domicile = ambulatoire.

Fiche 3.58

Anesthésie de l'obèse

Adeline Chemin

Définition de la pathologie

L'obésité se caractérise par une augmentation du tissu adipeux de l'organisme. Cette masse graisseuse peut être responsable de co-morbidités.

Calcul de l'indice de masse corporelle (IMC) : Poids (en kg) ÷ Taille ^{2} (en mètres)

Poids idéal = Taille – 100 pour l'homme ; Taille – 105 pour la femme

Classification de l'obésité :

- IMC entre 19 et 25 kg/m^2 poids idéal
- IMC entre 26 et 29 kg/m^2 surcharge pondérale
- IMC > 30 kg/m^2 obésité
- IMC > 40 kg/m^2 obésité morbide

Physiopathologie

L'obésité est responsable de modifications anatomiques et physiologiques importantes :

- **Répercussions anatomiques :** Larynx antéroposé, cou court, macroglossie, périmètre du cou > 45,6 cm, limitation de la mobilité cervicale, hypertrophie mammaire.
- **Répercussions respiratoires :**
  - syndrome obstructif et augmentation des pathologies respiratoires par forte résistance des voies aériennes : asthme, syndrome d'apnée du sommeil, syndrome de Pickwick,
  - syndrome restrictif par compression diaphragmatique ;
  - diminution des volumes pulmonaires (volume résiduel, capacité résiduelle fonctionnelle, capacité vitale),
  - diminution de la compliance pulmonaire et thoracique ;
  - augmentation du travail respiratoire et de la demande métabolique : consommation de l'oxygène et production de CO_2 élevées,
  - modifications des rapports ventilation/perfusion.
- Répercussions cardiovasculaires :
  - augmentation du volume sanguin total, du débit cardiaque et de la tension artérielle (elle peut entraîner une hypertrophie ventriculaire et une insuffisance cardiaque gauche),
  - syndrome cave par compression de la veine cave inférieure (baisse du retour veineux),
  - stase veineuse périphérique,
  - capital veineux réduit.
- Répercussions digestives :
  - augmentation de la pression intra-abdominale,
  - gastroparésie (patient considéré comme estomac plein),
  - hernie hiatale et reflux gastro-œsophagien courants.
- **Répercussions endocriniennes :** diabète de type et hypercholestérolémie.
- **Répercussions ostéo-articulaires :** fragilité osseuse par faiblesse musculaire et masse graisseuse importante.

L'ensemble de ces répercussions a des effets sur la pharmacologie médicamenteuse :

- augmentation du volume sanguin et du débit cardiaque,
- diminution de la fixation protéique : augmentation de la fraction libre des médicaments,
- stockage graisseux avec risque de rediffusion retardée des produits dans le sang.

Risques spécifiques

Ils sont nombreux au regard des modifications physiopathologiques.

- Risques respiratoires :
  - hypoxie,
  - atélectasies par diminution des réserves en oxygène et mauvaise tolérance à l'apnée,
  - risque d'apnées post-opératoires par relargage morphinique.
- Risques cardiovasculaires :

- risque d'insuffisance coronarienne et de décompensation cardiaque par une inadéquation entre les besoins et l'offre métabolique,
- risque de labilité tensionnelle et d'hypotension artérielle par compression cave,
- risque de complications thrombo-emboliques.

• Risque d'inhalation du contenu gastrique.
• Risque d'abord veineux difficile.
• Risque de chute par mobilisation difficile et de lésions ostéo-articulaires.

Objectifs et impératifs de prise en charge

• Envisager un report de la chirurgie pour privilégier une perte de poids.
• Favoriser les ALR pour diminuer les répercussions de l'AG et les complications thrombo-emboliques.
• Utiliser des agents anesthésiques de cinétique courte (éviter les benzodiazépines) pour un réveil précoce.
• Contrôler rapidement les voies aériennes avec une induction à séquence rapide et manœuvre de Sellick pour l'AG.
• Prévenir toute décompensation, privilégier une normothermie pour éviter toute surconsommation d'oxygène.
• Protéger les points d'appui +++.

Monitorages spécifiques

• Chariot d'intubation difficile et fibroscope.
• Matériels adaptés au poids du patient : table opératoire, brassard à tension, masque, canule oropharyngée.
• Monitorage cardiaque et du segment ST, capnométrie, BIS, curamètre.

Rôle IADE

Pré-opératoire

• Évaluation des répercussions de l'obésité sur l'organisme : examens complémentaires selon le terrain du patient (ECG, EFR, bilans sanguins) et adaptation des traitements en cours.
• Rechercher des critères d'intubation difficile et de ventilation au masque difficile, prévoir le chariot d'intubation difficile si nécessaire.
• Vérification du matériel : tapis anti-glisse, géloses, brassard à tension.
• Anti-H_2 en prémédication (diminue le volume gastrique et tamponne l'acidité).
• Mise en place de bas de contention ou machine de CPI (selon protocole de service).

Per-opératoire

• Pré-oxygénation rigoureuse (FeO_2 > 85 %) en proclive (utiliser l'aide inspiratoire à pression expiratoire positive).
• Titrer les agents anesthésiques.
• Adaptation des paramètres ventilatoires :
  - volume courant : 6-8 ml/kg du poids idéal + 15 %,
  - mise en place d'une PEP (5 à 10 cm H_2O) selon tolérance hémodynamique,
  - effectuer des techniques de recrutements alvéolaires itératives,
  - veiller aux pressions d'insufflation < 30 cm H_2O.

• La posologie de certains agents anesthésiques se calcule sur le poids idéal (Propofol, Rémifentanil) ou sur le poids réel (Succinylcholine).
• Stratégie analgésique efficace et multimodale : TAP Block, infiltration de la paroi, bloc nerveux.
• Être vigilant aux variations volémiques avec risque de chute tensionnelle lors des changements de position : effectuer un léger roulis gauche pour prévenir le syndrome cave.

Post-opératoire

• Antagoniser les curares.
• Utiliser la ventilation spontanée avec aide inspiratoire au réveil, extuber en pression positive et en position demi-assise sur un patient bien éveillé.
• Administrer de l'oxygène après l'extubation, prévoir des séances de ventilation non invasive.
• Prévenir le risque thrombo-embolique : HBPM, kinésithérapie avec lever précoce.

Points essentiels

L'anesthésie de l'obèse demande une vigilance particulière sur le plan respiratoire et hémodynamique. Le risque d'intubation, de ventilation au masque et d'abord veineux difficile doit être au préalable évalué et réfléchi. Le matériel adapté doit être prévu. Les doses de certains agents anesthésiques se calculent sur le poids idéal (propofol et rémifentanil), d'autres sur le poids réel (succinylcholine).

Il faut être vigilant vis-à-vis des apnées post-opératoires.

NOTES

Fiche 3.59

Anesthésie du patient dénutri

Nathalie Pouilly

Définition de la pathologie

La dénutrition protéino-énergétique résulte d'un déséquilibre entre les apports et les besoins protéino-énergétiques de l'organisme. Ce déséquilibre entraîne des pertes tissulaires ayant des conséquences fonctionnelles délétères.

- Dénutrition cliniquement pertinente :
  - un IMC < ou égal à 18,5 ou un IMC < 21 chez le sujet de plus de 70 ans,
  - ou une perte de poids récente d'au moins 10 %,
  - ou une albuminémie < à 30 g/L indépendamment de la CRP.
- Dénutrition très sévère :
  - un IMC 20 % en 3 mois,
  - ou des apports oraux négligeables pendant 15 jours ou plus.

Physiopathologie

La dénutrition résulte d'un bilan négatif, de durée variable, entre les apports nutritionnels et les besoins métaboliques, notamment protéino-énergétiques. Elle est due à une diminution des apports avec mobilisation des réserves énergétiques.

Dénutrition par diminution des apports

La réduction des apports conduit à une érosion de la masse maigre et à une diminution de la masse grasse, d'autant plus rapide que la carence est importante. En cas de jeûne total, la synthèse accrue de corps cétoniques, à partir des lipides, supplée partiellement aux besoins des tissus glucodépendants, notamment cerveau et moelle osseuse. Ce processus induit ensuite une perte de masse maigre musculaire moins rapide par diminution de la protéolyse.

Dénutrition par hypermétabolisme

L'hypermétabolisme, associé à l'insuffisance des apports oraux, est une caractéristique des états d'agression : brûlure, polytraumatisme, infection, syndromes inflammatoires, suite de chirurgie lourde. Cette dénutrition, aiguë ou subaiguë, est davantage protéique, et la perte de masse musculaire, accélérée par l'immobilisation, est de survenue rapide.

L'hypermétabolisme est secondaire à des réactions immuno-neuroendocriniennes. Il a pour but de satisfaire l'augmentation des besoins énergétiques secondaires à la synthèse protéique et celle, plus forte de la protéolyse.

Risques spécifiques

Les risques sont aggravés par le jeûne prolongé et l'agression chirurgicale.

La dénutrition entraîne une pharmacocinétique des médicaments modifiée.

Modification de la résorption

- Par modification du pH gastrique, du débit sanguin intestinal, de la perméabilité de l'épithélium digestif, de la vidange gastrique.
- Par perte de masse grasse et/ou une fonte musculaire entraînant une modification du volume de distribution des médicaments lipophiles (barbituriques, Fentanyl®) ou hydrophiles (aminosides, Digoxine®, paracétamol, etc.) avec un risque latent de surdosage.

Modification du métabolisme hépatique

- Par diminution de la capacité de synthèse protéique (protéines de transport : albumine).
- Par augmentation de la forme libre des médicaments : effet thérapeutique majoré.

Modification de l'excrétion rénale

La demi-vie des médicaments qui se lient faiblement aux protéines est plus longue : altération du débit sanguin rénal et de la filtration glomérulaire.

Autres conséquences

- Une immunodépression : lymphocytaire T et les sécrétions muqueuses d'immunoglobulines : infections bronchopulmonaires, intestinales ou tissulaires ;
- Un retard de cicatrisation et des troubles trophiques du grêle ;
- Des troubles de la motricité digestive ;
- Un bas débit splanchnique ;
- Une diminution de la masse et de la force musculaire ;
- Une morbidité et une mortalité accrue.

Objectifs/Impératifs de prise en charge

Évaluation de l'état nutritionnel en pré-opératoire avec identification du grade nutritionnel (GN)

Tableau 3.39

Grade nutritionnel 1 (GN 1)	– Patient non dénutri – ET pas de facteur de risque de dénutrition – ET chirurgie sans risque élevé de morbidité
Grade nutritionnel 2 (GN 2)	– Patient non dénutri – ET présence d'au moins un facteur de risque de dénutrition – OU chirurgie avec un risque élevé de morbidité
Grade nutritionnel 3 (GN 3)	– Patient dénutri – et chirurgie sans risque élevé de morbidité
Grade nutritionnel 4 (GN 4)	– Patient dénutri – ET chirurgie avec un risque élevé de morbidité

Nutrition pré-opératoire

- Sauf en cas d'urgence, le patient dénutri doit bénéficier d'une prise en charge nutritionnelle pré-opératoire entérale ou parentérale, l'objectif étant de normaliser les divers paramètres sanguins, cliniques et para-cliniques et d'obtenir un arrêt du processus.
- En pré-opératoire : stopper l'alimentation parentérale à l'arrivée au bloc. Rincer la tubulure.

Nutrition post-opératoire

- Le plus rapidement possible.
- Assistance nutritionnelle (GN 3 et 4).

Monitorage spécifique

- Monitorage des agents anesthésiques : BIS, pupillométrie, curamètre.
- Monitorage de la température.

Rôle IADE

Pré-opératoire

- Recueil de données concernant l'évaluation de l'état nutritionnel du patient :
  - évaluation du pli cutané, état général, globes oculaires, peau terne,
  - IMC,
  - le dosage de marqueurs : (albumine) transthyrétine, CRP, vitamines, oligo-éléments, bilan azoté).
- Pose de VVP et remplissage vasculaire.

Per-opératoire

- Installation soigneuse : protection de l'ensemble des points d'appui.
- Adaptation des posologies des traitements anesthésiques : titration +++.
- Utilisation d'agents à durée d'action courte.
- Réchauffement.

• Compenser les pertes, en particulier en albumine, et veiller à la normalisation des facteurs protéiques (hémostase, etc.).
• Surveillance des signes d'apparition d'un sepsis.

Post-opératoire

• Assistance nutritionnelle dès les 24 premières heures post-opératoires.
• Améliorer la réponse à l'inflammation : arginine, glutamine, micronutriments, AG insaturés, oméga 3, nucléotides.
• Titration de morphine.

Points essentiels

• Anesthésie d'un patient fragile.
• Nutrition entérale et parentérale pré- et/ou post-opératoire.
• Adapter les posologies des anesthésiques.
• Utiliser des agents à durée d'action courte.
• Monitorage attentif.
• Éviter les morbidités autres (réchauffement, points d'appui, jeûne le plus court possible).

NOTES

Fiche 3.60

Anesthésie de l'insuffisant respiratoire

Audrey Landrin-Fumalle

Définition de la pathologie

L'insuffisance respiratoire (IR) est une altération de l'hématose, en rapport avec un trouble ventilatoire pulmonaire ou central, conduisant à l'incapacité de l'appareil respiratoire à apporter la quantité d'O_2 nécessaire à l'organisme et/ou à son incapacité à éliminer le CO_2 dans les conditions métaboliques usuelles.

On parle d'insuffisance respiratoire quand à l'état stable (pH 7,38 – 7,42), à distance d'une décompensation de la maladie :

- PaO_2 <60 mmHg et $PaCO_2$ <50 mmHg (stade I : hypoxémie isolée),
- PaO_2 <60 mmHg et $PaCO_2$ >50 mmHg (stade II : Hypoventilation alvéolaire).

Physiopathologie

Anomalie des rapports ventilation/perfusion (VA/Q)

C'est le principal mécanisme en cause, notamment dans les hypoxémies des troubles ventilatoires obstructifs (effet shunt). Elle se traduit par un rétrécissement du calibre des bronches qui freine le passage de l'air.

Les causes principales sont la bronchite chronique évoluée, l'emphysème, la dilatation des bronches, l'asthme ancien.

Incapacité du soufflet thoracique à assurer une ventilation suffisante (hypoventilation alvéolaire)

Ce mécanisme est en cause, notamment dans les hypoxémies des troubles ventilatoires restrictifs (diminution du volume pulmonaire fonctionnel), liées à une diminution de la capacité pulmonaire.

Les principales causes sont :

- les maladies du tissu pulmonaire,
- les déformations de la colonne vertébrale ou de la cage thoracique,
- les maladies neuromusculaires,
- les séquelles d'une affection pleurale ou de traitements chirurgicaux,
- une importante surcharge pondérale.

Incapacité de la surface alvéolo-capillaire à assurer les échanges

- soit par altération au niveau de la membrane alvéolo-capillaire (fibroses),
- soit par altération au niveau du lit vasculaire (HTAP primitive ou post-embolique).

Risques spécifiques

Les risques spécifiques sont :

- l'hypoxie,
- l'hypercapnie,
- le bronchospasme,
- les barotraumatismes,
- les pneumopathies.

Objectifs/Impératifs de prise en charge liés au terrain

Les objectifs de prise en charge sont d'éviter les risques spécifiques et d'y pallier s'ils se concrétisent.

Monitorage spécifique

- ECG, SpO_2, KTA pour mesures de GDS itératives,
- Capnographie pour dépister la bronchoconstriction,
- Température : prévention de l'hypo- ou de l'hyperthermie.

Rôle IADE

Pré-opératoire

Une préparation pré-opératoire diminue de 50 % les complications post-op.

Choix du protocole d'anesthésie en fonction de la chirurgie :
- ALR = technique de choix pour la chirurgie périphérique ou sous-ombilicale,
- AG = pour la chirurgie haute.

Évaluation du retentissement/de la sévérité de l'atteinte :
- clinique : dyspnée, expectorations, toux, signes de tirage, tabagisme, dénutrition ;
- para-clinique : EFR, GDS, radio pulmonaire (distension thoracique, hyperinflation) ;
- arrêt tabac :
  - 12-24 h : diminution HbCO, augmentation TaO_2,
  - 8–12 semaines : diminution de la morbidité post-op ;
- diminution des résistances bronchiques : bronchodilatateurs (anticholinergiques, β2mimétiques), corticoïdes ;
- diminution de l'encombrement bronchique : ATB, diurétiques, kinésithérapie ;
- amélioration de la fonction ventilatoire : prise en charge nutritionnelle, correction des déficits en minéraux/électrolytes (hypophosphorémie, hypocalcémie, hypomagnésémie) ;
- prémédication car patients anxieux (pas de BZD car ce sont des dépresseurs respiratoires).

Per-opératoire

- Éviter l'hypoxie/hypercapnie :
  - surveillance : SpO_2, dénitrogénation : objectif FeO_2 > 90 %, assurer une hématose satisfaisante par le mélange de gaz frais,
  - surveillance : capnométrie, adaptation FR/temps expiratoire, ventilation contrôlée si nécessaire, prévoir GDS pour $PaCO_2$ car $P_{et}CO_2$ non fiable.
- Éviter/pallier au bronchospasme : IOT avec narcose profonde, grosse sonde si dilatation des voies respiratoires, pas d'agent histamino-libérateur.
- Si bronchospasme : approfondir anesthésie (AVH), arrêt stimuli chirurgicaux, augmenter curarisation, augmenter FiO_2, β2mimétiques : aérosols ou bouffées dans la sonde de IOT.
- Éviter les barotraumatismes : surveillance Paw et adaptation du volume/minute (↓ Vt et ↑ FR en fonction $P_{et}CO_2$), surveillance des pressions intra-thoraciques.
- Le N_2O est contre-indiqué en cas d'emphysème.
- Humidification des gaz (ventilation en BDGF).
- ↑ débit cardiaque (permet d'augmenter les apports d'O_2 tissulaires).
- ↑ transport d'O_2 (transfusion de CGR si nécessaire).
- Appliquer une pression positive télé-expiratoire.
- ↓ consommation d'O_2 : analgésie adéquate, curarisation.

Post-opératoire

- Éviter les complications respiratoires post-op. : aspirations, asepsie, ATB, humidification gaz (BDGF), éviter VC prolongée (difficulté de sevrage de la VC).
- Extubation le plus tôt possible, à distance des stimulations trachéales (toux, aspi), tenir compte de la SpO_2 de base.
- Prévention du bronchospasme : aérosols bronchodilatateurs itératifs.
- Contrôle de la douleur pour ne pas limiter les manœuvres d'expansion pulmonaire et la toux.
- Position assise : améliore CRF et CV, diminue l'inhalation.
- Assistance ventilatoire post-op (VNI, CPAP, VSAI-PEP) : améliore les échanges gazeux, le recrutement alvéolaire, diminue les atélectasies et le travail respiratoire diaphragmatique.
- RP, kinésithérapie respiratoire.
- Surveillance SpO_2, FR, cyanose, polypnée, sueurs, altération de la conscience.
- O_2 1–1,5 L/min max.
- Diminuer la consommation d'O_2 : éviter les frissons et l'hypothermie.

Points essentiels

- Importance de la préparation pré-opératoire :
  - supprimer les facteurs de risque : tabac, dénutrition,
  - supprimer l'encombrement bronchique, diminuer l'hypersécrétion, favoriser l'expectoration, améliorer les qualités viscoélastiques.
- Optimiser la ventilation.
- Lever le spasme bronchique.
- Lutter contre l'infection bronchique.
- Réduire l'inflammation bronchique.
- Rééducation respiratoire post-opératoire.

Fiche 3.61

Anesthésie de l'hypertendu

Magalie Thibaud

Définition de la pathologie

L'HTA se définit comme une pression artérielle systolique (PAS) ≥140 mmHg et/ou une pression artérielle diastolique (PAD) ≥90 mmHg, chez une personne qui ne prend aucun traitement anti-hypertenseur et ne présente aucune pathologie aigüe.

Pour une personne de plus de 65 ans, les valeurs à noter sont une PAS ≥160 mmHg et une PAD ≥90 mmHg.

En France, la prévalence de l'HTA est de 31 % entre 18 et 74 ans, et il est à noter que 82 % des patients hypertendus sont traités (Enquête 2006-2007).

La classification de l'HTA dépend de la stratification du risque de complication cardiovasculaire. La décision thérapeutique se fait en fonction de la sévérité de l'HTA, de l'association à un ou plusieurs facteurs de risque cardiovasculaires, de l'atteinte d'un organe cible et d'un antécédent d'accident cardiovasculaire.

Lorsque les valeurs de PAS et PAD sont dans des catégories différentes, le grade le plus sévère de l'HTA est retenu.

- Facteurs de risque : 1) âge >55 ans (homme); >65 ans (femme); 2) tabagisme; 3) hypercholestérolémie (>6,5 mmol/L^{-1}); 4) diabète; 5) histoire familiale d'accident cardiovasculaire.
- Atteinte d'un organe-cible : 1) hypertrophie ventriculaire gauche (ECG, échocardiographie, radiographie de thorax); 2) protéinurie ou élévation modérée de la créatininémie; 3) athérome artériel (carotides, aorte, artères iliaques ou fémorales); 4) atteinte des artères rétiniennes.
- Événement cardiovasculaire : 1) AVC (ischémique, hémorragique, transitoire); 2) complication cardiaque (IDM, angor, revascularisation coronaire, insuffisance cardiaque congestive); 3) néphropathie diabétique ou insuffisance rénale; 4) atteinte vasculaire (anévrisme disséquant, artériopathie symptomatique); 5) rétinopathie hypertensive sévère.

Physiopathologie

À 95 %, l'HTA est dite essentielle car liée à une altération vasculaire primitive par augmentation

Tableau 3.40

Facteurs de risque cardiovasculaire	HTA de grade I PAS : 140-159 mmHg et/ou PAD : 90-99 mmHg	HTA de grade II PAS : 160-179 mmHg et/ou PAD : 100-109 mmHg	HTA de grade III PAS : 180 mmHg et/ou PAD : 110 mmHg
Absence de facteur	Risque faible, traitement (TT) non médicamenteux	Risque moyen, TT non médicamenteux	Risque élevé, TT médicamenteux
1 ou 2 facteurs (sauf diabète)	Risque moyen, TT non médicamenteux	Risque moyen, TT non médicamenteux	Risque élevé, TT médicamenteux
3 facteurs ou diabète,ou atteinte organe-cible	Risque élevé, TT médicamenteux	Risque élevé, TT médicamenteux	Risque élevé, TT médicamenteux
Événement cardio-vasculaire	Risque très élevé, TT médicamenteux	Risque très élevé, TT médicamenteux	Risque très élevé, TT médicamenteux

des résistances vasculaires artérielles. Cette HTA s'accompagne d'anomalies de la paroi artérielle, de la régulation de la PA et de la fonction cardiaque. Ces anomalies participent chez le patient hypertendu à la variabilité de la PA, favorisent l'adhésion de molécules endothéliales et l'agrégation plaquettaire. L'autorégulation des débits cérébral et coronaire est perturbée (courbe déplacée vers la droite). Une hypertrophie du ventricule gauche est notable.

Dans 5 % des cas, l'HTA est la conséquence d'une autre pathologie (rénale, endocrinienne, etc.).

Risques péri-opératoires spécifiques

- Risque d'instabilité hémodynamique et particulièrement d'hypertension ainsi que de variations de la fréquence cardiaque en période péri-opératoire.
- Risque d'ischémie myocardique silencieuse en per-opératoire, particulièrement pour l'HTA non traitée.
- Interactions entre les traitements anti-HTA et l'anesthésie.

Objectifs/Impératifs de prise en charge liés au terrain

Maintenir chez le patient une PA la plus proche possible de sa PA de repos (20 à 30 %).

Monitorage spécifique

Selon le contexte du patient et les pathologies associées, la mesure invasive de la PA peut être prescrite.

Rôle IADE

Pré-opératoire

À l'accueil du patient :

- vérification du dossier : ancienneté de la pathologie, notion d'équilibre ou non de l'HTA, traitée ou non, PA de référence, recherche d'atteinte d'autres fonctions, résultats d'examens complémentaires ;
- point majeur : vérifier si prescription spécifique (arrêt ou poursuite de médicaments habituels, remplissage pré-induction, choix des agents anesthésiques, maintien des βbloquants, des inhibiteurs calciques, arrêt pré-opératoire court des IEC et sartans) ;
- conditionnement et monitorage patient (les alarmes seront réglées en fonction des paramètres mesurés à l'arrivée du patient) ;
- gestion de l'anxiété du patient.

Per-opératoire

- Surveillance rapprochée de la PA, contrôle de la FC et du tracé de l'ECG (DII, V5, segment ST), dépister hypo- et/ou hypervolémie.
- Titration de l'anesthésie.
- Contrôle de la pression artérielle par les agents hypnotiques (halogénés, propofol) et l'utilisation des agents vasopresseurs classiques (éphédrine, phényléphrine).
- Anticipation des temps chirurgicaux nociceptifs avec approfondissement de l'anesthésie et/ou analgésie.
- Prévention et traitement de l'hypoxie et de l'hypercapnie.
- Traitement rapide de l'hypotension par vasopresseur type éphédrine ou phényléphrine.
- Traitement rapide de l'hypertension, préférentiellement par un approfondissement de l'anesthésie ou de l'analgésie, puis par un vasodilatateur artériel type nicardipine (tachycardie possible) et uradipil (meilleure tolérance sur la FC).

Vigilance particulière : induction, installation chirurgicale, modification de position peropératoire, temps chirurgicaux douloureux, hémorragiques, réflexogènes, ou techniques spécifiques (clampage, garrot, etc.).

Post-opératoire

- Surveillance rapprochée de la PA.
- Contrôle de la FC et du tracé de l'ECG (dépister les troubles du rythme).

- Éviter au maximum les stimulations nociceptives, gestion anticipée de la douleur.
- Dépister l'hyper- et/ou hypovolémie.
- Surveillance de la température et favorisation de la normothermie.
- Rechercher et signaler l'apparition d'un globe vésical.

Points essentiels

Pour le patient hypertendu, le risque péri-opératoire ne porte pas tant sur la valeur de la PA que sur les lésions des organes-cibles consécutives à une modification de la PA (cerveau, rein, cœur). L'objectif dans le contexte d'anesthésie est de maintenir une PA dans les 20 à 30 % des valeurs du patient.

Les rôles de l'IADE en péri-anesthésique portent sur :

- une surveillance rapprochée des paramètres cliniques et para-cliniques, et plus particulièrement de la PA;
- une anticipation analgésique des temps chirurgicaux et soins nociceptifs;
- une réactivité dans l'application du traitement de l'hypo et/ou hypertension artérielle.

NOTES

Fiche 3.62

Anesthésie de l'insuffisant rénal

Fabienne Rousseau

Définition de la pathologie

L'insuffisance rénale se décline selon 2 modalités :

- sous une forme aiguë (IR aiguë), il s'agit d'une altération complète ou partielle des fonctions rénales, de survenue rapide (de quelques heures à quelques jours) et d'une durée limitée (environ 3 semaines). La récupération est complète, sauf en cas d'atteinte organique antérieure.
- sous une forme chronique (IR chronique), l'évolution est plus lente (plusieurs années) avec des répercussions générales plus importantes et durables. Aucune récupération n'est envisageable, et dans sa forme terminale il faudra suppléer la fonction rénale (épuration extra-rénale, transplantation).

Physiopathologie

L'IR aiguë expose à la surcharge hydrosodée, l'hyperkaliémie et l'acidose métabolique.

L'IR chronique expose de plus à des répercussions générales :

- cardio-vasculaires :
  - HTA, insuffisance cardiaque aiguë, péricardite urémique,
  - décompensation cardiaque sur surcharge hydrosodée,
  - variation de la volémie (dialyse),
  - hyperdébit FAV,
  - athérome (AVC, artériopathie des MI) ;
- SNC : dysautonomie neurovégétative (fréquente, notamment si le patient est diabétique) ;
- biologiques : hyperkaliémie, hyperphosphorémie, hypocalcémie, anémie (diminuée avec l'EPO), thrombopathie acquise, acidose métabolique, hypoprotidémie ;
- troubles digestifs : nausées, vomissements, œsophagites, gastrites, etc.
- métaboliques : vitamine D, système immunitaire.

Risques spécifiques

- Risque de surmortalité cardiovasculaire : ECG pré-opératoire systématique (recherche de signes d'hyperkaliémie notamment).
- Recherche des troubles de l'hémostase primaire, risque hémorragique (résidus d'anticoagulants post-dialyse).
- Modifications pharmacocinétiques liées à l'acidose métabolique et l'hypoprotidémie :
  - accumulation de métabolites actifs (retard de réveil possible),
  - modifications pharmacologiques possible des AL.
- Risques liés à la FAV (compressions, thromboses, etc.).
- Patients algiques et fragiles sur le plan ostéo-articulaire.

Objectifs/Impératifs de prise en charge liés au terrain

L'insuffisant rénal peut être anesthésié pour toute chirurgie en lien ou non avec sa pathologie (FAV, transplantation, etc.).

- IR aiguë : reporter toute chirurgie programmée non urgente (risque d'hyperkaliémie menaçante). En cas d'urgence, possibilité de perfusion glucose/insuline, furosémide, kayexalate, EER en urgence, etc.
- IR chronique : une bonne collaboration entre les différents acteurs facilitera la PEC pré-, per- et post-opératoire du patient (néphrologues, réanimateurs, cardiologues, anesthésistes). Les interventions programmées permettront d'optimiser la préparation du patient (dialyse la veille pour ajuster la volémie et la kaliémie) + examens complémentaires avant l'intervention.
- Si AG : anesthésiques IV non contre-indiqués (métabolisme essentiellement hépatique), mais prévenir l'instabilité hémodynamique (éphédrine, néosynéphrine) ; attention au thiopental dont les

effets sont majorés (fraction libre et non ionisée augmentée). Importance de la titration des doses d'induction anesthésique afin de limiter les risques d'hypotension :

- halogénés : la néphrotoxicité directe est réduite avec les gaz utilisés actuellement et les nouvelles chaux sodées,
- curares : la célocurine doit être utilisée avec beaucoup de précautions surtout en urgence (hyperkaliémie). Préférer l'atracurium et le cisatracurium. En cas d'induction en séquence rapide, possibilité d'utiliser le rocuronium si la clairance de la créatinine est > 30 ml/min (antagoniste disponible = sugammadex, utilisable si clairance de la créatinine > 30 ml/min).
- morphiniques de choix : sufentanil et rémifentanil,
- en post-op, réduire les doses de morphine (environ 50 %), espacer les réinjections et éviter les administrations systématiques car risque d'accumulation des métabolites actifs (éliminés par voie rénale) ; intérêt ++ des PCA.

Monitorage spécifique

- Scope 5 brins, monitorage ST suivant terrain.
- SpO_2, PNI en controlatéral de la FAV.
- Monitorage de la curarisation.
- BIS.
- Température (réchauffement).
- VVP en controlatéral, FAV (dessus de la main, autour du poignet).
- +/– sonde vésicale.
- PAS, Swan Ganz, Picco (à réserver à toute chirurgie lourde), ETO.

Rôle IADE

Pré-opératoire

- Connaître la fréquence des EER, la date de la dernière dialyse et la perte de poids de cette séance. Questions : poids sec actuel ? côté FAV ? diurèse résiduelle ?
- Bilan pré-op à récupérer (kaliémie, natrémie, hématocrite, phosphorémie, calcémie, urée, créatinine, etc.)
- Dossier transfusionnel : si chirurgie hémorragique, réserver des culots phénotypés, déleucocytés (réduction des risques d'allo-immunisation pour les patients en attente de greffe).
- Installation du patient : protection de la FAV, prévenir toute compression nerveuse, PNI en controlatéral, manipuler les patients avec précaution (fragilité ostéoarticulaire).
- VVP : dessus de la main ou autour du poignet en controlatéral de la FAV (préservation du capital veineux ++).

Per-opératoire

- Prévenir hypoTA (risque de thrombose FAV entre autres).
- Remplissage prudent : suivant diurèse résiduelle, chirurgie (pertes), pressions de remplissage (monitorage de débit cardiaque si chirurgie lourde).
- Solutés : préférer sérum physiologique 0,9 %, éviter les HEA.
- Revérifier régulièrement : points d'appuis, thrill FAV, etc.
- Réchauffer le patient.
- Débuter la prise en charge de la douleur post-opératoire.
- Prévenir les NVPO.

Post-opératoire

- Objectifs : réchauffement, décurarisation, oxygénation, poursuivre PEC de la DPO, ECG.
- Surveiller ++ tous les drainages et pansements (risque hémorragique).
- Prévoir bilan (ionogramme, NFS, urée, créatinine, etc.).
- Prévoir dialyse à J + 1 (diminuer soustraction hydrique si alimentation PO non reprise).
- Diminuer les doses d'anticoagulants pour limiter le saignement post-op.
- Prévoir USC ou réanimation, suivant le terrain et la chirurgie.

Points essentiels

- Attention à l'hyperkaliémie.
- Instabilité hémodynamique sur terrain à risque.
- Protection du capital veineux et de la FAV +++.
- Bannir les néphrotoxiques : AINS, aminosides, etc.
- Réduction des posologies.

Fiche 3.63

Anesthésie de l'insuffisant hépatique

Christiane Dabezies-Paban

Définition de la pathologie

L'insuffisance hépatique est une altération des fonctions hépatocytaires de synthèse, de sécrétion et d'épuration.

Physiopathologie

Causes de l'insuffisance hépatique

- Virales.
- Toxiques (alcool ++, intoxications par champignons).
- Médicamenteuses (paracétamol).
- Auto-immunes.
- Ischémique.

Retentissements

Voir tableau 3.41.

Tableau 3.41

Neurologiques	AEG, encéphalopathie hépatique (critère de gravité), neuropathies périphériques.
Respiratoires	Hypoxémie (compression par ascite, épanchement, atélectasies), HTAP, pouvant aller jusqu'au syndrome hépato-pulmonaire (hypoxémie due à un effet shunt en lien avec une vasodilatation intra-pulmonaire suite à une hépatopathie avec hypertension portale)
Hémodynamiques	Hypovolémie avec hypotension et débit cardiaque élevé avec tachycardie.
Hydroélectrolytiques et métaboliques	Hyponatrémie, hypokaliémie, dysglycémie. Insuffisance rénale pouvant aller jusqu'au syndrome hépato-rénal (vasoconstriction excessive de la circulation rénale d'origine humorale).
Coagulopathies	Anémie, chute du TP par défaut des facteurs de coagulation synthétisés par le foie : X, V, VII, II, thrombopénie et thrombopathie. Risque thrombo-embolique (par dysfonction endothéliale et défaut de synthèse des facteurs anti-thrombotiques), fibrinolyse chronique (déséquilibre entre activateurs et inhibiteurs physiologiques de la fibrinolyse).
Digestifs	Cholestase, ictère, hypertension portale, splénomégalie, dépendant de l'étiologie de l'insuffisance hépatique.
Autres	Altération de l'immunité, de la synthèse protéique en général avec augmentation des fractions libres des médicaments se liant à l'albumine, dysfonction neuro-végétative.

Risques spécifiques

Ils sont liés à l'hypertension portale et insuffisance hépato-cellulaire.

Objectifs/Impératifs de prise en charge liés au terrain

Prévenir et anticiper les risques hémorragiques, métaboliques, infectieux.

Monitorage spécifique

- Monitorage standard complété par :
  - BIS, curamètre,
  - Monitorage hémodynamique : KTA pour PA invasive et gaz du sang itératifs, VVC, Swan ganz à discuter selon la fonction cardiaque et l'existence d'un syndrome hépato-pulmonaire.
- Accélérateur-réchauffeur de perfusion et transfusion, récupérateur de sang.
- Prévention hypothermie.
- Pose de sonde urinaire et gastrique.

Rôle IADE

Pré-opératoire

- Choix de la technique anesthésique :
  - AG après une pré-oxygénation de qualité et ISR,
  - ALR (à discuter en cas de coagulopathie).
- Titration des drogues, AIVOC, pas de prémédication avec des benzodiazépines (élimination hépatique), curares éliminés par la voie de Hoffmann.
- Bilan clinique (altération de l'état général, ictère, œdèmes, ascite, signes cutanés, varices œsophagiennes, encéphalopathie) et para-clinique (bilan hépatique, protidémie, BES, GDS, NFS, Groupage/RAI, TP, facteurs X, V, VII, II).
- Recherche de comorbidités : retentissement sur les autres organes de la maladie et de l'incidence du terrain (dénutrition, alcool, tabac).
- Évaluation par le score de Child-Pugh (mesure de la gravité de la cirrhose),

Tableau 3.42

	1 point	2 points	3 points
Bilirubine (µmol/l)	< 35	35–50	> 50
Albumine (g/l)	> 35	28–35	< 28
Ascite	-	facile à contrôler	constante
TP	> 54 %	44–54 %	< 44 %
Encéphalopathie	Absente	contrôlée médicalement	mal contrôlée médicalement

La cotation totalisant les points (de 5 à 15) est convertie en une classification en 3 grades : A (5 ou 6 points), B (7 à 9 points) et C (10 à 15 points). Les deux peuvent être combinés pour une désignation précise de la gravité de l'insuffisance hépatique décrite, par exemple, comme Child-Pugh A 6, B 7, C 11, etc.

- Stratégie transfusionnelle à vérifier, commande de PSL à récupérer, anti-fibrinolytiques.
- Vasopresseurs et solutés de remplissage, diurétiques, insuline.
- Antibioprophylaxie.

Per-opératoire

Temps spécifiques : les clampages

- Optimisation du remplissage, vasopressines (Noradrénaline), attention à l'état général.
- Privilégier la ventilation en VPC sous AINOC en normoxie/normocapnie.
- Assurer une normovolémie et une hémostase correcte : bilan des entrées/sorties, transfusion, bilans sanguins itératifs (Hb, GDS, glycémie, BES, etc.)
- Correction de l'anémie.
- Narcose et analgésie de qualité.
- Normothermie.

Post-opératoire

- Titration analgésie, attention à la morphine et au paracétamol (réduction de posologie), utilisation de la kétamine pour son action anti-hyperalgésiante.
- Réveil différé en SSPI ou en réanimation.
- État cardiovasculaire : normovolémie, hémostase correcte.
- État respiratoire : hématose correcte.
- Pas de traitement hépato- ou néphrotoxique (AINS : risque de syndrome hépatorénal).
- Prévention du sevrage alcoolique et complément de vitamines.

Points essentiels

- Patient fragile avec risque hémorragique.
- AG avec ISR.
- Titration des drogues et monitorage précis.
- Asepsie +++.
- Modifications pharmacologiques et altérations volémiques à anticiper.
- Éviter les benzodiazépines et le paracétamol.

Fiche 3.64

Anesthésie du diabétique

Eliane Snaoui

Définition de la pathologie

Le diabète se caractérise par un trouble de la glycorégulation aboutissant à une hyperglycémie chronique. Il existe deux types de diabète : le diabète de type 1 et le diabète de type 2.
Biologie : Normoglycémie : 3.5 – 5,5 mmol/L.
On parle de diabète si :
• glycémie >7 mmol/L après un jeûne de 8 h,
• glycémie >11,1 mmol/L associée à un syndrome polyuro-polydipsique avec amaigrissement,
• glycémie >11,1 mmol/L après une charge orale de 75 g de glucose.

Physiopathologie

Le diabète de type 1 correspond à une destruction des cellules β de Langerhans aboutissant à une absence totale de sécrétion d'insuline.
Le diabète de type 2 correspond à une altération de l'insulinosécrétion associée à une insulinorésistance (maladie polymétabolique).

Risques spécifiques

L'hyperglycémie chronique aboutit progressivement à de multiples complications : les **neuropathies**.
• Dysautonomies neuro-végétatives (neuropathies autonomes) :
  – altération de l'adaptation aux effets hypotenseurs de l'anesthésie ainsi qu'aux saignements per-opératoires ;
  – hypotension orthostatique majorée par hypovolémie, vasodilatateurs, neuroleptiques, anesthésiques locaux, altération du baroréflexe :
    ■ instabilité hémodynamique péri-opératoire,
    ■ troubles du rythme ventriculaire,
    ■ morts subites péri-opératoires ;
  – hypothermie par retard de vasoconstriction ;
  – diminution de la réponse ventilatoire à l'hypoxie et à l'hypercapnie ;
  – altérations de la fonction ventilatoire (VEMS et CV) ;
  – gastroparésie avec ralentissement de la vidange gastrique = > risque d'inhalation car « estomac plein ».
• Neuropathies périphériques : polynévrite, mal perforant indolore.
• Neuropathie cardiaque : tachycardie sinusale de repos, ischémie silencieuse, infarctus asymptomatique.
• Neuropathie gastrique, intestinale et vésicale : stase gastrique, potentiel d'estomac plein potentiel, constipation/diarrhée, rétention urinaire.
• Macro-angiopathie : athérosclérose (coronaropathie avec angor et infarctus, HTA; artériopathie : risque d'AIT, d'AVC).
• Micro-angiopathie : rétinopathie (cécité), néphropathie (glomérulopathie et insuffisance rénale).
• Altération des fonctions leucocytaires (risque infectieux, retardement du processus de cicatrisation).
• Rigidité tendineuse et ligamentaire, raideur du rachis cervical, intubation difficile.

Objectifs/Impératifs de prise en charge liés au terrain

Impératifs

• Évaluation pré-opératoire de l'équilibre métabolique :
  – ancienneté de la maladie, modalités de découverte,

- accidents spécifiques : hypoglycémies, acidocétose, comas, infections,
- adaptation du traitement, bilan cardiovasculaire, rénal, recherche des signes prédictifs d'intubation difficile (signe de la prière).

• Prémédication pour diminuer le taux sanguin de catécholamines, responsable de la réaction hyperglycémiante au stress chirurgical. Le choix se portera souvent sur les benzodiazépines ou la clonidine.

• Le jeûne pré-opératoire doit être de courte durée ; prolongé chez un diabétique de type 1, il peut aboutir à une hypercétonémie et à un taux élevé d'acide gras libres, augmentant le risque de trouble du rythme ventriculaire à l'induction.

• Induction et anesthésie :
- préférer la technique visant à éviter les variations hémodynamiques brutales tout en préservant le capital neurologique ; le choix AG/ALR est encore débattu ; l'ALR est souvent privilégiée car les risques de l'AG sont plus importants ainsi que l'hypoglycémie dont les signes cliniques seront masqués,
- éviter l'hypovolémie, augmenter les résistances vasculaires systémiques, augmenter le volume sanguin circulant,
- apports glucosés : débuter le matin de l'intervention, surtout en cas de prise de sulfamides la veille ou prévus en post-opératoire. SG 5 % 120 ml/h + des électrolytes.

Cas particulier du diabétique en ambulatoire

Si le diabète est équilibré, la prise en charge en ambulatoire est possible.
L'insulinothérapie ou la prise de sulfamide hypoglycémiant se fera le matin même, l'apport glucosé (SG 5 % 125 ml/h) remplacera le petit-déjeuner jusqu'à la reprise de l'alimentation.
Des vomissements ou une hyperglycémie importante contre-indiquent la sortie du patient.

Cas particulier des produits de contrastes iodés

• Le risque : insuffisance rénale aiguë iatrogène.
• Vérifier l'absence d'insuffisance rénale sévère (créatinémie et clairance de la créatinine), de déshydratation, d'AINS.
• Hydratation, voire alcalinisation (cristalloïdes, eau bicarbonatée) avant et après l'examen.
• Risque d'acidose lactique chez les patients sous Metformine ; arrêter 24 h avant, ne reprendre que 24 ou 48 h, voire 72 h après l'examen (après avoir vérifié la fonction rénale et sa normalité).

Cas particulier de la corticothérapie

L'effet hyperglycémiant des corticoïdes est constant, transitoire et réversible. La conduite à tenir est la surveillance de la glycémie et l'équilibre glycémique par insulinothérapie.

Monitorage spécifique

• Monitorage du segment ST et de la pression artérielle sanglante si risque hémorragique ou chirurgie lourde. SAP, débitmètre ou pompe à perfusion, accélérateur/réchauffeur de perfusion. Surveillance glycémique de l'hémoglobinémie (si risque hémorragique).
• Monitorage de la température centrale (prévoir un générateur à air pulsé).
• Voie d'abord avec apport glucosé et SAP d'insuline rapide.

Rôle IADE

Pré-opératoire

• Vérification du dossier d'anesthésie et présence des examens prescrits.
• Vérification du dernier taux de glycémie capillaire et de dextro avant l'intervention.

- Prémédication : anxiolytique et antiacide.
- Anticiper une induction à séquence rapide avec manœuvre de Sellick.
- Anticiper la préparation d'une intubation difficile.
- Pré-oxygénation rigoureuse.

Per-opératoire

- Dextro après l'induction puis toutes les heures.
- Contrôle des points d'appui.
- Lutte contre l'hypothermie, surveillance de la température centrale.
- Surveillance de la stabilité hémodynamique et du taux d'hémoglobine.
- Anticipation de la douleur post-opératoire.

Post-opératoire

- Extubation en SSPI après réchauffement et normoglycémie.
- Vérification des points d'appui et absence de lésions vasculo-nerveuses.
- Oxygénothérapie jusqu'au réveil complet.
- Prise en charge de la douleur post-opératoire.

Points essentiels

- Estomac plein et intubation potentiellement difficile.
- Équilibre précaire car facteurs de risques associés.
- Évaluation pré-opératoire soigneuse, rigueur dans la technique d'anesthésie.
- Surveillance étroite des paramètres hémodynamiques et glucidiques.

Fiche 3.65

Anesthésie du patient addictif

Sébastien Lebreton, Sandra Manesse et Amandine Beuscart

Définition de la pathologie

Addiction : *« processus par lequel un comportement, pouvant permettre à la fois d'obtenir du plaisir et d'écarter ou d'atténuer une sensation de malaise interne, devient impossible à réfréner et se poursuit, en dépit de la connaissance qu'a le sujet de ses conséquences négatives »*.
La tolérance implique l'augmentation des doses dans le temps pour un même effet.

Physiopathologie

Tableau 3.43

Alcool	En 15–30 min, passage dans le tube digestif sans aucune transformation À 95 % éliminé par le foie et 5 % par les poumons et les reins
Héroïne (opiacé)	Dépresseur du SNC, analgésique, sédatif, anxiolytique et antidépresseur Métabolisme hépatique. Effet entre 4 et 6 h
Cocaïne	Stimulation centrale et périphérique par inhibition de la recapture présynaptique de la dopamine et de la noradrénaline. Effet entre 30 min et 2 h
Cannabis	Inhibe les récepteurs muscariniques parasympathiques avec augmentation du *turn-over* de l'ACh. Effets entre 30 min et 3 h

Risques spécifiques

Alcoolisme

- Cardiomyopathie.
- Encéphalopathie, polynévrite, crise comitiale, AVC, delirium tremens.
- Cirrhose

L'intoxication aiguë augmente la sensibilité aux anesthésiques.
L'intoxication chronique entraîne une résistance aux anesthésiques.

Toxicomanie IV

- Infections : VIH, VHC, endocardite, abcès, tuberculose, etc.
- Le sevrage des opiacés maximal entre la 24e et 72e h, entraîne une hyperalgésie qui s'ajoute à la douleur chirurgicale et une hyperactivité sympathique.
- Poly-toxicomanie.

La cocaïne

- HTA paroxystique, accidents coronariens, AVC, troubles du rythme cardiaque allant jusqu'à l'arrêt cardiaque.
- Convulsions, coma.
- Complications respiratoires OAP, crises d'asthme.
- Hyperthermie, rhabdomyolyse

La cocaïne entraîne des interactions pharmacologiques avec ces agents anesthésiques.

Le cannabis

- Hyperstimulation sympathique avec troubles vasomoteurs.
- Bronchoconstriction.

Objectifs/Impératifs de prise en charge liés au terrain

- Rôle primordial de la consultation d'anesthésie et établissement d'un contrat de soins entre le patient et l'équipe soignante qui permet d'évaluer l'importance (souvent sous-estimée par le patient) et l'ancienneté de l'intoxication, les produits et leur fréquence, la date d'arrêt, les sevrages, les traitements médicaux suivis et un tabagisme souvent associé.
- Rechercher les pathologies associées, évaluer l'état nutritionnel.

Alcoolisme

- Rechercher les signes de cirrhose, de troubles de l'hémostase et métaboliques.
- Recherche d'une dysautonomie neurovégétative (= estomac plein).
- Un syndrome de sevrage est une CI à l'anesthésie.
- Correction des troubles hydroélectrolytiques.
- En chirurgie réglée, un sevrage d'1 mois diminue la morbidité.
- ALR si absence de troubles de l'hémostase et polynévrite,
- Prévention et traitement du syndrome de sevrage (J 2 post-opératoire).

Toxicomanie

- Benzodiazépines prescrites chez les héroïnomanes, substitution.
- Recherche statut sérologique (HBs, Hbc, HIV).
- Recherche des signes d'imprégnation, de l'état de manque.
- ECG systématique si prise de cocaïne/ecstasy.
- Éviter les produits adrénalinés si prise récente de cocaïne.
- Traitement symptomatique de la labilité tensionnelle et des troubles de l'excitabilité.

Tableau 3.44

En phase aiguë	Ne pas injecter de naloxone, car risque de syndrome de sevrage brutal
Patient actif	Attention au risque de sevrage : apporter la ration de base + ration pour lutter contre la douleur par titration de morphine
Patient substitué	■ En chirurgie programmée : donner la dose de substitution le matin de l'intervention (si traitement en cours par Subutex® : faire un relais par morphine) ■ En urgence, traiter la douleur par morphine aux doses habituelles
Patient sevré	Risque de réinduction de la dépendance : éviter les BZD à ½ vie longue

Stratégie per-opératoire :

- Privilégier chaque fois que possible l'ALR (mêmes contre-indications que pour les autres patients) avec souvent une sédation complémentaire.
- problème de l'abord veineux souvent difficile (induction Sévorane).
- Si AG : induction séquence rapide.
- Tolérance aux morphiniques = > privilégier ceux ayant une forte affinité pour les récepteurs μ (sufentanil, alfentanil, rémifentanil) et augmenter les doses.

Rôle spécifique IADE

Pré-opératoire

- Toxicomane IV : si mauvais état veineux, prévoir un cathéter central en cas de chirurgie lourde. Interroger le patient sur son capital veineux utilisable.
- Vérifier le jeûne, l'absorption récente de drogues ou d'alcool (dépendance, haleine), l'effet de la prémédication et/ou de la substitution, dépister des signes d'imprégnation ou d'état de manque.
- Prévoir traitement de l'instabilité de la TA, des troubles de l'excitabilité, des convulsions.
- Adapter la prise en charge à l'état psychique du patient.
- Prévention des AES.

Per-opératoire

- Suivi glycémique.
- Réanimation hydro-électrolytique adaptée au bilan biologique.
- Cocaïne : pas de produits adrénalinés, surveillance accrue de l'ECG, dépister des signes d'hyperstimulation sympathique, AG profonde.
- Adapter les doses des agents anesthésiques, surveillance BIS (risque réveil per-opératoire soudain).

Post-opératoire

- Prescriptions spécifiques (apports hydriques, glucidiques, électrolytiques, vitamines B1, B6, PP).
- Relais morphinique, pas de PCA chez le toxicomane actif.
- Transmissions ciblées sur le risque de syndrome de sevrage.

Points essentiels

La prise en charge anesthésique d'un patient alcoolique chronique non cirrhotique nécessite d'établir précisément le retentissement clinique et

métabolique. Le risque opératoire dépend de ces altérations, de l'importance et de l'urgence de l'acte opératoire :
• morbidité péri-opératoire majorée, surtout en période de sevrage,
• augmentation des besoins en morphiniques et hypnotiques,
• éviter le paracétamol,
• risques d'hypoxémies nocturnes et complications infectieuses,
• prévenir le syndrome de sevrage.
La prise en charge anesthésique d'un patient toxicomane est fonction des produits utilisés et nécessite une évaluation régulière et chiffrée de la douleur pré- et post-opératoire :
• prise en charge par une équipe multidisciplinaire en périopératoire souvent difficile médicalement et psychologiquement,
• polytoxicomanie associée,
• augmentation des besoins en morphiniques et hypnotiques (risque d'interférence de la buprénorphine avec les antalgiques utilisés),
• les patients sous héroïne ou méthadone présentent un état d'hyperalgésie et doivent recevoir une dose morphinique de base,
• l'ancien toxicomane est susceptible de retrouver une dépendance suite à l'utilisation de morphiniques.

NOTES

Fiche 3.66

Anesthésie du patient allergique

Audrey Landrin-Fumalle

Définition de la pathologie

• Réaction anaphylactoïde : réaction non immunologique déclenchée par une substance étrangère (hypersensibilité non spécifique).
• Réaction anaphylactique : réaction immunologique secondaire à la rencontre entre un allergène (antigène) et un anticorps préformé dans l'organisme, (hypersensibilité spécifique) pouvant conduire à un choc.
• Choc anaphylactique : réaction allergique aiguë d'hypersensibilité immédiate, faisant intervenir les IgE et produisant une histamino-libération responsable d'une augmentation de la perméabilité capillaire.

Physiopathologie

Les manifestations de l'anaphylaxie sont dues à des substances libérées par les mastocytes (cellules du tissu interstitiel conjonctif) et les polynucléaires basophiles (sang). Ces cellules portent un récepteur de haute affinité pour les IgE. Elles peuvent synthétiser et excréter de l'histamine à partir de granules de stockage.
Il existe 4 types de réactions immunes :
I – réaction de type I ou immédiate : la capture de l'antigène par les IgE fixées sur les mastocytes et les basophiles entraîne une dégranulation et une libération brutale d'histamine (exemple : réaction anaphylactoïde ou anaphylaxie),
II – réaction de type II ou cytotoxique : des IgG ou des IgM sont dirigées contre des constituants cellulaires et produisent une lyse cellulaire (exemple : incompatibilité sanguine),
III – réaction de type III retardée : des IgG ou des IgM forment avec des anticorps des complexes immuns, qui précipitent et provoquent des lésions tissulaires (exemple : maladie sérique),
IV – réaction de type IV ou cellulaire retardée (qui se développe après 24 h) : des lymphocytes sensibilisés fixent des antigènes, et libèrent des lymphokines qui produisent des lésions tissulaires (exemple : test BCG).
Il existe 4 grades de réaction :
I – signes cutanéo-muqueux généralisés : érythème, urticaire avec ou sans œdème angioneurotique,
II – atteinte multiviscérale *modérée* avec signes cutanéo-muqueux, hypotension et tachycardie inhabituelle, hyperréactivité bronchique (toux, difficultés ventilatoires),
III – atteinte multiviscérale *sévère* menaçant la vie et imposant un traitement spécifique ; collapsus, tachycardie ou bradycardie, troubles du rythme cardiaque, bronchospasme. Les signes cutanés peuvent être absents ou n'apparaître qu'après la remontée tensionnelle,
IV – arrêt circulatoire et/ou respiratoire.

Risques spécifiques

Le risque spécifique est le choc anaphylactique lors de l'anesthésie, notamment lors de l'utilisation de curares, de latex ou de l'injection de l'antibiotique.

Objectifs/Impératifs de prise en charge liés au terrain

Éviter le choc anaphylactique en limitant l'emploi d'agents déclenchants chez les sujets aux antécédents allergiques : curares, latex, ATB, colloïdes ou autres, signalés par le patient.

Monitorage spécifique

• ECG,
• Capnométrie,
• PNI,
• $EtCO_2$.

Rôle IADE

Pré-opératoire

• En cas de chirurgie programmée chez un patient qui a présenté une réaction anaphylactoïde lors d'une anesthésie précédente : retrouver le protocole d'anesthésie, la consultation d'allergologie et éventuellement faire tester les produits qui vont être utilisés : le latex et tous les curares (prick-tests, intradermoréactions).
• Si chirurgie urgente : supprimer le latex de l'environnement opératoire, privilégier l'anesthésie loco-régionale, éviter curares et produits histaminolibérateurs en cas d'AG.
• Prémédication : antiH1, antiH2 ou corticoïdes (sans véritable protection).
• S'assurer de la présence :
  - en salle : d'Adrénaline®,
  - au bloc : d'un kit allergie contenant le protocole simplifié de prise en charge du choc, 1 tube EDTA (noté histamine, date et heure), 1 tube sec (noté tryptase, date et heure), 1 tube sec sur gel (noté IgE spécifiques), les demandes de dosage et la «*fiche de renseignements cliniques simplifiée*».

Per-opératoire

En cas d'AG : augmenter les dilutions, injecter lentement, etc.
En cas de réaction :
• arrêt, si possible, de l'injection du produit suspecté, y compris colloïdes et produits sanguins;
• information de l'équipe chirurgicale (abstention, simplification, accélération ou arrêt du geste chirurgical);
• demander du renfort anesthésique;
• O_2 à 100 %;
• contrôle rapide des VAS si patient non intubé;
• Adrénaline® IV par titration, toutes les 1 à 2 min, en fonction du grade pour une PAM cible > 60 mmHg :
  - grade I : pas d'Adrénaline®,
  - grade II : bolus de 10 à 20 µg,
  - grade III : bolus de 100 à 200 µg,
  - grade IV : arrêt circulatoire, massage cardiaque externe, Adrénaline® bolus de 1 mg toutes les 1 à 2 min puis 5 mg à partir de la 3e injection, à renouveler, mesures habituelles de réanimation pour une inefficacité cardio-circulatoire.

Les doses d'Adrénaline® doivent être augmentées rapidement puis relayées en perfusion continue : 0,05 à 0,1 µg/kg/mn. Un remplissage vasculaire concomitant doit être réalisé : cristalloïdes isotoniques (30 ml/kg) puis amidons (30 ml/kg);
• Traitement du bronchospasme : Ventoline® en spray, halogénés, adrénaline au PSE.

Post-opératoire

• Faire immédiatement une déclaration de pharmacovigilance.
• Réaliser des investigations allergologiques : dosage histamine, tryptase et IgE spécifiques 30–60 mn après la réaction.
• Puis réaliser des tests cutanés secondaires 4–6 semaines après.
• Donner une information écrite au patient sur le type d'accident, la nature de l'anesthésie et les médicaments pouvant être impliqués.

Points essentiels

Il est essentiel, dans le cas d'un patient allergique pris en charge par l'équipe anesthésique de :
• détecter les facteurs de risque et les antécédents à la consultation d'anesthésie, de demander une consultation spécialisée pré-op;
• en cas de réaction avérée, d'entreprendre immédiatement le traitement qui repose sur l'arrêt de tous produits injectés, l'éviction de latex (gants chirurgicaux, etc.), le remplissage vasculaire et l'administration d'adrénaline.

Fiche 3.67

Anesthésie de la femme enceinte

Marie Godet

Définition

L'anesthésie de la femme enceinte peut se réaliser en vue d'une chirurgie obstétricale ou non obstétricale. Elle comporte des risques pour le fœtus et pour la mère.

Modifications physiologiques

La femme enceinte présente des modifications physiologiques :

- cardio-vasculaires :
  - diminution des résistances vasculaires systémiques responsable d'hypotension en début de grossesse,
  - augmentation de la volémie, de la fréquence cardiaque et du débit cardiaque,
  - compression aorto-cave.
- ventilatoires :
  - augmentation de la ventilation alvéolaire et de la consommation d'oxygène,
  - diminution de la capacité résiduelle fonctionnelle et des réserves en oxygène entraînant une diminution plus rapide de la PaO_2 en apnée.
- digestives :
  - diminution du tonus du sphincter œsophagien,
  - augmentation de la pression intragastrique.
- rénales :
  - augmentation du débit de filtration glomérulaire,
  - diminution de la créatininémie.
- autres :
  - œdèmes muqueux par rétention hydrosodée,
  - fragilité des muqueuses,
  - sensibilité augmentée aux produits anesthésiques
  - coagulation :
    - hypercoagulation avec augmentation des facteurs VII, VIII, X, XII et du fibrinogène,
    - diminution de l'activité fibrinolytique,
    - régression éventuelle d'une maladie de Willebrandt.

Risques spécifiques

- Risques maternels :
  - inhalation liée à une diminution du tonus du sphincter œsophagien,
  - intubation difficile liée à l'œdème pharyngo-laryngé et l'hypertrophie mammaire,
  - troubles hémodynamiques,
  - thrombose veineuse.
- Risques fœtaux :
  - souffrance fœtale liée aux complications maternelles (hypoxémie et hypotension) et à l'hypertonie utérine,
  - accouchement prématuré, risque plus élevé lors de chirurgie pour une infection intra-abdominale.

Objectifs/Impératifs de prise en charge liés au terrain

- Privilégier autant que possible une ALR car la morbi-mortalité de l'AG est supérieure.
- Assurer une stabilité hémodynamique.
- Considérer la patiente comme ayant l'estomac plein dès la 16e semaine d'aménorrhée (SA) (entre 12 et 24 SA selon les sources).
- Éviter l'hypoxémie.
- Éviter l'hypercapnie, responsable d'acidose fœtale.
- Pour l'accouchement, ne pas utiliser de morphinique avant l'extraction fœtale.

Monitorage spécifique

Afin de détecter et prévenir les risques pour le fœtus, il est recommandé de monitorer le rythme cardiaque fœtal (RCF) et les contractions utérines.
A partir de 20–24 SA, la surveillance peropératoire du RCF est toujours proposée.
Cependant, les anesthésiques généraux diminuent la variabilité du RCF et rendent son interprétation délicate. Cela nécessite une prise en charge multidisciplinaire pour l'analyser et prendre en charge une éventuelle complication.
Avant ce terme, la surveillance du fœtus se fait en pré- et post-opératoire.

Rôle IADE

Pré-opératoire

• Vérifier le terme dans le dossier et si nécessaire les plaquettes, l'hémostase, la carte de groupe et la présence de RAI d'au maximum 72 h.
• Prémédication : antiacide effervescent.
• Installation :
– en décubitus latéral complet droit ou gauche si possible,
– en décubitus dorsal, imposer un roulis gauche de 20 ° dès 19 SA.
• Pour une AG, l'intubation est recommandée à partir de 12 à 16 SA selon les sources, du fait du risque d'inhalation :
– matériel d'intubation difficile à proximité,
– préoxygéner pour atteindre une FeO_2 >90 % (FiO_2 à 100 % durant 8 capacités vitales en urgence, ou 3 min de ventilation au calme),
– prévoir une sonde d'intubation de plus petit diamètre (6,5),
– aspiration à portée de main,
– prévoir un laryngoscope à manche court,
– induction séquence rapide avec manœuvre de Sellick maintenue jusqu'à la confirmation de la bonne position de la sonde d'intubation,
– de préférence, les drogues ne sont injectées que lorsque les champs opératoires sont installés et l'équipe chirurgicale prête à inciser,
– les doses sont à ajuster au poids de grossesse (privilégier la stabilité hémodynamique) :
▪ Thiopental 5 mg/kg (à diminuer de 20 % au premier trimestre),
▪ autres hypnotiques possibles selon les circonstances : Kétamine (sans dépasser 1,5 mg/kg car cela entraîne une hypertonie utérine et une ischémie placentaire), Propofol (hors AMM) ou Étomidate,
▪ succinycholine 1 mg/kg.
• Pour une rachi-anesthésie :
– tout doit être prêt pour une éventuelle AG,
– pour une césarienne, il est recommandé d'effectuer un remplissage vasculaire par cristalloïde associé à un vasopresseur lors de l'installation de l'anesthésie rachidienne,
– il est recommandé de n'administrer de l'oxygène qu'en cas d'hypoxémie,
– les doses d'anesthésiques locaux doivent être réduites de 20 à 30 % car leurs effets sont accrus dès les premiers mois de grossesse.

Per-opératoire

• Mesurer la pression artérielle (PA) toutes les 1 à 3 min. Corriger rapidement l'hypotension par l'utilisation d'éphédrine, voire de phényléphrine. Possibilité de déplacer manuellement l'utérus pour lever la compression.
• Pour l'entretien de l'anesthésie, réduire les halogénés de 40 % car ils ont un effet tocolytique.
• Pour une césarienne : n'administrer les morphiniques qu'après l'extraction du bébé et le clampage du cordon.
• Pour les interventions sous cœlioscopie :
– la pression d'insufflation du pneumopéritoine doit être inférieure à 15 mmHg,
– adapter la ventilation pour obtenir une normocapnie ($P_{et}CO_2$ 30 à 35 mmHg).
• La décurarisation doit se faire progressivement pour ne pas entraîner une activation cholinergique excessive du tonus utérin.

Post-opératoire

• Surveiller la PA.
• Vérifier l'absence de saignement anormal.
• Surveiller en continu le RCF et les contractions. Une tocolyse est réalisée soit en cas de contraction, soit préventivement selon les protocoles du service.
• Prévention thrombo-embolique.
• Les AINS sont contre-indiqués au 3e trimestre de grossesse.

Points essentiels

• Privilégier l'ALR +++.
• Sous AG, l'intubation est recommandée dès 12 à 16 SA et est toujours potentiellement difficile.
• La femme enceinte peut devenir rapidement hypoxique, assurer impérativement une oxygénation optimale et une stabilité hémodynamique.
• La patiente doit toujours être installée en position avec un roulis latéral gauche de 20 ° (risque de compression aorto-cave).
• Aucun agent anesthésique n'est formellement contre-indiqué.

Fiche 3.68

Anesthésie de l'enfant

Christiane Dabezies-Paban

Rappel :
Nouveau-né (NN) à terme 37 semaines : de 0 à 28 jours.
Nourrisson < 1 an.
Enfant : de 1 an à la puberté.

Spécificités physio-anatomiques

Sur le plan respiratoire

Caractéristiques anatomiques

- Respiration nasale jusqu'à 6 mois.
- Petite bouche, macroglossie.
- Filière étroite avec rétrécissement sous-glottique au niveau du cricoïde qui entraîne une autopeep par son rôle de frein laryngé.
- Souplesse des structures cartilagineuses de la trachée = > risque d'obstruction si tête en flexion ou hyperextension.
- Trachée courte (4 à 5 cm), glotte haute et antérieure = > risque d'IOT sélective et d'extubation accidentelle.
- Pharynx et larynx très réflexogènes avec une épiglotte volumineuse et courbe = risque de spasme.

Caractéristiques physiologiques

- Chez le NN, immaturité des centres respiratoires.
- Compliance thoracique > compliance pulmonaire (Côtes cartilagineuses et horizontales).
- Volume de fermeture > CRF.
- Résistances des VA × 4 celles des adultes.
- Consommation d'O_2 × 3 celle de l'adulte avec réserve basse (VA/CRF = 4).
- Réponse à l'hypercapnie et l'hypoxie inverse de l'adulte.

Sur le plan hémodynamique

À la naissance
- ↓↓ des RVP et ↑ RVS => fermeture canal artériel et foramen ovale,
- inversion du régime de basse et haute pression ;
- augmentation brutale de la consommation d'O_2;
- immaturité du myocarde (<1 an) =>DC (= FC × VES) qui est dépendant de la fréquence cardiaque (inefficacité cardiaque si FC < 80) ;
- TA volo-dépendante = stimulation sympathique maximale par inactivité des récepteurs adrénergiques => pas d'adaptation ;
- ↑ RVP, ↓ PaO_2, ↑ $PaCO_2$, ↓ pH ↓ volémie, hypothermie => risque de réouverture des 3 shunts ;
- volémie = 80 ml/kg, anémie physiologique (Hb = 10 g/dl) à 2/3 mois car suppression de l'Hb fœtale au profit de l'Hb adulte.

Sur le plan rénal

- DSR augmenté, mais immaturité des fonctions rénales avant 2 ans.
- Seuil de glucose et des bicarbonates diminués : risque de polyurie osmolaire, d'acidose métabolique et d'hyponatrémie.
- Absence de capacité de concentration des urines et insensibilité à l'ADH : risque de surcharge volémique et de mauvaise tolérance.
- Diurèse normale : 1 à 3 ml/kg/h.

Sur le plan thermique

Jusqu'à 3 mois : thermogénèse faible car masse graisseuse faible, absence de frissons et grande surface cutanée (tête = 20 % du poids du corps)

Sur le plan métabolique

- NN : absence de réserves glucidiques et de néoglucogénèse = > risque d'hypoglycémie (grave si <2 mmol/L) et de convulsions.
- DSC élevé.

Conséquences pharmacologiques

- Rapidité d'action des drogues, hypoalbuminémie avec augmentation de la fraction libre (puissance d'action) et immaturité hépatique (augmentation de la durée de vie et d'action) : diminuer les posologies, espacer les réinjections et éviter le penthotal car risques d'accumulation.
- Nourrisson : augmentation du volume de distribution et de la clairance plasmatique (diminution de la ½ vie et augmentation des doses).

Impératifs anesthésiques

- Prise en charge effectuée par une équipe expérimentée (surtout pour les enfants de moins de 5 ans).
- Choix de la technique et des drogues en fonction de l'âge.
- Maintenir une hématose optimale avec prévention de l'hypoxie ++ et des risques de laryngospasme.
- Prévenir l'hypothermie par tout moyen.
- Maintenir un équilibre hydro-électrolytique et une normovolémie.

Monitorage spécifique

Au niveau respiratoire

Ventilation

- valves de Digby-leigh® et Ruben®;
- ballon de 0,8/1,2 et 1,5 l adapté au BAVU;
- LMA (1 à 3);
- Guedel (00 à 3) (risque de spasme si trop longue);
- circuit machine pédiatrique sans raccord annelé (espace mort).

Réglage des paramètres du respirateur : VPC à 12–15 cm H_2O ou VVC avec FR selon l'âge, I/E = ½, Vt : 5 à 7 ml/kg, 3 à 5 cm H_2O, SpO_2 entre 95 % et 98 %.

Intubation

- manche de laryngoscope court et fin,
- lames droites de Miller (diamètre : 0/1/2) et lames courbes de Macintosh (diamètre : 0+/1/2),
- Sondes d'intubation avec ou sans ballonnet (2,5 à 5,5).

Calcul de la taille selon plusieurs formules :

- Poids/10 + 3,
- Règle de Khine : âge/4 + 4 (sans ballonnet) ou + 3 (avec ballonnet) pour les + 2 ans,
- En pratique, sonde 4 pour 10 kg + 0,5/5 kg; en dernier recours, adapter à la taille de l'auriculaire de l'enfant.

Sondes d'aspiration × 2 le diamètre de la sonde d'intubation.

Au niveau hémodynamique

VVP

- cathéter de calibre 22/24 G;
- sécurité du débit indispensable (pour poids <10 kg);
- solutés de petite contenance NaCl isotonique ou B66;
- fixation de qualité (bandes et attelle).

Compensation du jeûne selon protocole.

Remplissage

Selon la règle des 4-2-1 :

- de 0 à 10 kg : 4 ml/kg/h,
- de 10 à 20 kg : 40 ml + 2 ml/kg/h,
- >20 kg : 60 ml + 1 ml/kg/h.

Règle de Berry : 1re heure 25 ml/kg si < 3 ans 15 ml/kg si >3 ans; ensuite 6-8-10 ml/kg/h ou plus selon la chirurgie.

Transfusion

1 ml de CG = 1 % Ht.

Autres

- Température œsophagienne si durée > 30 min.
- Lecteur de glycémie capillaire si > 2 h.
- Curamètre.

Rôle de l'IADE

Un mot d'ordre : pas d'improvisation.

Pré-opératoire

- Préparation rigoureuse de la salle (température à 24 °C) et du matériel selon l'âge/poids, étalonnage des alarmes.
- Accueil sécuritaire : s'assurer du bracelet d'identité, lit à barreaux ou barrière relevée, autorisation d'opérer signée des 2 parents.
- Pallier à la séparation des parents : présence de l'objet transitionnel, douceur, hypnose.
- Vérification dans le dossier : prescriptions médicales, jeûne respecté, état veineux, côté de succion des doigts.

Per-opératoire

- Réchauffement actif et passif : bonnet, chaussettes, moteur avec couverture chauffante.
- Pré-oxygénation de qualité et induction inhalatoire (Sévorane) ou IV titrée.
- Pas de stimulation avant le stade 3 de Guedel, mise en place de la VVP, ventilation avec ballon adapté au poids pour éviter les barotraumatismes et intubation avec fixation rigoureuse.

Post-opératoire

- Aspiration trachéale et buccale en narcose profonde.
- Extubation en stade 1 de Guedel en pression positive et en fin d'inspiration,
- Transfert SSPI sous O_2 : 3 L/min

Points essentiels

Ventilation parfaite, normothermie, équilibre acido-basique et hydroélectrolytique, équipe entraînée.

Fiche 3.69

Anesthésie du patient en état de choc

Nathalie Requier

Définition de l'état de choc

L'état de choc se définit par une inadéquation entre les apports et les besoins en oxygène, aboutissant à une souffrance tissulaire et une production de lactates en raison de la mise en place d'un métabolisme anaérobie.

Les différents types de choc sont :

- le choc hypovolémique : par hémorragie, par déshydratation, ou par brûlure,
- le choc cardiogénique : par ischémie, IDM, tamponnade, troubles du rythme, insuffisance cardiaque,
- le choc septique, ou toxi-infectieux,
- le choc anaphylactique par vasoplégie.

Physiopathologie

L'étiologie du choc détermine le mode de diminution de l'apport en oxygène :

- par altération de la pression de perfusion :
  - diminution de la volémie réelle (masse sanguine circulante) : déshydratation, hémorragie, brûlure, fuite capillaire,
  - diminution de la volémie relative par vasodilatation étendue : libération de substances vasoplégiques, vasoplégie neurologique,
  - diminution de la performance myocardique avec altération du débit cardiaque : ischémie, insuffisance cardiaque, trouble du rythme, tamponnade.
- par altération de l'hématose :
  - bronchospasme,
  - SDRA,
  - anémie,
  - baisse de l'extraction en oxygène.

Des mécanismes de compensation sont mis en jeu lorsque le choc est compensé. Il existe une double activation :

- du système sympathique = > tachycardie, vasoconstriction,
- du système rénine angiotensine-vasopressine :
  - reconstitution du volume plasmatique à partir du volume interstitiel et lymphatique,
  - mobilisation du sang du territoire splanchnique et périphérique.

L'hypoxie tissulaire induit un syndrome de réponse inflammatoire systémique (SIRS) avec production de radicaux libres et de NO, responsable de vasodilatation.

Risques spécifiques

L'évolution vers un choc décompensé est redoutée : elle équivaut à la perte de 30 % du contenu intra-vasculaire, ce qui a pour conséquence :

- une aggravation de l'hypoxémie tissulaire,
- une dépression myocardique,
- une perturbation de la vasomotricité,
- une acidose lactique,
- des troubles de la coagulation (CIVD).

Puis l'apparition d'un syndrome de défaillance multiviscérale ⇒ pronostic vital rapidement engagé.

Objectifs/Impératifs de prise en charge lié au terrain

- Mise en œuvre rapide d'un traitement étiologique :
  - arrêt du saignement : hémostase chirurgicale si nécessaire,
  - évacuation de l'épanchement péricardique,
  - CPIA avant prise en charge cardiologique spécifique (angioplastie, fibrinolyse, entraînement, greffe, etc.),
  - identification de la cause infectieuse et de son traitement (prise en charge chirurgicale, ATB).
- Restauration d'une volémie optimale pour maintenir une pression de perfusion (PAM de 50 à 80 mmHg).
- Assurer les besoins en O_2.

Monitorage spécifique

- Hémodynamique :
  - PAS,
  - mesure du débit cardiaque (ETT, ETO, Picco, Vigileo, doppler œsophagien voire Swan-Ganz pour la mesure des pressions cardiaques).
- Diurèse, température, BIS.
- Mesure de l'hémoglobine (Hémocue®, Radical7®).
- Mesure de la glycémie.

Rôle IADE

Pré-opératoire

Anticipation +++
- Check-list de salle d'opération, prévoir de l'aide, équipe chirurgicale prête.
- Préparer le matériel spécifique : KTA, KTC (pas en première intention), monitorage hémodynamique invasif, SvO_2, BIS, poches de contrepression, accélérateur réchauffeur de solutés et réchauffement externe, appareil de mesure de l'hémoglobine, lecteur de glycémie, pousse-seringue électrique, test de Beth Vincent.
- En fonction de l'étiologie annoncée : CPIA, pantalon anti-choc, récupération sanguine (Cell-Saver®), défibrillateur.
- Médicaments d'urgence et solutés de remplissage.
- Accueil du patient : identito-vigilance, dossier, gestion du stress si conscient.
- Oxygénothérapie.
- Poser 2 voies d'abord de gros calibre, prélèvements pré-transfusionnels.
- Induction en séquence rapide : kétamine (0,5 mg/kg), ou étomidate 0,2 mg/kg), curare et remplissage SSH en première intention (4 ml/kg).

Per-opératoire

Objectifs : maintien de l'homéostasie avec surveillance itérative.
- Maintien de la volémie : position de Trendelenburg (à évaluer en fonction de l'analyse bénéfice/risque), pantalon anti-choc, remplissage cristalloïdes, colloïdes, transfusion (CGR, PSL et plaquettes, facteurs de coagulation).
- Contrôle de l'efficacité et de l'innocuité du remplissage : Delta PP, débit cardiaque, diurèse, PA, FC. Signes de surcharge volémique.
- Maintien de la pression de perfusion : PAM > 65 mmHg (indication de noradrénaline +++).
- Maintien de l'inotropisme : dobutamine.

Entretien :
- AVH (isoflurane, sévoflurane) sous contrôle du BIS, pas de N_2O.
- Curarisation, analgésie (non spécifique).
- Antibiothérapie précoce, prélèvements préalables hémocultures, spectre en fonction de l'épidémiologie (souvent céphalosporines de 3e génération).
- Si corticothérapie, faire un test préalable de l'hormone corticotrope (ACTH).

Traitement spécifique :
- vasopressine en cas de choc réfractaire,
- prostaglandines II, NO si vasodilation pulmonaire,
- lutte contre l'hypothermie,
- lutte contre l'hypo- et l'hyperglycémie.

Post-opératoire

Surveillance intensive en SSPI, ou unité de soins continus, voire réanimation.

Points essentiels

La prise en charge immédiate, rapide et concertée est essentielle pour éviter une défaillance multiviscérale réfractaire au traitement.
Mots d'ordre :
- monitorage optimal pour un diagnostic précoce,
- dès le diagnostic posé, anticiper et mettre en place les traitements efficaces,
- les traitements étiologiques seront, dans la mesure du possible, préférés aux mesures symptomatiques,
- remplissage important mais ajusté aux besoins,
- peser le bénéfice des catécholamines.

Fiche 3.70

Anesthésie du polytraumatisé

Catherine Cazobon

Définition de la pathologie

Le polytraumatisé se définit comme un patient présentant plusieurs lésions traumatiques dont l'une au moins engage le pronostic vital à court terme.

Physiopathologie

Le patient polytraumatisé peut présenter des défaillances viscérales pouvant aller jusqu'à la détresse :

- cardio-circulatoire : par hypovolémie (hémorragie), vasoplégie (traumatisme médullaire) ou atteinte cardiogénique (contusion myocardique, lésions valvulaires) pouvant engendrer une insuffisance circulatoire aigüe ;
- respiratoire : par altération de la commande centrale (traumatismes crâniens ou médullaires), ou thoracique (épanchement pleural, obstruction des voies aériennes, facteurs d'hypoventilation et d'hypoxie) ;
- neurologique : traumatismes cranio-cérébraux (lésions cranio-cérébrales ou secondaires par hypoperfusion tissulaire) ou médullaires.

Risques spécifiques

- Estomac plein.
- Hémodynamique instable.
- Consultation d'anesthésie difficile, voire impossible, d'où une méconnaissance des antécédents du patient.
- Intubation potentiellement difficile (traumatisme du rachis, traumatisme facial, saignement).
- Incertitude sur la chirurgie (temps, installation, risques spécifiques).
- Hypothermie fréquente majorant la coagulopathie traumatique.

Objectifs/Impératifs de prise en charge liés au terrain

- Prise en charge multidisciplinaire par excellence.
- Véritable course contre la montre où il va falloir simultanément faire le bilan des lésions traumatiques, équiper et conditionner le patient et décider de la stratégie thérapeutique.
- Maintenir une hémodynamique satisfaisante afin d'assurer une bonne oxygénation des organes vitaux jusqu'au traitement du choc hémorragique et stabiliser les fonctions vitales.
- Réduire au maximum le temps entre le traumatisme et le contrôle chirurgical ou radio-interventionnel du saignement.
- Éviter tout remplissage excessif car risque d'hémodilution et d'hypothermie qui engendrent des troubles de l'hémostase majorant le saignement (notion de « low-volume ressuscitation »).
- Réaliser une dénitrogénation pour réaliser une induction « séquence rapide » en sécurité.
- En cas de traumatisme crânien, maintenir une PAM > 120 mmHg afin d'éviter l'apparition de lésions ischémiques secondaires qui sont un facteur pronostic majeur.

Monitorage spécifique

Il est fonction des lésions :

- KTA (très souvent) ;
- PVC, abord fémoral à privilégier lors de l'accueil initial de patients instables sauf en cas de traumatisme pelvien ;
- diurèse horaire ;
- sonde gastrique ;
- Vigiléo© à discuter.

Rôle IADE

À chaque fois que possible, l'anticipation est un élément essentiel de la prise en charge des patients polytraumatisés. Lorsque l'équipe a été mise en pré-alerte, une répartition préalable des tâches est recommandée : 1 personne à la tête du patient pour la gestion des voies aériennes, 1 personne à la transfusion, 1 personne à l'équipement, etc.

Pré-opératoire

Préparation du matériel

Ouverture de la salle effectuée, signée par IADE et MAR avec :

- aspiration fonctionnelle et à portée, respirateur vérifié et fonctionnel;
- plateau d'intubation vérifié et fonctionnel, mandrin d'Eichmann, chariot d'intubation difficile, sondes de calibre différents, sonde armée;
- plateau d'induction avec drogues vasopressives;
- prévoir 2 VVP de calibre 14 ou 16 G.

Matériel spécifique :

- accélérateur-réchauffeur de perfusion monté avec colloïdes ou CG O Rh^-,
- matériel nécessaire pour la pose d'une VVC, PAS, drainage thoracique,
- sondage urinaire thermique avec diurèse horaire,
- couverture chauffante à air pulsé,
- Cell-Saver monté, purgé et fonctionnel,
- hémocue,
- défibrillateur.

Vérification du dossier et accueil

- Consultation d'anesthésie, bilan sanguin, GS (2 déterminations) et RAI,
- Commande de produits sanguins,
- Heure de la dernière administration des antibiotiques.

Accueil :

- si patient conscient, se présenter et le rassurer car les patients sont très angoissés,
- vérifier la perméabilité des voies d'abord, des drainages et des sondes,
- faire EVA et le cas échéant administrer un antalgique,
- si suspicion ou lésions avérées du rachis, mobilisation monobloc avec respect de l'axe tête-cou-tronc,
- contrôle constant des paramètres vitaux.

Installation et monitorage du patient

- si patient conscient, expliquer ce que l'on fait, utiliser un langage simple et réconfortant;
- si le patient est polyfracturé, l'induction se fera sur le brancard des urgences afin d'éviter toute mobilisation douloureuse;
- mettre en place : ECG, PNI (si pas encore de KTA), SpO_2, monitorage de curarisation, BIS, et une couverture chauffante à air pulsé;
- aspiration dans la sonde gastrique si le patient en a une;
- dénitrogénation, induction séquence rapide avec manœuvre de Sellick;
- accélérer le remplissage et/ou avoir recours aux drogues vasopressives (phényléphrine, noradrénaline);
- contrôle constant des paramètres vitaux.

Per-opératoire

- Surveiller ECG, PAS, SpO_2, $EtCO_2$, T°, diurèse, saignements, monitorage curarisation (objectif : zéro réponse en fonction de la chirurgie), BIS.
- Réaliser une analgésie et une narcose profondes.
- Poursuite de l'antibioprophylaxie.
- Compenser les pertes sanguines, avec pour objectif un taux d'hémoglobine :
  - >7 g/dl pour un sujet jeune sans antécédent,
  - >10 g/dl pour un sujet coronarien ou fragile.
- Surveiller la coagulation, avec transfusion de PFC si TP < 40 % (50 % en cas de troubles de la coagulation), et transfusion de concentrés plaquettaires si le taux de plaquettes < 50000.
- Tant que le saignement n'est pas contrôlé, privilégier l'utilisation des vasopresseurs afin de limiter le remplissage vasculaire.

- Effectuer des gaz du sang régulièrement, afin d'adapter au mieux les paramètres ventilatoires.
- Réaliser une surveillance neurologique (réflexes pupillaires, symétrie).

Post-opératoire

Dans la majorité des cas, les polytraumatisés sont transférés directement en réanimation, sédatés et intubés. Dans ce cas, il faut prévoir un monitorage complet pour le transfert.

Points essentiels

Ce type de patient pouvant être extrêmement instable, la prise en charge multidisciplinaire est primordiale.

L'organisation et la coordination des actions des différents intervenants est essentielle (anesthésistes et IADE, chirurgiens de différentes spécialités et IBODE, radiologues interventionnels). C'est un patient rapidement évolutif, pour lequel le facteur temps est l'une des composantes essentielles de la prise en charge.

Nécessité de maintenir une hémodynamique satisfaisante, en sachant qu'un remplissage massif peut être délétère en entraînant une hémodilution et des troubles de la coagulation.

NOTES

Fiche 3.71

Anesthésie et tatouages

Catherine Muller

Définition

Le tatouage (mot issu du polynésien *tatau* (*ta « dessin »* et *tau « esprit »*) consiste à inscrire sur la peau un dessin à l'encre, de façon permanente ou temporaire.

Aujourd'hui, environ 10 % des adultes seraient tatoués (jusqu'à 25 % chez les 25–34 ans), aussi bien des hommes que des femmes (sondage de l'Institut français d'opinion publique 2010).

Physiopathologie

Le tatouage est *« une effraction cutanée en vue de l'insertion d'une encre indélébile »*. Actuellement, les produits utilisés sont des mélanges complexes, associant de la teinture (l'encre), des solvants et des sels métalliques (aluminium, oxyde de titane, carbone, cadmium, strontium, fer, etc.).

Processus physiopathologique à partir de l'injection :

- le produit est injecté dans l'espace dermique, via une aiguille qui contient l'encre,
- l'encre atteint le derme et provoque une rupture des capillaires superficiels (saignement minime en l'absence de troubles de l'hémostase),
- une inflammation locale douloureuse s'installe,
- création d'un exsudat dû aux macrophages qui absorbent le pigment (visible sous forme d'une rosette sanglante sur le tracé),
- dépôt du pigment dans la circulation lymphatique, puis fixation définitive du tatouage après une période de 2 à 3 semaines,
- desquamation terminale qui permet l'élimination d'une partie des pigments superficiels.

Risques spécifiques

Les risques spécifiques liés à la présence d'un tatouage chez un patient pris en charge dans le cadre de l'anesthésie-réanimation-urgences sont fonction du temps de présence effective du tatouage au moment de la prise en charge.

Un tatouage, dans sa phase initiale (<4 semaines), est susceptible de présenter des complications (2 à 6 % des tatouages). Ces effets secondaires peuvent être :

- locaux :
  - hypersensibilité aux pigments et aux métaux,
  - infections locales superficielles : folliculite, molluscum, impétigo, eczéma, réactions granulomateuses locales, cicatrisation hypertrophique,
  - neuropathies (dans les zones adjacentes au tatouage),
  - infections locales profondes (furonculose, fasciite nécrosante, gangrène).
- généraux :
  - infections généralisées : germes pyogènes (staphylocoques, streptocoques, etc.), germes atypiques (mycobactéries, tuberculose, tétanos, lèpre, etc.), virus (verrues, herpès, etc.), mycoses et parasites (hépatite B et C, VIH, etc.),
  - douleurs lors de la réalisation d'IRM,
  - endocardite (exceptionnel).

La législation n'encadre pas la pratique du tatouage, considérée comme un art.

Seul l'usage des pigments est codifié : le Code de la santé publique réglemente la qualité des produits (Loi n° 2004-806 du 9 août 2004). Les substances incluses dans les produits de tatouage sont considérées comme potentiellement toxiques, nocives, corrosives, irritantes, sensibilisantes ou cancérogènes (Article L.513-10-2).

L'Agence Nationale de la Sécurité du Médicament et des Produits de Santé (ANSM) est chargée de recueillir les déclarations d'évènements indésirables concernant les produits de tatouage et émet des recommandations, voire des interdictions d'importation.

L'arrêté du 6 mars 2013 fixe la liste des substances qui ne peuvent pas entrer dans la composition des produits de tatouage, en particulier tous les produits dont les effets cancérogènes et sensibilisants tels que définis dans le Code de la santé publique sont suspectés ou avérés.

Impératifs de prise en charge liés au terrain

Seul, le tatouage ne pose pas de problème spécifique pour la prise en charge d'un patient en anesthésie-réanimation-urgences. A ce jour, **aucune publication n'a démontré la nocivité de cette pratique; rien n'interdit donc de piquer dans un tatouage.**
Pourtant, en pratique, les professionnels se questionnent sur 2 pratiques et techniques de prise en charge :

Ponction cutanée : la question du carottage

Publié par des anesthésistes canadiens en 2002, un article a évoqué le risque de carottage, en particulier de l'effraction cutanée. Le carottage correspond à la migration d'une micro-pastille cutanée, sous-cutanée ou tissulaire, emportée lors de la ponction par l'aiguille, au moment de l'injection dans l'espace péri-médullaire ou intrathécal (si ALR) ou intra-vasculaire (si VVP).
Le risque de développement de tumeurs granulomateuses, voire de complications neurologiques à distance de la ponction (et causé par le carottage) n'a pas été démontré; il est qualifié actuellement de *théorique.*

La réalisation d'IRM

La question se pose dans le cas où le tatouage occupe une grande surface corporelle et a été réalisé avec une encre composée de sels métalliques (ce que, souvent, le patient ignore lui-même). Les risques sont :
- la présence d'artefacts et de distorsion des images au regard du tatouage,
- la survenue de picotements voire d'une sensation de brûlure dans les premières minutes de l'examen. La survenue d'une brûlure au 2e degré du tatouage est particulièrement rare.

Rôle IADE

Quelle que soit la situation, idéalement, ne pas ponctionner dans un tatouage s'il est inflammatoire (tatouage récent, en cours de cicatrisation) ou s'il est le siège d'une dermatose chronique, ou de toute autre réaction locale.

Réalisation d'une ALR

Bien que l'IADE ne réalise pas lui-même l'ALR, il doit connaître ces recommandations :
- si possible, ponctionner en dehors de la zone tatouée;
- en l'absence de zone libre, il est possible de réaliser une petite incision cutanée > 2 mm (dépassant la zone des fibroblastes);
- garder le mandrin totalement inséré dans l'aiguille tout au long de la ponction (ou utiliser un trocart introducteur).

Pose d'une voie veineuse périphérique

Aucune recommandation spécifique n'existe.
Les précautions recommandées pour l'ALR restent valables :
- si possible, ponctionner en dehors de la zone tatouée,
- en l'absence de zone libre, il est possible de réaliser une petite incision cutanée >2 mm (dépassant la zone des fibroblastes).

Traçabilité des gestes

À tout instant, le patient doit être informé de la ponction dans un tatouage. Son accord doit être systématiquement recherché, que ce soit à la consultation d'anesthésie, à l'accueil au bloc ou lors des soins (quel que soit le lieu de la prise en charge).
Noter précisément dans le dossier du patient :
- la présence d'un tatouage en lien avec les lieux de ponction envisagés ou réalisés,
- tracer toute information délivrée au patient en lien avec ses tatouages.

Points essentiels

En l'absence de données probantes sur le sujet et surtout, en l'état actuel de la science, **l'innocuité de la ponction dans un tatouage** est une donnée à connaître (SFAR, 2009).
En situation de soin, l'IADE doit tenir compte de la dimension personnelle du tatouage pour le patient qu'il prend en charge : un tatouage marque le corps, distingue un individu de l'autre par une image corporelle assumée, mais aussi très personnelle, voire intime.

2 Beno P. Anesthésie et polytraumatisme. Disponible sur https://extranet.chu-nice.fr/prod-iade/uploads/Prod_Iade/smartsection/882_Anesthesie_et_polytraumatisme-2013.pdf (page consultée le 19/11/2013).
3 Villacèque E. Stratégie de prise en charge du polytraumatisé. Disponible sur http://www.medecine.ups-tlse.fr/dcem4/module11/urgence/201b_polytrauma.pdf (page consultée le 19/11/2013).

Fiche 3.71

1 Gentili M, Deleuze A. Tatouage et anesthésie. Le praticien en anesthésie réanimation 2007; 11(4) : 313–5.
2 Kluger N. Tatouages et imagerie médicale : problèmes et mythes. Presse Med 2014; 43 : 529–33.
3 Sleth JC, Guillot B, et al. Tatouages lombaires et anesthésie périmédullaire : enquête de pratique dans les maternités de Languedoc-Roussillon. Ann Fr Anesth Reanim 2010; 29 : 397–401.
4 SFAR. Tatouage et péridurale lombaire. Vigilances 2009; 15 : 6. [consulté en ligne le 2/07/2014), http://new.sfar.org/_pdf/magazines/VIGILANCE_15.pdf.

Chapitre 4

Exercices particuliers en anesthésie-réanimation-urgences

Plan du chapitre

© 2015, Elsevier Masson SAS. Tous droits réservés

Fiche 4.1

Anesthésie-réanimation du patient brûlé

Sylvie Humbert

Définition

Une brûlure grave engage le pronostic vital par son étendue, sa localisation, ses conséquences sur les fonctions vitales ou son association à d'autres lésions :

- brûlure profonde > 10 % ;
- brûlure étendue sur plus de 30 % de la surface corporelle totale (SCT) ;
- brûlure de la face, du cou, du périnée, brûlure circulaire des membres du thorax ;
- terrain : enfants ou personnes âgées ;
- inhalation de fumée ;
- brûlure chimique ou électrique ;
- traumatismes associés.

Éléments anato-physiopathologiques.

Différents types d'atteinte cutanée

- 1er degré (coup de soleil) : lésion de l'épiderme uniquement. *Clinique : douleurs vives, érythème sec, sans phlyctène.*
- 2e degré superficiel : lésion de l'épiderme jusqu'aux papilles dermiques superficielles ; follicules pileux, glandes sudoripares et sébacées sont intactes. *Clinique : phlyctènes encore intactes ou rompues accidentellement, surface humide, brillante et hyperémique, temps de recoloration à la pression normal.*
- 2e degré profond : coagulation partielle du derme, seule la base des follicules pileux et des glandes sudoripares et sébacées sont indemnes. *Clinique : lésions d'aspect cireux, la peau reste douce et élastique, temps de recoloration à la pression allongé.*
- 3e degré : coagulation et nécrose de tous les éléments de l'épiderme et de l'intégralité du derme. *Clinique : peau parcheminеuse à noire, peau inélastique (escarre) et avasculaire, brûlures indolores du fait de la destruction des terminaisons nerveuses.*

L'évaluation est difficile, la profondeur est évolutive les premiers jours.

Mesure de l'étendue des brûlures

La paume de la main représente 1 % et la paume avec les doigts 1,5 %.

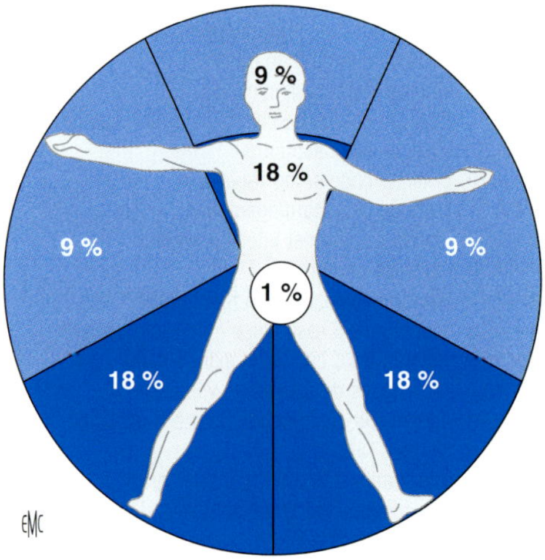

Figure 4.1 Règle des 9 de Wallace.
Source : S. Baux. Pied et brûlures. EMC - Podologie 2009 : 1–13 [Article 27-070-A-80].

Tableau des surfaces brûlées

Nom : ____________________

Âge : ____________________

N° : ____________________

Date : ____________________

	Adulte	15 ans	10 ans
Tête	3 1/2	4 1/2	5 1/2
Cou	1	1	1
Tronc	13	13	13
Bras	2	2	2
Avant-bras	1 1/2	1 1/2	1 1/2
Main	1 1/4	1 1/4	1 1/4
Organes génitaux	1	1	1
Fesse	2 1/2	2 1/2	2 1/2
Cuisse	4 3/4	4 1/2	4 1/4
Jambe	3 1/2	3 1/4	3
Pied	1 3/4	1 3/4	1 3/4

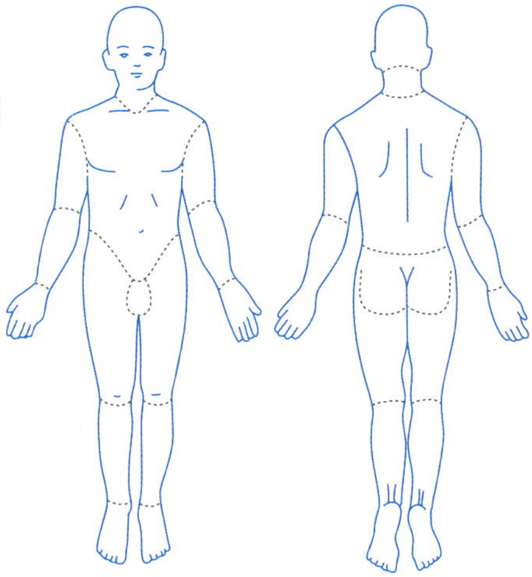

	Surfaces brûlées
Tête	
Cou	
Tronc	
Bras	
Avant-bras	
Main	
Organes génitaux	
Fesse	
Cuisse	
Jambe	
Pied	
Total %	

Superficiel % :

Profond % :

1er degré : jaune
2e degré : rouge
3e degré : bleu
Brûlures intermédiaires : hachures rouges et bleues

EMC

Figure 4.2 Tables de Lund et Browder.
Source : S. Baux. Pied et brûlures. EMC - Podologie 2009 : 1-13 [Article 27-070-A-80].

Possibles lésions associées

- Lésions d'inhalation (espace clos, raucité voix, dyspnée).
- Lésions traumatiques : la brûlure n'explique pas les troubles de conscience.
- Intoxications : monoxyde de carbone, cyanure.

Prise en charge d'un patient brûlé en salle de déchoquage

Admission

- Anamnèse, terrain.
- Mécanisme des lésions associées, refroidissement.
- Réanimation : sédation, analgésie et remplissage vasculaire administré en pré-hospitalier.
- Déshabillage complet, pesée.
- Fonctionnalité des voies veineuses et poursuite du remplissage vasculaire.
- Évaluation : localisation, étendue, profondeur, terrain.
- Bilan biologique.

Réanimation

Réanimation hydro-électrolytique

- Si SCB > 20 % remplissage vasculaire selon la règle des 10 :
  - poids de 40 à 80 kg : débit horaire (ml/h) = SCB × 10,
  - poids > 80 kg : débit horaire = SCB × 10 + 100 ml/h.
- ou selon la règle de Parkland : 4 ml/kg/SCB, 50 % les 8 premières heures, 50 % les 16 heures suivantes, avec des cristalloïdes (RL, NaCl).

Objectif de diurèse : 0,5 à 1 ml/kg/h, ou 1 à 2 ml/kg/h si électrisation, pose SAD.

Surveillance horaire : FC, PA, diurèse.

Respiratoire

- Oxygénation.
- IOT si brûlure > 40 %, 3e degré face/cou, inhalation fumées, troubles de la conscience.
- Incision de décharge thoracique : mécanique ventilatoire, hypoventilation.
- Fibroscopie : évaluation des lésions, prélèvements.

Anesthésie-Analgésie

- Faible surface brûlée : titration de morphine, co-analgésie à la kétamine, sédation avec midazolam.
- Brûlure grave : ISR avec kétamine + célocurine (si < 2 jours) ou rocuronium (>2 jours), entretien au PSE : midazolam, gamma OH, sufentanil ou fentanyl et kétamine, au besoin curarisation (CND).

Pansement initial

- Incisions de décharge en cas de brûlures circulaires (escarrotomies).
- Aponévrotomies si brûlures électriques.
- Pansement stérile : désinfection des plaies par chlorexidine ou bétadine, **brûlures couvertes de flammazine** en couche épaisse.
- Lutte contre l'hypothermie : température ambiante 28 à 32 °C, couverture à air pulsé, réchauffeur de perfusion, solutés chauds.
- Traitement des lésions associées.
- Transfert en chambre de réanimation.

Rôle IADE et anesthésie du patient gravement brûlé au bloc opératoire

Les zones excisées sont couvertes par autogreffe. L'excision tangentielle est très hémorragique. L'IADE doit tenir compte des risques spécifiques :

- IOT souvent difficile,
- accès veineux difficile,
- ALR : difficile, repères anatomiques modifiés.

Période pré-anesthésique

- Jeûne bref pour apporter des calories aussi longtemps que possible.
- Prise en charge respiratoire :
  - protection des VAS, surveillance prothèse respiratoire, repère, fixation, auscultation,
  - ventilation en pression (compliance basse), volume/minute élevé,
  - anesthésie IV recommandée.
- Monitorage (pose délicate et surveillance clinique difficile) :
  - difficulté : ECG, SpO_2, PNI et curamètre,
  - pression artérielle sanglante et $EtCO_2$.
- Accès vasculaires :
  - voie veineuse centrale indispensable pour l'anesthésie,
  - désilet pour le remplissage vasculaire et la transfusion sanguine.
- Préparation des agents anesthésiques (éviter AIVOC : cible trop variable) :
  - morphinique en continu au PSE : sufentanil ou fentanyl,
  - sédation : kétamine, midazolam ou gamma-OH au PSE,
  - curare non dépolarisant,
  - AVH si hémodynamique très stable.

Période per-anesthésique

- Remplissage vasculaire avec cristalloïdes, albumine :
  - bilan entrées/sorties,
  - surveillance hémodynamique, VPP, diurèse,
  - accélérateur-réchauffeur,
  - infiltration chirurgicale SC au niveau des prises de greffe : 20 à 30 ml/kg de NaCl 0,9 % adrénaliné,
  - attention aux changements de position peropératoire et aux mobilisations.
- Transfusion sanguine :
  - seuil transfusionnel : 7 g/dl ou 10 g/dl selon terrain, transfusion phénotypée,
  - saignement abondant en nappe, polytransfusion, anticipation +++.
- Hypothermie per-opératoire :
  - température ambiante de la salle : 28 à 32 °C,
  - monitorage de la température (sonde centrale vésicale),
  - matelas chauffant, car le champ opératoire s'étend à l'ensemble du corps du patient,
  - réchauffeur de perfusion.

Période post-anesthésique

- Analgésie :
  - AL : algostéril imbibé de Chirocaïne® sur prise de greffe,
  - augmentation des besoins en analgésie en post-opératoire,
  - poursuite de l'analgésie au PSE en continu (sufentanil ou fentanyl).

- Prévention maladie thrombo-embolique :
  - compressions mécaniques en l'absence de brûlure des membres inférieurs,
  - héparine en post-opératoire.
- Complications post-opératoires :
  - hémorragie,
  - hypoxie,
  - hypothermie,
  - sepsis.

Points essentiels

L'anesthésie et la réanimation du patient brûlé sont une spécialité à part entière. Le rôle de l'IADE est très important, il travaille souvent en autonomie et en dehors du bloc opératoire lors des réfections de pansement. Il est le garant de la sécurité anesthésique.

NOTES

Fiche 4.2

Anesthésie-réanimation du patient en SDRA

Virginie Parquet

Définition

Le SDRA (Syndrome de Détresse Respiratoire Aiguë) traduit une atteinte de la membrane alvéolo-capillaire et se caractérise par un œdème lésionnel et une inflammation pulmonaire non spécifique en réponse à une agression d'origine pulmonaire ou systémique.

Tableau 4.1 Critères de Berlin (JAMA 2012) : éléments diagnostiques du SDRA

Délai	Dans la semaine suivant une agression clinique, une atteinte respiratoire aiguë ou une aggravation.
Délai	Dans la semaine suivant une agression clinique, une atteinte respiratoire aiguë ou une aggravation.
Radio/ Scanner pulmonaire	Opacités bilatérales non expliquées par la présence d'un épanchement, d'atélectasies ou de nodules.
Origine de l'œdème	Détresse respiratoire aiguë non expliquée en totalité par une défaillance cardiaque ou une surcharge.
Oxygénation	3 niveaux de gravité basés sur la profondeur de l'hypoxémie : minime : 200 mmHg < $PaO2/FiO_2 \leq$ 300 mmHg avec PEP/CPAP ≥ 5 cm H_2O modéré : 100 mmHg < $PaO2/FiO2 \leq$ 200 mmHg avec PEP ≥ 5 cm H_2O sévère : $PaO_2/FiO_2 \leq$ 100 mmHg avec PEP ≥ 5 cm H_2O

Éléments anatomo-physio-pathologiques

Étiologies

Tableau 4.2

	PULMONAIRES atteinte épithéliale alvéolaire (55 à 75 % des cas)	EXTRA-PULMONAIRES atteinte endothéliale capillaire (25 à 45 % des cas)
Fréquentes	Pneumopathie d'inhalation Pneumopathie infectieuse	Sepsis Polytraumatisme
Rares	Contusion pulmonaire Embolie graisseuse Inhalation de toxiques Noyade	Transfusion massive Pancréatite aiguë Œdème de re-perfusion Brûlure étendue CEC Overdose

Conséquences physiopathologiques

Le SDRA se manifeste par une hypoxémie sévère et réfractaire à toute oxygénothérapie. Sa mortalité est très élevée (entre 30 et 75 % selon les études).

La physiopathologie est marquée par trois phases :

Phase exsudative

Elle est caractérisée par la destruction de la membrane alvéolo-capillaire et l'apparition d'un œdème pulmonaire lésionnel par exsudation de plasma. La compliance pulmonaire est alors diminuée. L'envahissement des alvéoles par les protéines de l'inflammation et diverses cellules, dont les neutrophiles, est responsable de la détresse respiratoire initiale. Les modifications des rapports VA/Q et l'apparition d'un shunt intra-pulmonaire alvéolaire ne répondent pas à une concentration d'oxygène accrue (hypoxémie réfractaire).

Phase proliférative

Elle correspond à la prolifération de fibroblastes qui, associés aux protéines de l'inflammation, détruisent le réseau vasculaire pulmonaire, entraînant une hypertension pulmonaire. Lorsque cette phase persiste, une fibrose pulmonaire généralisée apparaît.

Phase fibrosante

Elle est caractérisée par l'apparition d'une fibrose interstitielle et alvéolaire qui peut envahir une grande partie de la surface alvéolaire et des surfaces vasculaires, aboutissant à une HTAP chronique.

Diagnostic

Tableau 4.3.

Clinique	Détresse respiratoire aiguë : ▪ dyspnée brutale ▪ polypnée superficielle ▪ tirage intercostal, supra-sternal ▪ cyanose ▪ diaphorèse ▪ râles crépitants à l'auscultation ▪ agitation, troubles de la conscience
Para-clinique	Paramètres ventilatoires : baisse des volumes pulmonaires, de la CRF, de la compliance
Biologie	Gazométrie : hypoxémie réfractaire profonde + hypocapnie initiale Lavage broncho-alvéolaire : polynucléaires neutrophiles en grand nombre
Imagerie	▪ Radio thoracique : infiltrats interstitiels et alvéolaires bilatéraux et diffus, décrits en trois stades : opacités en verre dépoli, puis opacités réticulo-nodulaires et fibrose en rayon de miel. ▪ Scanner thoracique : recherche de lésions associées : barotraumatisme, pneumothorax, etc. + suivi de l'étendue de la fibrose

Axes thérapeutiques

Stratégie ventilatoire

La stratégie de ventilation pulmonaire protectrice repose sur :

- un **volume courant** à 6–7 ml/kg sur la base du poids idéal théorique. La diminution de la ventilation alvéolaire est responsable d'une hypercapnie tolérée, mais qui peut être délétère notamment chez un patient cérébro-lésé ou lorsqu'elle dépasse 100 mmHg. Il faut donc limiter cette hypercapnie en augmentant la fréquence ventilatoire jusqu'à 30-35 cycles/min, et en limitant l'espace mort instrumental ;
- une **pression de plateau** strictement inférieure à 28–30 cm H_2O, qu'il s'agisse d'un patient obèse ou non. Cela permet de diminuer le risque de lésions induites par la ventilation mécanique ;
- la lutte contre le collapsus alvéolaire (atélectasie) se fait par l'utilisation d'une **PEP** pouvant aller jusqu'à 15-20 cm H_2O. La PEP s'oppose au « dérecrutement » alvéolaire mais ne permet pas directement le recrutement des zones collabées. Des manœuvres de recrutement alvéolaire peuvent être effectuées par une CPAP continue de 40 secondes avec une pression de 40-50 cm H_2O ou par un soupir étendu. Leur but n'est pas d'améliorer la PaO_2, mais de limiter les zones condensées afin de faciliter une ventilation protectrice.
- la **FiO_2** sera réglée au minimum permettant d'obtenir une PaO_2 égale ou supérieure à 60 mmHg.

Stratégie hémodynamique

Le remplissage vasculaire doit être prudent, et adapté à la volémie : un remplissage excessif peut aggraver l'œdème et une hypovolémie peut diminuer la tolérance hémodynamique de la ventilation mécanique.

Traitements adjuvants

• Le **décubitus ventral** (DV) en séances longues et précoces améliore l'oxygénation par optimisation des rapports VA/Q et limite les lésions induites par la ventilation mécanique.
• Une **sédation** profonde est préconisée en phase aiguë afin d'assurer une adaptation parfaite du patient au ventilateur. L'utilisation de curares permet une amélioration plus rapide des paramètres de ventilation.
• Le **monoxyde d'azote** (NO) permet une vasodilatation artériolaire pulmonaire dans les zones ventilées dans lesquelles il diffuse, améliorant le rapport VA/Q. Il peut être utilisé lorsque l'hypoxémie est menaçante.
• L'utilisation de **corticoïdes** pour atténuer l'inflammation est controversée.
• **L'assistance respiratoire extra-corporelle** (ECMO) réduirait la mortalité à 6 mois de 53 % à 37 %. Mais, en attendant les résultats de nouvelles études, elle constitue pour le moment une thérapeutique de sauvetage.

Liens pratiques avec les domaines de l'anesthésie-réanimation-urgences

L'IADE est amené à prendre en charge ce syndrome dans le cadre de son exercice au bloc opératoire (polytraumatisé, réfection de pansement d'un grand brûlé, péritonite) et au SMUR (transport secondaire d'un patient en réanimation).
Il se doit de connaître la physiopathologie et les principes thérapeutiques pour une prise en charge efficiente et efficace en cas de complication.

Points essentiels

• SDRA : Œdème pulmonaire lésionnel avec hypoxémie réfractaire majeure.
• Objectif : assurer l'oxygénation sans aggraver les lésions pulmonaires sous-jacentes.
• Paramètres : Vt = 6–7 ml/kg, Fr = 30–35/min, Pplateau < 28–30 cm H_2O, 5 < PEP < 20 cm H_2O.
• Évaluation au cas par cas des traitements adjuvants dans les situations les plus critiques.

Fiche 4.3

Prise en charge de l'asthme aigu grave

Marie Godet

Définition

L'asthme est un enjeu de santé publique avec une prévalence annuelle de 5 % chez l'adulte et est responsable d'environ 1 200 décès par an en France (1).

L'asthme est une hyperréactivité bronchique, entraînant une obstruction bronchique intermittente qui se manifeste généralement par crises survenant souvent la nuit ou au petit matin, sous forme de toux, de dyspnée sifflante paroxystique, ou de freinage expiratoire.

L'asthme aigu grave (AAG) se définit par une crise inhabituelle et résistante au traitement courant, pouvant mettre en jeu le pronostic vital à court terme. Il peut survenir brutalement ou à la suite d'un asthme instable.

L'asthme aigu *très* grave (AATG) en est la forme extrême, pré-mortem.

Éléments anatomo-physiologiques généraux

Physiopathologie

L'asthme est dû à une inflammation bronchique responsable d'une hyperréactivité bronchique à différents stimuli. Ceci entraîne une réduction du calibre bronchique par trois mécanismes : le bronchospasme, l'œdème et l'hypersécrétion. Il en résulte une dyspnée et une hypoxémie.

Facteurs déclenchants

La crise d'asthme peut survenir sous l'effet :

- d'une infection respiratoire virale ou bactérienne ;
- d'une exposition à un allergène, une atmosphère polluée (tabac, fumées, gaz d'échappement), ou un médicament bronchospastique (AINS, néostigmine, etc) ;
- d'un effort physique.

Facteurs de risques

Les facteurs pouvant entraîner une évolution vers un AAG sont :

- des signes d'asthme instable ou un syndrome de menace d'asthme aigu grave (AAG) : augmentation de la fréquence et de la sévérité des crises, accroissement de la consommation en bronchodilatateurs ayant moins d'effet, aggravation de l'obstruction bronchique se traduisant par une grande variabilité du débit expiratoire de pointe (DEP) ;
- des conditions sociales et économiques défavorables (mauvaise compréhension ou observance du traitement, incapacité à se soustraire à un environnement pollué) ;
- un antécédent d'intubation pour AAG ;
- un antécédent d'hospitalisation pour crise d'asthme dans l'année précédente, ou de consultation en urgence pour asthme dans le mois précédent ;
- la nécessité d'une corticothérapie en traitement de fond (asthme sévère).

Diagnostic, signes cliniques et para-cliniques

La crise d'asthme se manifeste typiquement par une dyspnée sifflante à l'expiration, et des râles sibilants à l'auscultation. L'asthme aigu grave se caractérise par un ou plusieurs de ces **signes cliniques :**

- polypnée supérieure à 30/min,
- difficulté ou impossibilité à parler et à tousser,
- sueurs,
- cyanose (plus tardive),
- contraction permanente des muscles sterno-cléido-mastoïdiens,
- orthopnée,
- tachycardie supérieure à 120/min,
- agitation ou encéphalopathie respiratoire,
- silence auscultatoire,
- hypotension artérielle,

• débit expiratoire de pointe (*peak flow*) inférieur à 150 L/min ou à 30 % de sa valeur de référence.

Les **gaz du sang** peuvent montrer une hypoxémie ainsi qu'une normo- ou une hypercapnie contrastant avec la polypnée.

La **radiographie thoracique**, qui montre habituellement une distension thoracique, sert surtout à rechercher une cause (pneumopathie), une complication (pneumothorax) ou un diagnostic différentiel (inhalation de corps étranger, etc).

Au stade d'asthme aigu très grave apparaissent des troubles de la conscience, des pauses ou un arrêt respiratoire et une hypercapnie aiguë supérieure à 50 mmHg.

Axes thérapeutiques

• Oxygénothérapie afin de corriger l'hypoxémie, avec pour objectif d'obtenir une SpO_2 entre 94 % et 98 % (ou entre 88 % et 92 % au stade de BPCO post-asthmatique). Elle doit être débutée si possible avant l'administration du β_2-mimétique, pouvant majorer l'hypoxémie en début de traitement.

• Administration de bronchodilatateurs β_2-mimétiques (salbutamol, terbutaline) nébulisés, ou intraveineux continus si l'efficacité est insuffisante.

• Anticholinergiques inhalés (ipratropium) en association aux β_2-mimétiques. Ils inhibent les récepteurs muscariniques.

• Corticoïdes, essentiels pour diminuer l'inflammation bronchique. Ils doivent être débutés le plus tôt possible car leur délai d'action est de l'ordre de 4 heures.

• Parfois, le sulfate de magnésium IV peut être utilisé, car il a un effet bronchodilatateur et il potentialise les β_2-mimétiques.

• Si nécessaire, traitement de la cause (antibiothérapie, éviction d'allergène, etc).

Dans les cas extrêmes, trois thérapeutiques d'exception peuvent être mises en œuvre, qui nécessitent chacune du matériel spécifique :

• l'administration d'AVH pour leurs effets broncho-dilatateurs,

• la suppléance respiratoire par ECMO veino-veineuse,

• la ventilation en mélange hélium/oxygène, dont la faible densité réduit la résistance des voies aériennes à l'écoulement des gaz.

Liens pratiques avec les domaines de l'anesthésie-réanimation-urgences

L'AAG peut nécessiter le recours à la ventilation mécanique.

Dans ces conditions, **l'induction anesthésique**, en séquence rapide, est à haut risque d'arrêt cardiaque. La préoxygénation et l'induction sont réalisées en position assise. L'induction peut être effectuée à la kétamine pour son effet bronchodilatateur. Le plus grand diamètre possible est recommandé pour la sonde d'intubation.

La **ventilation mécanique** du patient en AAG est à haut risque de pneumothorax suffoquant. Les réglages visent donc à limiter les pressions d'insufflation pour éviter le barotraumatisme, quitte à tolérer une hypercapnie permissive jusqu'à 90 mmHg (3) : VAC, V_T 6 à 8 ml/kg, FR 6 à 10/min, rapport I/E de 1/3 à 1/4 allongeant l'expiration.

Si besoin, l'hypercapnie peut être limitée par réduction de l'espace mort instrumental : ablation du raccord annelé, remplacement du filtre par un humidificateur chauffant (important pour éviter les bouchons muqueux).

Points essentiels

L'asthme aigu grave est une urgence médicale dans laquelle l'instabilité respiratoire peut entraîner une aggravation rapide. Le traitement, bien codifié, doit permettre de prévenir les évolutions mortelles.

Fiche 4.4

Anesthésie-réanimation du traumatisé thoracique

Christiane Dabeszies-Paban

Introduction

La gravité du traumatisme thoracique est liée à la survenue d'une défaillance ventilatoire et/ou circulatoire. Il s'inscrit en général dans le contexte d'un polytraumatisme.
Un drainage simple est préconisé dans 80 % des cas (traitement chirurgical dans moins de 15 % des cas)

Éléments anatomo-physiologiques généraux

Épidémiologie

Le contexte :
- ¼ des AVP (nature des véhicules, cinétique, port de ceinture, éjection ou incarcération, tonneau),
- chute de grande hauteur : hauteur > 6 m, défenestration, nature du sol,
- agression : plaie par arme blanche ou à feu, explosion.

Mécanisme lésionnel :
- choc direct :
  - agent tranchant : plaies +/– pénétrantes,
  - agent contondant : contusions, hématomes.
- choc indirect : décélération brutale, blast (effet de souffle), cisaillement.

L'âge > 60 ans est un facteur de risque à prendre en compte.

Conséquences physiopathologiques

Les traumatismes thoraciques peuvent entraîner une détresse respiratoire par atteinte :
- de l'échangeur gazeux (responsable principalement de l'hypoxie) ;
- ou de la mécanique ventilatoire (responsable d'une hypoventilation).

Une détresse circulatoire peut se surajouter par une spoliation sanguine d'origine thoracique ou une plaie cardiaque/vasculaire.

Diagnostic, signes cliniques et para-cliniques

Interrogatoire :

- mécanisme lésionnel,
- ATCD médicaux et chirurgicaux,
- traitement (anticoagulants, antiagrégants),
- allergies (iode),
- autres : vaccinations, douleur, dyspnée.

Examen clinique

Recherche des signes de détresse :
- **Ventilatoire :** dyspnée (tachypnée/bradypnée), cyanose et $SpO_2 < 92$ %, sueurs, asymétrie, respiration paradoxale, battement des ailes du nez, tirage, balancement thoraco-abdominal, bruits anormaux, encombrement, toux, crachats, hémoptysie, emphysème sous-cutané ;
- **Circulatoire :** tachycardie, signes d'hypotension ;
- **Neurologique :** conscience, imprégnation éthylique.

Recherche des lésions (thorax et autres traumatismes associés).

Examens para-cliniques

- groupage sanguin et RAI +++,
- numération globulaire et hémostase (TP, TCA, fibrinogène),
- gazométrie,
- radiographie thoracique,
- échographie (*FAST*),
- tomodensitométrie thoracique (ou corps entier).

Diagnostics

- **Fractures de côtes :** douleur spontanée ou à la palpation, danger d'hypoventilation et d'encombrement.

- **Volet thoracique :** fracture de plusieurs côtes à plusieurs niveaux, respiration paradoxale et hypoxie de la contusion pulmonaire.
- **Pneumothorax :** présence d'air dans la plèvre, asymétrie ventilatoire, immobilité et distension de l'hémithorax, tympanisme et silence auscultatoire, emphysème sous-cutané, gravité respiratoire (compression du poumon) et/ou circulatoire.
- **Hémothorax :** présence de sang dans la plèvre, signes de choc hémorragique (tachycardie et hypotension), diminution du murmure vésiculaire.
- **Contusion pulmonaire :** atteinte du poumon lui-même (œdème, saignement) avec détresse respiratoire.
- **Lésions médiastinales :**
  - *rupture aortique :* choc à haute cinétique entraînant la déchirure de l'isthme de l'aorte, responsable de décès immédiat dans 90 % des cas. Asymétrie des pouls et de la PNI, élargissement du médiastin à la radio.
  - *rupture trachéo-bronchique :* pneumothorax compressif, pneumomédiastin.
  - *rupture diaphragmatique :* hyperpression abdominale violente, le plus souvent à gauche car le foie protège la coupole droite, hernie des organes intra-abdominaux à l'intérieur du thorax.
  - *contusion myocardique* : troubles du rythme et de la repolarisation à l'ECG, élévation des enzymes cardiaques, +/- épanchement.

Axes thérapeutiques

Impératifs

- traitement des détresses vitales,
- oxygénothérapie et kinésithérapie respiratoire fondamentales,
- optimiser une analgésie de qualité,
- stabilité hémodynamique,
- TDM thoracique ou bodyscan après stabilisation,
- prévention de l'hypothermie.

Mise en condition

Monitorage (PNI, SpO_2, scope), position ½ assise ou assise, oxygénothérapie 15 L/min, pose de 2 VVP, analgésie, orientation pré-hospitalière vers une structure hospitalière adaptée à la gravité.

En cas de choc hémorragique : remplissage vasculaire (30 ml/kg), vasopresseurs au PSE (noradrénaline). Objectif : PAS entre 80 et 90 mmHg.

En cas de détresse respiratoire : libération des voies aériennes, exsufflation à l'aiguille du pneumothorax compressif, puis drainage de tous les épanchements pleuraux, O_2, kinésithérapie, intubation trachéale en cas d'échec ou de chirurgie.

Traitement initial

Le drainage pleural associé aux mesures symptomatiques ci-dessus suffit dans 80 % des cas. Discuter l'analgésie péridurale, la VNI.

La chirurgie est parfois nécessaire

- en cas d'hémothorax abondant (> 1 L d'emblée ou > 500 ml/h),
- en cas de plaie du cœur ou de tamponnade,
- en cas de bullage important ou persistant du drain pleural (fistule bronchopleurale),
- en cas de délabrement pariétal (volet, plaie soufflante),
- en cas de rupture trachéo-bronchique ou de plaie œsophagienne,
- en cas de rupture de l'isthme (radiologie interventionnelle surtout).

Points essentiels

Mots clefs : Bilan lésionnel initial primordial - contexte de polytraumatisé, privilégier la prise en charge dans un *trauma center* - analgésie puissante.

Fiche 4.5

Prise en charge d'un prélèvement multiorganes

Marie Godet et Jérôme Chevillotte

Introduction

Le prélèvement d'organes (PMO) ne peut être effectué que sur une personne en état de mort encéphalique ou, depuis l'arrêté du 2 août 2005, sur une personne en état de *« cœur arrêté »* (cette prise en charge réanimatoire particulière ne sera pas évoquée ici).

Éléments de compréhension

La mort encéphalique est la conséquence de l'arrêt de la perfusion cérébrale provoquant la disparition irrémédiable des fonctions cérébrales, puis secondairement la mort cellulaire (il est le plus souvent dû à une hypertension intracrânienne majeure).

Un examen clinique soigneux, pratiqué en l'absence de facteur confondant (sédation, hypothermie, hypoxie, hypotension) démontre :
- l'absence de conscience (coma profond aréactif),
- l'absence de motricité (sauf éventuels réflexes médullaires),
- et l'absence de tous les réflexes du tronc cérébral, y compris l'absence de mouvement ventilatoire en hypercapnie.

L'état de mort encéphalique doit être diagnostiqué par deux médecins titulaires qui ne font pas partie de la même unité fonctionnelle, ni du service effectuant le prélèvement.

Ce diagnostic est obligatoirement confirmé par l'un des deux examens réglementaires :
- soit par le tracé plat de deux électro-encéphalogrammes effectués à 4 h d'intervalle, d'une durée de 30 minutes chacun, avec amplification maximale,
- soit par une angiographie montrant l'absence de perfusion cérébrale.

La prise en charge en réanimation

Monitorage

La préparation du donneur est débutée dans le service de réanimation par la mise en place :
- du monitorage de la :
  - FC, SpO_2, PA par cathéter artériel, de préférence radial gauche pour pouvoir suivre la PA le plus longtemps possible, malgré les clampages vasculaires lors du PMO,
  - volémie (doppler œsophagien, ETT, ETO),
  - diurèse,
  - T° ;
- d'une voie veineuse centrale (de préférence jugulaire interne droite) ;
- d'un dispositif de réchauffement actif ;
- d'une SNG en aspiration ;
- de l'occlusion palpébrale après instillation de sérum physiologique (en cas de prélèvement de cornées).

Objectifs de prise en charge

Les objectifs généraux à respecter jusqu'à la fin des prélèvements sont :
- le maintien d'une pression artérielle moyenne entre 65 et 100 mmHg ;
- une PaO_2 entre 80 et 100 mmHg avec la FiO_2 la plus basse possible ;
- une $PaCO_2$ entre 35 et 40 mmHg ;
- une pression plateau < 30 cm H_2O avec une PEP $\geq$ 5 cm H_2O ;
- une diurèse horaire entre 1 et 1,5 ml/kg/h ;
- une normothermie ;
- une hémoglobine supérieure à 7,5 g/dl ;
- une hémostase : TP > 40 %, plaquettes > 50 000/mm³, fibrinogène > 1 g/L ;
- des lactates artériels normaux.

Principes généraux

Le remplissage vasculaire et le recours aux catécholamines doivent idéalement être guidés par le monitorage hémodynamique (cf. fiche 3.21).
En cas de diabète insipide (diurèse > 100 ml/h avec hypernatrémie > 145 mmol/L et densité urinaire < 1,005 en l'absence de glycosurie), la diurèse est compensée et de la Desmopressine® est administrée en IV (à arrêter 1 h avant le transfert au bloc opératoire).
Devant une fibrinolyse, des PFC et du fibrinogène sont administrés.

La prise en charge au bloc opératoire

Transfert entre la réanimation et le bloc opératoire

Sous la responsabilité du coordinateur PMO, le transfert du patient de la réanimation vers le bloc opératoire se fait lorsque les équipes chirurgicales (françaises, voire européennes) sont sur le point d'arriver.
Les manipulations doivent être prudentes, car c'est une période à risque hémodynamique majeur (désarmorçage de la pompe cardiaque).
Durant ce transport, le patient sera monitoré, sous ventilation mécanique avec poursuite du réchauffement et des thérapeutiques en cours (remplissage, drogues vaso-actives, etc.).

Installation du patient

- Le patient est accueilli dans la salle d'opération la plus grande possible afin d'optimiser l'ergonomie de toutes les équipes présentes. La salle d'opération et le matériel de chirurgie sont préparés en fonction des organes et des tissus à prélever.
- Le patient est installé sur la table d'opération, toujours avec des manœuvres délicates, en décubitus dorsal, les bras le long du corps, ou en abduction forcée. Le champ opératoire est large pour un accès à la fois au cou, au thorax, à l'abdomen, et doit parfois inclure les membres inférieurs jusqu'aux genoux en cas de prélèvement des vaisseaux.

Temps chirurgicaux

L'explantation des organes se fait dans l'ordre suivant :
1. l'équipe chirurgicale « rein » réalise le clampage et l'incision ;
2. puis les équipes « cœur-poumons » et « foie » vont se succéder, voire travailler ensemble. Elles prélèvent d'abord le cœur, les poumons, puis le foie, l'intestin, le pancréas, les reins et enfin les tissus ;
3. les fermetures du thorax et de l'abdomen sont réalisées par l'équipe chirurgicale « rein ».

À la fin, la restitution tégumentaire est soignée, des pansements recouvrent les cicatrices, les cathéters sont retirés, et le patient est lavé puis transporté en chambre mortuaire.

Liens pratiques avec les domaines de l'anesthésie-réanimation-urgences

Le patient doit être réchauffé dès son arrivée au bloc pour limiter la dépression myocardique et le risque de fibrillation ventriculaire par hypothermie.
L'administration d'un curare et d'un morphinique avant l'incision permet de prévenir les mouvements anormaux, l'hypertonie musculaire, ou une hypertension artérielle par nociception, liés à l'exacerbation des réflexes médullaires et à la réactivité adrénergique.
Conseils pratiques :
- ne pas mettre de cathéter artériel radial droit (en cas de prélèvement pulmonaire), ni de cathéter fémoral ;
- prévenir l'équipe chirurgicale en cas d'aggravation hémodynamique ou ventilatoire ;
- en cas de prélèvement pulmonaire, privilégier les vasopresseurs au remplissage vasculaire ;
- pour le prélèvement cardiaque, une injection d'héparine (300 UI/kg) peut être demandée par le chirurgien avant le clampage aortique ;
- ne pas utiliser d'HEA à cause de leur néphrotoxicité.

Points essentiels

La réanimation du patient visant la stabilité hémodynamique se poursuit jusqu'au clampage aortique. Noter l'heure du clampage aortique sur la feuille d'anesthésie et la transmettre à l'équipe.

En cas de prélèvement pulmonaire, la ventilation est poursuivie jusqu'à la fin de la dissection pour éviter les atélectasies.

Le respect de l'intégrité physique du donneur et de la personne en tant qu'être humain est primordial.

NOTES

Fiche 4.6

Prise en charge du traumatisé abdominal en pré-hospitalier et en réanimation

Christiane Dabezies-Paban

Introduction

Les traumatismes abdominaux représentent 15 à 20 % des lésions observées en traumatologie et sont associés à une mortalité de l'ordre de 20 %, surtout chez le patient polytraumatisé.
La prise en charge des blessés les plus graves est appelée *« damage control »*.

Éléments anatomo-physiologiques généraux

Épidémiologie

Les traumatismes abdominaux peuvent être fermés ou ouverts. Les organes pleins sont plus touchés que les organes creux (70 % versus 10 %).

Le contexte :

• AVP dans 75 à 90 % des cas (cinétique, ceinture ou pas, éjection ou incarcération, tonneau) :

• chute de grande hauteur : hauteur > 6 m, défenestration, nature du sol ;

• agression : plaie par arme blanche ou à feu (4 à 10 %), explosion.

Mécanisme lésionnel :

• Traumatisme ouvert : plaies par arme à feu ou arme blanche, criblage (explosion) ;

• Traumatisme fermé : contusions, décélération brutale, blast (explosion).

Conséquences physiopathologiques

La complication principale et immédiate des traumatismes abdominaux sévères est l'hémorragie par lésion d'un organe plein et/ou d'arrachements de pédicules vasculaires. Le risque est la survenue d'un choc hémorragique.
L'autre complication est la perforation d'organes creux et la contamination de la cavité péritonéale. Le risque est le sepsis par péritonite.

→ URGENCE EXTRÊME : patient instable, hypovolémie non contrôlée, mauvaise réponse à la réanimation initiale ⇒ bilan d'imagerie simple et rapide puis hémostase chirurgicale ou embolisation sans délai.
→ URGENCE RELATIVE : patient stabilisé par la réanimation initiale ⇒ réalisation d'un bilan lésionnel complet, optimisation de la réanimation, ± chirurgie.

Diagnostic, signes cliniques et para-cliniques

Interrogatoire

Recherche : mécanisme lésionnel, ATCD médicaux et chirurgicaux, traitements (anticoagulants, antiagrégants), allergies (iode), vaccination anti-tétanique, dernières règles, douleur abdominale.

Examen clinique après déshabillage complet

• Recherche des signes de détresse :
  – ventilatoire : dyspnée, polypnée, cyanose et SpO_2 basse, sueurs,
  – circulatoire : tachycardie, pâleur, marbrures, extrémités froides,
  – neurologique : troubles de la conscience, agitation ou prostration,
  – imprégnation éthylique ou médicamenteuse, soif intense.

• Examen de l'abdomen, des flancs et du dos : recherche d'une défense abdominale, d'une contracture, d'une hématurie, d'une lésion du bassin, d'hématomes, ou d'une plaie (éviscération ?).

• Recherche des lésions associées : thorax, rachis, crâne, membres, etc.

Examen para-clinique

Monitorage multiparamétrique (PNI, SpO_2, scope ± $EtCO_2$), recherche de TA pincée, auscultation abdominale à la recherche de bruits intestinaux.
Impératifs :
- hygiène optimale,
- établir un bilan lésionnel rapide et concis,
- restaurer une hémodynamique défaillante,
- maintien d'une hématose optimale avec prévention de l'hypoxie ++ et des risques d'inhalation,
- prévenir l'hypothermie = *damage control ressuscitation*,
- surveillance répétée (évolution des lésions et effets des traitements),
- savoir poser la bonne indication « opératoire ».

Axes thérapeutiques

Mise en condition

Pour commencer : position en décubitus dorsal, jambes fléchies.
- Biologie : groupage sanguin et RAI, numération globulaire et hémostase (TP, TCA, fibrinogène) gazométrie. Les autres examens sont moins urgents (ionogramme, urée, créatinine, alcoolémie/toxiques, troponine, lipase, lactates, βHCG, etc.).
- Imagerie :
  - échographie (FAST),
  - radio bassin et pulmonaire (si trauma fermé et cinétique violente) en urgence,
  - TDM abdomen (ou corps entier) chez un patient stabilisé,
  - artériographie (et embolisation) dans certains centres.
- Pose de 2 VVP (14 à 16 G), analgésie, orientation pré-hospitalière vers une structure hospitalière adaptée à la gravité.
- **En cas de choc hémorragique :** remplissage vasculaire modéré et vasopresseurs au PSE (noradrénaline). Objectif : PAS 80 à 90 mmHg, acide tranexamique 1 g en IV en 10 min.

Traitement initial

- Indication chirurgicale formelle : choc hémorragique, éviscération, défense ou contracture. Abstention possible si hémopéritoine et patient stable, embolisation à discuter, etc.
- Stratégie transfusionnelle adaptée en cas de choc hémorragique (rapport PFC/CGR à 1/1 ou ½, apport précoce de Plaquettes et Fibrinogène).
- Remplissage par macromolécules cristalloïdes, colloïdes 30 à 50 ml/kg puis préparation de vasopresseurs au PSE : noradrénaline 2 mg/h.
- Anticiper une poly-transfusion : dossier EFS, Transfusion O^- ou isogroupe, correction de l'hémostase biologique (objectifs PFC pour TP > 50 %, fibrinogène > 1 g/L, plaquettes > 50 /mm^3) antifibrinolytiques si hyperfibrinolyse et facteur VII activé.
- Accélérateur et réchauffeur de produits sanguins, sonde urinaire avec capteur de température.
- Prévenir l'infection par ATB prophylaxique (amoxicilline/acide clavulanique 2 g/24 h), protection et désinfection des plaies, recouvrir et humidifier les anses digestives en cas d'éviscération.
- Ventilation en O_2 pur, ISR avec étomidate, ventilation contrôlée en Pression Positive avec $PetCO_2$ à 35 mmHg et SpO_2 > 95 %.
- Transport et transfert vers une structure hospitalière adaptée à la gravité.
- Immobilisation sur matelas à dépression, réchauffement passif et actif, évaluation de la douleur et analgésie adaptée en titration, sédation de qualité par midazolam, kétamine et sufentanil.

Axes thérapeutiques spécifiques

Damage control surgery (DCS) en cas de traumatisme complexe et de patient instable : chirurgie écourtée puis réanimation (réchauffement, transfusion, catécholamines) puis reprise chirurgicale différée (à 48 heures).

Traumatisme splénique (46 %) : traitement conservateur privilégié, surveillance clinique et échographique, vaccination antipneumococcique et anti-haemophilus.

Traumatisme hépatique (33 %) : DCS ou artério-embolisation.

Traumatisme rénal (9 %) : signes cliniques inconstants et retardés, diagnostic au TDM. Traitement en urgence par embolisation sélective ou stent en cas de dissection de l'artère rénale.

Traumatisme intestinal (8 %) : signes retardés (péritonite), cœliochirurgie et/ou laparotomie.

Syndrome compartimental abdominal : augmentation anormale de la pression intra-abdominale avec retentissement multiviscéral (hémodynamique, respiratoire, rénal, digestif, etc.). Diagnostic : ↑ pression intra-vésicale. Traitement : aspiration digestive, drainage, sédation, curarisation, voire reprise chirurgicale.

Points essentiels

- Différencier traumatisme fermé (polytraumatisme) et traumatisme pénétrant.
- L'écho FAST et TDM sont les deux examens-clés.
- *Damage control = damage control ressuscitation + damage control surgery.*
- Abstention chirurgicale parfois possible.

NOTES

Fiche 4.7

Prise en charge d'un patient victime d'un crush syndrom

Audrey Landrin- Fumalle

Définition

Le crush syndrom est la conséquence d'un écrasement prolongé (au moins 2 à 3 heures) d'une masse musculaire importante (cuisse, mollet, épaule, bras), entraînant une situation d'ischémie puis une re-perfusion au dégagement de la victime.

Éléments anatomo-physiologiques généraux

Le crush syndrom est un syndrome clinique et biologique dû à la libération dans la circulation générale de résidus de fibres musculaires striées squelettiques détruites par un temps d'ischémie prolongée. La conséquence en est une rhabdomyolyse traumatique massive.

Une compression intense et prolongée du muscle entraîne une pression intramusculaire supérieure à la pression de perfusion, d'où une diminution de perfusion provoquant une ischémie :

- pression au repos = 0-8 mmHg;
- ischémie dès que pression > 30-50 mmHg;
- compression des membres = pression > 240 mmHg.

Effets physiopathologiques

La rhabdomyolyse est une lyse des cellules musculaires, elle entraîne :

1) une production/utilisation de l'ATP perturbée,
2) des troubles de la perméabilité membranaire : → entrée du Na^+, de l'H_2O et de Ca^+, sortie du K^+ → œdème cellulaire,
3) la libération de radicaux libres→ lyse cellulaire et augmentation de l'œdème cellulaire,
4) la compression dans l'aponévrose inextensible : compression des vaisseaux et nerfs→ ↓ apport O_2 ce qui aggrave l'ischémie (nécrose), troubles de la sensibilité,
5) production de radicaux libres accrue + acidose locale : ↑ lésions membranaires→ produits de dégradation musculaire : K^+, enzymes protéolytiques, myoglobine, activateur de la coagulation, CPK.

Lors de la re-perfusion :

1) rétablissement du débit sanguin, libération de cytokines = > œdèmes interstitiels +++,
2) passage du contenu cellulaire dans la circulation sanguine : libération de métabolites toxiques, hématome péri-vasculaire,
3) aggravation locale : production radicaux libres +, aggravation de l'œdème, activation de la coagulation, aggravation de l'inflammation (libération de cytokines), hypoperfusion,
4) hémorragie, hypovolémie, ischémie tissulaire secondaire.

Conséquences physiopathologiques

La libération des métabolites toxiques dans la circulation entraîne une insuffisance rénale oligo-anurique par obstruction tubulaire, une lésion tubulaire par peroxydation lipidique et une vasoconstriction rénale.

Myoglobinurie + hypovolémie + acidose métabolique

↓

Nécrose tubulaire aiguë

↓

Insuffisance rénale aiguë

Diagnostic, signes cliniques et para-cliniques

Signes locaux

- Peau froide, livide, marbrée, érythème, pétéchies, phlyctènes.
- Augmentation du volume du ou des membres concernés : tension douloureuse.

- Œdème élastique *« en balle de tennis »*.
- Disparition des pouls : signes d'ischémie.
- Masses musculaires dures.
- Zones de nécrose cutanée.
- Troubles sensitivo-moteurs allant jusqu'à la paralysie.
- Troubles neuro-psychiques liés à l'acidose métabolique.

Signes généraux

Apparition d'un collapsus, puis d'un état de choc :

- hypovolémie et état de choc constant : pouls filant, PAS effondrée, différentielle pincée, troubles du rythme et de la repolarisation liés à l'hyperkaliémie ;
- extrémités froides et moites ;
- apparition de marbrures ;
- polypnée, cyanose → détresse respiratoire ;
- insuffisance rénale oligoanurique avec myoglobinurie ;
- agitation, anxiété, prostration ;
- risque d'arrêt cardio-circulatoire.

Examens biologiques

Hyperkaliémie précoce, hyperphosphorémie, hypocalcémie.

CPK > 500 UI/L, acidose métabolique, hyperuricémie, hypoalbuminémie, CIVD biologique/clinique.

Axes thérapeutiques

En pré-hospitalier

Il s'agit de lutter contre l'hypovolémie, l'hyperkaliémie et l'acidose.

- Deux VVP de gros calibre.
- Évaluation et suivi état hémodynamique grâce à un monitorage hémodynamique invasif.
- Oxygénothérapie : maintien d'une ventilation et d'une oxygénation efficaces : IOT + ventilation mécanique.
- Analgésie et sédation.
- Éventuelle pose de garrot (si compression > 8 h) = > noter l'heure de décompression.
- Prélèvements sanguins.
- Transfusion (hématocrite autour de 30–35 %), correction d'une éventuelle CIVD.
- Antibiothérapie probabiliste systématique sur des germes anaérobies.

+ Chirurgie (aponévrotomie de décharge) si syndrome des loges avec pression > 40 mmHg.

Objectifs de prise en charge

- Lutte contre l'hypothermie : réchauffer le patient.
- Assurer une analgésie optimale.
- Prévenir l'insuffisance rénale aiguë par diurèse osmotique alcaline forcée = diurèse horaire > 200 ml.
- Assurer une expansion volémique massive débutée précocement avant la levée de la compression et de l'ischémie ± amines vasopressives
  - objectif = PAS ≥ 90 mmHg
  - cristalloïdes : sérum physiologique : débit = 0,5-1 L/h (pas de Ringer ni d'administration de K^+).
- Lutte contre l'hyperkaliémie : $CaCl_2$ (10 %) 10 ml/5 minutes, alcalinisation : bicarbonate de sodium 50 mmoL/5 min.
- Traitement des lésions associées : contention des membres fracturés, pansement compressif si hémorragie, protection des plaies, antibiothérapie.

Les solutions envisageables dans les 24 h

- La dialyse.
- La transfusion sanguine.
- La chirurgie spécialisée.
- L'amputation du membre.
- L'oxygénothérapie hyperbare.

Points essentiels

Le crush syndrom est une pathologie locale qui devient générale par la diffusion de toxines, ce qui provoque une défaillance multiviscérale par séquestration liquidienne, entraînant une hypovolémie.

Le risque septique et hémorragique complique la prise en charge et le traitement doit être débuté sur place avant même le dégagement. La prise en charge thérapeutique générale doit anticiper l'évolution physiopathologique du crush.

Fiche 4.8

Prise en charge de l'accouchement inopiné

Annabelle Payet-Desruisseaux

Définition

L'accouchement inopiné est un accouchement fortuit. Il est le plus souvent eutocique, quand il s'accomplit suivant un déroulement physiologique normal. Pourtant, il représente un risque non négligeable pour :

- le nouveau-né (NN) : principalement hypothermie mais aussi hypoglycémie,
- la mère : hémorragie de la délivrance (HDD),

Les causes les plus fréquentes sont :

- la précarité, le non-suivi des grossesses,
- la multiparité,
- l'existence de co-morbidités maternelles.

Critères de déclenchement des secours

Interrogatoire ciblé et rapide

- antécédents : médicaux, chirurgicaux et obstétricaux (utérus cicatriciel, HDD, pré-éclampsie, etc.) ;
- contexte de prise en charge : suivi ou non de la grossesse, barrière de la langue et mauvaises conditions environnementales pouvant compliquer la prise en charge ;
- histoire de la grossesse : terme, parité, comorbidité maternelle, croissance et présentation fœtale, position du placenta et traitements.

Score de Malinas

Cotation	0	1	2
Parité	I	II	III et +
Durée du travail	< 3h	3 à 5 h	≥ 6 h
Durée des contractions	< 1 min	1 min	> 1 min
Intervalle entre les contractions	< 5 min	3 à 5 min	< 3 min
Perte des eaux	non	récente	> 1 h

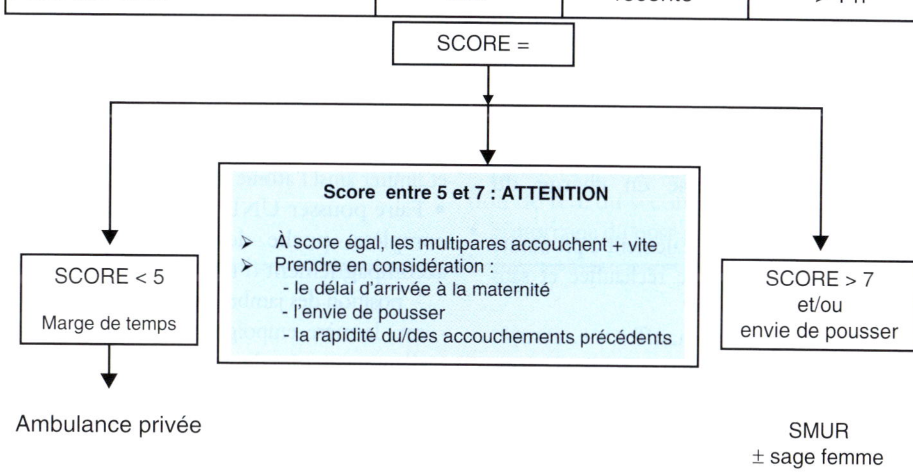

Figure 4.3 Score de Malinas.

Fiche 4.9

États de choc septique

Marie Godet

Définition

Les infections aiguës évoluent en trois stades de gravité :

- le *sepsis,* infection associée à une réponse inflammatoire systémique : deux signes parmi tachycardie, polypnée, fièvre, hypothermie, hyperleucocytose (1) ;
- le *sepsis sévère,* où s'associent au moins un signe d'hypoperfusion (marbrures, oligurie, troubles de conscience) ou de dysfonction d'organe. Une hypotension artérielle, même transitoire et spontanément résolutive, traduit déjà un sepsis sévère, dont la mortalité se monte à 25–30 %
- Le *choc septique,* sepsis sévère compliqué d'une hypotension artérielle réfractaire au remplissage vasculaire initial, nécessitant donc l'administration de catécholamines. Il ne faut pas attendre cette hypotension persistante pour instaurer le traitement d'urgence, car à ce stade la mortalité s'élève à 40–45 %.

Éléments anatomo-physiologiques

Le sepsis sévère est généralement dû à une infection bactérienne grave, avec ou sans septicémie : pneumopathie, péritonite, pyélonéphrite, angiocholite, endométrite, fasciite nécrosante.

Le choc septique est un état de choc distributif : la vasoplégie (hypovolémie relative), due à la réaction inflammatoire généralisée, entraîne une hypovolémie absolue par fuite capillaire et une mauvaise distribution du débit sanguin. Initialement, des mécanismes compensatoires comme la tachycardie retardent la survenue de l'hypotension.

Le risque est l'évolution vers un syndrome de défaillance multiviscérale, de pronostic particulièrement grave : insuffisance rénale aiguë, syndrome de détresse respiratoire aiguë (SDRA), coagulation intravasculaire disséminée (CIVD), insuffisance hépatique aiguë.

Diagnostic, signes cliniques et para-cliniques

Le diagnostic de sepsis sévère ou de choc septique doit être posé en urgence d'après les signes cliniques (tous ne sont pas forcément présents) :

- signes cutanés : marbrures (prédominantes aux genoux), temps de recoloration cutané > 2 secondes ;
- encéphalopathie « septique » : agitation confusionnelle, angoisse, éventuellement somnolence ou prostration ;
- oligurie (diurèse < 0,5 ml/kg/h), signe d'hypo-perfusion rénale ;
- anomalies des constantes vitales :
  - tachycardie ≥ 100/min,
  - polypnée > 20/min,
  - SpO_2 difficilement prenable (en raison de l'hypoperfusion cutanée),
  - l'hypotension artérielle se définit par une PAM < 70 mmHg. La PAD < 40 mmHg témoigne d'une vasoplégie sévère avec risque d'hypoperfusion coronaire. La PAS < 90 mmHg est un moins bon reflet de la perfusion d'organes. Chez l'hypertendu, une baisse de la PAM de 30 mmHg ou de la PAS de 40 mmHg est déjà considérée comme une hypotension.

Les signes biologiques

Le diagnostic et l'instauration du traitement n'attendent pas les signes biologiques.

L'hypoxie tissulaire provoque une acidose métabolique avec hyperlactatémie, dont le degré est corrélé à la mortalité.

Une hyperglycémie est fréquente par sécrétion

d'hormones hyperglycémiantes (catécholomines endogènes, cortisol). Cependant dans les SDMV les plus sévères s'installe une défaillance hépatique avec hypoglycémie rebelle.
Hyperleucocytose ou leucopénie, myélémie, thrombopénie et coagulopathie sont fréquents, mais le syndrome inflammatoire (CRP, procalcitonine) est parfois différé.

Axes thérapeutiques

Le traitement, débuté en urgence, doit être continuellement réajusté durant les premières heures. Il doit permettre d'atteindre et de maintenir des objectifs thérapeutiques préétablis.

Traitement hémodynamique

Il comprend 4 aspects :
- corriger l'hypovolémie, constante en début de sepsis sévère ou de choc septique, par remplissage vasculaire aux cristalloïdes. Dans les heures suivantes, la poursuite du remplissage sera guidée par un monitorage hémodynamique spécialisé (indices de réserve de précharge, débit cardiaque) pour limiter le risque de SDRA;
- corriger la vasoplégie par une perfusion continue de vasopresseurs, typiquement la noradrénaline (idéalement sur VVC, pouvant être débutée en urgence sur une bonne VVP). La noradrénaline est particulièrement urgente en cas de PAD < 40 mmHg;
- si l'hypotension répond mal à la noradrénaline (à titre indicatif > 2 mg/h), supplémenter en hydrocortisone (200 mg/j) en raison d'une fréquente insuffisance surrénalienne relative fonctionnelle;
- secondairement et plus rarement, de la dobutamine peut-être nécessaire pour corriger la contractilité cardiaque, selon des critères stricts.

L'administration concomitante d'oxygène si la SpO_2 est < 94 %, ou < 88 % chez l'insuffisant respiratoire est incontournable (2).
L'état de choc grave constitue une indication de ventilation mécanique.

Antibiothérapie

L'antibiothérapie, initialement à large spectre, doit être débutée le plus tôt possible, et au plus tard moins d'une heure après le début de l'hypotension, car la mortalité est corrélée à ce délai. Elle est classiquement précédée de prélèvements bactériologiques (hémocultures périphériques et, s'il y a lieu sur cathéter central, prélèvement broncho-pulmonaire, ECBU, etc.) pour être secondairement adaptée à l'antibiogramme.
Lorsqu'elle est indiquée, l'éradication chirurgicale du foyer infectieux est urgente (péritonite, fasciite nécrosante, etc.).

Liens pratiques avec les domaines de l'anesthésie-réanimation-urgences

Les modalités d'anesthésie doivent être adaptées à l'état hémodynamique (cf. fiche 3.69) : privilégier généralement l'étomidate ou la kétamine. Vérifier l'absence d'hyperkaliémie avant d'envisager la succinylcholine.
Les ALR sont contre-indiquées.

Points essentiels

Le pronostic vital est directement lié au délai de l'antibiothérapie, à la durée passée en hypotension et donc à l'atteinte rapide et au maintien d'objectifs thérapeutiques précis (3) :
- PAM entre 65 et 75 mmHg (80 à 90 mmHg en cas d'antécédent d'HTA traitée ou non, équilibrée ou non) (4),
- Diurèse ≥ 0,5 ml/kg/h (sans diurétique, la diurèse étant ici un signe de vascularisation rénale),
- SpO_2 de 94 à 98 %.

Fiche 4.10

États de choc hémorragique

Adeline Chemin et Marie Godet

Définition

L'état de choc hémorragique est dû à une perte sanguine suffisante pour compromettre la perfusion tissulaire (1). En l'absence de traitement rapidement efficace, ce déséquilibre entre les besoins et les apports en oxygène évolue vers une défaillance multiviscérale, puis le décès.

Éléments anatomo-physiologiques généraux

Étiologies des états de choc hémorragiques

Les hémorragies, extériorisées ou non, peuvent être d'origine :
- traumatique (rupture d'organes, de vaisseaux, fracture du bassin, etc.),
- digestive (rupture de varices œsophagiennes, ulcères gastroduodénaux, etc.),
- obstétricale (atonie utérine, placenta prævia, grossesse extra-utérine, etc.).

Physiopathologie

L'organisme met initialement en jeu des mécanismes compensatoires par activation du système nerveux sympathique entraînant :
- une augmentation de la fréquence cardiaque permettant de maintenir le débit cardiaque,
- une vasoconstriction permettant une augmentation du retour veineux et le maintien de la pression artérielle.

L'hypotension survient lorsque ces mécanismes sont dépassés. La bradycardie est annonciatrice de l'arrêt cardiaque.

Diagnostic, signes cliniques et para-cliniques

Signes cliniques

La masse sanguine d'un adulte est estimée à 70 ml/kg. Selon l'importance de l'hémorragie, quatre classes cliniques de gravité ont été répertoriées (tableau 4.4) (2). À ces signes peuvent s'associer des marbrures des genoux, une froideur des extrémités, une pâleur généralisée ou conjonctivale et une sensation de soif.

Tableau 4.4

Critères de sévérité	Classe 1	Classe 2	Classe 3	Classe 4
Perte sanguine (ml)	< 750 15 %	750–1 500 15–30 %	1 500–2 000 30–40 %	> 2 000 > 40 %
FC	< 100	100–120	120–140	> 140
PAS	Normale	Normale	Diminuée	Diminuée
Pression pulsée = PAS – PAD mmHg	Normale ou augmentée	Diminuée	Diminuée	Diminuée
FR	14–20	20–30	30–40	> 35
Débit urinaire	> 30	20–30	5–15	Négligeable
Système nerveux central	Légère anxiété	Anxiété modérée	Anxiété, confusion	Léthargie
Remplissage vasculaire initial	Cristalloïde	Cristalloïde	Cristalloïde Sang	Cristalloïde Sang

Gravité clinique du choc hémorragique

Signes para-cliniques

L'anémie peut initialement être absente, avant l'hémodilution par le remplissage vasculaire (RV). Il peut s'y associer une coagulopathie de consommation aggravant le saignement. Une acidose lactique est fréquente et corrélée à la gravité du choc. La signification, les limites et l'utilisation des autres signes para-cliniques (DeltaPP, indices dynamiques, futilité de la PVC) sont détaillées dans la fiche 3.21.

Axes thérapeutiques

Objectifs et monitorage

Les objectifs thérapeutiques consistent à stopper l'hémorragie (selon les cas par compression manuelle, garrot, chirurgie d'hémostase ou embolisation), maintenir la volémie, la pression artérielle et la perfusion d'organes.

- Poser 2 voies veineuses périphériques (16 à 18 G).
- Prélever un bilan sanguin : groupe sanguin, RAI, NFS, bilan d'hémostase, ionogramme.
- Réaliser un HémoCue®.
- Réchauffer le patient (> 36 °C) et utiliser un réchauffeur de perfusion.
- Restaurer et maintenir une PAM de :
  - 60 à 65 mmHg avant hémostase lors des chocs hémorragiques d'origine traumatique (pas plus pour éviter de majorer le saignement), puis ≥ 65 mmHg après hémostase,
  - ≥80 mmHg pour les traumatisés crâniens (TC) graves,
  - 60 à 70 mmHg pour les hémorragies obstétricales ou digestives.

En pratique

- Débuter immédiatement le remplissage vasculaire, si besoin avec un accélérateur de perfusion. Utiliser d'abord des cristalloïdes (en cas de traumatisme crânien (TC), exclure les solutions hypotoniques comme le Ringer Lactate®), puis si nécessaire des colloïdes. Les HEA, néphrotoxiques, sont désormais restreints aux « pertes sanguines aiguës lorsque l'utilisation des cristalloïdes seuls est jugée insuffisante », et contre-indiqués chez tous les patients de réanimation (3). Secondairement, le RV sera monitoré par les explorations hémodynamiques (cf. fiche 3.21).
- Instaurer précocement la noradrénaline (débutée à 0,5 mg/kg/h) si le remplissage vasculaire ne permet pas d'atteindre les objectifs de PAM.
- Obtenir une diurèse ≥ 0,5 ml/kg/h, sans diurétiques, car elle reflète la perfusion rénale.
- Maintenir l'hémostase et le transport en O_2, sans attendre les résultats du bilan si la gravité clinique paraît l'exiger :
  - oxygénothérapie si SpO_2 < 94 %. En cas d'intubation : induction en séquence rapide privilégiant la kétamine ou l'étomidate, et vérifier l'absence d'hyperkaliémie avant d'envisager la succinylcholine ;
  - CGR avec pour objectif Hb entre 7 et 9 g/dl (10 g/dl en cas de TC grave ou d'antécédent d'insuffisance cardiaque ou coronaire). Lors d'urgence vitale immédiate, transfuser en O négatif. Le récupérateur de sang peut être utilisé dans certains cas (voir fiche 3.31) ;
  - administrer au moins 1 PFC pour 2 CGR. Objectif : TP ≥ 40 % (50 % en cas de TC) ;
  - transfusion plaquettaire si plaquettes < 50 000 mm^{-3} (100 000 en cas de TC) ;
  - fibrinogène si < 1 g/L ;
  - Le facteur VII peut être administré dans les traumatismes contondants si le saignement persiste.
- Corriger les troubles métaboliques (apport de Ca lors de transfusion massive).
- Le pantalon anti-choc peut aider à la stabilisation hémodynamique en attendant l'hémostase chirurgicale lors des hémorragies sous-diaphragmatiques, même s'il n'a pas montré de bénéfice sur la morbi-mortalité (4).

Cas spécifiques

- En cas d'hémorragie massive du post-partum (HPP) ne régressant pas rapidement, remplacer le Syntocinon® par le Nalador® : 500 µg en 1 h en IVSE puis 500 µg en 5 h (5).

- Administrer de l'Exacyl® : 1 g en IV en 10 min, en cas de traumatisme grave ou d'HPP résistante au Nalador®.
- En cas de surdosage en :
  - AVK : administrer du PPSB et de la vitamine K,
  - héparine : administrer de la protamine.

Points essentiels

L'état de choc hémorragique est une urgence vitale dont le pronostic dépend de la rapidité et de l'efficacité de la prise en charge pluridisciplinaire intensive. Il nécessite une stratégie thérapeutique et transfusionnelle efficace associée à une surveillance clinique et para-clinique continue.

NOTES

Fiche 4.11

États de choc cardiogéniques

Annabelle Payet-Desruisseaux

Définition

L'état de choc cardiogénique est lié à une défaillance de la pompe cardiaque et est responsable d'un déséquilibre brutal entre les besoins et les apports cellulaires en oxygène dû à une baisse du transport en O_2 (TaO_2).

Éléments anatomo-physiologiques généraux

Rappel

Le TaO_2 dépend du débit cardiaque DC et du contenu artériel en oxygène CaO_2 :

$TaO_2 = (VES \times FC) \times [(Hb \times SaO_2) + PaO_2]$

Dans le choc cardiogénique, il y a une diminution de la contractilité myocardique et donc diminution importante du VES, avec :

- une ↑↑ FC : choc compensé,
- ou arrêt ↑↑ FC : choc décompensé.

Étiologie

- Infarctus du myocarde (80 % des cas de chocs cardiogéniques).
- Cardiomyopathie.
- Myocardite, endocardite.
- Obstacle à l'éjection ventriculaire : HTAP, sténose aortique serrée, ↑ RVS.
- Origine mécanique :
  - péricardite et tamponnade,
  - rupture du pilier de la valve mitrale ou septale,
  - anévrisme pariétal.
- Thrombose valve mécanique (mitrale ++).
- Embolie pulmonaire.
- Dissection aortique aiguë.
- Troubles du rythme paroxystique.
- Toxique : β-bloquants, anti-arythmiques.

Conséquences

Le défaut d'oxygénation tissulaire s'accompagne d'une dysfonction multi-viscérale et d'une acidose intracellulaire, à l'origine des manifestations cliniques. L'activation du système sympathique par réaction neuro-adrénergique peut avoir un effet délétère sur l'organisme et aggraver l'état de choc. La principale répercussion est :

- une action inotrope et chronotrope et une vasoconstriction sous l'effet des catécholamines,
- une redistribution des débits sanguins régionaux.

Les circulations coronaire et cérébrale vont être préservées au détriment de la peau, des muscles, du rein et du secteur splanchnique :

- par vasoconstriction veineuse et artérielle : ↑ précharge et postcharge,
  - rénale : stimulation du système rénine-angiotensine, rétention hydro-sodée, ↑ précharge,
  - cutanée, splanchnique.
- par l'augmentation des débits cardiaque, cérébral et hépatique.

Diagnostic

Clinique

- Interrogatoire : recherche des antécédents (IDM récent, troubles du rythme, cardiopathie hypertensive, TT anti-arythmique ou par β-bloquants) :
  - dyspnée ++,
  - hypoTA : PAS < 90 mmHg ou ↓ 30–40 mmHg < à TA habituelle, > 30 minutes,
  - bas débit : index cardiaque < 2,2 L/min/m²
- Recherche de réaction adrénergique :
  - tachycardie, pouls filant ou bradycardie : péjoratif,
  - sueurs,

- signe de gravité : polypnée par compensation acidose métabolique.
- Hypoperfusion tissulaire :
  - marbrures cutanées, cyanose, extrémités froides,
  - troubles de la conscience, agitation, angoisse,
  - oligurie < 0,5 ml/kg/h,

Para-clinique

Le traitement initial doit débuter avant même le recours aux examens complémentaires.

- Biologie :
  - Lactates > 2 mmol/L : signe de souffrance tissulaire,
  - CPK MB, troponine : si nécroses myocardiques,
  - BNP, NT-proBNP : si insuffisance cardiaque.
- ECG.
- PAPO > 15 mmHg.
- Écho-cardio ou écho-doppler transœsophagien (ETO) ++ : fonction et débit cardiaque.
- Radio du thorax, etc.

Traitement

Objectifs :

- PAM > 70 mmHg, voire 80 mmHg,
- Diurèse horaire > 1 ml/kg,
- Hb entre 8 et 10 g/dl,
- SpO2 > 95 %.

Conditionnement

- O_2 au masque haute concentration, ou CPAP si OAP.
- 2 VVP gros calibre, dont 1 VVP centrale tri-lumière.
- Remplissage prudent avec cristalloïdes ou colloïdes.
- ECG 5 brins, SpO_2, température centrale.
- KT artériel fémoral.
- Échographie transœsphagienne ++.
- ± Swan-Ganz : IC, PAPO, RVS, PAP, POD, SvO_2.
- Sonde vésicale.
- Réchauffer : accélérateur/réchauffeur de perfusion, chauffage à air pulsé.
- Hémoglucotest et hémocue, etc.

Traitement médicamenteux

- **Dobutamine** : catécholamine de choix ++,
  - effet β1 + inotrope, chronotrope +,
  - effet vasculaire à faible dose : vasodilatation et ↓ post-charge du VG,
  - dose : 5–15 µg/kg/min.
- En association avec adrénaline IVSE 0,025–0,25 µg/kg/min (effet β) ou noradrénaline 0,2–0,3 µg/kg/min.
- Si TA maintenue : dérivés nitrés, levosimendan, vasodilatateurs, ↓ post-charge du VG et VD, améliore la contractilité ventriculaire.
- Autres : calcium, diurétiques (↓ volume sanguin circulant).

Traitement étiologique

- Thrombolyse.
- Drainage péricardique.
- Choc électrique, anti-arythmiques.
- Chirurgie réparatrice des complications mécaniques, remplacement valvulaire, tamponnade, etc.
- Si infarctus du myocarde :
  - Reperméabilisation précoce de l'artère occluse : angioplastie ou pontage,
  - Fibrinolyse inefficace si choc constitué : la pression de perfusion coronaire est insuffisante pour permettre au fibrinolytique d'agir.
- Si choc cardiogénique réfractaire, orienter vers un centre médico-chirurgical : assistance circulatoire par ECMO.

Anesthésie d'un patient en état de choc cardiogénique

- Conditionnement (cf. fiche 4.1).
- Position : décubitus dorsal en l'absence de tamponnade, sinon ½ assis.
- Assurer une stabilité hémodynamique optimale avec des drogues vaso-actives par voie IV ± CPIA.
- Assurer une bonne oxygénation tissulaire :
  - TITRATION, réduction des doses d'induction (environ de moitié) et induction lente et titrée,
  - Pré-O_2 adaptée, FiO_2 = 1,
  - induction de l'anesthésie générale, induction séquence rapide : étomidate 0,2–0,6 mg/

kg ou kétamine 0,5–1,5 mg/kg + Célocurine® (Attention à l'hyperkaliémie sur acidose métabolique),
– relais en fonction des habitudes : AVH ou kétamine + sufentanil + curare,
– pas de N_2O.
• Surveillance continue +++.
• Bilans : entrées/sorties, sanguin et gazométrie pH, Hb, PaO_2, Ca^+, etc.

Points essentiels

L'état de choc cardiogénique est un état de choc quantitatif. Sa prise en charge est une urgence et son diagnostic est essentiellement clinique.
Son pronostic dépend de la rapidité et de l'efficacité de la prise en charge et du traitement mis en œuvre.

NOTES

Fiche 4.12

Transport infirmier inter-hospitalier

Audrey Landrin-Fumalle

Définition

Les Transports Infirmiers Inter-Hospitaliers (TIIH) concernent les transferts de patients entre deux établissements de soins qui ne nécessitent pas de prise en charge médicalisée (Smur), mais relèvent des compétences d'un infirmier après évaluation par le médecin régulateur.
Ils incluent l'ensemble des transferts inter-hospitaliers adultes et enfants, les transferts *in utero* ou psychiatriques. Ces différents transferts sont coordonnés par les Samu (Centre 15), selon les recommandations du Samu de France 2004.

Éléments de compréhension

Mise en place des TIIH

La mise en place des TIIH permet une réponse adaptée à la diversification et à l'augmentation des transferts inter-hospitaliers, engendrés par la restructuration du système de soins autour de plateaux techniques.
Ils constituent un intermédiaire entre le transport ambulancier et le transport Smur qui peut être une alternative financièrement intéressante au regard des transferts médicalisés. Ils visent à :
• améliorer le rapport bénéfice/risque au cours de transferts inter-hospitaliers de patients stabilisés,
• optimiser le temps médical disponible.

Cadre réglementaire

Plusieurs textes législatifs et des recommandations encadrent cet exercice. L'évolution du décret relatif à la profession infirmière (2004) autorise la réalisation de ces transports, ceci étant conforté par la position des Samu de France. Le décret relatif à la médecine d'urgence et son article relatif au Transfert Infirmier Inter-Établissements en 2006 donne un cadre réglementaire en concordance avec les précédents textes.

Le décret de compétences infirmier (2004)

Le décret de compétences des infirmiers diplômés d'État (IDE) est construit autour de 5 axes principaux :
• actions autonomes : rôle propre de l'IDE ;
• actions sur prescription médicale ;
• actions nécessitant une intervention rapide d'un médecin, sa présence étant effective dans l'environnement de travail, par exemple les transfusions de produits sanguins ;
• participation à une action mise en œuvre par un médecin, l'IDE travaillant en collaboration très étroite avec lui et sous sa direction ;
• actions à mettre en œuvre en cas d'urgence et hors présence médicale.
L'article R.4311-7 du Code de la santé publique précise que « *l'infirmier ou l'infirmière est habilité à pratiquer les actes suivants soit en application d'une prescription médicale qui, sauf urgence, est écrite, qualitative et quantitative, datée et signée, soit en application d'un protocole écrit, qualitatif et quantitatif, préalablement établi, daté et signé par un médecin* » :
• alinéa 41 : Soins et surveillance des personnes lors des transports sanitaires programmés entre établissements de soins. Nous sommes ici dans le cadre des actions prescrites hors présence médicale.
• l'article R.4311-10 du même code indique que l'infirmier ou l'infirmière participe à la mise en œuvre par le médecin des techniques suivantes :
  – transports sanitaires urgents entre établissements de soins, effectués dans le cadre d'un service mobile d'urgence et de réanimation ;
  – transports sanitaires médicalisés du lieu de la détresse vers un établissement de santé, effectués dans le cadre d'un service mobile d'urgence et de réanimation.

Le premier article renvoie aux transferts non médicalisés, le second, aux interventions primaires ou secondaires Smur en présence d'un médecin.

Ce texte donne un droit d'exercer la profession d'infirmier(ère) et donc de participer à des transports infirmiers au même titre qu'un autre geste.

Décret du 22 mai 2006 relatif à la médecine d'urgence

L'article R.6312-28-12 de ce décret précise que :
- le TIIH est organisé par les établissements de santé et réalisé soit par leurs moyens propres agréés, soit par des conventions avec des entreprises de transport sanitaire ;
- il est assuré, en liaison avec le Samu, par une équipe composée d'un conducteur ou d'un pilote titulaire du titre délivré par le ministre de la Santé, et d'un infirmier qui intervient dans les conditions prévues à l'article R.4311-7 ;
- cette équipe peut être placée sous l'autorité d'un médecin responsable d'une structure de médecine d'urgence ;
- l'organisation et le fonctionnement des transports infirmiers inter-hospitaliers font l'objet d'une évaluation annuelle.

Tout établissement de soins peut organiser ses TIIH ; il n'est pas fait mention d'un adossement obligatoire à un Samu ou un Smur.

Le Samu le plus proche assure un rôle de coordonnateur et garantit la sécurité du patient en cas de besoin. Le personnel peut être affecté à d'autres fonctions et dégagé de sa mission principale le temps d'un transfert. Le rattachement à une structure d'urgence n'est qu'une possibilité.

Liens pratiques avec les domaines de l'anesthésie-réanimation-urgences

Le choix des indications de TIIH repose sur plusieurs critères :
- le patient doit être stable sur le plan hémodynamique ;
- il ne doit ni être intubé ni ventilé (si IDE, à voir si IADE) ;
- il ne doit pas avoir besoin de VNI ;
- il ne doit pas avoir de potentiel évolutif vers l'aggravation clinique hautement prévisible pendant le transport ;
- il ne doit pas avoir besoin d'un geste technique médical hautement prévisible pendant le transport.

Ensuite, une déclinaison par situation clinique peut être utile pour encadrer et sécuriser l'exercice des TIIH. La décision du médecin régulateur est prise par le biais d'une étude bénéfices/risques pour la sécurité du patient, l'infirmier et lui-même en tant que prescripteur. Le facteur temps peut aussi être un critère. L'instabilité prévisible d'un patient est à évaluer sur le temps effectif du transfert.

Points essentiels

Le TIIH est un soin particulier aux multiples dimensions et nécessitant de solides compétences professionnelles.

La régionalisation des organisations de soins et la diminution des effectifs médicaux vont concourir à développer les transferts entre les structures de soins. Les TIIH s'inscrivent dans l'offre des transports sanitaires pour assurer un soin adapté et sécurisé pour le patient.

Fiche 4.13

Plans de secours

Audrey Landrin-Fumalle

Introduction

Plan ORSEC : créé en 1952 et mis à jour en 1987, devenu **O**rganisation de la **R**éponse de **SE**curité **C**ivile depuis la loi de modernisation de la Sécurité Civile en 2004. Ses dispositions générales « NOmbreuses VIctimes » remplacent le plan Rouge.

Plan Blanc : plan hospitalier de réponse à une crise sanitaire.

Plan Vigipirate : créé en 1978, outil du dispositif français de lutte contre le terrorisme. Il se situe dans le champ de la vigilance, de la prévention et de la protection.

Plan NRBC (**N**ucléaire, **R**adiologique, **B**actériologique et **C**himique) : plan gouvernemental d'aide à la décision proposant des stratégies de réponse à un acte de malveillance; il s'articule avec le précédent et est classifié « Confidentiel Défense » (voir fiche 4.19).

Grands principes

Plan ORSEC

C'est une organisation basée sur une **analyse permanente des risques** recensés et la mise en place d'une **veille**. Elle est déployée progressivement dans la **continuité de la réponse courante** de Sécurité Civile. Selon la nature ou l'importance de l'événement, le maire prend la direction des opérations de secours (DOS), le préfet prend le relais dans un cadre hors communal. Sur le terrain, c'est un officier sapeur-pompier qui est commandant des opérations de secours (COS).

Le plan intègre la notion de **TRI** des victimes :

- impliqués = victimes apparemment indemnes,
- blessés légers = ne nécessitant pas de gestes d'urgence,
- blessés graves = nécessitant un geste d'urgence,
- décédés.

Il repose sur la médicalisation de l'avant avec la mise en place d'un poste médical avancé (PMA).

Plan Blanc

La circulaire concernant « l'afflux massif de victimes à l'hôpital » date de 1987. Suite à la circulaire de mai 2003, ce plan devient une obligation pour chaque établissement.

L'objectif de ce plan est de permettre à chaque établissement de santé de faire face à des situations exceptionnelles, tout en maintenant une continuité des soins et en préservant la sécurité des patients et des personnels.

Plusieurs situations peuvent survenir :

- prise en charge de victimes en nombre,
- évacuation ou confinement de tout ou partie de l'établissement,
- fonctionnement en cas de défaillance de réseaux vitaux (énergie, télécommunications, fluides),
- accueil spécifique de patients potentiellement contaminés.

Le plan Blanc est déclenché par le directeur d'établissement (éventuellement par le préfet) qui assure la coordination opérationnelle du dispositif avec le Samu; il informe le Préfet et le directeur de l'ARS. Son déclenchement, son déroulement et son arrêt sont documentés et tracés.

Il comprend une annexe sur le risque NRBC, différente du plan NRBC et visant à protéger les établissements hospitaliers afin de garantir leur opérationnalité dans la durée.

Plan Vigipirate

Outil du dispositif national français de lutte contre le terrorisme, il relève du Premier ministre et associe tous les ministères.

Depuis le 20 février 2014, le plan Vigipirate abandonne l'échelle des couleurs selon la menace au profit de deux niveaux de vigilance. Ce code d'alerte s'applique uniquement sur le territoire national, et non à l'étranger en raison de la diversité des situations entre les différents pays.

VIGIPIRATE

Figure 4.4 Logo Vigipirate.
La vigilance correspond à la posture permanente de sécurité. Elle se traduit par la mise en œuvre d'une centaine de mesures permanentes.

VIGIPIRATE

ALERTE ATTENTAT

Figure 4.5 Logo Vipirate « alerte attentat ».
« L'alerte attentat » s'applique soit si des projets d'action caractérisés sont connus des services de renseignement, soit si une ou plusieurs actions terroristes ont été commises sur le territoire national. Des mesures exceptionnelles et temporaires sont activées sur l'ensemble du territoire ou sur une zone géographique délimitée, et/ou sur certains secteurs d'activités.

Liens pratiques avec les domaines de l'anesthésie-réanimation-urgences

Plan ORSEC

Trois phases du dispositif :

- ramassage : relevage et transport des victimes vers le PMA (petite noria);
- PMA : catégorisation et mise en condition des victimes;
- évacuation du PMA vers les structures adaptées après régulation par le Samu (grande noria).

Plan Blanc

Le déclenchement d'un plan Blanc permet de rappeler ou de maintenir des personnels en dehors des horaires habituels de travail, de reporter des activités programmées, d'anticiper des sorties, etc. Les modalités opérationnelles du plan Blanc sont évaluées au minimum chaque année : des exercices sont organisés et incluent chaque secteur d'activité. Le degré de complexité des exercices est adapté à l'expérience et au rôle de l'établissement dans le plan Blanc élargi. Chaque déclenchement de tout ou partie du plan, en situation réelle ou fictive, donne lieu à une analyse/bilan et à un réajustement éventuel du dispositif.
Son annexe NRBC doit également donner lieu à des exercices permettant notamment d'organiser un zonage intra-hospitalier pour éviter toute contamination (sas d'entrée, zones dédiées, etc.).
Des stocks de produits de santé stratégiques (vaccins antivarioliques, antibiotiques à large spectre, antidotes) et de lots de matériels spécifiques ont été organisés par le ministère de la Santé.

Points essentiels

Les 4 grands plans de secours existants en France sont pensés et organisés en amont. Ils sont revus chaque année et chaque plan a des objectifs spécifiques. L'IADE doit y être préparé afin d'y trouver sa place le moment venu :

- plan Orsec : organiser les secours en cas d'accident catastrophique,
- plan Blanc : configurer rapidement l'hôpital pour gérer un afflux massif de victimes + annexe NRBC (différent du plan NRBC national),
- plan Vigipirate : assurer la sécurité sur le territoire et dans tous les lieux publics.

Fiche 4.14

Sevrage ventilatoire en réanimation

Marie Godet

Définition

Le sevrage ventilatoire consiste à «*séparer*» le patient du respirateur. Il doit être envisagé le plus précocement possible, afin de réduire la durée de ventilation mécanique (VM) et les complications qui en découlent (pneumopathie infectieuse, dystrophie diaphragmatique) (1).

Il comprend 3 étapes au cours desquelles le patient doit :

- réunir les conditions nécessaires à l'épreuve de ventilation spontanée (VS),
- réussir l'épreuve de VS,
- être extubé puis ne plus nécessiter de support ventilatoire durant 48 heures, terme à partir duquel le sevrage est considéré comme réussi (2).

Il existe trois catégories de sevrage ventilatoire (3). Il peut être :

- simple : succès du sevrage et de l'extubation dès le premier test de VS,
- difficile : nécessité de deux à trois tests de sevrage et d'une durée allant jusqu'à sept jours après le premier test de sevrage,
- très difficile ou prolongé : se définit par la nécessité de plus de trois tests de sevrage ou d'une durée de plus de sept jours après le premier test de sevrage.

Il est important d'identifier les patients à risque de sevrage difficile ou prolongé, car la ré-intubation est associée à une augmentation de la mortalité. Il s'agit principalement de patients ayant subi une longue période de ventilation mécanique, atteints soit d'une BPCO, soit d'une pathologie neuromusculaire, soit d'insuffisance cardiaque ou coronaire, ou ayant une anxiété importante.

Éléments anatomo-physiologiques

L'arrêt de la VM entraîne :

- une augmentation du travail respiratoire et cardiaque (augmentation de la FC) ;
- une diminution des pressions intra-thoraciques, augmentant ainsi le retour veineux (augmentation de la PA) ;
- une augmentation de la consommation myocardique en oxygène.

Ces trois facteurs favorisent le risque d'œdème aigu pulmonaire lors du sevrage.

Les pré-requis à l'épreuve de VS

Un protocole de sevrage ventilatoire doit être mis en place dans chaque service et être associé à un protocole d'adaptation et de sevrage des sédatifs.

Les pré-requis à l'épreuve de VS doivent être recherchés quotidiennement dès l'instauration de la VM. Ils consistent en :

- l'absence d'hypoxémie avec une $FiO_2 \leq 50$ % et une PEP ≤ 5 cm H_2O,
- l'absence de sédation et une réponse cohérente aux ordres simples,
- l'absence de vasopresseur et d'inotrope.

Certains auteurs recommandent des critères supplémentaires (4) :

- T° $\leq 38,5$ °C,
- Hb ≥ 8 g/dl,
- absence d'intervention chirurgicale prévue dans les 24 h,
- FR < 30/min,
- AI < 15 cm H_2O,
- pas de fausse route,
- réflexe de toux à l'aspiration,
- absence d'encombrement bronchique.

Axes thérapeutiques

L'épreuve de VS

Au préalable, la nutrition entérale est arrêtée et le patient - en position demi-assise - doit être informé et rassuré.

Cette épreuve de VS, d'une durée généralement comprise entre 30 et 120 minutes, peut être réalisée selon deux modalités :

- soit en VS sur pièce en T. Dans ce cas, il est impératif que l'air soit humidifié. Si besoin, de l'oxygène peut être administré en Y.
- soit avec aide inspiratoire de faible niveau : 7 à 10 cm H_2O (en fonction de l'utilisation d'un filtre échangeur ou d'un humidificateur chauffant). Ici, le patient reste branché au respirateur. Cette deuxième solution est plus adaptée si la taille de la sonde d'intubation entraîne trop de résistance. Elle peut être plus rassurante pour le patient.

Les patients atteints d'insuffisance respiratoire d'origine neuromusculaire justifient d'une épreuve de VS prolongée d'au moins 12 h.

Les critères de mauvaise tolérance

Durant cette épreuve de VS, on instaure une surveillance accrue des critères de mauvaise tolérance :

- FR > 35/min,
- SpO_2 < 90 %,
- variation de plus de 20 % de la FC ou de la PAS,
- sueurs,
- troubles de la conscience, agitation.

Si le cas se présente, il faut vérifier la perméabilité de la sonde d'intubation, prélever des gaz du sang artériel et une protidémie (dont la variation évoque un OAP de sevrage), et interrompre l'épreuve de VS. La cause de l'échec est à rechercher systématiquement et de nouvelles épreuves seront réalisées dès que possible, ou 24 heures après.

Les facteurs de risque d'échec d'extubation

Lorsque l'épreuve de VS est réussie, il faut s'interroger sur la présence ou non de facteurs de risque d'échec d'extubation. Ces critères sont la toux inefficace, l'encombrement et la suspicion d'œdème laryngé (un test de fuite peut être réalisé afin d'évaluer ce risque). Les enfants et les femmes ont plus de risques d'échec d'extubation.

L'extubation

Une corticothérapie systématique avant l'extubation, afin de prévenir l'œdème laryngé, n'est pas justifiée chez l'adulte. L'extubation se fait toujours en présence du médecin.

Place de la VNI

La VNI pourrait être une aide au sevrage ventilatoire, notamment chez les patients BPCO.

Liens pratiques avec les domaines de l'anesthésie-réanimation-urgences

Il existe de nouveaux modes ventilatoires : compensation automatique de la sonde (ATC), support de ventilation adaptative (ASV), SmartCare™, *Neurally adjusted ventilatory assist* (NAVA), qui permettent l'adaptation du ventilateur au patient. Cependant, pour les sevrages difficiles, l'aide inspiratoire reste le mode le plus simple et le plus adapté au sevrage de la ventilation mécanique (2).

Points essentiels

Le sevrage de la sédation et de la ventilation mécanique doit être mis en place le plus tôt possible. Ces procédures permettent de diminuer la durée de ventilation mécanique et ses complications. L'aide inspiratoire reste pour le moment le mode ventilatoire le plus adapté au sevrage.

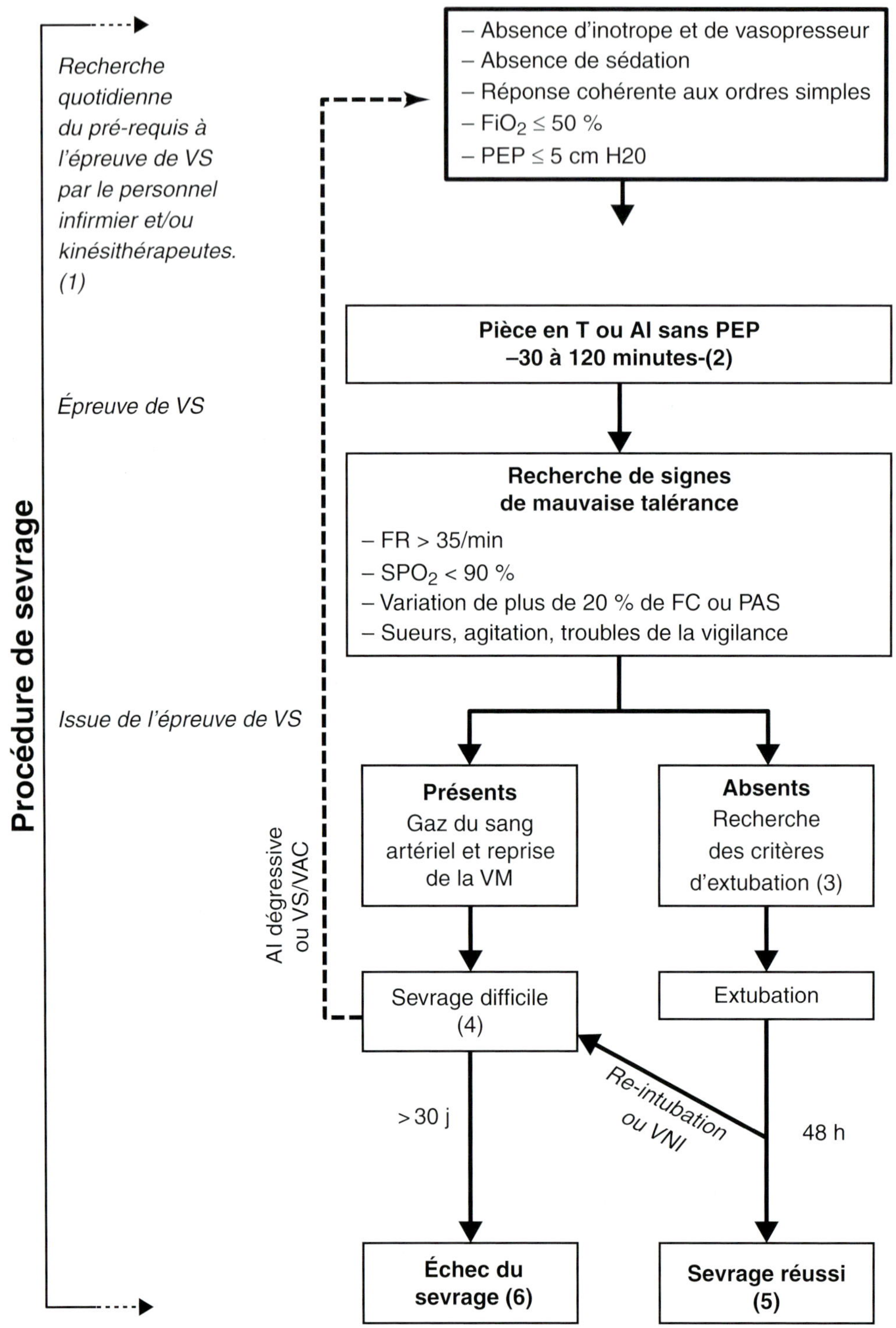

Figure 4.6 Déroulement de la procédure de sevrage.
Source : d'après SRLF. XXIe Conférence de consensus en réanimation et en médecine d'urgence. Sevrage de la ventilation mécanique. Réanimation 2001 ; 10 : 697-8.

Fiche 4.15

Techniques d'assistance cardio-circulatoire

Marie Godet

La circulation extra-corporelle (CEC)

La circulation extra-corporelle est une technique qui permet de dériver la circulation du sang en dehors du corps du patient. L'appareil comprend une pompe, un échangeur gazeux et thermique.

La CEC pour chirurgie cardiaque

Elle assure l'activité circulatoire et l'oxygénation des organes lors de gestes chirurgicaux nécessitant l'interruption des fonctions cardiaque et pulmonaire. Des canules sont mises en place afin de shunter le cœur/poumon. Le sang veineux sera oxygéné, débullé et réchauffé ou refroidi puis renvoyé à débit et pression constante dans le système artériel.
La CEC peut être accompagnée d'une cardioplégie lorsque la chirurgie nécessite un cœur vide et immobile. La CEC s'effectue sous le contrôle d'un cardio-pompiste.

L'ECMO (Extra Corporeal Membrane Oxygenation) et ECLS (Extra Corporeal Life Support).

L'ECMO peut être veino-veineuse ou veino-artérielle. Dans ce dernier cas, elle apporte une suppléance circulatoire en plus de la suppléance respiratoire. Elle s'appelle alors l'ECLS.
L'ECMO est le traitement de dernier recours du SDRA. L'ECLS est indiqué dans les chocs cardiogéniques réfractaires d'origine ischémique, toxique, infectieuse ou post-opératoire. Elles sont contre-indiquées en cas de :

- pathologie sous-jacente non curable en phase terminale,
- dissection aortique,
- arrêt cardiaque sans témoin de plus de 5 minutes,
- lésions cérébrales irréversibles,
- traumatismes crâniens sévères,
- atteinte périphérique sévère,
- hémorragies sévères et de CIVD.

Le ballon de contre-pulsion intra-aortique (BCPIA)

C'est un dispositif temporaire de soutien circulatoire générant le déplacement du volume sanguin dans l'aorte, lequel est réalisé par le gonflage et le dégonflage d'un ballon introduit par l'artère fémorale de manière percutanée ou chirurgicale, ou par voie trans-thoracique.
Le ballon (rempli d'hélium) se gonfle en début de diastole et se dégonfle avant le début de la systole. Le cycle est synchronisé sur l'ECG ou la PA sanglante.

Objectifs

- Augmenter la perfusion coronaire.
- Diminuer la consommation myocardique en oxygène.
- Améliorer le débit cardiaque, par diminution de la post-charge du VG, ainsi que les débits cérébraux, rénaux et mésentériques.

Indications

- Angioplastie protégée.
- Pré-chirurgie cardiaque (pontage, insuffisance mitrale, communication inter-ventriculaire), sortie de chirurgie cardiaque.
- Infarctus du ventricule droit.
- Décharge ECMO.

Contre-indications

- Absolues :
  - insuffisance aortique,
  - dissection,
  - hématome de paroi,
  - anévrisme aortique,
  - accès artériel aux membres inférieurs insuffisant.
- Relatives :
  - tachycardies,
  - artériopathie oblitérante des membres inférieurs (augmente le risque de complication vasculaire),
  - trouble important de la coagulation.

Contre-indications

- **Dialyse Péritonéale** : ATCD de chirurgie abdominale lourde, péritonite, hernies, apport protéique insuffisant.
- **Relatives** : âge, problème d'abord vasculaire, instabilité hémodynamique.

Matériel et procédure de mise en place

Voir tableau 4.6.

Tableau 4.6

HD	Nécessité d'un abord vasculaire (fistule, KTVC, prothèse vasculaire, shunt artério-veineux, « dispositif à chambre »), d'1 traitement d'eau, d'1 dialysat (eau et sels minéraux), d'1 dialyseur (membrane) perméable, biocompatible et d'un générateur de dialyse pour programmer la séance et entraîner la CEC, enfin d'une cassette (ligne artérielle, veineuse, UF).
HF	KTVC court et diamètre suffisant (13 ou 14 F) double lumière en jugulaire interne, 1 à 2 cm au-dessus de la jonction VCS et OD, membrane semi-perméable à haute perméabilité, solutés de restitution des pertes, une machine de dialyse performante (haute clairance) et une cassette de lignes.
HDF	Abord vasculaire périphérique ou KTVC, dialysat ultra-pur (stérile), membrane à haute perméabilité, solutions de restitution, cassette de lignes. Un personnel infirmier formé ++ est indispensable : maîtrise des voies d'abord (état local, ponction), préparation du matériel, surveillance du branchement jusqu'au débranchement (constantes, contrôle UF, perte de poids, asepsie +++, biologie, alarmes de pression ++). La CEC nécessite une anticoagulation du circuit (héparine, HBPM, technique au citrate, etc.)
DP	Un cathéter de DP (posé au bloc opératoire), une solution de DP avec agent osmotique (glucose dosé selon quantité d'ultrafiltration désirée), une machine si DP automatisée.

Incidents, accidents

- Rupture, hématome ou thrombose de la fistule (FAV) ; débit FAV insuffisant.
- Syndrome du vol vasculaire.
- Allongement du temps de coagulation après retrait des aiguilles ; coagulation du circuit.
- Embolie gazeuse (rare).
- Rupture de membrane, thrombose du circuit (hémoconcentration ++ et durée du traitement 48 heures).
- recirculation (ré-aspiration en artériel du sang rejeté en veineux), ce qui diminue l'efficacité de l'EER.

Complications

HD : cardiopulmonaires (HTA ou hypoTA, troubles du rythme, OAP, etc.) abdominales (douleurs abdominales), neuro-musculaires (céphalées, crampes), immuno/hématologiques (hémolyse, fièvre, frissons).
HF et HDF : infectieuses, hémorragiques, pharmacologiques, recirculation, et liées à la CEC.
DP : infection, péritonite, douleurs abdominales, hernies, malnutrition protéique, fuite du dialysat, hypoTA.

Conseils pratiques

- Répondre sans délai aux alarmes, éviter d'inhiber les alarmes incomprises et non corrigées.
- Surveillance des pressions +++.
- Préserver le circuit lors des soins (nursing, etc.).
- Restituer avant coagulation du circuit, rincer rapidement le KT à l'arrêt de la dialyse.
- Ne pas inverser les lignes.
- Évaluer l'efficacité des séances.

Points essentiels

HF et HDF sont largement utilisées en réanimation en raison d'une meilleure tolérance hémodynamique.
La technique **d'anticoagulation au citrate** implique le contrôle asservi du Ca^+ ionisé.
La surveillance des pressions dans le circuit est essentielle ++.

Fiche 4.17

Techniques de sauvetage ventilatoire

Amandine Beuscart

Définition et principes de la technique

Les techniques de sauvetage ventilatoire trouvent leur place en cas d'échec ou d'impossibilité d'utiliser les méthodes de ventilation et d'intubation conventionnelles ou difficiles (cf. fiches 3.7 et 3.8).

L'algorithme de prise en charge s'inscrit dans une logique de gestion des risques ventilatoires. La priorité est de maintenir l'oxygénation du patient.

Envisager une technique de sauvetage ventilatoire impose au préalable à l'équipe d'anesthésie d'anticiper (préparation du matériel, renfort d'un IADE et d'un médecin senior, etc.)

- La **cricothyroïdotomie** regroupe les techniques de coniotomie, de crycothyrotomie et de ponction intercricothyroïdienne. C'est la technique de référence dans ce contexte.
- **L'intubation rétrograde** (technique de Seldinger) se réalise par ponction de la membrane cricothyroïdienne et cathétérisme rétrograde vers l'oropharynx. L'incidence d'échecs, de complications et sa mise en œuvre invasive classent cette technique comme solution ultime.
- **L'oxygénation transtrachéale**, permettant une jet-ventilation, associe le principe de ponction de la membrane inter-cricothyroïdienne et la mise en place d'un cathéter de petit diamètre, par la technique de Seldinger ou une ponction percutanée simple, pour une oxygénation de sauvetage dans l'attente d'une intubation ou d'un abord trachéal définitif et sécurisé.
- La **trachéotomie** est une technique chirurgicale spécifique et réglée, qui ne sera donc pas traitée.

Indications/contre-indications

Tableau 4.7

	Cricothyroïdotomie	Intubation rétrograde
Indications	Ventilation **et** intubation impossible des VAS par voies buccale ou nasale.	
	▪ Traumatismes faciaux ▪ Risque vital immédiat (pose rapide en moins de 40 secondes).	
Contre-indications	▪ Modification anatomique (goitre ou tumeur, radiothérapie) sans repère de la membrane ▪ Infection ou hématome local.	
	▪ Troubles sévères de l'hémostase ▪ Dyspnée obstructive d'origine sus-glottique.	▪ Enfant < 5 ans (contre-indication relative si < 10 ans) ▪ Antécédent de trachéotomie.

Matériel et procédure de mise en place

Tableau 4.8

	Intubation rétrograde	Cricothyroïdotomie
Matériel	O_2, BAVU, aspiration, gants stériles, etc.	
	▪ Laryngoscope et lames, pince de Magill. ▪ **Kit d'intubation rétrograde** (Cook®, *Retrograde Intubation Sets With Rapi-Fit® Adapters*). ▪ Sonde d'intubation (correspondance kit/diamètre utilisable).	▪ **Kit de cricothyroïdotomie** (*PCK®, Portex® cricothyrotomy kit, Quicktrach®, Rüsch®, Melker®, Cook®*). ▪ Dispositifs munis de **ballonnets.** ▪ **Kit d'oxygénation transtrachéale** *(Portex®, Mini-Trach®, Arndt®, Cook®).*

Toutes les réalisations nécessitent la présence de 2 opérateurs.

Repère de la membrane cricothyroïdienne

• Entre le cartilage thyroïde et le cartilage cricoïde, repérée par la dépression sous la pomme d'Adam. Peu vascularisée, peu innervée.
• Le patient est en décubitus dorsal, tête en hyperextension.
• Asepsie locale large.

Cricothyroïdotomie

Le principe est un abord ventilatoire sous-glottique suffisant pour assurer une ventilation efficace par la mise en place d'une canule avec ou sans ballonnet.
• Maintenir la membrane entre le pouce et l'index.
• Ponctionner perpendiculairement au plan à l'aide du dispositif ad hoc dans le kit.
• Après passage de la membrane, incliner l'aiguille vers les pieds du patient ;
 – modèles type PCK® : ponction avec l'aiguille, l'introducteur, le dilatateur et la canule montés en monobloc ;
 – modèles par technique de Seldinger : ponction à l'aiguille, le vide à la main, montée sur cathéter raccordé à une seringue. L'apparition de bulles dans la seringue signe l'introduction dans la lumière trachéale.
• Maintien de l'introducteur en place, en retirer la seringue et l'aiguille, introduire complètement le guide, retirer l'introducteur.
• Incision horizontale (2 cm) au bistouri.
• Insérer simultanément la canule et le dilatateur le long du guide par un geste rotatif (abord latéral de 40°, puis rotation vers l'axe trachéal).
• Retirer le guide et le dilatateur, gonfler le ballonnet et fixer.
• Vérifier la réussite de la canule : 6 courbes de capnographie et auscultation.

Intubation rétrograde

• Maintenir la membrane entre le pouce et l'index.
• Ponctionner, le vide à la main, en direction de la tête du patient, aiguille raccordée à la seringue pleine de sérum physiologique. L'apparition de bulles dans la seringue signe l'introduction dans la lumière trachéale.
• Maintenir l'aiguille en place à sa base et déconnecter la seringue.
• Insérer le guide métallique en J jusqu'à son apparition au niveau de la bouche ou du nez (aide oro-pharyngée par la pince de Magill).
• Introduire un échangeur creux le long du guide jusqu'au repère, puis retirer le guide en maintenant l'échangeur.
• Introduire la sonde d'intubation le long du guide jusqu'à la butée laryngée, gonfler le ballonnet et retirer l'échangeur en tenant fermement la sonde à sa base.
• Contrôler le bon positionnement de la sonde d'intubation (possible par fibroscopie).

Incidents, accidents, complications

Tableau 4.9

	Cricothyroïdotomie	Intubation rétrograde
Incidents, accidents	▪ Section du guide lors de l'incision ▪ Échec par modification anatomique ▪ Malposition n Ventilation insuffisante ou incertaine (dispositif sans ballonnets)	▪ Échec ▪ Extubation lors du retrait du guide ▪ Ponction d'un anneau trachéal ▪ Lésion thyroïdienne
Complications	▪ Hémorragie cutanée ou trachéale ▪ Emphysème sous-cutané ▪ Pneumothorax ▪ Lésion du larynx ou des cordes vocales	▪ Hémorragie cutanée ou trachéale ▪ Hématome ▪ Emphysème au point de ponction ▪ Traumatisme des cordes vocales

Conseils pratiques

• Demander de l'aide au plus tôt, même si le recours à ces techniques reste exceptionnel, principalement en situation d'urgence pré-hospitalière ou d'exception.

• L'évaluation clinique rigoureuse avec un repérage précoce des critères d'intubation difficile chez le patient permet d'en limiter l'utilisation.
• Toute situation d'intubation ou de ventilation difficile doit faire réévaluer la qualité de l'anesthésie et envisager un réveil du patient pour différer l'intervention dans des conditions optimales.

Les conditionnements transparents des kits permettent de se familiariser avec leur contenu. Il est par ailleurs vivement conseillé de manipuler les dispositifs médicaux et de s'entraîner sur mannequin.

Points essentiels

Chaque équipe élabore son algorithme d'intubation difficile en s'appuyant sur le matériel disponible ou sélectionné et les recommandations d'experts.

Le matériel doit être connu, vérifié et être rangé dans un endroit connu de tous.

La situation doit être réévaluée constamment.

Au bloc opératoire, il est possible d'avoir recours à un chirurgien, en priorité ORL, afin de procéder à une trachéotomie en urgence.

NOTES

Fiche 4.18

Anesthésie-réanimation en pré-hospitalier

Laurence Piquard

Introduction

En pratique pré-hospitalière, l'analgésie et la sédation associent morphiniques, hypnotiques et curares chez des patients présentant un estomac plein.
La prise en charge est complexe, dans un contexte d'exception, voire hostile (voie publique, métro, catastrophe, multiples victimes, absence de lumière, conditions météorologiques particulières, etc.) en lien avec :
- une pathologie aiguë (AVP, état de choc, etc.),
- des antécédents mal ou non connus,
- des voies aériennes supérieures et voies veineuses parfois difficiles d'accès.

Pourtant, la prise en charge d'un patient en pré-hospitalier doit permettre de répondre aux mêmes critères qu'en milieu hospitalier, alors que l'environnement et le contexte de l'urgence rendent les conditions d'anesthésie plus difficiles et risquées.

Éléments anatomo-physiopathologiques

Chaque patient pris en charge en pré-hospitalier est considéré comme un patient *estomac plein* par principe. Le protocole d'anesthésie retenu doit être une induction en séquence rapide (ISR) utilisant l'association étomidate (à défaut de thiopental) et succinylcholine avec manœuvre de Sellick, afin de limiter le risque d'inhalation gastrique par reflux (syndrome de Mendelson) au moment de l'induction, l'acidité gastrique majorant alors la gravité des lésions pulmonaires et l'engagement du pronostic vital à court terme.
Une sédation par midazolam et sufentanil est débutée immédiatement après l'intubation orotrachéale (IOT) afin de faciliter la ventilation, tout en minimisant les effets hémodynamiques (HDM) des médicaments utilisés.

Intérêts de la prise en charge de la douleur en pré-hospitalier

La prise en charge de la douleur est impérative, afin de limiter ses conséquences physiopathologiques et psychologiques.
En effet, la douleur entraîne une stimulation adrénergique avec :
- tachycardie, hypertension artérielle (HTA), augmentation du débit cardiaque,
- augmentation de la pression intracrânienne (PIC) chez le traumatisé crânien par exemple.

Une douleur faible indique l'administration d'un antalgique de palier 1 alors qu'une douleur intense impose l'usage de morphiniques, voire une anesthésie générale (AG).
Hormis la douleur très intense, il existe d'autres raisons d'avoir recours à une AG en pré-hospitalier :
- la protection des voies aériennes supérieures (troubles de la conscience, intoxication médicamenteuse, etc.);
- l'amélioration de l'hématose, comme dans les états de choc par exemple.

Monitorage et surveillance du patient

Les mots d'ordre lors de ce type de prise en charge sont : **adaptation et organisation**.

Le matériel

Il doit être portable, fonctionnel et autonome en énergie (scope, respirateur, aspirateur de mucosités). Le conditionnement du patient est identique : ECG, PNI, SpO_2, deux VVP permettant un remplissage vasculaire, oxygénothérapie, réchauffement, etc.
La préparation et la vérification du matériel pour l'ISR est précise (voir fiche 3.56) :
- aspiration prête et fonctionnelle, sondes de gros calibre, positionnées à la tête du patient;
- plateau d'IOT contenant : laryngoscope, sa lame en métal, les drogues anesthésiques et d'urgence;
- système de ventilation branché sur l'obus d'O_2, à 15 L/min, matériel d'IOT difficile à disposition immédiate;

• préparation du respirateur, de la sédation (midazolam/sufentanil à la seringue électrique) et des amines (noradrénaline, si instabilité HDM).

Toutes les étapes de l'ISR doivent être scrupuleusement respectées, de la pré-oxygénation au branchement du respirateur et de la sédation.

La surveillance clinique et para-clinique

Elle doit être précise et tracée : FC, PA, SpO_2, FR, VT, $EtCO_2$, pression de plateau, température, auscultation pulmonaire régulière.

La vérification doit régulièrement concerner les VVP, la sonde d'IOT, les tuyaux du respirateur, etc. Comme la feuille d'anesthésie, la fiche de transport comporte les paramètres cliniques de surveillance, les médicaments administrés et les évènements particuliers survenus au cours de la prise en charge.

Axes thérapeutiques

Antalgiques non morphiniques et morphiniques

Tableau 4.10

	Définition/Indications/Précautions d'emploi	Contre-indications
Perfalgan	Antalgique palier 1	Insuffisance hépatocellulaire
Kétoprofène	Antalgique palier 1 Action anti-agrégante plaquettaire faible	Ulcère gastroduodénal Enfants de - de 15 ans
Morphine	Antalgique palier 3 Titration par bolus ± bolus initial Dépresseur respiratoire monitorage FR, SpO_2, Antagoniste : naloxone	Effets majorés chez l'insuffisant rénal, la personne âgée
Sufentanyl	Morphinique d'action centrale Analgésie d'entretien après l'IOT Administration au PSE ou en bolus	
Méopa	Administration par voie inhalée Action analgésique brève et réversible rapidement Peu d'effets secondaires	Pneumothorax, traumatisme thoracique Traumatisme crânien avec troubles de conscience Traumatisme maxillo-facial Emphysème

Les anesthésies loco-régionales (ALR) ont une place privilégiée, car elles ont peu de répercussions hémodynamiques et respiratoires. L'asepsie doit être rigoureuse ainsi que la surveillance clinique (bloc moteur, chaleur, couleur, pouls périphérique).

L'absence de contre-indications doit être vérifiée : traitement anticoagulant, refus du patient, porphyrie et allergie documentée à l'anesthésiant.

Les hypnotiques

Voir tableau 4.11.

Tableau 4.11

	Définition/Indications/Précautions d'emploi	Contre-indications
Midazolam	Hypnotique, sédatif Entretien de la sédation au PSE Risque d'hypotension artérielle, notamment si bolus Antagoniste : flumazénil	
Étomidate	Hypnotique non barbiturique Drogue de choix pour ISR car peu de répercussions. Répercussions : HDM et insuffisance surrénalienne	Enfant < 2 ans

- La prise en charge consiste à éviter à tout prix la contamination interne du patient mais aussi des soignants. Le port d'équipements de protection individuels adaptés pour les intervenants est primordial (tenues et masques FFP3 filtrants, etc.).
- La décontamination des victimes est un préalable à la prise en charge, d'où l'importance d'une chaîne de décontamination efficace en amont de l'hospitalisation.
- Le traitement de la contamination interne vise à diminuer au maximum l'absorption digestive :
  - par adsorption : utilisation de l'hydroxyde d'aluminium ou d'alginates ;
  - par insolubilisation : utilisation du bleu de Prusse ;
  - par chélation : utilisation de calcium DTPA (ce produit peut être utilisé pour le nettoyage de plaies contaminées) ;
  - par dilution isotopique : utilisation d'iode stable (méthode utilisée pour saturer l'organisme en iode stable en prévention avant une éventuelle exposition aux radionucléides).

Le risque biologique

Le risque biologique peut survenir de façon naturelle (épidémies), intentionnelle (risque terroriste) ou accidentelle (accident de laboratoire).
Les différents agents du risque biologique sont :
- les bactéries (anthrax, peste, tularémie, etc.),
- les virus (variole, grippe, Ebola, etc.),
- les toxines (botulisme, etc.),
- les parasites et les champignons.

Ces agents sont classés en fonction de leur pouvoir de dissémination, de l'existence d'un traitement ou d'une prophylaxie et du niveau de protection requis.
La prise en charge repose sur un interrogatoire et un examen clinique à la recherche de l'identification de l'agent concerné. Les patients sont décontaminés (anthrax) et/ou confinés selon les règles en vigueur (annexes du plan Blanc). Le personnel est équipé de protections individuelles adaptées au risque biologique et à l'agent en cause.
En cas d'épidémie, les Agences Régionales de Santé (ARS) et l'Institut de veille sanitaire (InVS) éditent des recommandations de prise en charge, et des hôpitaux référents sont désignés pour leur expertise en maladies infectieuses et tropicales. Les mesures visent à isoler et traiter les malades, et surveiller les cas contacts afin de limiter la diffusion d'une épidémie.

Le risque chimique

Les agents du risque chimique sont interdits d'utilisation en tant qu'armes de guerre. Néanmoins, l'actualité nous rappelle qu'ils sont toujours utilisés lors de conflits.
Actuellement, ces produits sont issus du parc industriel, qui constitue la menace la plus probable.
Les agents chimiques sont regroupés en 6 classes :
- neurotoxiques organo-phosphorés (gaz sarin par exemple),
- vésicants (ypérite par exemple),
- suffocants (chlore par exemple),
- toxiques cellulaires (acide cyanhydrique par exemple),
- incapacitants,
- neutralisants.

Les **signes** d'intoxication sont fonction du produit concerné et de sa concentration lors de l'exposition. Les signes cliniques sont extrêmement variés :
- irritation oculaire,
- détresse respiratoire,
- arrêt cardiaque,
- syndrome muscarinique ou nicotinique,
- signes cutanés.

Les **principes de prise en charge** doivent tenir compte du risque de transfert de contamination. La protection du personnel est indispensable (protection cutanée intégrale, masque respiratoire avec cartouche filtrante) tant que les victimes ne sont pas décontaminées. Le déshabillage complet des victimes exposées élimine la majeure partie de la contamination ; il est complété par une douche.
Les établissements-sièges de Samu sont détenteurs de lots d'antidotes. Les **traitements** reposent sur l'administration précoce de ces antidotes, après identification du produit. Les seringues auto-injectables Ineurope® contiennent les antidotes des neurotoxiques (avizafone, pralidoxime, atropine). L'hydroxocobalamine est utilisée comme antidote du cyanure.

Le traitement respiratoire et des autres lésions est symptomatique.

Le risque explosif

Les retours d'expérience montrent que les risques NRBC sont fréquemment associés au risque explosif. Après une explosion, les blessés présentent des lésions liées à l'effet thermique, et à la fragmentation. L'onde de choc est responsable d'un syndrome de blast qui peut entraîner des lésions tympaniques, pulmonaires et de tous les organes creux.

Liens pratiques avec les domaines de l'anesthésie-réanimation-urgences

L'IADE peut être confronté à l'ensemble de ces situations en pré-hospitalier, dans une chaîne de décontamination, en renfort de l'équipe des urgences en cas d'afflux de victimes sur une structure hospitalière ou en mission humanitaire.

Au bloc opératoire, l'arrivée d'un patient radio-contaminé nécessitant un geste chirurgical impose un circuit spécifique, la protection du matériel et des personnels.

De par sa maîtrise des gestes techniques et sa connaissance des produits d'anesthésie-réanimation, l'IADE trouve sa place dans la chaîne des secours, y compris en appui opérationnel et comme formateur.

Points essentiels

Les crises sanitaires récentes ont montré que les risques NRBCE étaient un risque réel. Le plan Blanc des établissements de santé doit détailler la gestion de cette problématique.

Ce risque impose des contraintes en matière de protection, de décontamination et de traitement qui ne peuvent pas s'improviser. Il est indispensable pour l'IADE de connaître le matériel, la protection et les principes de la chaîne de décontamination de son établissement afin de pouvoir s'y intégrer rapidement et efficacement en cas de crise. La participation à des exercices de terrain est indispensable.

La prise en charge des blessés en atmosphère contaminée ne laisse place à aucune improvisation pour ne pas mettre les équipes en danger. Il a été montré que la pose de voie veineuse et l'intubation pouvaient se réaliser en tenue de protection à condition d'y être entraîné.

Fiche 4.20

Intoxications au monoxyde de carbone

Amandine Beuscart

Définition

Les intoxications au monoxyde de carbone (CO) peuvent être accidentelles ou volontaires (tentative d'autolyse).

Les expositions toxiques accidentelles sont majoritaires chez les enfants de moins de 4 ans et font l'objet de recommandations préventives. Les intoxications volontaires se rencontrent chez une population jeune ou âgée.

Éléments anatomo-physiologiques généraux

L'intoxication au CO est la première cause de mortalité accidentelle par toxique en France :

- 0,1 % de CO dans l'air tue en une heure,
- 1 % de CO dans l'air tue en 15 minutes,
- 10 % de CO dans l'air tue immédiatement.

Hivernale, elle est directement liée aux appareils de chauffage défectueux (mauvaise évacuation des gaz, défaut de ventilation, défaut d'entretien, vétusté des appareils, mauvaise utilisation, etc.). Le CO est aussi présent dans les fumées d'incendie.

Le CO possède également une toxicité propre par fixation tissulaire directe.

L'affinité du CO pour l'Hb est 250 fois supérieure à celle de l'O_2 → l'Hb lie en priorité le CO et l'oxygénation tissulaire n'est plus correctement assurée par défaut de transporteur. (Déplacement vers la gauche de la courbe de Barcroft).

Diagnostic, signes cliniques et para-cliniques

- Anamnèse avec une attention toute particulière au contexte environnemental.
- Signes non spécifiques : nausées, vomissements, céphalées, diarrhée, confusion, perte de connaissance, troubles de conscience jusqu'au coma.
- Mesure de la carboxyhémoglobine (à interpréter en fonction du tabagisme).
- Dosage sanguin, gazométrie sanguine (SaO_2 abaissée mais PaO_2 conservée).

Rappel : la SpO_2 ne différencie pas l'HbO_2 de l'HbCO : elle ne reflète donc pas la SaO_2.

Le ministère de la Santé a édité, en 2013, un algorithme d'aide au diagnostic : si un patient présente au moins un des symptômes cités dans le tableau 4.15, l'interrogatoire devra rechercher la présence d'une source potentielle de CO dans la pièce ou le local où les symptômes surviennent le plus souvent (tableau 4.16).

Tableau 4.15

VOLET 1 Symptômes	
Signes évoquant une intoxication alimentaire récente ou récidivante depuis le début de l'hiver (**sans diarrhée**)	Nausées Vomissements Asthénie
Syndrome grippal (**sans fièvre**)	Céphalées
Troubles de l'équilibre	Chute précédée de malaise
Troubles neurologiques et neuropsychiques **récents** et inexpliqués	Convulsions **sans fièvre** Troubles visuels Vertiges/perte de connaissance Hallucinations Perte de mémoire à court terme Anomalies comportementales Apathie inhabituelle
Troubles cardiovasculaires	Angor Infarctus du myocarde OAP AVC

Axes thérapeutiques

- Administration d'O_2 au masque à haute concentration.
- Oxygénothérapie hyperbare (augmente le transport d'O_2 sous forme dissoute); indication discutée en cas de perte de connaissance, de coma, de signes neurologiques en foyer ou d'intoxication chez l'enfant et la femme enceinte.

Tableau 4.16

VOLET 2 Source potentielle de CO présente dans le local où les symptômes surviennent le plus souvent	
Tout équipement de combustion utilisant : gaz naturel gaz en bouteille propane ou butane, fioul, essence, éthanol, bois, charbon	Chaudière Appareil de production d'eau chaude Cuisinière Appareil de chauffage d'appoint Poêle, convecteurs à combustible
	Cheminées, inserts
	Moteur de groupe électrogène, appareil de bricolage à moteur
	Autres appareils normalement non destinés à un usage à l'intérieur (barbecue, brasero, parasol chauffant…)

Liens pratiques avec les domaines de l'anesthésie-réanimation-urgences

Devant tout coma inexpliqué, l'équipe d'anesthésie-réanimation doit envisager et rechercher une cause toxique.

La recherche active des signes d'aggravation est de rigueur tout au long de la prise en charge, afin de déterminer si l'IOT devient nécessaire devant l'engagement du pronostic vital.
À noter : existence de détecteurs au CO en pré-hospitalier.

Points essentiels

L'anamnèse est un élément déterminant dans la prise en charge des intoxications. L'orientation diagnostique s'effectue à l'aide des toxidromes et des doses supposées ingérées. Un tableau clinique asymptomatique ne laisse pas présager de la gravité (intervalle libre).
Le traitement est en premier lieu symptomatique, la recherche du toxique (dosage) intervient dans un second temps.
Dans un contexte suicidaire, la dimension de prise en charge psychologique et la notion d'appel à l'autre ne sont pas à négliger.

Fiche 4.21

Intoxications médicamenteuses

Amandine Beuscart

Définition

Les intoxications médicamenteuses peuvent être accidentelles ou volontaires (tentative d'autolyse). Les expositions toxiques accidentelles sont majoritaires chez les enfants de moins de 4 ans et font l'objet de recommandations préventives. Les intoxications volontaires se rencontrent chez une population jeune ou âgée.

Les produits ingérés ont fréquemment été prescrits au patient par un médecin, et étaient donc disponibles à domicile. L'intoxication poly-médicamenteuse se décline alors en un tableau clinique polymorphe et son traitement est en premier lieu symptomatique.

Éléments anatomo-physiologiques généraux

Les intoxications médicamenteuses volontaires sont souvent réalisées par des patients souffrant de syndromes dépressifs, ou de pathologies psychiatriques. Ces patients fragiles ont souvent un traitement et par conséquent des médicaments disponibles immédiatement.

Les conséquences toxiques sont fonction du produit ingéré. Elles peuvent être aggravées par les antécédents et/ou le traitement du patient.

Diagnostic, signes cliniques et para-cliniques

L'orientation diagnostique se fera essentiellement à l'aide de l'anamnèse et des symptômes spécifiques d'intoxication (toxidromes), dans l'attente des résultats de l'analyse toxicologique.

- Diagnostic :
  - anamnèse,
  - recherche de la classe médicamenteuse, la dose, la forme galénique, l'heure d'ingestion des produits, l'éventuelle prise d'alcool associée (appeler le centre anti-poison devant une molécule méconnue).
- Toxidromes :
  - syndrome opioïde : de la sédation jusqu'au coma calme hypotonique. Bradypnée, apnée. Myosis bilatéral. Bradycardie, hypotension.
  - syndrome de myorelaxation : de la sédation au coma calme hypotonique hyporéflexif. Dépression respiratoire. Hypotension.
  - syndrome anticholinergique : encéphalopathie, signes atropiniques (tachycardie, mydriase, sécheresse des muqueuses, rétention urinaire, etc.).
  - syndrome d'effet stabilisant de membrane (ESM) : ECG : onde T aplatie, allongement du QT, élargissement QRS. Bradycardie, arythmie. Hypotension, collapsus, asystolie. Coma, convulsions. Détresse respiratoire. Acidose, hypokaliémie.
  - syndrome sérotoninergique : agitation jusqu'au coma, clonies, syndrome pyramidal. Sueurs, mydriase, tachycardie, hyperthermie.

Axes thérapeutiques et antidotes

- Traitement symptomatique :
  - oxygénothérapie,
  - pose VVP, remplissage, glycémie,
  - contrôle des voies aériennes et prévention du risque d'inhalation si coma,
  - amines vasopressives,
  - traitement des complications et défaillances vitales,
  - traitement des lésions associées (traumatismes, rhabdomyolyse, fractures, etc.)
- Antidotes : traitements spécifiques modifiant directement les effets ou la cinétique (durée de l'intoxication), mesure du bénéfice/risque

Tableau 4.17

Intoxication	Signes prédominants ou spécifiques	Antidote
Anti-vitamine K	Intervalle de 12 h Hémorragies ↓ TP AVC hémorragique	Phytoménadione (vitamine K1®)
Bêta-bloquants	Bradycardie, BAV, choc, ACR ESM : acébutolol, propanolol Dépression respiratoire, bronchospasme	Dobutamine, Isoprénaline Glucagon
Benzodiazépines	Syndrome de myorelaxation	Flumazénil
Digitaliques	Bradycardie, BAV, troubles du rythme, asystolie Cupule digitalique Signes oculaires et digestifs	Digidot® Fragments Fab
Inhibiteurs calciques	Bradycardie, BAV, choc, ACR Hyperglycémie	Sels de calcium Insuline euglycémique
Inhibiteurs de la recapture de la sérotonine	Syndrome sérotoninergique	Périactine® cyproheptadine
Morphiniques	Syndrome opioïde	Nalaxone
Neuroleptiques	Coma calme hypotonique ou hypertonique (butyrophénones), syndrome extrapyramidal, dépression respiratoire, ESM (phénothiazines)	Dantrolène (pour syndrome malin des neuroleptiques)
Paracétamol	Asymptomatique dans l'intervalle libre de 24 h Toxicité hépatique	N-acétylcystéine (Mucomyst®)
Tricycliques **Tétracycliques**	Syndrome anticholinergique ESM, arythmie ventriculaire, choc, ACR Syndrome pyramidal, convulsions	Bicarbonates molaires de sodium

- En l'absence de contre-indication, le charbon activé peut être administré chez un patient conscient dans les 2 h suivant l'ingestion, mais risque de vomissements et d'inhalation à considérer.
- Techniques d'épuration en intra-hospitalier.
- Suivi psychiatrique ultérieur.

Liens pratiques avec les domaines de l'anesthésie-réanimation-urgences

Devant tout coma inexpliqué, l'équipe d'anesthésie-réanimation doit envisager et rechercher une cause toxique.

La recherche active des signes d'aggravation est de rigueur tout au long de la prise en charge, afin de déterminer si l'IOT devient nécessaire devant l'engagement du pronostic vital.

Points essentiels

L'anamnèse est un élément déterminant dans la prise en charge des intoxications. L'orientation diagnostique s'effectue à l'aide des toxidromes et des doses supposées ingérées. Un tableau clinique asymptomatique ne laisse pas présager de la gravité (intervalle libre).

Le traitement est en premier lieu symptomatique, la recherche du toxique (dosage) intervient dans un second temps.

Dans un contexte suicidaire la dimension de prise en charge psychologique et la notion d'appel à l'autre ne sont pas à négliger.

Fiche 4.23

Prise en charge de l'électrisé/électrocuté

Sébastien Lebreton

Définition

L'**électrisation** est due au passage d'un courant électrique à travers le corps humain provocant différentes manifestations physiopathologiques.
L'**électrocution** désigne le décès consécutif aux lésions induites par l'électrisation.
Rappel : le courant électrique suit le chemin le plus court entre les points d'entrée et de sortie.

Éléments anatomo-physiologiques

Facteurs favorisants

Le flash électrique ou arc électrique entraîne généralement des brûlures et lésions, sans qu'il y ait de passage interne du courant dans le corps. Il peut être dû soit à un court-circuit (courant de bas ou haut voltage) soit à un amorçage entre un conducteur à haute tension et la terre par baisse de la « distance de garde » entre la victime et le conducteur électrique. Le dégagement de chaleur provoque des lésions thermiques pures (brûlures de 2e et 3e degré) avec atteinte ophtalmique fréquente.
Le foudroiement est un arc électrique (nuage-sol), conduisant plusieurs millions de volts en un dixième de seconde. Les conséquences peuvent aller de la simple commotion à l'arrêt circulatoire par fibrillation ventriculaire, avec des atteintes neurologiques diverses d'origine centrale ou périphérique. Le plus souvent, les victimes d'un passage intracorporel de la foudre décèdent avant toute prise en charge médicale.
L'électricité statique est dangereuse en alpinisme car, en induisant une secousse musculaire violente, elle peut être indirectement responsable d'un traumatisme.

Physiopathologie

Les lésions occasionnées dépendent des différents paramètres qui caractérisent le contact avec le conducteur : intensité, tension, résistance au passage du courant (continu ou alternatif), fréquence du courant, temps et surface de contact.

Tableau 4.18

Intensité du courant	Elle est responsable de la contraction musculaire et de la sidération des fibres nerveuses. Une faible intensité agit sur les muscles extenseurs, projetant le sujet au loin. Une moyenne intensité agit sur les fléchisseurs, entraînant une réaction d'agrippement qui ne cèdera qu'à l'interruption du courant. Une forte intensité entraîne une sidération des centres bulbaires, un laryngospasme et une fibrillation ventriculaire.
Tension du courant	Elle détermine la quantité de chaleur libérée par le courant. Plus le voltage est haut, plus les brûlures tissulaires sont profondes et sévères, pouvant entraîner un syndrome des loges puis une rhabdomyolyse.
Résistances corporelles	Elles dépendent de l'épaisseur de la couche cornée et de l'humidité de la peau.
Temps de contact	Plus il est long, plus la résistance des couches cornées de la peau diminue, augmentant le risque de brûlures.
Surface de contact	Plus elle est importante, plus l'intensité délivrée aux tissus augmente.
Type de courant	Lorsque la tension est faible, le seuil d'apparition des lésions est 3-4 fois plus élevé pour un courant continu que pour un courant alternatif.

Diagnostic, signes cliniques et para-cliniques

Différentes lésions peuvent être identifiées :
- **cardiovasculaires :** arrêt cardiaque, infarctus du myocarde, troubles du rythme et/ou de la conduction, lésions vasculaires.
- **musculaires :** œdème lésionnel responsable d'un syndrome des loges, puis nécrose cellulaire. Dévascularisation du muscle par thrombose.
- **neurologiques :** immédiates ou retardées et secondaires au passage direct du courant, une thrombose vasculaire ou une myélopathie avec démyélinisation.

• **rénales :** insuffisance rénale aiguë liée à la rhabdomyolyse et à l'hypovolémie (brûlures).
• **respiratoires :** sidération des centres respiratoires, tétanisation des muscles respiratoires, lésions pleuro-pulmonaires pouvant entraîner l'arrêt respiratoire. Elles peuvent être secondaires à un traumatisme associé.
• **cutanées :** brûlures thermiques. Risque de nécrose marbrée ou blanchâtre aux points d'entrée/sortie du courant.
• **Autres :** oculaires et mort fœtale, car le liquide amniotique est conducteur.

Axes thérapeutiques

Obtenir immédiatement la coupure du courant, puis isoler la victime de la source avec un élément non conducteur.

• Rechercher les points d'entrée/sortie du passage du courant selon le type d'électrisation.
• Réaliser systématiquement un ECG.
• Contrôle scopique permanent à la recherche de troubles du rythme.
• Biochimie : dosages de la troponine (augmentée si passage intracardiaque), CPK (reflet de la rhabdomyolyse), myoglobine et myoglobinurie, bilan de la fonction rénale, mesure du pH urinaire, ionogramme (recherche d'hyperkaliémie).
• Imagerie en cas de haut voltage ou de troubles de la conscience : thorax, rachis, TDM voire IRM, échographie abdominale (risques de traumatismes secondaires).
• Sondage urinaire (recherche d'urines de couleur porto).

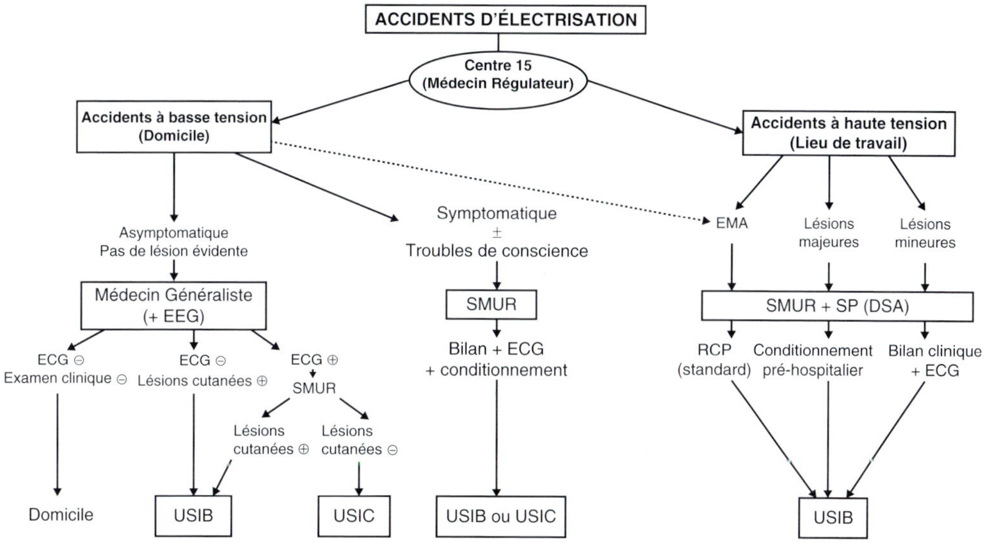

Figure 4.7 Algorithme des premiers soins.
Source : Sfar

• Réanimation hydro-électrolytique avec alcalinisation et diurétiques (prévention de l'insuffisance rénale).
• Réalisation d'aponévrotomies et soins des brûlures.
• Héparinothérapie pour éviter des thromboses vasculaires.
• Antibiothérapie selon le cas et vaccination antitétanique si besoin.
• Sédation-analgésie si nécessaire (préférer Kétamine®/Étomidate® en association avec une benzodiazépine).
• Prévention de l'hypothermie.
• Surveillance hémodynamique et du débit

urinaire pour adapter le débit de perfusion.

- Si surface brûlée (SCB) > 50 % : pose d'un cathéter veineux central et d'un cathéter artériel.

Points essentiels

Il faut différencier les accidents dus à un courant à basse tension (risques cardiovasculaires) et à haute tension (brûlures profondes et lésions internes).

L'électrisation entraîne des conséquences immédiates, mais aussi secondaires avec des séquelles.

Les brûlures électriques (plus rares que les brûlures thermiques) engagent sévèrement le pronostic vital et fonctionnel.

Il ne faut jamais se fier à la surface brûlée, mais analyser le trajet du courant électrique.

Les électrisations graves justifient une prise en charge du type de celle des polytraumatisés (traumatismes souvent secondaires).

La prévention des complications graves (cardiologiques, neurologiques, rénales, etc.) intervient dès la prise en charge pré-hospitalière.

NOTES

Fiche 4.24

Prise en charge du noyé

Audrey Landrin- Fumalle

Introduction

La noyade est définie comme une insuffisance respiratoire aiguë résultant d'une immersion ou d'une submersion par un liquide (le plus souvent l'eau). En cas de survie, les conséquences et complications sont essentiellement neurologiques.
Le traitement hospitalier est basé sur une prise en charge des manifestations respiratoires et des désordres hémodynamiques et métaboliques.

Éléments anatomo-physiologiques

Éléments concourants

- Incapacité à maintenir la tête hors de l'eau, car la personne ne sait pas nager ou se trouve en incapacité de nager (crampes, épuisement, incarcération dans un véhicule, etc.).
- Affection médicale entraînant un trouble de conscience, un trouble du rythme, un AVC, une intoxication, un coma, etc.
- Traumatisme (du rachis par exemple).

Effets de l'immersion

Sur l'appareil respiratoire

- Apnée-réflexe avec fermeture de la glotte (laryngospasme) = > hypoxémie, hypocapnie et acidose respiratoire.
- Si l'apnée dure trop longtemps, il y a une levée du spasme et reprise respiratoire, ce qui majore l'inhalation.
- Les altérations alvéolo-capillaires entraînées par l'inhalation sont responsables d'un œdème lésionnel et d'anomalies du rapport ventilation/perfusion : le contact du liquide avec les alvéoles altère le surfactant.

Sur le cerveau

C'est le deuxième organe touché après les poumons.
L'hypoxie entraîne une perte de connaissance de la victime et une perte des réflexes de protection des voies aériennes, pouvant aller jusqu'à l'arrêt cardiorespiratoire.
L'anoxie cérébrale entraîne un œdème cérébral rendant péjoratif le pronostic vital.

Sur l'appareil cardiovasculaire

Ils sont fonction des modifications physiologiques entraînées par l'immersion et de la détresse hypoxémique avec notamment une brusque augmentation du retour veineux et de la précharge, liée à la compression des membres inférieurs (celle-ci provoque une remontée du sang dans le thorax lors de l'immersion du corps en vertical).
L'augmentation de la précharge et la tachycardie augmentent les besoins en oxygène alors que la victime est déjà hypoxique = > on a une majoration de la souffrance cardiaque.

Au niveau métabolique et hydro-électrolytique

En cas d'ingestion importante de liquide :
- transferts ioniques au travers de la membrane alvéolo-capillaire,
- hypokaliémie,
- hypernatrémie.

Au niveau de la régulation thermique

L'immersion entraîne de fait une hypothermie. Cette dernière réduit la consommation d'oxygène et protège le cerveau.

Diagnostic, signes cliniques et para-cliniques

Il existe 4 stades de gravité selon le degré d'importance de l'inhalation pulmonaire :

Tableau 4.20

Stades de la noyade	Dénomination	Définition
I	Aquastress	Pas d'inhalation liquidienne, angoisse, hyperventilation, tachycardie, tremblements
II	Petite noyade	Encombrement bronchopulmonaire, cyanose, hypothermie, agitation
III	Grande noyade	Détresse respiratoire aiguë, obnubilation ou coma
IV	Anoxie	Arrêt cardiorespiratoire, coma aréactif

Axes thérapeutiques

Après extraction du patient de l'eau, il faut évaluer le stade de la noyade :

- aquastress : réchauffer le patient, le rassurer, surveillance 24 h ;
- petite noyade : réchauffer, oxygène 9–12 L/mn, SMUR, VNI : CPAP 5–10 cm H_2O, hospitalisation en USI ;
- grande noyade avec anoxie : VC, Pep, $FiO_2 = 1$, réchauffement actif, RCP +++ si hypothermie.

Après évaluation, débuter la prise en charge :

- dans/hors de l'eau : respect axe tête-cou-tronc (collier cervical),
  - désobstruction VAS, bouche-à-bouche,
  - déshabiller, sécher, réchauffer, rassurer,
  - manœuvre de réanimation (voie veineuse périphérique ou voie intra-osseuse).
- détresse respiratoire : aspiration bronchique et gastrique, ventilation O_2 pur 15 L/mn, aérosols : Bricanyl®/ Ventoline®/ corticoïdes, IOT après ISR, entretien sédation.
- détresse neurologique, en particulier des convulsions : Rivotril®/Valium®, IOT après ISR et ventilation, Mannitol®/ Nesdonal®.
- détresse cardio-vasculaire : remplissage (HEA), diurétiques (furosémide), troubles du rythme (Cordarone®, Xylocaïne®), sulfate de magnésium, choc électrique externe, état de choc (dobutrex), ACR (adrénaline).
- prise en charge hospitalière : radios, ECG, GDS, ionogramme sanguin, toxiques, correction troubles hydro-électrolytiques et acido-basiques, traitement SDRA et antibiotiques (inhalation du contenu gastrique ou recherche de germes).

Points essentiels

La prise en charge d'un noyé repose sur une alerte précoce et la mise en œuvre immédiate d'une réanimation efficace.

Les éléments d'un bon pronostic sont : âge > 3 ans, sexe féminin, température de l'eau < 10 °C, durée immersion < 5 minutes, absence d'inhalation, réanimation débutée dans les 10 min après submersion, récupération rapide d'une activité cardiaque, présence d'une activité cardiaque à l'admission, hypothermie < 35 °C voire à 33 °C, pH artériel > 7,10, glycémie < 11,2 mmol/L (2 g/L), score de Glasgow > 6 ou conscient à l'admission, réponse pupillaire présente.

La prévention doit rester la priorité au quotidien.

Fiche 4.25

Prise en charge du pendu

Sophie Mahe

Définition

La pendaison se définit par une strangulation cervicale à l'aide d'un lien attaché à un point fixe, survenant le plus souvent dans un contexte d'autolyse, mais aussi d'hétérolyse.
Le poids du corps exerce une traction plus ou moins violente entraînant la perte de connaissance, l'arrêt des fonctions vitales et la mort.

Éléments anatomo-physiologiques généraux

On distingue deux types de pendaison : la pendaison complète (quand la suspension du corps est totale) et la pendaison incomplète (quand les pieds touchent le sol).
La position du nœud (antérieure, latérale ou postérieure) est l'un des déterminants de l'intensité de la compression des axes carotidiens et jugulaires et de la trachée, complété par l'intensité de la mise sous tension (pendaison complète).
Plusieurs mécanismes sont associés :
- obstruction du pharynx par la base de la langue,
- œdème laryngé,
- écrasement ou luxation des cartilages du larynx et de la trachée pouvant se rompre,
- compression d'un ou des deux axes jugulo-carotidiens,
- lésions nerveuses périphériques ou cérébrales : plexus péri-carotidien, nerfs récurrents et pneumogastriques,
- lésions osseuses au niveau des vertèbres cervicales.

Clinique de la pendaison

Trois phases se succèdent :
- phase initiale : céphalées, bourdonnements d'oreilles, perte de connaissance,
- phase convulsive,
- phase de mort apparente.

Elles entraînent :
- une mort immédiate par lésions osseuses et médullaires
- une mort plus lente par :
  - hypoxie, hypercapnie et œdème cérébral,
  - ischémie cérébrale, anoxie cérébrale,
  - arrêt cardio-respiratoire.

Axes thérapeutiques

Après l'appel au centre de régulation (numéros 18, 15 ou 112) :
- faire dépendre la victime par les témoins en préservant au mieux l'axe rachidien et reconnaître les détresses vitales ;
- si la victime est inconsciente avec une respiration efficace, mise en position latérale de sécurité et surveillance ;
- si la victime est en arrêt cardio-respiratoire (ACR), faire pratiquer et accompagner le massage cardiaque externe par les requérants au téléphone ;
- maintenir la relation téléphonique jusqu'à l'arrivée des secours sur place.

À l'arrivée de l'équipe médicale :
- dépendre la victime (si non réalisé). Respecter l'axe tête-cou-tronc et poser systématiquement un collier cervical (la victime est un traumatisé du rachis cervical) ;
- conserver le nœud pour les constatations médico-légales.

La victime est en ACR

Son origine est asphyxique ou neurologique : assurer une réanimation « classique » de l'ACR, non spécifique à la pendaison (cf. fiche 3.24).
Cependant, quelques spécificités sont à connaître :

Spécificités pour une intubation « one-shot » d'une victime de pendaison :

- la liberté des voies aériennes doit être assurée rapidement : la victime est un traumatisé du rachis cervical, son intubation est par définition considérée comme difficile.
- l'utilisation préventive et systématique d'un mandrin long de type Eichmann est indiquée car cela assure ainsi l'accès supérieur définitif au tractus aérien.
- choisir une sonde d'intubation d'une taille ou d'une demi-taille inférieure à la normale.
- la technique dite « à 4 mains » est recommandée.

Trois raisons principales d'anticiper cette intubation « one shoot » :

1) rachis immobilisé car traumatisé jusqu'à preuve du contraire. Intubation avec collier. Éviter la manœuvre de Sellick ou de type BURP lors de l'exposition ;
2) la filière peut être réduite par l'œdème ou l'emphysème ;
3) la fracture ou luxation du cartilage laryngé ou rupture partielle du pharynx peuvent être associées, risquant d'obturer définitivement le tractus supérieur aérien.

Éviter ainsi un abord sous-glottique chronophage et moins bien maîtrisé.

La victime a une activité cardiaque conservée

- Évaluation neurologique et score de Glasgow.
- Oxygénothérapie au masque haute concentration ≥ 9 L/min.
- Voies d'abord : 2 VVP (≥18 G) ± pose d'une voie intra-osseuse sinon.
- Objectif de PAM à 80–90 mmHg par remplissage vasculaire avec sérum physiologique à 0.9 % permettant une perfusion cérébrale suffisante.
- Évaluation et traitement de la douleur.
- Transfert médicalisé, victime coquillée en rectitude dorsale avec collier cervical.

Glasgow > 8 sans signe de souffrance neurologique centrale

Surveillance clinique rapprochée :

- de l'évolution neurologique : évaluation du score de Glasgow, examen des pupilles ;
- de la fonction respiratoire : fréquence respiratoire, SpO_2, œdème laryngé ;
- de l'état hémodynamique : pouls, pression artérielle ;
- de l'état cutané cervico-thoracique : emphysème, ecchymose, œdème.

Glasgow ≤ 8

- Liberté et protection des voies aériennes : un score de Glasgow ≤ 8 est une indication à l'intubation. Celle-ci est considérée comme une intubation difficile (cf. fiche 4.1).
- Induction séquence rapide recommandée après pré-oxygénation.
- Oxygénation à ballon auto-remplisseur ou ventilation mécanique afin de limiter l'anoxie cérébrale et l'œdème cérébral : FiO_2 à 100 %, $EtCO_2$ ≈ 35 mmHg, SpO_2 > 95 %.
- Entretien de la sédation par un morphinique et une benzodiazépine (exemple : Sufentanil/Midazolam au pousse-seringue électrique).
- Lutte contre l'œdème cérébral si anisocorie : perfusion de mannitol à 20 %, (0,25 à 1 g/kg sur 20 min) en prévention d'un engagement cérébral (soit 200 à 250 ml pour un adulte).
- La pose d'une sonde naso- ou oro-gastrique pour vidanger l'estomac est souhaitable mais doit être précautionneuse (idéalement sous contrôle de la vue), notamment si la pendaison a été précédée d'une prise médicamenteuse. Sinon, la réaliser à l'hôpital sous fibroscopie du fait du risque de fausse route à cause d'une lésion du carrefour aéro-digestif ou de l'œsophage.

Liens pratiques avec les domaines d'anesthésie-réanimation-urgences

La prise en charge du pendu implique donc la maîtrise de plusieurs connaissances :

- l'évaluation neurologique : score de Glasgow et d'une victime comateuse ;
- l'algorithme de l'ACR ;
- l'algorithme de l'IOT difficile.

Points essentiels

Le pronostic du patient pendu est lié à la précocité de sa dépendaison et à la cinétique de chute initiale. Tout pendu est un traumatisé du rachis cervical.

Les priorités thérapeutiques sont :

- l'oxygénation,
- la restauration ou le maintien d'un bon état hémodynamique,
- la lutte contre l'œdème cérébral.

Toute mort par pendaison est considérée comme suspecte et l'équipe médicale travaille donc sur une scène de crime potentielle. Toujours porter des gants et éviter de souiller ou modifier cette scène dans la mesure du possible.

Obstacle médico-légal systématique sur le certificat de décès.

Ne pas omettre la prise en charge des témoins, familles, ou proches de la victime en proposant une aide psychologique.

NOTES

Fiche 4.26

Prise en charge de la douleur aiguë post-opératoire

Virginie Riffort

Définition

La douleur est *« une expérience sensorielle et émotionnelle désagréable en réponse à une atteinte tissulaire réelle ou potentielle décrite en ces termes »* (OMS).
La douleur aiguë post-opératoire est une douleur aiguë par excès de nociception qui se manifeste dans les suites d'une intervention chirurgicale. Elle est constante, prévisible et quantifiable, donc anticipable.

Éléments anatomo-physiologiques généraux

La douleur post-opératoire est due à un excès de nociception : le système nerveux est intact, le processus est inflammatoire ou mécanique, la douleur est localisée.
Elle est localisée au site opératoire et elle est à différencier des douleurs

- neuropathiques (le système nerveux est lésé au niveau central ou périphérique, la topographie de la douleur est évocatrice dans le territoire lésé, on parle alors d'hyperalgésie ou d'allodynie) ;
- mixtes (métastases ou hernies discales).

Son déclenchement est souvent uni factoriel à type d'inflammation : la douleur devient alors protectrice, c'est un signal d'alarme.

Évaluation de la douleur post-opératoire

L'intensité de la douleur se mesure à partir des échelles d'autoévaluation :

- échelle visuelle analogique (EVA) : réglette avec graduation de 0 à 100 mm, la plus performante ;
- échelle numérique simple : cotation de 0 à 10 ;
- échelle verbale simple simple : cotée de 0 à 4 ;
- échelles d'hétéro-évaluation :
  - comportementale,
  - consommation d'antalgiques,
  - mesures physiologiques (pouls, HTA, fréquence respiratoire),
  - échelle des visages chez l'enfant,
  - des signes locaux tels que rougeur, œdème, inflammation.
- adaptation de l'échelle d'évaluation dès la consultation d'anesthésie.

Axes thérapeutiques

Les paliers de l'OMS restent une référence :

- **palier 1 :** antalgiques non-opioïdes (AINS ou anticox2, paracétamol) pour les douleurs légères à modérées, EVA inférieure à 30 mm.
- **Palier 2 :** opioïdes faibles et forts (tramadol, nalbuphine, codéine) et analgésique central non morphinique (néfopam).
- **Palier 3 :** opioïdes forts (morphine, sufentanil, oxycodone).

Traitements par voie générale

- Analgésie classique médicamenteuse :
  - per os (paracétamol/AINS ± néfopam ± morphinique),
  - IV (PCA morphine),
  - Sous-cutanée (morphine).
- Analgésie multimodale = association de plusieurs classes de médicaments (2 ou 3) ayant des sites d'action différents et des substances antihyperalgésiques (kétamine, clonidine, gabapentine) qui diminuent les effets secondaires et le risque de surdosage. Elles peuvent même être administrées en per os en pré-opératoire, entraînant ainsi une épargne morphinique en post-op.

Traitements par voie locale et loco-régionale

Utilisation d'anesthésiques locaux tels que : levobupivacaïne, carbocaïne, ropivacaïne, bupivacaïne.
La clonidine peut aussi exercer son rôle de potentialisation des effets thérapeutiques avec les anesthésiques locaux lors :

• des infiltrations cicatricielles post-opératoires : en injection unique ou en injection continue par cathéters multiperforés ;
• d'anesthésie loco-régionale (en pré et post-op) :
  – blocs périphériques en injection unique ou avec cathéter péri-nerveux (préférables aux blocs centraux, car meilleur rapport bénéfice/risque) en association avec une analgésie multimodale,
  – blocs centraux (péridurale, rachi) en associant aux AL des adjuvants (clonidine, morphine).

Liens pratiques avec les domaines de l'anesthésie-réanimation-urgences

Dans la pratique de l'anesthésie-réanimation, la prise en charge de la douleur post-opératoire doit être toujours anticipée :
• en pré-opératoire par la prémédication (paracétamol per os car sa biodisponibilité est excellente) ou par une anesthésie loco-régionale ;
• en per-opératoire afin d'optimiser les pics d'actions des thérapeutiques.

L'analgésie multimodale, par l'association de plusieurs thérapeutiques en parallèle, permettra un résultat optimal et une épargne morphinique majeure. Elle doit être adaptée à la prise en charge en chirurgie ambulatoire (la douleur étant un des principaux motifs d'hospitalisation).

Points essentiels

L'anticipation pré- (prémédication) et per-opératoire est primordiale pour assurer une analgésie post-opératoire optimale. L'analgésie multimodale doit être privilégiée, ainsi que les thérapeutiques permettant une potentialisation (ALR centrale et périphérique) et donc une épargne morphinique.

L'évaluation grâce aux échelles est indispensable ; la traçabilité de cette évaluation ainsi que des produits administrés et leur réévaluation font partie intégrante de la prise en charge du patient en hospitalisation traditionnelle ou ambulatoire et du rôle de l'IADE.

Fiche 4.27

Prise en charge de la douleur chronique

Sylvia Garino

Définition

Rappel : *« La douleur est une expérience sensorielle et émotionnelle désagréable, liée à une lésion tissulaire présente ou potentielle ou décrite en termes évoquant une telle lésion »* (OMS).
Au-delà de 3 mois, la douleur est dite chronique. Elle s'accompagne de répercussions psychologiques, professionnelles et sociales. C'est un syndrome clinique.

Éléments anatomo-physiologiques généraux

Étiologie

On distingue 3 grands mécanismes douloureux qui peuvent être associés :
- un excès de nociception : une lésion des tissus périphériques provoque un excès de stimulation des nocicepteurs somatiques ou viscéraux. Stimulation excessive d'un système nerveux intact (inflammation/mécanique).
- un mécanisme neuropathique : douleur initiée ou causée par une lésion nerveuse primitive d'origine périphérique ou centrale, et/ou un dysfonctionnement du système nerveux.
- un mécanisme psychogène : sémiologie atypique sans cause somatique apparente, mal soulagée par les différents traitements. La description douloureuse est riche, détaillée, souvent associée à des facteurs psychiques.

Facteurs favorisants

- Pour les affections médicales : caractéristiques psychologiques (stress, dépression, catastrophisme), douleur non soulagée, incapacité fonctionnelle importante, facteurs socio-économiques (contrepartie financière), etc.
- En post-chirurgie : douleur pré-opératoire, intensité et durée de la douleur post-opératoire, type de chirurgie, facteurs génétiques, facteurs psycho-sociaux, mais également insuffisance ou retard de prise en charge antalgique.

Diagnostic, signes cliniques et para-cliniques

Diagnostic

Il repose sur :
- l'interrogatoire (description de la douleur : anamnèse et recherche du contexte, topographie, intensité, efficacité des traitements antérieurs, etc.) reposant sur un guide d'entretien semi-structuré ;
- l'examen clinique (pique-touche, chaud-froid, *trigger zone*, déficit neurologique, etc.) ;
- le mécanisme de la douleur est déterminé, si besoin, en s'appuyant sur des outils diagnostiques (échelles DN4, de la qualité de vie, etc.)

Clinique

- Douleur par excès de nociception : douleur variée, continue, intermittente, de type mécanique ou inflammatoire. Topographie régionale.
- Douleur neuropathique : douleur continue, paroxystique, spontanée, provoquée (allodynie, hyperalgésie), signes sensitifs (paresthésies, dysesthésies), signes trophiques. Territoire neurologique.

Paraclinique

Les examens complémentaires ne sont prescrits que pour éliminer une cause organique ou suivre l'évolution d'une lésion connue ou attendue (post-chirurgicale, etc.).

Évaluation

Elle se fait à l'aide d'échelles (d'auto- ou d'hétéro-évaluation : EVA, EN, EVS, échelle doloplus,

etc.). Il est important de conserver la même échelle et la même méthodologie pour un patient tout au long de son suivi douleur.
Elle permet de mesurer l'intensité, l'évolution de la douleur, l'efficacité du traitement et le retentissement sur la qualité de vie.

Axes thérapeutiques

Prévention

Même si les facteurs de chronicisation de la douleur sont complexes, il est possible d'agir sur certains d'entre eux. Aussi, il est important :

- d'avoir une bonne connaissance des patients à risque,
- d'évaluer la douleur pré-opératoire,
- d'utiliser les techniques chirurgicales les moins invasives,
- de contrôler la douleur en per- et post-opératoire,
- d'utiliser les AL et les anti-hyperalgésiques, etc.

Traitement

La prise en charge de la douleur chronique est complexe; elle impose une approche multimodale en utilisant des moyens médicamenteux, physiques, psychologiques et chirurgicaux. L'efficacité des thérapeutiques pharmacologiques est limitée.

- Pour les douleurs par excès de nociception : antalgiques des 3 paliers de l'OMS, anti-épileptiques + co-analgésiques (glaçage, etc.).
- Pour les douleurs neuropathiques : co-antalgiques : antidépresseurs, antiépileptiques (parfois associés), acupuncture, hypnose, approche cognitivo-comportementale, etc.
- Pour les douleurs psychogènes : thérapie cognitivo-comportementale, relaxation, psychotropes, ergothérapie, psychomotricité, etc.

Liens pratiques avec les domaines de l'anesthésie - réanimation - urgences

La prise en charge de patients douloureux chroniques nécessite une meilleure connaissance de ce syndrome. Il est important de savoir évaluer ce type de douleur et d'en connaître les différents mécanismes et thérapeutiques. Une prise en charge optimisée de la douleur aiguë permet de prévenir la douleur chronique.

Points essentiels

- Peu de corrélation entre l'importance de la lésion et l'intensité de la douleur.
- Objectif : améliorer la qualité de vie en diminuant l'intensité douloureuse par des moyens adaptés.
- Prise en charge pluridimensionnelle (somato-psycho-sociale).
- Toute modification de la douleur (localisation, intensité, type) impose une réévaluation globale du patient.
- La prévention et détection des personnes à risque est essentielle.

Analgésie par blocs loco-régionaux périphériques et infiltration

(cf. fiches 3.35 et 3.36)

Effets indésirables

Tableau 4.22

Morphine	bradypnées et apnées : rares, sauf si erreur humaine somnolence nausées et vomissements rétention d'urines retard du transit intestinal prurit
Tramadol	nausées et vomissements vertiges sédation
AINS	diminution de l'agrégation plaquettaire, de la filtration glomérulaire fragilisation de la muqueuse gastrique bronchoconstriction en cas de surdosage
Nefopam	nausées et vomissements sueurs vertiges rash cutanés douleurs à l'injection
Clonidine	sympatholyse (= hypotension et bradycardie) dépression ventilatoire ralentissement du transit digestif

Surveillance IADE

Les complications respiratoires consécutives à l'administration de morphiniques rendent indispensable la surveillance de :

- la respiration, selon le score suivant :
  - R0 : régulière, sans problème et FR > 10 /min
  - R1 : ronflements et F > 10 /min
  - R2 : irrégulière, obstruction, tirage ou FR < 10 /min
  - R3 pauses, apnée.
- l'état de conscience, selon le score de sédation :
  - S0 : éveillé
  - S1 : somnolent par intermittence, facilement éveillable
  - S2 : somnolent la plupart du temps, éveillable par stimulation verbale
  - S3 : somnolent la plupart du temps, éveillable par stimulation tactile.

Points essentiels

L'analgésie post-opératoire doit être anticipée, systématique et immédiate.

L'évaluation de la douleur est un point-clef dans la réussite d'un traitement antalgique.

L'analgésie à la demande est à rejeter.

Fiche 4.29

Prise en charge non médicamenteuse de la douleur

Annabelle Payet-Desruisseaux

Définition

Douleur : « *Expérience sensorielle et émotionnelle désagréable liée à une lésion tissulaire réelle ou potentielle, ou encore décrite en termes d'une telle lésion* » *(OMS)*

Hypnose : Selon J. Godin, « *l'hypnose est un mode de fonctionnement psychologique dans lequel un sujet, grâce à l'intervention d'une autre personne, parvient à faire abstraction de la réalité environnante, tout en restant en relation avec l'accompagnateur.* »

Dans un certain nombre de cas, les antalgiques montrent leurs limites thérapeutiques; il devient alors nécessaire de développer des moyens thérapeutiques non médicamenteux. L'hypnose est actuellement un de ces moyens.

Principes

L'approche non médicamenteuse dans la prise en charge de la douleur doit combiner tout à la fois :

- une information adaptée,
- le respect des besoins fondamentaux,
- de l'empathie, de l'écoute,
- des moyens locaux : immobilisation, chaleur, cryothérapie, massages, physiothérapie, ostéopathie, acupuncture, neuro-stimulation trans-cutanée,
- une association thérapeutique par l'art (musique, lumières, etc.),
- l'hypnose, la relaxation, la sophrologie,
- pour les enfants : solutions sucrées, succion, peau-à-peau, etc.

L'hypnose est un état de conscience modifiée naturel spontané (rêveries) ou provoqué par un soignant. Générer un état hypnotique a pour but d'accéder au « cerveau des émotions » et de mettre le « cerveau trop rationnel » en état de veille. Cela permet alors d'exploiter des capacités inconscientes du cerveau, et de mobiliser certains réseaux neuronaux selon les besoins du moment et d'entraîner :

- une modification de l'activité cérébrale et régulation du SNA,
- une activité consciente réduite et une distorsion du temps,
- une ↓ de l'anxiété, voire un état de détente agréable,
- une ↓ du tonus musculaire, un relâchement corporel avec des perceptions physiques sans rapport avec la réalité (sensations thermiques, engourdissement) et un ressenti du vécu sensitif ↓,
- un ralentissement et une régulation respiratoire et cardiaque,
- une modulation de l'interprétation du stimulus nociceptif dans ses composantes sensori-discriminative, émotionnelle, et cognitive.

Techniques

La communication hypnotique

- Assurer une présence empathique, une bienveillance, s'adapter à la personnalité du patient, détecter les orientations sensorielles privilégiées du patient (VAKOG : visuel, auditif, kinesthésique, olfactif ou gustatif), et ses centres d'intérêt.
- Se positionner (le soignant) au même niveau ou plus basse que le patient.
- Être congruent : partir de l'état du patient (stress, douleur, etc.) pour l'amener vers une zone plus confortable pour lui.
- Utiliser un langage verbal simple, rassurant, positif, créatif :
  - des mots évoquant le confort et la sécurité : « Rassurez-vous », « avez-vous suffisamment chaud ? » ;
  - être suggestif et permissif : « inviter le patient à »;
  - observer et reformuler : utiliser ses mots, être en miroir (mots, postures, etc.);
  - utiliser le canal sensoriel du patient.

- Utiliser un langage para verbal :
  - un ton calme, posé, modulé, timbre grave, élocution lente ;
  - *pacing* respiratoire, *mirroring*, pauses, silence, saupoudrage.
- Utiliser un langage non verbal :
  - bonne proxémie ;
  - mimiques et gestes adaptés.
- Observer et reformuler, «inviter le patient à...», être suggestif : proposer, évoquer, susciter une image, une pensée, une couleur, un paysage, un jardin (couleurs, odeurs, sensations, bruits, faune et flore), etc.

Hypnose conversationnelle

C'est la focalisation de l'attention associée à la communication hypnotique. Elle permet de fixer et de détourner l'activité cérébrale sur une autre activité :

- sur la respiration contrôlée ou synchronisée : ample, plus longue, plus profonde, ralentie, etc.
- sur un point fixe, une image, un écran, un son,
- sur la fréquence cardiaque, sur les points d'appui,
- sur une pensée ou une série de mots inintelligibles,
- ou elle crée un effet de surprise : technique de confusion, etc.

Hypnose formelle

Elle associe la focalisation, l'absorption et la dissociation, en évoquant un souvenir agréable, une activité sportive, un voyage, un paysage, un lieu de sécurité, etc.

Elle entraîne une :

- dissociation corps/esprit : physiquement présent ici, le sujet est mentalement ailleurs,
- dissociation d'une partie du corps du reste du corps.

Cela nécessite une formation spécifique en hypnose afin d'intégrer différentes techniques : VAKOG, réification, ratification, saupoudrage, Yes Set, truisme, métaphore, choix illusoire, confusion, suggestions thérapeutique, dissociation, processus idéo-moteurs et idéo-sensitifs, etc.

Liens pratiques avec le domaine de l'anesthésie-réanimation-urgences

Au bloc opératoire

Au bloc, l'hypnose est utilisée pour tous les soins à visée analgésique et/ou en relaxation, soit seule, ou lors d'une AL, d'une ALR, ou de l'induction d'une AG. Une sédation peut être associée :

- préférer rémifentanil 0,02–0,08 µg/kg/min SE ou alfentanyl en bolus 50–100 µg,
- ± très faibles doses d'hypnotiques, Midazolam 0,25–0,5 mg ou propofol 5–10 mg,
- MEOPA chez l'enfant.

L'utilisation de l'hypnose repose sur :

- Une consultation d'anesthésie standard avec information sur l'hypnose, choix de la technique, et prévenir du risque de conversion en AG :
  - vérifier jeûne,
  - surveillance TA, ECG, SpO_2,
  - évaluer l'état d'anxiété et de douleur péri-opératoire,
  - installation confortable.

Installation confortable

- Un travail en étroite collaboration au sein de l'équipe pluri-disciplinaire, communication discrète et installation confortable.
- Un isolement sensoriel : ambiance calme, feutrée, niveau sonore ↓ (alarmes, voix, etc.), ± musique douce, 1 seul interlocuteur, assis, prêt et à hauteur du patient.

Alliance thérapeutique et mise en place d'un *signaling*

- Une induction hypnotique en moyenne 3 à 5 minutes par focalisation de l'attention, puis installation de l'hypnose formelle.
- Entretien de l'état hypnotique par évocation d'éléments de sensorialité en rapport avec le thème, voire par double dissociation si la transe est trop légère.

- Une surveillance de l'état de transe :
  - immobilité ou relâchement corporel,
  - déglutition plus lente,
  - rythme respiratoire et cardiaque,
  - catalepsie ou lévitation d'un membre,
  - expression du visage.

En fin d'intervention :

- suggestions post-hypnotiques,
- inviter à sortir de la transe hypnotique par clôture du thème en sens inverse de l'induction (GOKAV), ré-association dans « l'ici et Maintenant ».

Au bloc pédiatrique, l'hypnose a toute sa place car l'enfant y est très réceptif. La technique est adaptée en fonction de l'âge : distraction par jeux, lecture, vidéo, jouets, histoire, comptage, voyage imaginaire, souffler des bulles, le chant, le gant magique, etc.

Intérêts/limites

Intérêts :

- amélioration de la communication et de la satisfaction patient/soignant,
- ↓ de la douleur, de l'anxiété, des NVPO, et des techniques médicamenteuses,
- bonne trace mnésique, et bon vécu émotionnel,
- ↓ des troubles de la cognition post-opératoire/ AG,
- peut être utilisée si CI à l'anesthésie,
- réhabilitation précoce,
- emploi en chirurgie ambulatoire, etc.

Limites :

- absence ou manque de formation,
- manque de confiance du thérapeute, etc.
- fausses croyances sur l'hypnose.

Contre-indications :

- troubles cognitifs et psychiatriques,
- surdité profonde,
- patient non volontaire.

Points essentiels

L'hypnose est un état de conscience modifié permettant au patient :

- d'être acteur et au centre de ses soins,
- d'accéder et de mobiliser son propre réservoir de ressources,
- de trouver la voie du changement, d'une analgésie, ou d'un état de détente, etc.

C'est un outil complémentaire essentiel qu'il faut savoir proposer à tout patient présentant un stress, une douleur chronique ou aiguë, à condition qu'il veuille y adhérer et se l'approprier : motivation/confiance/coopération.

Fiche 4.30

Grands principes des vigilances sanitaires

Catherine Muller

Définition

Être vigilant consiste à exercer « *une surveillance attentive et soutenue* » (Larousse).
Dans le domaine de la santé, il s'agit de garantir la sécurité des personnes contre les risques iatrogènes, accidents et incidents liés aux actes thérapeutiques, de prévention, de diagnostic et de traitement. Dans les années 1990, après une succession de crises sanitaires, les pouvoirs publics ont renforcé la sécurité sanitaire en imposant des vigilances réglementées dans les établissements hospitaliers.

Grands principes

Les vigilances sanitaires regroupent un ensemble de pratiques qui sont devenues incontournables dans les domaines de la santé, afin de détecter tous les évènements indésirables et de mettre en place des mesures correctives et préventives indispensables.
Le lien avec les politiques de santé publique est présent à tous les niveaux : européen, national, régional, local.
En France, il existe 6 principales vigilances intégrées au processus de gestion des risques sanitaires hospitaliers :

- la biovigilance
- l'hémovigilance (voir fiche 4.31),
- l'infectiovigilance (voir fiche 4.34),
- la matériovigilance (voir fiche 4.32),
- la pharmacovigilance (voir fiche 4.33),
- la réactovigilance.

auxquelles s'ajoutent l'identitovigilance, la cosmétovigilance et la toxicovigilance.
L'ensemble du dispositif repose sur :

- un système de déclaration, qui concerne les fabricants, les professionnels de santé et les usagers du système de santé,
- une analyse du risque d'incident ou de l'événement indésirable, à réaliser par les autorités sanitaires, les experts et/ou les fabricants,
- une décision des autorités sanitaires en vue de prévenir l'apparition du risque : recommandations de bonnes pratiques, retrait de lot, arrêt de commercialisation d'un produit, etc.

Organisation du contrôle sanitaire

Les décisionnaires

L'État est en charge de l'organisation et du fonctionnement du contrôle de la sécurité sanitaire dans les établissements de santé. Au niveau national :

- le ministère de la Santé a le pouvoir « *général de police sanitaire* » ;
- les Agences Régionales en Santé (ARS) et leurs directeurs doivent établir un programme annuel de vigilances, en fonction de priorités définies (nationales et territoriales) ;
- l'Agence Nationale de Sécurité du Médicament (ANSM) a le pouvoir de retirer des produits mis sur le marché.

Les agences sanitaires

Les agences sont distinctes de l'État, mais placées sous sa tutelle. En cas de crise sanitaire, la gestion et la prise de décision relèvent de l'administration centrale.
Chaque agence a son propre domaine d'expertise et régule le risque sanitaire dans son domaine. Leurs domaines d'action et leur fonctionnement reposent sur des textes législatifs spécifiques à chacun des domaines.

Tableau 4.23

ABM	**Agence de Biomédecine** (a remplacé l'Établissement Français des Greffes) Elle agit dans la cadre des lois de bioéthique concernant les prélèvements d'organes, tissus et cellules, la procréation médicale assistée (PMA), la recherche sur embryons et cellules souches humaines et le diagnostic prénatal, génétique et préimplantatoire.

ANSM	**Agence Nationale de Sécurité du Médicament et des Produits de Santé** Missions : évaluer techniquement et scientifiquement les produits de santé, surveiller les effets indésirables, informer patients et professionnels de santé, inspecter les usines de fabrication et de distribution et assurer la pharmacovigilance.
ASN	**Autorité de Sûreté Nucléaire** Missions : élaborer la législation et la réglementation dans le domaine nucléaire, contrôler l'application des règles établies et informer les autorités et les citoyens.
EFS	**Établissement Français du Sang** Seul organisme gestionnaire de la transfusion sanguine en France (excepté l'armée) : a le monopole du prélèvement, de la préparation, de la qualification et de la distribution des produits sanguins labiles.
HAS	**Haute Autorité de Santé** Missions : amélioration de la qualité et de la sécurité des soins (certification/accréditation) et évaluation économique et médicale des actes et produits de santé.
INSERM	**Institut National de la Santé et de la Recherche Médicale** Mission principale : coordination de la recherche biomédicale en France et promotion au niveau européen et mondial.
InVS	**Institut de Veille Sanitaire** Missions : fournir aux ARS un appui méthodologique et animer la veille sanitaire et d'urgence en région dans les domaines des maladies infectieuses, des effets de l'environnement sur la santé, des risques professionnels, des maladies chroniques et des risques sanitaires internationaux.

Une organisation coordonnée

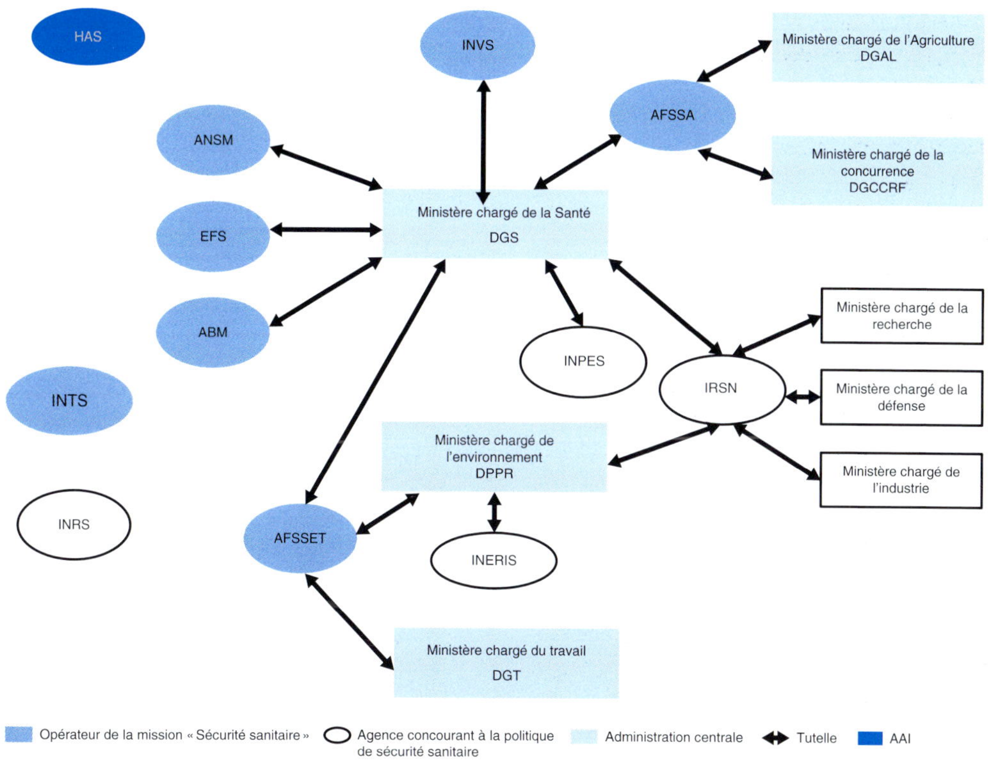

Figure 4.8 Organisation des agences de santé.
Source : http://www.senat.fr

Liens pratiques avec les domaines de l'anesthésie-réanimation-urgences

Dans chaque établissement où travaille un IADE, la gestion des risques associés aux soins est une préoccupation permanente qui s'appuie sur un engagement institutionnel fort, la coordination de tous les acteurs concernés, individuellement et collectivement, via un système de communication permettant les remontées des évènements indésirables, et le suivi des informations.

La surveillance des patients via les vigilances sanitaires a permis aujourd'hui d'améliorer la sécurité des soins.

Points essentiels

Actuellement, les enjeux de santé publique sont nombreux :

- enjeux humains : les patients, les familles mais aussi les professionnels de santé.
- enjeux stratégiques : capacité à développer une activité sans risque dans le cadre des schémas régionaux d'organisation des soins (SROS).
- enjeux techniques, organisationnels, économiques et financiers, juridiques et assuranciels.

La systématisation du signalement est le socle des vigilances : elle a permis de développer une importance culture de sécurité des soins qui peut encore se développer pour se pérenniser.

NOTES

Fiche 4.31

Hémovigilance

Adeline Chemin et Marie Godet

Définition

L'hémovigilance, introduite en France en 1993, a pour objet *«l'ensemble des procédures de surveillance et d'évaluation des incidents, ainsi que des effets indésirables survenant chez les donneurs ou les receveurs de produits sanguins labiles. Elle porte sur l'ensemble de la chaîne transfusionnelle allant de la collecte des produits sanguins labiles jusqu'au suivi des receveurs. L'hémovigilance comprend également le suivi épidémiologique des donneurs»* (1).

Éléments de compréhension

L'organisation

Au niveau national

C'est l'Agence nationale de sécurité du médicament et des produits de santé (ANSM) qui assure la mise en œuvre de l'hémovigilance. Elle en définit les orientations, anime et coordonne les actions des différents intervenants et veille au respect des procédures de surveillance.
La surveillance épidémiologique des donneurs de sang est assurée par l'Institut national de veille sanitaire (InVS).

Au niveau régional

Il existe des coordonnateurs régionaux d'hémovigilance (CRH) en lien direct avec les ARS. Ils sont chargés de la mise en œuvre des procédures d'hémovigilance et de la sécurité transfusionnelle par les établissements de santé et de transfusion de leur région.

Au niveau local

Les établissements français du sang (EFS) ou le centre de transfusion sanguine des armées (CTSA) nomment un correspondant d'hémovigilance (CHV).
Les correspondants d'hémovigilance des établissements de transfusion (EFS et CTSA) sont chargés d'assurer la déclaration de tout effet indésirable grave survenu chez un donneur de sang et chez un receveur de produits sanguins labiles (PSL), ainsi que de tout incident grave.
Les correspondants d'hémovigilance des établissements de santé, les syndicats inter-hospitaliers et les groupements de coopération sanitaire sont chargés d'assurer la déclaration de tout effet indésirable survenu chez un receveur de PSL ainsi que de tout incident grave.
Un établissement de santé ne peut avoir qu'un seul EFS de rattachement. Si ce dernier n'a pas les produits désirés, il en commande éventuellement à un autre EFS, mais c'est l'EFS référent de l'établissement qui distribuera le produit.

La conduite à tenir

Donner la priorité au patient

En pratique, dès que l'incident est constaté, il est indispensable :
- d'arrêter l'administration du produit et de le conserver précieusement,
- d'appeler le médecin référent,
- de s'occuper de l'état de santé du patient et d'assurer sa sécurité en mettant en œuvre les thérapeutiques adéquates,
- de remplir la fiche d'alerte.

À qui signaler?

Il faut prendre contact sans délai avec le correspondant hémovigilance de l'établissement de santé ou, à défaut, celui de l'établissement de transfusion sanguine qui remplira l'e-FIT (outil national de télé-déclaration) permettant la gestion en temps réel des déclarations.

Qui peut signaler ?

Tous les professionnels de santé qui constatent ou qui ont connaissance d'un effet indésirable grave ou d'un incident grave, que ce soit pour le receveur ou le donneur, ont l'obligation de les signaler.

Que déclare-t-on et quand ? (2)

Voir tableau 4.24.

Tableau 4.24

Types d'événements déclarables	Délai
Les **incidents graves** (IG) liés à une ou plusieurs étapes de la chaîne transfusionnelle, susceptibles d'affecter la sécurité ou la qualité des produits sanguins labiles et d'entraîner des effets indésirables.	Délai maximal de **quinze jours** pour parachever les investigations. **Sans délai,** en cas de décès associé ou de mise en jeu de la sécurité transfusionnelle ou de l'approvisionnement en PSL, ou si l'établissement le juge nécessaire.
Les **effets indésirables receveurs** (EIR) liés ou susceptible d'être liés à l'administration d'un PSL. Les EIR sont classés en 4 grades : – Grade 1 : EIR non sévère – Grade 2 : EIR sévère – Grade 3 : Menace vitale immédiate – Grade 4 : Décès.	**Sans délai et au plus tard dans les 48 heures ouvrables** pour les fiches "signalées" d'effets indésirables tels que les EIR de grade > 1, les infections bactériennes transmises par transfusion et les accidents ABO, quel que soit le grade. Dans un délai maximal de **15 jours ouvrables** pour parachever les investigations pour tous les autres EIR.
Les **effets indésirables graves chez un donneur** (EIGD) liés ou susceptible d'être liés au prélèvement du sang. Un effet indésirable est considéré comme grave lorsqu'il nécessite ou aurait dû nécessiter une prise en charge médicale.	**Sans délai** en cas de décès ou de mise en jeu du pronostic vital du donneur, ou lorsque le CHV de l'établissement de transfusion sanguine le juge nécessaire. Dans un délai maximal de **15 jours** pour parachever les investigations.
Les informations post-don fournies après un don par un donneur, ou toute autre source fiable et susceptible de remettre en cause la sécurité des produits issus de ce don.	Dans un délai de **48 heures à 15 jours.**

Liens pratiques avec les domaines de l'anesthésie-réanimation-urgences

En anesthésie, l'acte transfusionnel est courant. Sa pratique et l'ensemble des procédures qui s'y rattachent doivent être parfaitement maîtrisées.

Il faut être vigilant quant au respect des bonnes pratiques et signaler tout événement en lien avec l'hémovigilance.

Points essentiels

- Dès constatation d'un événement indésirable avec un produit sanguin, il faut donner une priorité au patient et informer le médecin prescripteur.
- Les déclarations d'hémovigilance sont obligatoires, elles permettent de sécuriser les pratiques et prévenir les risques.

Fiche 4.32

Matériovigilance

Marie Godet et Jérôme Chevillotte

Définition

Tout dispositif médical mis sur le marché doit être conforme à des normes de qualité et de sécurité permettant de répondre aux besoins des patients, mais aussi des professionnels de santé : c'est le principe du marquage CE, qui signifie «produit conforme aux exigences de la Communauté Européenne».

La matériovigilance a pour objet «*la surveillance des incidents ou des risques d'incidents pouvant résulter de l'utilisation des dispositifs médicaux, accessoires et consommables stériles et non stériles après leur mise sur le marché*». Elle comprend :

- le signalement et l'enregistrement des incidents ou risques d'incidents,
- l'enregistrement, l'évaluation et l'exploitation des informations signalées dans un but de prévention,
- la réalisation d'études concernant la sécurité d'utilisation des dispositifs médicaux,
- la réalisation et le suivi des actions correctives décidées (1).

Éléments de compréhension

Qu'est ce qu'un dispositif médical (DM) ?

Cela peut être tout instrument, appareil, équipement, matière ou autre article, utilisé seul ou en association, y compris le logiciel nécessaire au bon fonctionnement de celui-ci, destiné par le fabricant à être utilisé chez l'homme à des fins médicales (2).

L'organisation

Au niveau national

Depuis 2012, les vigilances sanitaires sont coordonnées par l'Agence nationale de sécurité du médicament et des produits de santé (ANSM).

Son directeur général est assisté, au niveau national, d'un Comité technique national de matériovigilance et réactovigilance (CTNMVRV) qui a pour mission de :

- veiller à la qualité du système de surveillance,
- proposer des enquêtes nationales, constituer des réseaux locaux,
- participer à l'information et à la formation des intervenants dans le système de matériovigilance et de réactovigilance,
- proposer les stratégies et priorités pour la surveillance des dispositifs médicaux et des dispositifs médicaux de diagnostic in vitro (DMDIV),
- proposer des mesures de prévention et participer aux évolutions des méthodes d'évaluation en matériovigilance et réactovigilance,
- participer à la veille scientifique et faire remonter les faits marquants survenus dans les régions dans le domaine de la matériovigilance et de la réactovigilance.

Au niveau local

Chaque établissement doit désigner un correspondant local de matériovigilance. Il est le relais au niveau local de l'ANSM :

- il enregistre, analyse, évalue et valide les incidents,
- il recommande, si nécessaire, des mesures conservatoires,
- il aide au signalement,
- il sensibilise à la matériovigilance et à l'évaluation des données.

Fiche 4.37

Méthodes de la démarche qualité

Nathalie Requier

Introduction

La gestion des risques s'inscrit dans une démarche plus globale d'amélioration de la qualité des soins. Elle est intégrée dans la certification des établissements de santé, et quelques méthodes sont mises en place pour optimiser les process et développer la culture de sécurité.

Les grands principes

Ces démarches de gestion des risques suivent une méthodologie bien codifiée par la HAS et décrite ci-dessous.

Leurs points communs résident dans la diffusion de la culture sécurité et gestion des risques, par le biais de l'analyse des risques *a priori* et/ou *a posteriori* et un plan d'action partagé et déployé par les équipes. Une capitalisation des démarches est essentielle, tout comme le calendrier des évaluations des actions, sans oublier le vecteur essentiel de la communication.

Le Comité de Retour d'expérience (CREX)

Issue de la démarche d'analyse des risques *a posteriori*, le CREX est une instance de la gestion des risques. Ses principes de fonctionnement :

- un pilote est désigné pour conduire ces REX (Retour d'Expérience) de façon récurrente (mensuelle).
- les évènements indésirables déclarés (porteurs de risque ou de dysfonctionnement) sont sélectionnés en fonction d'une priorisation (criticité) et analysés en équipe pluridisciplinaire.
- la méthode systémique est utilisée pour identifier les causes profondes (souvent la méthode ALARM).
- un responsable est désigné pour la mise en œuvre des préconisations et l'échéance.

NB : Le CREX peut déclencher une RMM ou une REMED (Revue des Erreurs liées aux médicaments et dispositifs associés).

L'évaluation des Pratiques Professionnelles (EPP)

Une EPP consiste à analyser une pratique professionnelle porteuse de potentielles améliorations.

Les points-clés :

- elle est liée à une référence externe reconnue (recommandations de bonnes pratiques, conférences de consensus, référentiels, protocoles, pratiques d'autres équipes, etc.)
- 4 approches sont proposées et, au regard de celles-ci, une méthodologie plus précise :
  - la comparaison à un référentiel : audit ciblé, audit clinique, enquête de pratique,
  - l'identification à un risque ou un dysfonctionnement : *a posteriori/a priori*,
  - la définition de processus : Chemin clinique, Programme d'Amélioration de la Qualité,
  - le suivi des indicateurs : IPAQSS (Indicateur de Performance et d'Amélioration de la Qualité et de la Sécurité des Soins), les PSI (*Patient Safety Indicators*) de l'enquête CLARTE.

La Revue de Morbi-Mortalité (RMM)

La revue de morbi-mortalité a pour but l'analyse de tous les décès et accidents morbides (complication, dommage, ou évènement porteur de risques, *near miss*, évènement sentinelle).

Elle peut être mise en œuvre à différents niveaux : celui de l'institution, du pôle, du service ou de l'unité.

Les points-clés :

- un responsable RMM identifié (personnel médical compétent sur la méthodologie RMM, et l'animation de réunion),
- une procédure ou règlement intérieur formalisant l'organisation,
- la participation collective de l'équipe médico-soignante, dont ceux qui ont vécu l'incident, avec une périodicité définie,
- l'analyse systémique (ALARM) à la recherche des causes, qui guide la conduite des RMM.

Liens pratiques avec les domaines de l'anesthésie-réanimation-urgences

Quelques exemples précis d'application des ces méthodes dans les lieux d'exercice des IADE :

- **EPP :**
  - l'ouverture de la salle d'anesthésie (audit : check-list d'ouverture de salle),
  - l'évaluation de la douleur (l'IPAQSS évaluation de la douleur);
- **RMM :** décès ou dommage lié à une erreur de côté, une erreur de patient, une complication inattendue, une erreur de dosage de médicament, un accident transfusionnel, un décès lié à un syndrome de Mendelson, une réintubation en SSPI;
- **CREX** : évènement indésirable identifié, déclaré, lié à une chute de table d'opération ou de brancard, une erreur de médicament, de dosage, etc.

Points essentiels

L'anesthésie-réanimation est une discipline à risque par excellence, qui a vite pris conscience de l'intérêt d'intégrer au quotidien la philosophie du *« risk management »*.

Les démarches de gestion des risques permettent d'avoir une approche réflexive sur les pratiques et sur l'environnement.

Basée sur une approche participative, la culture sécurité permet de sortir de la culture de la faute et d'assurer une qualité des soins optimale.

NOTES

Fiche 4.38

Risques électriques et électromagnétiques

Christophe Paricaud et Yves Tessier

Définition du risque professionnel

Un courant électrique correspond à un déplacement de charges électriques (électrons libres) à travers un conducteur qui lui oppose une certaine résistance, sous l'effet d'une force électromotrice ou d'une tension.

Une onde électromagnétique est une onde qui peut se déplacer dans le vide. C'est l'association d'un champ magnétique et d'un champ électrique qui crée un champ électromagnétique. Les ondes électromagnétiques sont partout et sont responsables de nombreux phénomènes : lumière (dont rayon laser), télécommunications, induction magnétique et certains types de radioactivité (rayons gamma).

Réglementation en vigueur

- **L'article L.230-2 du Code du travail** précise que le chef d'établissement prend les mesures nécessaires pour assurer la sécurité et protéger la santé physique et mentale des travailleurs. Ces mesures comprennent des actions de prévention des risques professionnels, d'information et de formation ainsi que la mise en place d'une organisation et de moyens adaptés.
- **Le décret n° 88-1056 du 14 novembre 1988** aborde la protection des travailleurs dans les établissements qui mettent en œuvre des courants électriques. Les principes fondamentaux de la protection des travailleurs sont définis par la directive CEE n° 89–391 du 12 juin 1989. Dans le cadre de la sécurité électrique, la maintenance et la matériovigilance sont complémentaires.
- En application du **décret n° 2001-1154 du 5 décembre 2001**, la maintenance d'un dispositif médical, « *ensemble des activités destinées à maintenir ou à rétablir un dispositif médical dans un état ou dans des conditions données de sûreté de fonctionnement pour accomplir une fonction requise* », doit être réalisée par le fabricant ou sous sa responsabilité.
- La compatibilité électromagnétique des appareils est régie :
  - par la norme NF C 15-100.
  - Par le décret n° 92-587 du 26 juin 1992.

Éléments de compréhension

Types d'accidents

Les **accidents électriques** au bloc opératoire sont responsables :

- d'effets thermiques : apparition de brûlures lorsque les capacités de dissipation par l'organisme sont dépassées par la quantité de courant électrique. La capacité de dissipation diminue et le risque de brûlure augmente donc, en cas de baisse de la circulation au point de contact : vasoconstriction, état de choc, hypothermie.
- d'effets cardiaques : fibrillation ventriculaire.

Les effets cliniques sont fonction de l'intensité, elle-même dépendante du point d'application. Une peau humide oppose moins de résistance au passage du courant, en cas d'utilisation d'antiseptique, de la présence de sang ou d'urine.

Le **risque électromagnétique** est principalement d'ordre mécanique. Il est lié à un champ magnétique permanent puissant et au phénomène d'attraction des objets métalliques. La prévention de ce risque passe par la mise à distance et l'interdiction d'objets sensibles au magnétisme.

Des normes réglementaires ont été établies, auxquelles doivent répondre les équipements électriques en fonction dans les blocs, permettant de définir un degré d'acceptabilité en termes d'émission électromagnétiques.

Contextes de travail générant le risque

- Bloc opératoire.
- Salle de réveil.
- Réanimation.
- Urgences.
- Hors bloc : Samu et IRM.

Professionnels exposés

- Personnel médical (MAR, chirurgiens, gynéco-obstétriciens, urgentistes).
- Personnel paramédical (IADE, IBODE, SF, AS, ambulanciers, brancardiers).
- Personnel du site d'imagerie ayant accès à la salle de l'aimant (radiologues, manipulateurs, brancardiers).

Les équipes d'anesthésistes (MAR, IADE) ont une exposition plus élevée que le reste du personnel du bloc opératoire (chirurgiens, IBODE) et de salle de réveil.

Moyens de prévention

Pour les risques électriques

- **Norme de sécurité NF C 74-010 :** elle est un moyen de prévention des risques électriques car elle impose aux matériels une isolation efficace. Elle a pour but d'empêcher le passage du courant électrique entre deux parties conductrices. Cette isolation peut être assurée par des matériaux ayant des propriétés particulièrement isolantes (matières plastiques, céramiques, etc.). Dans certains cas, l'isolation est assurée par l'air (utilisation du défibrillateur externe). On comprend donc qu'il est important de se tenir à distance du patient lors du choc. Dans ce cas, le moyen de prévention est une mesure comportementale.
- **Liaison à la terre :** elle a un rôle de protection des matériels et des personnes.
- Les **Équipements de Protection Individuels** (EPI) tiennent aussi une place particulière dans la sécurité de l'IADE et du personnel hospitalier. En effet, les sabots hospitaliers doivent répondre à la norme EN ISO 20347 qui spécifie les exigences relatives aux chaussures de travail. Le respect cette norme garantit une protection antistatique et permet une protection relative en cas de choc électrique avec un appareil sous tension.

Ces moyens de protection sont efficaces contre les chocs électriques importants, mais ils ne protègent pas des micro-chocs électriques qui peuvent se produire lorsque l'isolation procurée par la peau est diminuée (mains humides, monitorage invasif, etc.).

Pour les risques électromagnétiques

Afin d'éviter la propagation des ondes électromagnétiques, la salle d'IRM est constituée d'un maillage de cuivre qui recouvre la presque-totalité des parois de cette salle. La vitre de contrôle ainsi que la porte sont blindées, d'où l'aspect sombre du verre. Il convient, de plus, d'utiliser les matériels et d'assurer leur entretien dans le respect des préconisations du constructeur. Toute anomalie de fonctionnement d'un appareil électro-médical doit faire l'objet d'une déclaration de matériovigilance.

Liens pratiques avec les domaines de l'anesthésie-réanimation-urgences

Il n'existe pas d'études spécifiques traitant des risques électriques et électromagnétiques dans l'exercice de la profession d'IADE.

Cependant, le ministère de l'Emploi et des Solidarités met à disposition des statistiques concernant les sources d'accidents du travail en milieu hospitalier : ceux-ci notent que les accidents occasionnés par les machines ont diminué ces 20 dernières années et sont maintenant à un niveau acceptable.

Dans le milieu hospitalier, les accidents électriques et électromagnétiques sont peu fréquents et ne font pas partie des risques professionnels majeurs.

Points essentiels

Toutes les précautions doivent être prises par l'IADE pour limiter au maximum les concentrations résiduelles de gaz et de vapeurs anesthésiques dans l'air des salles d'opération.

Toutes les mesures de protection recommandées doivent être utilisées afin de continuer à diminuer considérablement le risque lié à l'emploi de matériels électriques et électromagnétiques.

De plus, il est essentiel :
- de noter l'emplacement des piercings dans le dossier du patient (à la consultation pré-opératoire, sinon réalisé à l'entrée au bloc)
- de retirer le piercing (nécessité de dévisser + écarter les différentes parties du bijou).

Points essentiels

Les soignants doivent avoir quelques connaissances leur permettant de retirer les piercings en toute sécurité (vis, clip, étrier, etc.) mais aussi de ce que représente le piercing pour celui qui le porte (fruit d'un « travail sur soi », équilibre psychique).

En cas de complications ou de difficulté, le seul traitement repose sur le retrait du piercing, ce qui peut être une difficulté dans la relation de soin avec le patient.

NOTES

Fiche 4.43

Accidents d'exposition aux virus

Marie Godet et Jérôme Chevillotte

Définition

L'accident d'exposition virale (AEV) survient lorsque le soignant est en contact avec du sang ou un liquide biologique contaminé :

- sur une peau lésée,
- sur les muqueuses (bouche, yeux),
- lors d'une exposition per-cutanée (piqûre, coupure, etc.).

Éléments de compréhension

Les risques

L'AEV peut entraîner la transmission de nombreuses infections : VIH, VHB et VHC. Le risque de séroconversion est fortement lié au niveau de charge virale du patient source [1]. Après piqûre ou coupure, il est [3] :

- de 0,32 % pour le VIH (en l'absence de traitement antirétroviral de la personne source) et est beaucoup plus faible en cas d'exposition cutanéo-muqueuse,
- exceptionnel pour le VHB si les personnes sont vaccinées. En l'absence de vaccination, il va jusqu'à 30 %,
- de l'ordre de 1,8 % pour le VHC.

La conduite à tenir

Pour le soignant victime d'un AEV

En cas de piqûre, coupure ou projection sur une peau lésée :

- ne pas faire saigner (cela augmente les lésions et facilite la contamination par les virus),
- réaliser un lavage simple,
- désinfecter la plaie au Dakin® ou, à défaut, à la Bétadine dermique® par trempage ou appliquer une compresse imbibée pendant au moins 5 minutes.

En cas de projection dans l'œil, réaliser un lavage abondant au sérum physiologique.

En cas de projection dans la bouche, réaliser un rinçage avec la Bétadine en bain de bouche (1/2 bouchon dans un verre d'eau tiède).

Dans tous les cas, se rendre dans l'heure aux urgences ou dans un service de maladies infectieuses.

Le dépistage du patient source

Après consentement du patient source, lui prélever des sérologies VIH, VHC et VHB (tubes secs).

En l'absence d'accord, un traitement post-exposition (TPE) pourra être proposé au soignant.

Seules des situations spécifiques permettent de s'abstenir du consentement du patient (anesthésie de longue durée par exemple).

La mise en place du traitement

Le médecin :

- évalue le risque de contamination virale en le classant de minime à important [3],
- prescrit la réalisation de sérologies (VIH, VHC) ainsi que le dosage des anticorps anti-HBs pour connaître la protection de l'IADE à l'hépatite B,
- décide de la mise en place d'un TPE au regard du contexte et/ou des sérologies du patient. Si une prophylaxie est recommandée, celle-ci est à commencer le plus tôt possible (dans les 4 heures) mais elle peut aussi être initiée jusqu'à 48 heures après l'AEV.

Pour le risque de VIH : une tri-thérapie d'urgence est proposée pour 48 à 96 heures avant que l'infirmier(ère) ne soit revu et le risque réévalué par un médecin référent. Si le traitement doit être poursuivi, la durée totale sera alors de 28 jours.

Tableau 4.30

Expositions au sang et aux liquides biologiques				
Statut VIH de la personne source				
Risque et nature de l'exposition	Positif		Inconnu	
	CV détectable	CV indétectable[1]	Groupe à prévalence élevée[2]	Groupe à prévalence faible
Important : piqûre profonde, aiguille creuse et intravasculaire (artérielle ou veineuse)	TPE recommandé	TPE recommandé	TPE recommandé	TPE non recommandé
Intermédiaire : – coupure avec bistouri – piqûre avec aiguille IM ou SC – piqûre avec aiguille pleine – exposition cutanéomuqueuse avec temps de contact > 15 min	TPE recommandé	TPE non recommandé[3]	TPE recommandé	TPE non recommandé
Minime : – piqûres avec seringues abandonnées – crachats, morsures ou griffures autres cas	TPE non recommandé			

1 CV indétectable : < 50 copies/ml

2 Dans le cas d'une personne source connue comme infectée par le VIH, suivie et traitée, dont la charge virale plasmatique est indétectable depuis plusieurs mois, les experts considèrent qu'il est légitime de ne pas traiter. Si un TPE était instauré, il pourra être interrompu à 48-96 heures lorsque le référent reverra la personne exposée, si la charge virale de la personne source s'avère toujours indétectable (contrôle fait juste après l'exposition).

3 Groupe à prévalence élevée : personne source ayant des partenaires sexuels multiples, ou originaire d'une région à prévalence du VIH > 1 %, ou usager de drogue injectable.

Concernant le risque relatif à l'hépatite C, la mise en place d'un TPE n'est pas recommandée ; il est préférable de suivre une éventuelle séroconversion du soignant.

La vaccination des professionnels de santé étant recommandée (obligatoire dans les établissements de santé) pour l'hépatite B, si le dosage d'anticorps Hbs est supérieur à 10 UI/ml, aucun suivi n'est nécessaire pour ce risque. Si l'IADE victime d'un AEV n'est pas vacciné, une sérovaccination par immunoglobulines anti-HBs et une injection d'une dose de vaccin doivent en revanche être proposées dans les 72 h (éventuellement jusqu'à 7 jours pour la vaccination, mais 72 h pour les Ig).

Le suivi médical

Si l'IADE a bénéficié d'un traitement prophylactique, un suivi doit être assuré par un service spécialisé en lien avec la médecine du travail. Outre les examens cliniques et biologiques (à 15 jours, 1 mois, 2 et 4 mois), le médecin s'assurera de la bonne tolérance du traitement et recherchera les signes de primo-infection.

En l'absence de traitement, seule la médecine du travail assurera le suivi en réalisant des sérologies à 6 semaines et 3 mois.

Les démarches administratives

Tout AEV doit être considéré comme un accident de travail. Le médecin qui réalise les premiers prélèvements doit remplir un certificat médical initial. La déclaration d'accident de travail doit être effectuée et envoyée dans les 24 heures ouvrables à l'employeur.

Les mesures préventives

Afin de prévenir tout risque d'AEV, l'IADE doit appliquer les précautions standard d'hygiène, à savoir :

- protéger toute plaie avec un pansement.
- porter systématiquement des gants lors de la manipulation de tout produit d'origine humaine ou de contact avec une peau lésée, du linge ou du matériel souillé.

- se laver les mains au savon et réaliser une désinfection hydro-alcoolique immédiatement après un contact avec des liquides potentiellement contaminants.
- porter des lunettes, un masque et une surblouse en cas de risque de projection ou d'aérosolisation de sang ou de produit d'origine humaine.
- faire attention lors de la manipulation des objets souillés et les évacuer dans des containers adaptés en respectant le volume de remplissage et la fermeture des sacs et/ou containers.
- utiliser du matériel à usage unique, doté d'un système de protection, type cathéter sécurisé.

Liens pratiques avec les domaines de l'anesthésie-réanimation-urgences

Il est important de prévenir l'ensemble de l'équipe chirurgicale en cas de patient infecté. Il existe des gants chirurgicaux spécifiques contenant un liquide désinfectant permettant, en cas de piqûre, de réduire la charge virale transmise. Pour les chirurgies de la sphère buccale, des lunettes peuvent être utilisées au réveil du patient afin de se protéger des projections de sécrétions.

Points essentiels

Tout patient est potentiellement à risque, donc seules les mesures préventives et d'hygiène sont de mise. En cas d'accident, réaliser immédiatement un nettoyage approprié et consulter un médecin dans les 4 heures.
Un AEV est un accident du travail et doit faire l'objet d'une déclaration à l'employeur dans les 48 heures.

Fiche 4.44

Gestion des risques

Nathalie Requier

Introduction

Les enquêtes nationales sur les évènements indésirables liés aux soins (2004 et 2009) ont montré que 4,5 % des hospitalisations sont dues à un évènement indésirable grave (EIG) lié aux soins et près de 60 % sont considérés comme évitables.
En cours d'hospitalisation, on estime qu'un EIG arrive tous les 5 jours dans un service de 30 lits. Or, un évènement indésirable grave a souvent été précédé d'évènements mineurs.
Une gestion des risques arrivée à maturité permet d'assurer la qualité et la sécurité des soins. Cependant, il est important de conserver à l'esprit que le risque « zéro » n'existe pas.

Grands principes

Développer la culture de la déclaration des incidents permet de traiter les évènements indésirables en temps réel.

Les évènements indésirables

Définitions

- **Évènement indésirable** (EI) : situation qui s'écarte de procédures ou de résultats escomptés dans une situation habituelle et qui serait potentiellement source de dommage. Il peut concerner le patient, les soignants ou un visiteur.

Un EI peut être : un dysfonctionnement, un incident, un évènement sentinelle, un évènement précurseur, un presque-accident (= *near miss* ou EPR : Évènement Porteur de Risque).

- **Évènement Indésirable lié aux soins** : tout incident préjudiciable à un patient hospitalisé survenu lors de la réalisation d'un acte de prévention, d'une investigation ou d'un traitement.
- **Évènement Indésirable Grave** (EIG) : évènement ayant un impact négatif pour le patient, incluant un caractère certain de gravité (cause ou prolongation d'une hospitalisation, incapacité, risque vital).
- **EIG évitable** : l'évènement aurait pu être évité, s'il avait été réalisé en conformité avec les bonnes pratiques.

La déclaration des évènements indésirables

C'est une obligation professionnelle depuis la loi du 4 mars 2002 et elle s'impose à tous les professionnels de santé ; elle concerne les vigilances et les évènements indésirables graves liés aux soins.
Toutes les déclarations sont soumises à une charte de non-culpabilisation avec une clause de confidentialité. Elles sont capitalisées et suivies selon la criticité (fréquence de survenue/gravité).
Si l'évènement est jugé grave et/ou récurrent, elles seront dirigées pour une analyse systémique.

La méthode ALARM

Principes

ALARM (*Association of Litigation And Risk Management*) est une méthodologie systémique d'approche du risque dite *a posteriori* ou encore réactive.
Adaptée au domaine du soin par C. Vincent (modèle de J. Reason), l'approche systémique définit que la survenue des évènements indésirables résulte de causes multifactorielles et non seulement de l'erreur humaine.
Il convient d'adopter une démarche rationnelle, exhaustive et déculpabilisante pour :

- pouvoir déceler les causes profondes et contributives aux évènements,
- intégrer une posture apprenante.

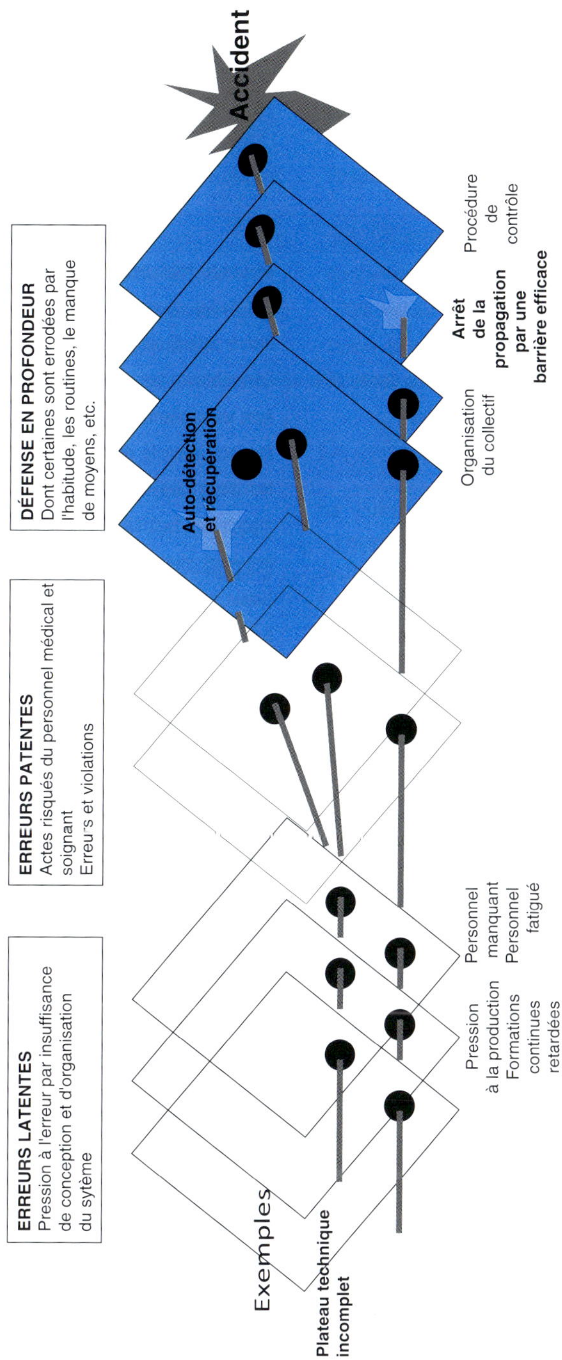

Figure 4.13 Modèle de James Reason traduit par René Amalberti.

Bibliographie

Fiche 4.1

1 Société française des infirmiers anesthésistes : http://www.sofia.medicalistes.org.

2 Fondation des brûlés : www.brulures.be.

3 Société française d'étude et de traitement des brûlures : www.sfetb.org.

4 Société française d'anesthésie et de réanimation : www.sfar.org.

Fiche 4.2

1 Papazian L, Roch A. Le syndrome de détresse respiratoire aiguë. Collection Le point sur…. Paris : Springer; 2008.

2 Jaber S, Constantin JM, et al. Prise en charge du SDRA en 2010. SFAR, en ligne; 2010.

3 Fourcade O, Geeraerts T, et al. Traité d'anesthésie et de réanimation. Collection Médecine Sciences Publications. 4e. Paris : Lavoisier; 2014.

4 Koh Y. Update in acute respiratory distress syndrom. Journal of Intensive Care 2014; 2 : 2.

Fiche 4.3

1 Plaisance P, Truchot J, et al. [En ligne]. Disponible sur Asthme aigu grave. SFAR; 2012. http://www.sfar.org/accueil/article/908/asthme-aigu-grave.

2 Godet M. Nursing care of the adult patient with an asthmatic crisis. Rev Infirm 2012; 180 : 47–8.

3 Boles JM, Offenstadt G, et al. In : Collectif. Réanimation médicale. Issy-les-Moulineaux : Elsevier Masson; 2009. p. 1968.

Fiche 4.4

1 SFAR. In : Congrès national d'anesthésie et de réanimation. Les essentiels, Elsevier; 2007. p. 433–43.

2 Christin F, Launoy A, et al. Évaluation de la gravité des traumatismes du thorax et critères d'admission en réanimation. Médecine d'urgence 2002; 131–41.

3 Vivien B, Langeron O, et al. [Article 36-725-C-50]. In : Prise en charge du polytraumatisé au cours des vingt-quatre premières heures. EMC - Anesthésie-Réanimation; 2004. p. 1–12.

Fiche 4.5

1 Compagnon P, Sulpice L, et al. Technique des prélèvements multiorganes et de vaisseaux. EMC - Techniques chirurgicales - Chirurgie vasculaire 2013; 8(4) : 1–16 [Article 43-300].

2 Riou B. Prélèvement d'organes chez les patients en état de mort encéphalique et à coeur arrêté. EMC - Médecine d'urgence 2009; 1–14 [Article 25-210-C-10].

3 Colavolpe JC, Cappelli C, et al. Prélèvement multiorganes sur donneur en état de mort encéphalique : Anaesthetic management of brain-dead organ donors. Oxymag 2013; 26(129) : 10–3.

Fiche 4.6

1 Debien B, Hoffmann C, et al. Spécificités de prise en charge des traumatismes abdominaux pénétrants. Paris : Congrès National d'Anesthésie et de Réanimation; 2011.

2 Vivien B, Langeron O, et al. Prise en charge du polytraumatisé au cours des vingt-quatre premières heures. EMC - Anesthésie-Réanimation 2004; 1–12 [Article 36-725-C-50].

3 Mion G, Debien B, et al. Principes du *damage control*. In : Le traumatisé grave. JEPU; 2007.

Fiche 4.7

1 Kienlen J. In : Rhabdomyolyse. Congrès national d'anesthésie et de réanimation 2007. Les Essentiels, Elsevier Masson; 2007. p. 469–76.

2 Mrozek S., Geeraerts T., Rhabdomyolyse – Crush syndrom, http://www.sfar.org/article/1046/rhabdomyolyse-ndash-crush-syndrome [Consulté le 12/01/2015].

Fiche 4.8

1 Bagou G. « Accouchement en pré-hospitalier » 2012. [en ligne] http://www.srlf.org (dernier accès le 01/05/2014).

2 Hamel V, Longo C, et al. [en ligne] Accouchement inopiné à terme. 2012. http://www.sfar.org (page consultée le 01/05/2014).

3 Recommandations Formalisées d'Experts. [en ligne] « Urgences obstétricales extrahospitalières »; 2010. http://www.sfar.org (page consultée le 01/05/2014).

Fiche 4.9

1 Annane D, Carlet J, et al. Groupe Transversal Sepsis. Prise en charge initiale des états septiques graves de l'adulte et de l'enfant. Réanimation 2007; 16(S1) : 1–21.

2 O'Driscoll BR, Howard LS, et al. British Thoracic Society. BTS guideline for emergency oxygen use in adult patients. Thorax 2008; 63(Supplement 6) : vi1–68.

3 Rivers E, Nguyen B, et al. Early Goal-Directed Therapy in the Treatment of Severe Sepsis and Septic Shock. N Engl J Med 2001; 345(19) : 1368–77.

4 Asfar P, Meziani F, et al. High versus Low Blood-Pressure Target in Patients with Septic Shock. N Engl J Med 2014; 370(17) : 1583–93.

Fiche 4.10

1 Richard C, Teboul JL, et al. In : Collectif. Insuffisance circulatoire aiguë. Elsevier Masson, Issy-les-Moulineaux; 2009. p. 669.

2 Spahn DR, Bouillon B, et al. Management of bleeding and coagulopathy following major trauma : an updated European guideline. Crit Care Lond Engl 2013; 17(2) : R76.

3 ANSM. Disponible sur, Hydroxyéthylamidon : restrictions d'utilisation des médicaments à base

d'hydroxyéthylamidon [En ligne]. 2013. http://ansm.sante.fr/S-informer/Informations-de-securite-Lettres-aux-professionnels-de-sante/Hydroxyethylamidon-Restrictions-d-utilisation-des-medicaments-a-base-d-hydroxyethylamidon-HEA-Lettre-aux-professionnels-de-sante.

Fiche 4.11

1 Edouard E, Asehoune K. In : Anesthésie du patient en état de choc. SFAR, Les Essentiels, Elsevier Masson; 2006. p. 383–2.
2 Slama M. Choc cardiogénique : traitement médical. [en ligne], (page consultée le 15/05/2014).
3 Combes A. [en ligne] Choc cardiogénique : définition, étiologies, épidémiologie, données physiopathologiques récentes, diagnostic, prise en charge thérapeutique. Urgences; 2013. http:// www.sfmu.org (page consultée le 15/05/2014).
4 David JS, Defournel C, et al. [en ligne] Sédation du patient en état de choc. Urgences; 2008. http://www.sfmu.org (page consultée le 15/05/2014).
5 Souissi K, Schimi N, et al. [en ligne] Le choc cardiogénique : données épidémiologiques, physiopathologiques et thérapeutiques récentes. 2006. http://www.sfar.org (page consultée le 15/05/2014).
6 Monnet X, Teboul JL. [en ligne] Ventilation mécanique de l'état de choc cardiogénique : interactions cœur-poumon. 2004. http://www.sfar.org (page consultée le 15/05/2014).
7 Spaulding C, Belaouchi F. [en ligne] Place de la cardiologie interventionnelle dans la prise en charge du choc cardiogénique 2004. http://www.sfar.org, (page consultée le 15/05/2014)..
8 Zili N, Lukasscewicz AC, et al. [en ligne] L'état de choc cardiogénique, Physiopathologie : aspects récents. 2004. http://www.sfar.org (page consultée le 15/05/2014).
9 Geugniaud PY, Macabeo C, et al. [en ligne] Catécholamines dans les états de choc. 2001. http://www.sfar.org (page consultée le 15/05/2014).
10 Plaisance P, Ducros L. [en ligne] Prise en charge des états de choc : démarche préhospitalière. 2001. http://www.sfar.org (page consultée le 15/05/2014).
11 Vallet B, Wiel E, et al. [en ligne] Sémiologie des états de choc; 2001. http://www.sfar.org (page consultée le 15/05/2014).

Fiche 4.12

1 http://www.legifrance.gouv.fr.
2 http://www.sofia.medicalistes.org/spip/IMG/pdf/Place:des_transports_infirmiers_interhospitaliers_en_2012.pdf.
3 http://www.sofia.medicalistes.org/spip/IMG/pdf/Le_transport_infirmier_interhospitalier_TIIH_.pdf.
4 http://www.sfar.org/article/16/recommandations-concernant-la-surveillance-des-patients-au-cours-des-transferts-interhospitaliers-medicalises-sfar-1992.

Fiche 4.13

1 www.risque.gouv.fr

Fiche 4.14

1 SRLF. XXIe Conférence de consensus en réanimation et en médecine d'urgence. Sevrage de la ventilation mécanique. Réanimation 2001; 10 : 697–8.
2 Mrozek S, Constantin JM. SFAR. Conférence d'actualisation. Sevrage de la ventilation mécanique. 2012.
3 Boles JM, Bion J, et al. Weaning from mechanical ventilation. Eur Respir J 2007; 29(5) : 1033–56.
4 Mapar, Protocoles 2013 : Anesthésie, Réanimation. Éditions: 13e Revue et complétée. Le Kremlin-Bicêtre : Mapar; 2013.

Fiche 4.15

1 Blayac D, Bonnet M, et al. Assistances circulatoires percutanées. In : Congrès national d'anesthésie et de réanimation 2008, Conférences d'actualisation. 145-162 Elsevier Masson, Issy-les-Moulineaux; 2008. p. 145–62.
2 Leroux L, SI Cardio CHU bordeaux. CEC en chirurgie cardiaque et suppléances d'organes. Diplôme Universitaire, Année; 2012, 2013.
3 Cruet M, (CHU-Caen), Hallier Leguen A-F, (CHU-Poitiers), et al. « CEC »; 2002.
4 Gaillard D. DU CEC « Conduite d'une CEC ». Université Paris VII; 2006, janvier.

Fiche 4.16

1 Catizone L. In : Guide de la dialyse. Bologne : Bologne; 1999. p. 181–4, p. 155-179.
2 Dorez D. Épuration extra-rénale en réanimation : continue ou séquentielle ? www.reannecy.org (PDF) (page consultée le 04/07/2014).
3 Thérapies d'EER continue, www.darbicetre.com (PDF) (page consultée le 06/07/2014).

Fiche 4.17

1 Adnet F. chapitre 5, In : Contrôle des voies aériennes en urgence. 3e. Paris : Éditions Arnette Blackwell; 2006. p. 251.
2 Erb C, Menu H, et al. In : Intubation, de l'oxygénation difficile à l'intubation difficile. Paris : Éditions Arnette Blackwell; 2012. p. 191.
3 SFAR. Intubation difficile, Conférence d'experts. Disponible en ligne www.sfar.org.

Fiche 4.18

1 Réactualisation de la conférence d'experts de la SFAR de 1999 : Recommandations formalisées d'experts 2010 : Sédation et analgésie en structure d'urgence. SFAR – SFUM; 2010.
2 Hammell CL, Henning JD. Prehospital management of severe traumatic brain injury. BMJ 2009; 338 : b1683.

3 Tazarourte K, Minh HT, Gauthier A, et al. Prise en charge initiale des traumatismes crâniens graves et monitorage avant l'arrivée en centre spécialisé. 52e congrès national d'anesthésie et de réanimation. Le Praticien en Anesthésie Réanimation 2012; 16 : 48–53.

Fiche 4.19

1 Cavalo JD, Fuilla C, et al. Les risques NRBCE. La Rochelle : Éditions Xavier Montauban; 2010.
2 ASN. Intervention médicale en cas d'évènement nucléaire ou radiologique, guide national. Éditions ASN; 2008.
3 de Revel T, Gourmelon P, et al. Menaces terroristes, approche médicale. Éditions John Libbey; 2006.
4 http://www.sante.gouv.fr/IMG/pdf/guide_pct.pdf.
5 http://ansm.sante.fr/Dossiers/Biotox-Piratox-Piratome/Fiches-Biotox-de-prise-en-charge-therapeutique/%28offset%29/1.

Fiche 4.20

1 Megarbane B, Fortin JL, et al. In : Les intoxications, prise en charge initiale. Paris : Urgence pratique publications; 2010. p. 104.
2 Prudhomme C. In : Guide de poche des urgences. Paris : Maloine; 2005. p. 189–203.
3 Saviuc P, Daniel V. Intoxication par le monoxyde de carbone. In : Urgences médico-chirurgicales de l'adulte. Paris : Éditions Arnette Blackwell; 2004. p. 915–8.
4 Intoxication au monoxyde de carbone : quels symptômes? http://www.sante.gouv.fr/intoxication-au-monoxyde-de-carbone-quels-symptomes.html [Consulté le 04/01/2015].

Fiche 4.21

1 Megarbane B, Fortin JL, et al. In : Les intoxications, prise en charge initiale. Paris : Urgence pratique publications; 2010. p. 104.
2 Prudhomme C. In : Guide de poche des urgences. Paris : Maloine; 2005. p. 189–203.
3 Saviuc P, Daniel V. Intoxication par le monoxyde de carbone. In : Urgences médico-chirurgicales de l'adulte. Paris : Éditions Arnette Blackwell; 2004. p. 915–8.

Fiche 4.22

1 Briot R, Brun J, et al. Prise en charge d'un malade en hypothermie accidentelle. Réanimation 2010; 19(7) : 607–15.
2 Carli P, Riou B. In : Urgences médico-chirurgicales de l'adulte. Anesthésie-Réanimation d'Aujourd'hui. Paris : Éditions Arnette Blackwell; 1991. p. 671–6.

Fiche 4.23

1 Gueugniaud PY. Accidents d'électrisation. 1997. www.sfar.org (page consultée le 29/05/2014).
2 Sénéchaud C. Bulletin SMUR électrisation. 2004. www.swissrescue.ch (page consultée le 29/05/2014).
3 Boyer J-M. chapitre 74, Electrisé Congrès Urgences. SFMU; 2008. www.sfmu.org (page consultée le 29/05/2014).

Fiche 4.24

1 Michelet P, Bouzana F, et al. Noyade, un état des lieux en 2014. Marseille : Pôle Rush, APHM, CHU La Timone; 2014.
2 Ouanes-Besbes L, Dacharaoui F, et al. Noyades : aspects physiopathologiques et thérapeutiques. Réanimation 2009; 18 : 702–7.
3 Decanlers C, Metzger C, Ronchi L. Noyades. EMC - Médecine d'urgence 2012; 7(3) : 1–10, [Article 25-030-G-10]..

Fiche 4.25

1 Salgues L, Martinez T, et al. In : La pendaison : sa prise en charge en pré-hospitalier. SFMU, Urgences; 2011. p. 1135–40, chapitre 101.
2 Tazarourte K, Cesaréo E, et al. Pendaison. EMC - Médecine d'urgence 2012; 7(2) : 1–5, [Article 25-030-D-60]..

Fiche 4.26

1 Bases neurophysiologiques et évaluation de la douleur, le livre de l'externe. Classement OMS, site institut Gustave Roussy; 2006.
2 SFAR. Attitude pratique pour la prise en charge de la douleur. Décembre 2002. Disponible sur www.sfar.org.
3 SFAR. La Gabapentine, Évaluation et traitement de la douleur, Issy-les-Moulineaux. Elsevier Masson; 2006.

Fiche 4.27

1 Fletcher D, Chauvin M. Douleur chronique post-chirurgicale, chapitre 8. In : Douleurs aiguës. Rueil-Malmaison : Arnette Blackwell; 2006.
2 Guy-Coichard C, Rostaing Rigattieri S. Conduite à tenir vis-à-vis d'une douleur chronique. In : EMC - Anesthésie-Réanimation; 2005. p. 1–16, Article 36-030-A-10.
3 HAS Douleur chronique : reconnaître le syndrome douloureux chronique, l'évaluer et orienter le patient. Consensus formalisé; 2008, décembre.
4 Martinez V, Ben Ammar S, et al. Douleur chronique post-chirurgicale. In : SFAR. 2012.

Fiche 4.28

1 Albrecht E, Haberer JP, et al. Manuel pratique d'anesthésie, partie III, chapitre 23. 2e édition. Issy-les-Moulineaux : Masson; 2009. p. 312–5.
2 Département d'anesthésie-réanimation de Bicêtre. In : Protocoles 2013. 13e édition. Éditions Mapar; 2013. p. 595–612.
3 SFAR, Groupe d'experts. Texte conférence de consensus « Attitude pratique pour la prise en charge de la douleur postopératoire » texte court en ligne : http://www.sfar.org, mis en ligne le 16 décembre 2002 et modifié le 11 avril 2013.

Fiche 4.29

1 Moreaux T, Thibault P. Place des méthodes psychocorporelles dans la prise en charge et la prévention de la douleur provoquée par les soins chez l'enfant,

l'adulte et la personne âgée. Revue de la littérature. 2007, 2e journée du CNRD, 19 octobre.
2 Rault P. Hypnose : application en anesthésie, intérêts pour les IADES. [en ligne], 2003. http://www.adrenaline112.org (page consultée le 07/05/2014).

Fiche 4.30
1 Raimondeau J. L'épreuve de santé publique. Presses de l'EHESP, 2013.
2 Auvergne ARS. Disponible sur; Guide des vigilances sanitaires. 2014. [consulté le 23 nov] http://www.ars.auvergne.sante.fr/fileadmin/AUVERGNE/ARS_auvergne/QUALITE_PERFORMANCE/SECTEUR_HOSPITALIER/qualite_vigilances/autres_docs/guide09.pdf.
3 http://www.legifrance.gouv.fr

Fiche 4.31
1 Article L.1221-13 du Code de la santé publique [En ligne]. (page consultée le 25/10/2014). Disponible sur : http://legifrance.gouv.fr/affichCodeArticle.do?cidTexte=LEGITEXT006072665&idArticle=LEGIARTI006686103&dateTexte=&categorieLien=cid
2 ANSM, Déclarer un effet indésirable d'hémovigilance [En ligne]. (page consultée le 25/10/2014). Disponible sur : http://ansm.sante.fr/Declarer-un-effet-indesirable/Hemovigilance/L-hemovigilance-et-son-organisation/(offset)/0

Fiche 4.32
1 Article R.665-48 du Code de la santé publique. [En ligne]. (Page consultée le 22/09/2014). Disponible sur http://www.legifrance.gouv.fr/affichCodeArticle.do;jsessionid=674E26742E78965A2EBA511DFFED8505.tpdjo16v_2? idArticle=LEGIARTI006801701&cidTexte=LEGITEXT006072665&dateTexte=20040807
2 Article L.5211-1 du Code de la santé publique. [En ligne]. (Page consultée le 22/09/2014). Disponible sur : http://www.legifrance.gouv.fr/affichCodeArticle.do? cidTexte=LEGITEXT006072665&idArticle=LEGIARTI006690281
3 Article R5212-16 du Code de la santé publique. [En ligne]. (Page consultée le 22/09/2014). Disponible sur : http://www.legifrance.gouv.fr/affichCode.do;jsessionid=0DB63251A72EDFE1FC5E2CB0170A85B8.tpdjo07v_3? idSectionTA=LEGISCTA000619074 8&cidTexte=LEGITEXT006072665&dateTexte=20110817

Fiche 4.33
1 Article L5121-1 du Code de la santé publique [En ligne]. (page consultée le 21/10/2014). Disponible sur : http://www.legifrance.gouv.fr/affichCodeArticle.do? cidTexte=LEGITEXT006072665&idArticle=LEGIARTI006689870
2 ANSM. Declarer-un-effet-indesirable. [En ligne]. (page consultée le 21/10/2014). Disponible sur : http://ansm.sante.fr/Declarer-un-effet-indesirable/Pharmacovigilance/Organisation-de-la-pharmacovigilance-nationale/(offset)/0

Fiche 4.34
1 Article R.6111-13 du Code de la santé publique.
2 Direction générale de l'offre de soins – Bureau qualité et sécurité des soins. Infections nosocomiales : le dossier; 2010, novembre.
3 CTINILS. Actualisation de la définition des infections nosocomiales. mai 2007.

Fiche 4.35
1 Instruction n° DGOS/MSIOS/2013/281 du 7 juin 2013, relative à l'utilisation du nom de famille (ou nom de naissance) pour l'identification des patients dans les systèmes d'information des structures de soins : http://circulaires.legifrance.gouv.fr/pdf/2013/07/cir_37235.pdf
2 L'identitovigilance:http://www.parhtage.sante.fr/re7/mip/doc.nsf/VDoc/79AA9F868E3EE3DBC12573B8005A0A8F/$FILE/DABaudrin.pdf

Fiche 4.36
1 Canard F. Master pro. In : Management de la qualité. Paris : Éditions Gualino; 2009. p. 253.
2 ANAES. Principes de mise en œuvre d'une démarche qualité en établissement de santé. 2002. p. 13, avril.
3 Chevalier G. Éléments de management public. In : Le management public par la qualité. La Plaine Saint-Denis : Éditions Afnor; 2009. p. 161–387.
4 Marty J. In : Organisation - Qualité - Gestion des risques en anesthésie-réanimation. Paris : Éditions Masson; 2003. p. 321.
5 http://www.has-sante.fr

Fiche 4.37
1 Marty J. In : Organisation - Qualité - Gestion du risque en anesthésie-réanimation. Paris : Éditions Masson; 2003. p. 321.
2 Thibault P. Formation continue : l'évaluation des pratiques professionnelles. In : L'Infirmière magazine; 2014. p. 344.
3 HAS. Amélioration des pratiques et sécurité des soins. La sécurité des patients. Mettre en œuvre la gestion des risques associés aux soins en établissement de santé : Des concepts à la pratique, 2012, mars.
4 HAS. Outil d'amélioration des pratiques professionnelles – Méthodologie : Revue de mortalité et de morbidité (RMM), portail HAS. 2009, Date de validation : juin.

Fiche 4.38
1 Colavolpe JC, Agresti M. Sécurité électrique au bloc opératoire. Issy-les-Moulineaux : Elsevier Masson; 2006.
2 Ministère de l'emploi et des solidarités, Accidents du travail en milieu hospitalier; 1996, de à 2004.

Fiche 4.39

1 Desmonts JM. Maladies professionnelles et anesthésie-réanimation. Dangers liés à l'exposition aux gaz anesthésiques, SFAR; 1999, page consultée le 26/11/2013 www.sfar.org.
2 Groupe pluridisciplinaire anesthésie et qualité de l'air, Guide pour prévenir les expositions professionnelles aux gaz et vapeurs anesthésiques, 3e édition, L'Assurance maladie.
3 Merat S. Risques professionnels liés à la pratique de l'anesthésie. Ann Fr Anesth Reanim 2007; 27 : 64–7.

Fiche 4.40

1 Leclet H, Madoux M. In : Radioprotection en radiologie médicale. Édition Afnor; 2007. p. 115.
2 Desmonts JM. Maladie professionnelle en anesthésie-réanimation [en ligne] Conférence d'actualisation. SFAR. 1999. consulté le 27/11/2013, www.sfar.org.
3 Marande JL. Risques infectieux et toxiques des lasers [en ligne] SST AP-HP, www.anmtph.fr (consulté le 27/11/2013).
4 Servent JP. Rayonnement lasers : Principes, application, risque et maîtrise du risque d'exposition [en ligne], www.inrs.fr (consulté le 27/11/2013).

Fiche 4.41

1 Simon L, Halilou MC, et al. Chimiothérapie intrapéritonéale : évaluation, prévention et gestion des risques professionnels au bloc opératoire. Bulletin du cancer 2009; 96(10) : 71–7.
2 Falcy M, Ndaw S, Pillière F. Cytotoxiques : évaluation des risques professionnels. EMC - Pathologie professionnelle et de l'environnement 2014; 10(1) : 1–11, Article 16-545-A-05.
3 Circulaire DRT n° 12 du 24 mai 2006, relative aux «règles générales de prévention du risque chimique et aux règles particulières à prendre contre les risques d'exposition aux agents cancérogènes, mutagènes ou toxiques pour la reproduction».

Fiche 4.42

1 Kluger N, Guillot B. Complications des piercings. Ann Dermatol Venereol 2010; 137 : 153–8.
2 Kluger N. Piercings génitaux : épidémiologie, aspects socioculturels, sexualité et complications. Presse Med 2012; 41 : 21–31.
3 Friedrich L, et al. Complications liées aux piercings. Revue Médicale Suisse 2014; 10 : 662–8.
4 Image en anesthésie-réanimation. Piercing de la langue : comment intubez vous ce patient? Le praticien en anesthésie-réanimation 2004; 8 : 6.

Fiche 4.43

1 Haut Conseil de la santé publique. Prévention de la transmission soignant-soigné des virus hématogènes (VHB, VHC, VIH), juin 2011, www.hcsp.fr/docspdf/avisrapports/hcspr20110614_trstsevirushema.pdf.
2 Circulaire interministérielle n° DGS/RI2/DHOS/DGT/DSS/2008/91 du 13 mars 2008, relative aux recommandations de prise en charge des personnes exposées à un risque de transmission du virus de l'immunodéficience humaine (VIH) www.sante.gouv.fr/fichiers/bo/2008/08-05/ste_20085_0100_0079.pdf.
3 Surveiller et prévenir les infections associées aux soins, Société française d'hygiène hospitalière, Vol. XVIII, n°4, septembre 2010, http://www.sf2h.net/publications-SF2H/SF2H_surveiller-et-prevenir-les-IAS-2010.pdf.

Fiche 4.44

1 Reason J. L'erreur humaine. Paris : Puf; 1993.
2 HAS Amélioration des pratiques et sécurité des soins, la sécurité des patients, Mettre en œuvre la gestion des risques associés aux soins en établissement de santé, Des concepts à la pratique. 2012 mars.
3 Marty J. In : Organisation - Qualité - Gestion du risque en anesthésie réanimation. Paris : Éditions Masson; 2003. p. 321.

Chapitre 5
Outils en anglais

Plan du chapitre

Le guide de l'infirmier anesthésiste
© 2015, Elsevier Masson SAS. Tous droits réservés

Fiche 5.1

Cellule - os et muscles - peau

Catherine Muller

La cellule

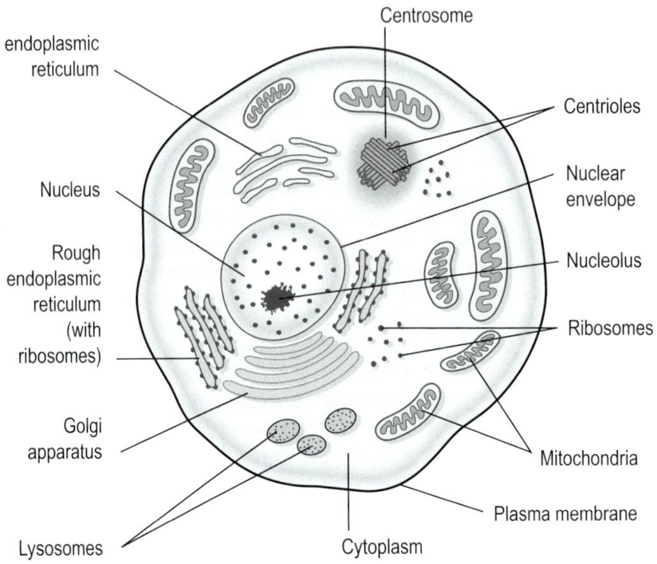

Figure 5.1 La cellule simple.
Source : Anatomy & physiology in Health and Illness, 12th ed., Curchill Livingstone Elsevier, 2014.

Os et muscles

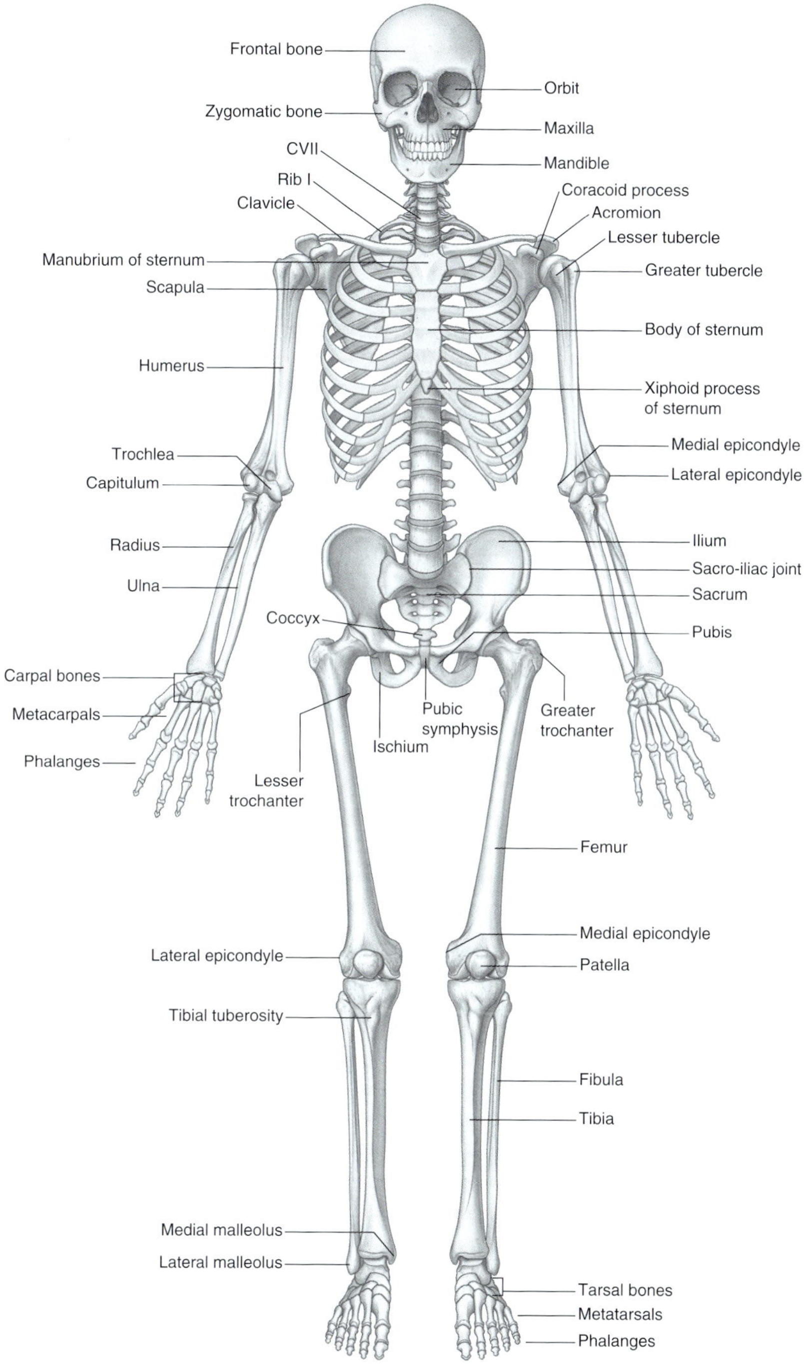

Figure 5.2 Vue antérieure et postérieure des muscles et du squelette.
Source : Drake : Gray's atlas of anatomy, Elsevier Churchill Livingstone, 2008.

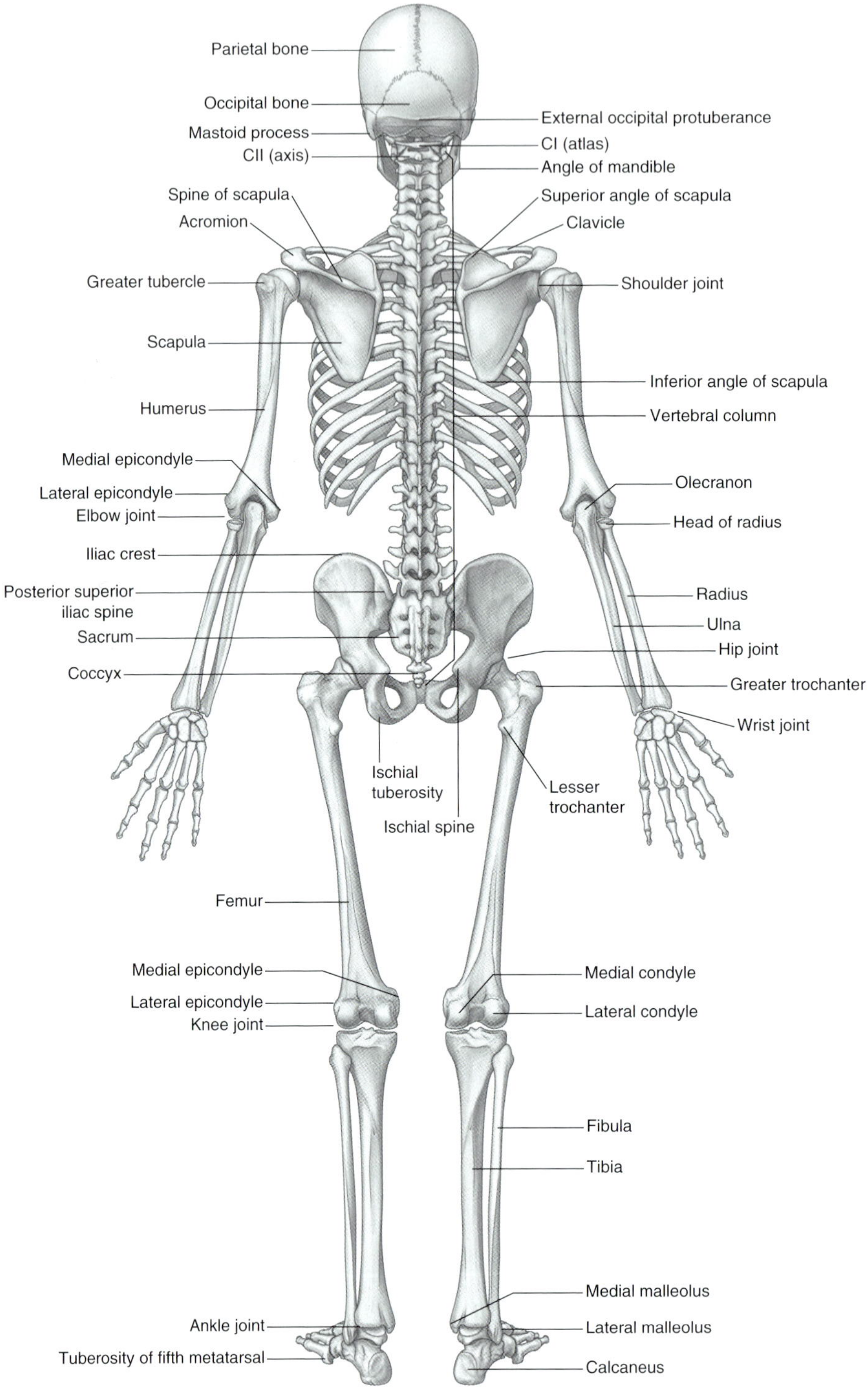

Figure 5.2 Suite.

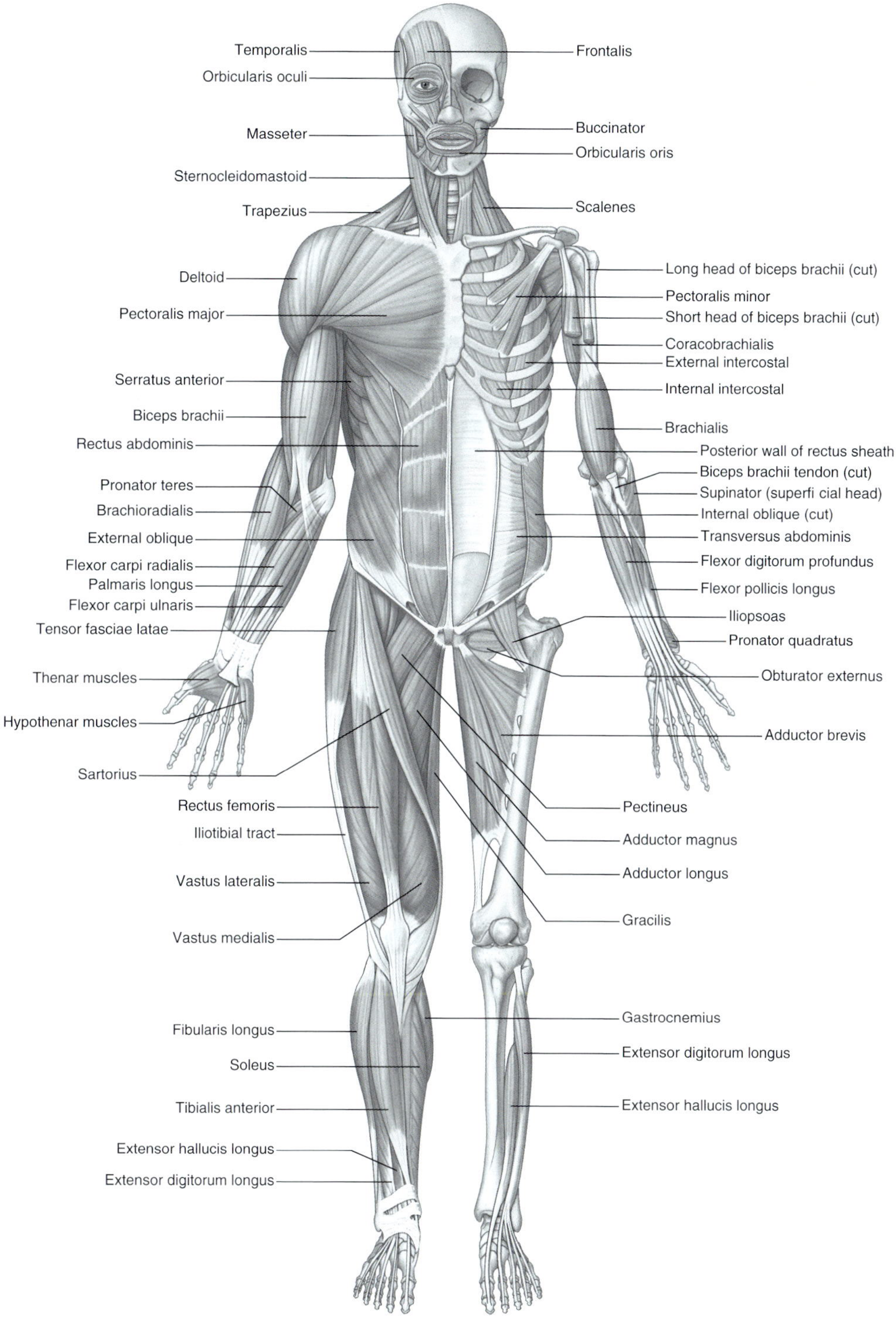

Figure 5.2 Suite.

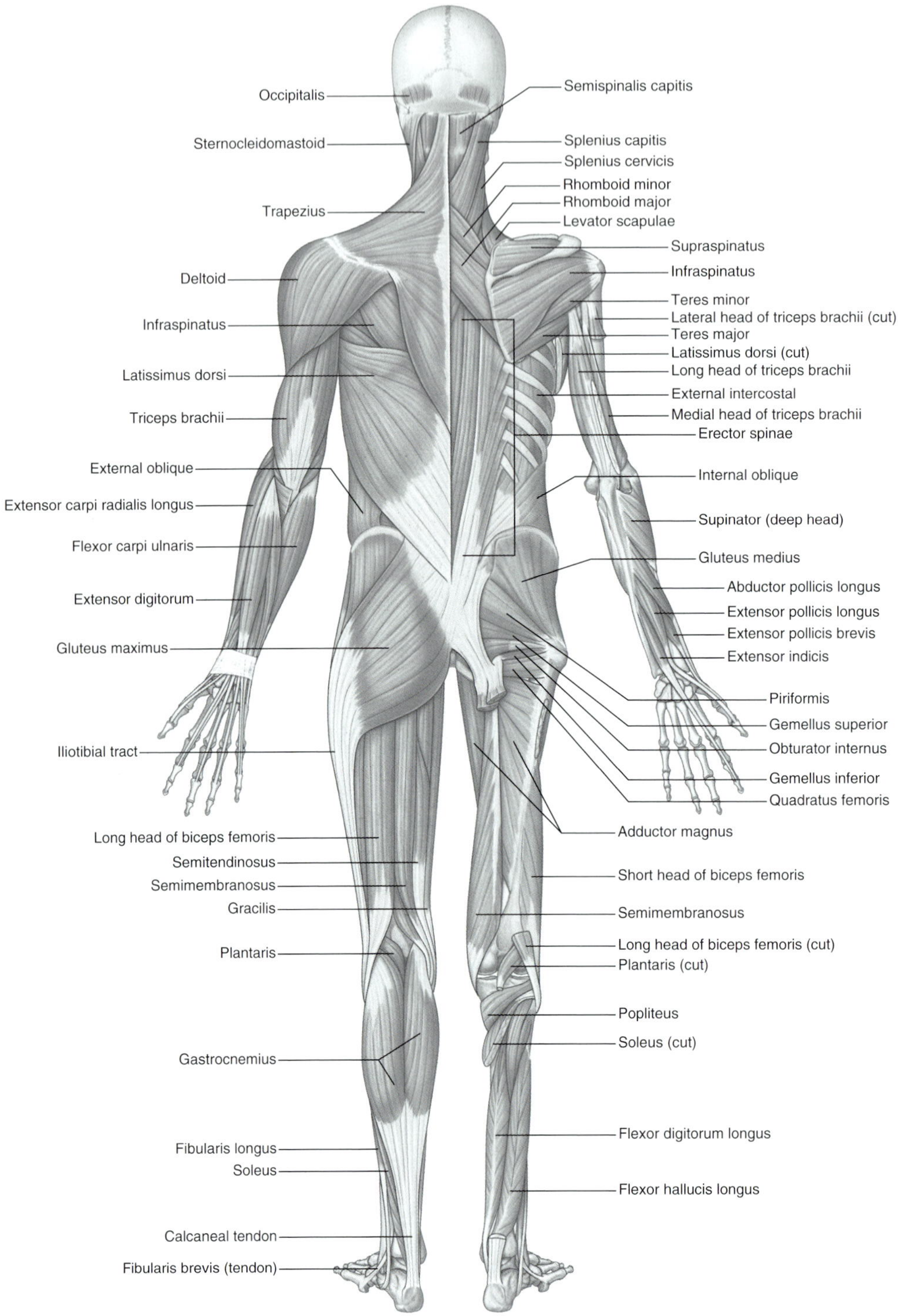

Figure 5.2 Suite.

La peau

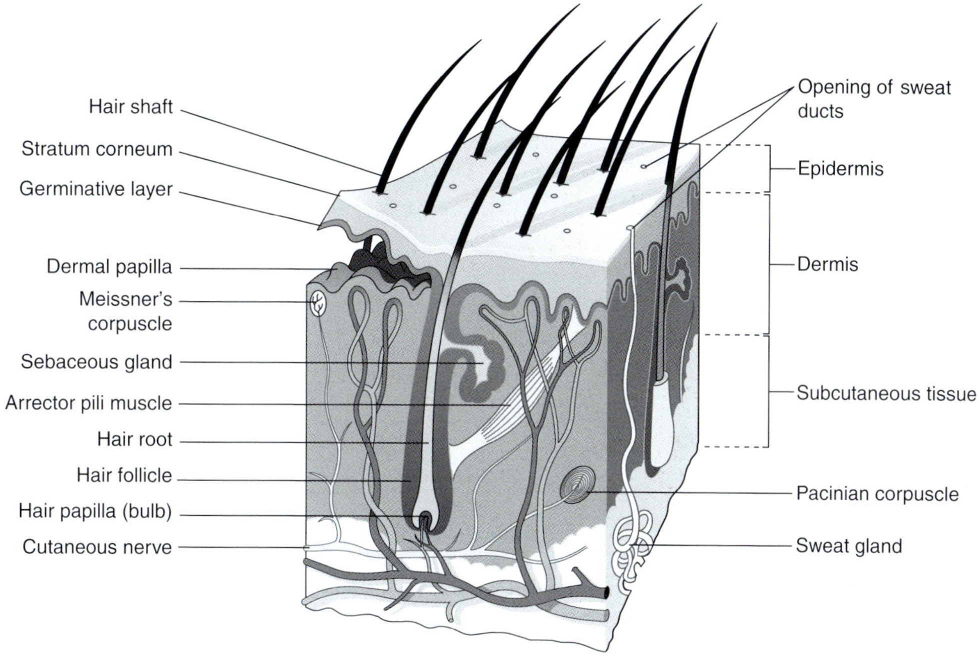

Figure 5.3
Principales structures du derme.
Source : Anatomy & physiology in Health and Illness, 12th ed., Curchill Livingstone Elsevier, 2014.

Fiche 5.2

Systèmes cardiaque, respiratoire et urinaire

Catherine Muller

Le cœur

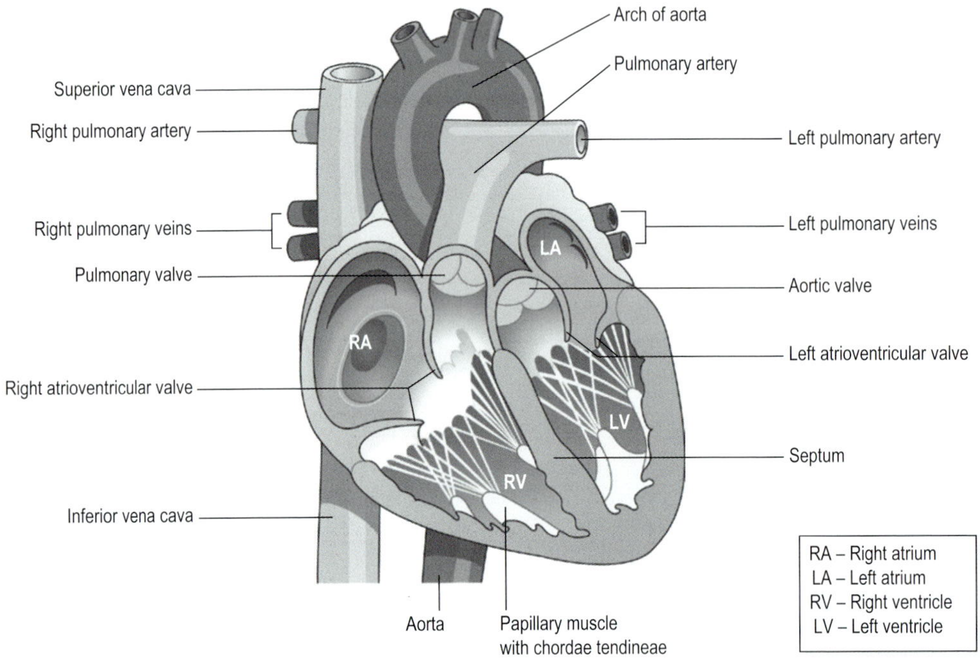

Figure 5.4 Intérieur du cœur.
Source : Anatomy & physiology in Health and Illness, 12th ed., Curchill Livingstone Elsevier, 2014.

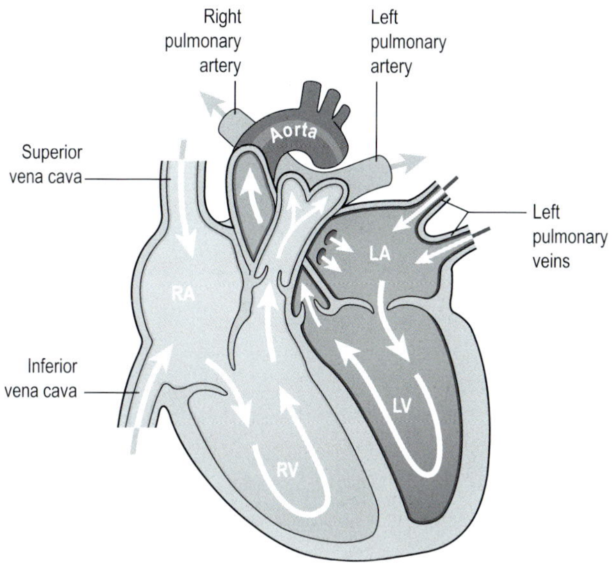

Figure 5.5. Direction du flux sanguin dans le cœur.
Source : Anatomy & physiology in Health and Illness, 12th ed., Curchill Livingstone Elsevier, 2014.

Le système respiratoire

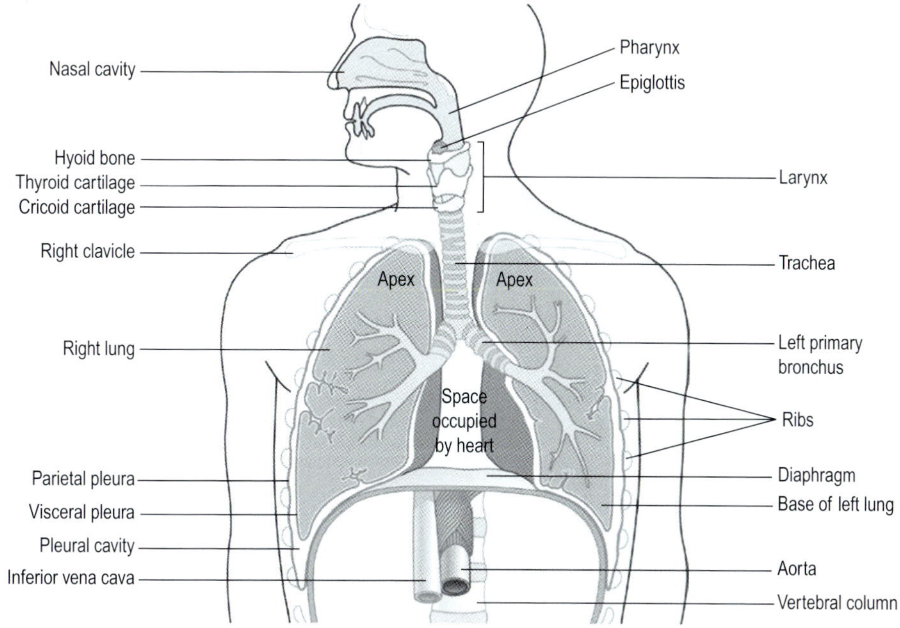

Figure 5.6 Les structures associées au système de la respiration.
Source : Anatomy & physiology in Health and Illness, 12th ed., Curchill Livingstone Elsevier, 2014.

Le système urinaire

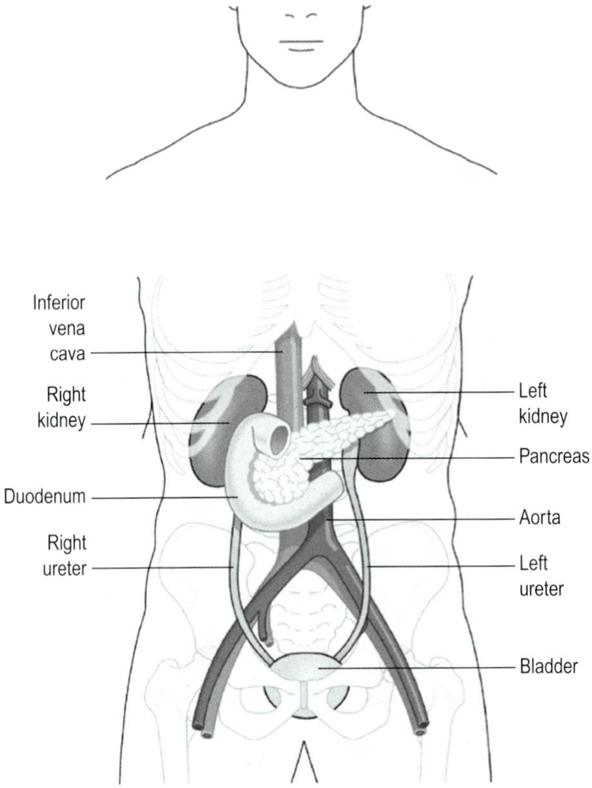

Figure 5.7 Les parties du sytème urinaire (sauf l'urètre) et certaines structures voisines.
Source : Anatomy & physiology in Health and Illness, 12th ed., Curchill Livingstone Elsevier, 2014.

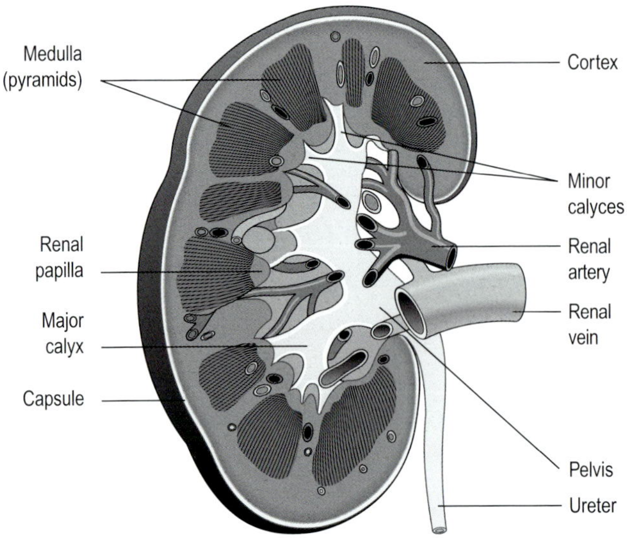

Figure 5.8 Coupe longitudinale du rein droit.
Source : Anatomy & physiology in Health and Illness, 12th ed., Curchill Livingstone Elsevier, 2014.

Fiche 5.3

Organes thoraciques et abdominaux

Catherine Muller

Organes thoraciques

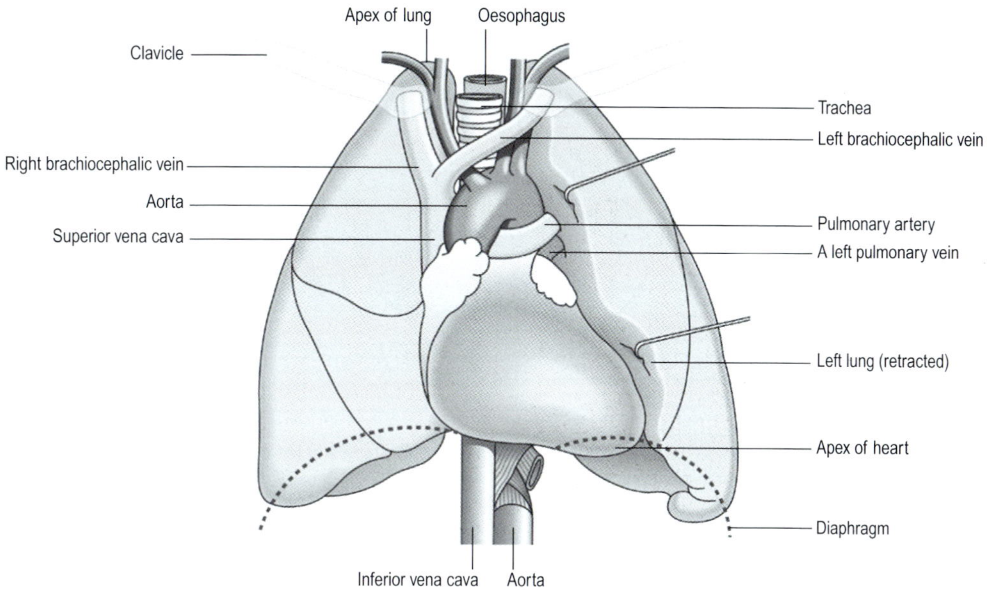

Figure 5.9 Organes en rapport avec le coeur.
Source : Anatomy & physiology in Health and Illness, 12th ed., Curchill Livingstone Elsevier, 2014

Organes abdominaux

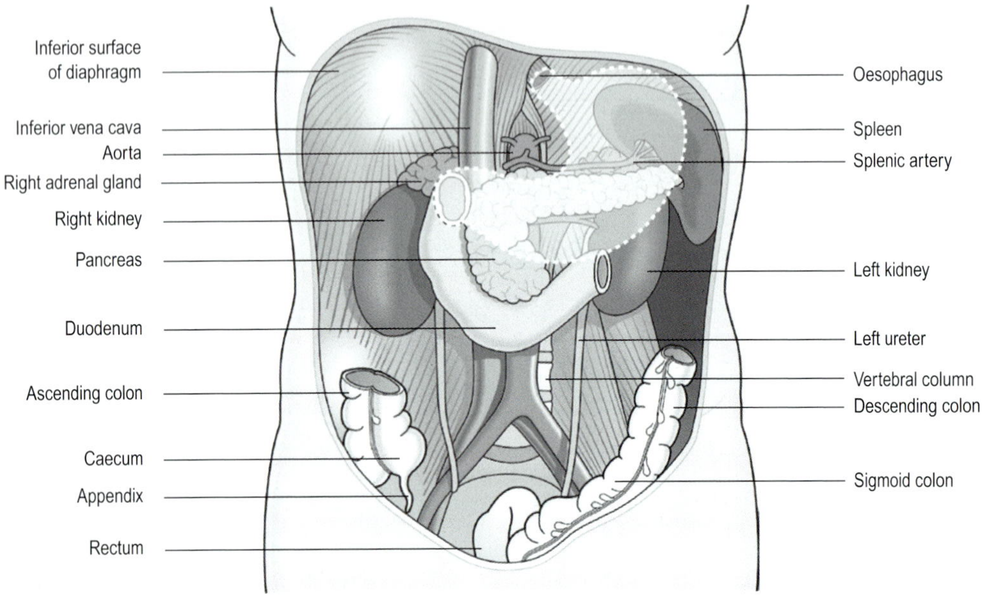

Figure 5.10 Organes occupant la partie postérieure de la cavité abdominale et les cavités pelviennes. Les lignes en pointillés indiquent la position de l'estomac.
Source : Anatomy & physiology in Health and Illness, 12th ed., Curchill Livingstone Elsevier, 2014.

Fiche 5.4

Œil – bouche – thyroïde

Catherine Muller

L'œil

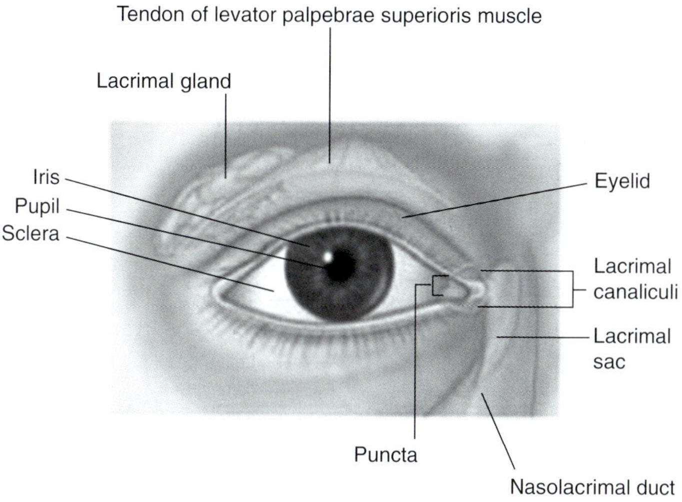

Figure 5.11 Œil et glande lacrymale, vue antérieure.
Source : R. L. Drake, A. W. Vogl, A. W. M. Mitchell. Gray's anatomie pour les étudiants, 2e édition, Elsevier Masson, 2011.

La bouche

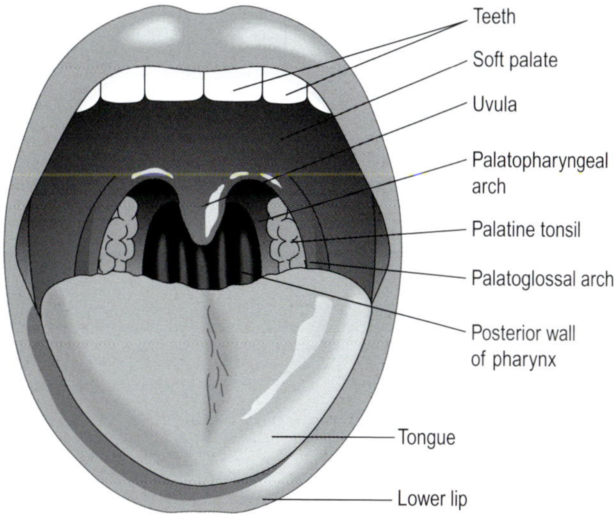

Figure 5.12 Structures vues la bouche grande ouverte.
Source : Anatomy & physiology in Health and Illness, 12th ed., Curchill Livingstone Elsevier, 2014.

Examen et recherche du pouls

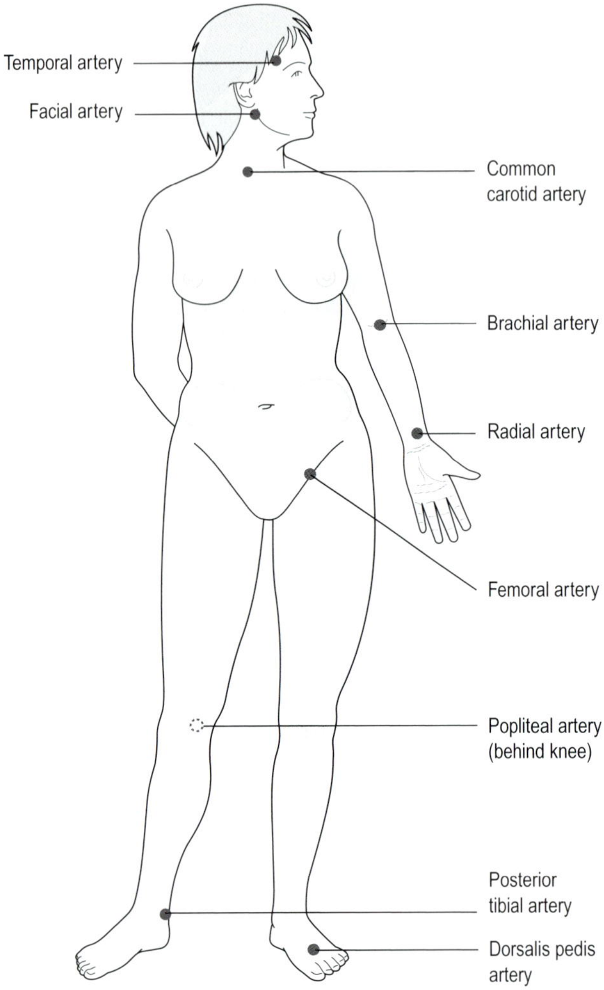

Figure 5.15
Les principaux points de prise du pouls.
Source : Anatomy & physiology in Health and Illness, 12th ed., Curchill Livingstone Elsevier, 2014.

Fiche 5.6

Vocabulaire médical

Catherine Muller (mise en page par Aurore Le Goëc)

Vocabulaire français-anglais

Tableau 5.1

Radio thoracique	Plain chest X-rays
Affaires personnelles	Personal things
Aigu	Acute
Alité	Bed rest
Anesthésier	To anaesthetize
Antalgiques	Painkillers
Antécédents familiaux	Family history
Approche	Approach
Assez mal	Quite bad
Atroce/insupportable	Excruciating
Ausculter	To auscultate
Autopsie	Post mortem examination
Avant	Before
Bloc opératoire	Operating theatre
Ca fait mal	It hurts
Cellule	Cell
Chaleur	Warmth
Champ opératoire	Operation site
Chlore	Chloride
Choc de poitrine	Apex beat
Cicatrice	Scar
Compétences	Skills
Comprendre	To understand
Connaissance	Knowledge
Corps étranger	Foreign body
Décontamination	Decontamination
Démangeaison	Itching - Rash
Dépister	To screen
Détectable	Discernible
Difficultés à avaler	Difficulty swallowing
Distribution des médicaments	Drug round
Dossier	File

Tableau 5.2

Échographie	Ultrasound scan
Effets secondaires	Side effects
Effort physique	Exertion
Empirer	To worsen
Endormi(e)	Asleep
Enlever	To take out
Ergothérapeute	Occupational therapist
Être gêné	To be embarrassed
Être propice à	To be conducive to
Évaluer	To assess
Évanouissement	Faint
Expiration	Expiration
Externe	Extern
Faiblesse	Weakness
Fréquence	Frequency
Fuite	Leakage
Gagner du poids	To gain weight
Ganglion lymphatique	Lymph node
Gargouillement	Rumbling
Gélule	Capsule
Guérir	To heal
Gynéco-obstétrique	Ob-gyn
Hippocratisme digital	Clubbing
Immédiatement	Promptly
Immobile	Still
Imperceptible	Imperceptible
Insérer	To insert
Inspiration	Inspiration
Intimité	Privacy
Kinésithérapeute	Physiotherapist
Lancinante	Stabbing
Les Soins	Care
Maladies graves	Serious illnesses
Manque d'appétit	Loss of appetite

Tableau 5.3

Manque d'énergie	Loss of energy
Mesurer	Measure
Moelle épinière	Spinal cord
Moelle osseuse	Bone marrow
Motricité	Motor skills
Crachat	Sputum
Nettoyer	To clean
Orthophoniste	Speech therapist
Paraître	To seem
Inconfort	Discomfort
Pas rasé	Unshaven
Patraque	Wobbly
Pencher	To lean
Pendant	During
Perdre du poids	To lose weight
Piquer	To sting
Pire	Worse
Plaquettes	platelets
Pleurer	To cry
Point de suture	stitch
Positionnement	Positioning
Prendre une douche	To take a shower
Prescrire	To prescribe
Presser	To squeeze
Prise de poids journalière	Daily weight gain
Professionnel de santé	Health worker
Propreté	Cleanliness
Quantité	Amount
Quantité de liquide prise oralement	Oral intake
Raideur	Stiffness
Réchauffer	To warm up
Régime liquide	Liquid diet
Rémission	Remission
Repas léger	Light meal
Résultats	Findings
Réveillé	Awake
Risques graves	Grave risks
S'asseoir	To sit up/down
S'assurer	To make sure
Sale	Dirty
Salle de réveil	Recovery room
Salle de travail	Delivery room

Tableau 5.4

Se déshabiller	To get undressed
Se dissiper	To wear off
Se rincer la bouche	To have a mouth wash
Selles	Stool
Sensible au toucher	Tender
Sérum physiologique	Physiological saline
Service de chirurgie	Surgical ward
Signaler	To point out
Somnifère	Sleeping pill
Souffle	Murmur
Soulager la douleur	To relieve pain
Surdité	Deafness
Symptômes	Symptoms
Table d'examen	Examination table
Tentative	Attempt
Toilette au lit	Bed bath
Tousser	Cough
Toutes les heures	Hourly
Toxique	Toxic
Une gorgée d'eau	Sip of water
Voies aériennes	Airway

Vocabulaire anglais-français

Tableau 5.5

Acute	Aigu
Airway	Voies aériennes
Amount	Quantité
Apex beat	Choc de poitrine
Approach	Approche
Asleep	Endormi(e)
To assess	Évaluer
Attempt	Tentative
Awake	Réveillé
Bed bath	Toilette au lit
Bed rest	Alité
Before	Avant
Bone marrow	Moelle osseuse

Capsule	Gélule
Care	Les soins
Cell	Cellule
Chloride	Chlore
Cleanliness	Propreté
Clear fluids	Régime liquide
Clubbing	Hippocratisme digital
Cough	Tousser
Daily weight gain	Prise de poids journalière
Deafness	Surdité
Decontamination	Décontamination
Delivery room	Salle de travail
Difficulty swallowing	Difficultés à avaler
Dirty	Sale
Discernible	Détectable
Discomfort	Inconfortable
Drug round	Distribution des médicaments
During	Pendant
To be embarrassed	Être gêné
Erythema	Érythème
Examination table	Table d'examen
Excruciating	Atroce/insupportable
Exertion	Effort physique
Expiration	Expiration
Extern	Externe
Faint	Évanouissement
Family history	Antécédents familiaux
File	Dossier

Tableau 5.6

Findings	Résultats
Foreign body	Corps étranger
Frequency	Fréquence
Grave risks	Risques graves
Health worker	Professionnel de santé
Hourly	Toutes les heures
Imperceptible	Imperceptible
Inspiration	Inspiration
It hurts	Ca fait mal
Itching	Démangeaison

Knowledge	Connaissance
Leakage	Fuite
To lean	Pencher
Light meal	Repas léger
Loss of appetite	Manque d'appétit
Loss of energy	Manque d'énergie
Lymph node	Ganglion lymphatique
Measure	Mesurer
Motor skills	Motricité
Murmur	Souffle
Ob-gyn	Gynéco obstétrique
Occupational therapist	Ergotherapeute
Operating theatre	Bloc opératoire
Operation site	Champ opératoire
Oral intake	Quantité de liquide prise oralement
Painkillers	Antalgiques
Personal things	Affaires personnelles
Physiological saline	Sérum physiologique
Physiotherapist	Kinésithérapeute
Plain chest X-rays	Radio de l'abdomen sans préparation
Platelets	Plaquettes
Positioning	Positionnement
Post mortem examination	Autopsie
Privacy	Intimité
Promptly	Immédiatement
Quite bad	Assez mauvais

Tableau 5.7

Rash	Démangeaison
Recovery room	Salle de réveil
Remission	Rémission
Rumbling	Gargouillement
Scar	Cicatrice
Serious illnesses	Maladies graves
Side effects	Effets secondaires
Sip of water	Une gorgée d'eau
Skills	Compétences
Sleeping pill	Somnifère
Speech therapist	Orthophoniste

Fiche 5.7

Vocabulaire utile pour la conversation

Catherine Muller (mise en page par Aurore Le Goëc)

Vocabulaire français-anglais

Tableau 5.11

À bientôt	See you later
À côté de	Next to
À jeun	Nil by mouth
À moins que	Unless
Accueillir	To welcome
Affaiblir	To weaken
Aggraver	To worsen
Aide-soignant	Nursing auxiliary
Ainsi	Thereby
Allongez-vous	Lie down
Alors/après/ensuite	Then
Analyse	Analysis
Ancien	Senior
Aperçu	Insight
Aptitude	Skill
Asseyez-vous	Sit down/up
Augmentation	Increase
Aussi	Too
Autorisation d'opérer	Consent form
Autour de	Around
Autrement	Otherwise
Avaler	Swallow
Avant	Before
Avec	With
Avez-vous mal ?	Do you have any pain ?
Avoir la tête qui tourne	To feel dizzy
Avoir peur	To be frightened
Avoir soif	To be thirsty
Beaucoup de	A lot of
Beaucoup mieux	Much better
Bénin	Benign
Bien que	Although
Bilan de santé	Health check-up
Bout	Tip
Brancard	Stretcher

Tableau 5.12

C'est une douleur minime	It is a mild pain
Ca pique	It stings
Ca va	I'm alright
Caractéristique	Feature
Cela fait mal	It hurts
Cela pique	It stings
Cependant	However
Chaque jour	Every day
Chef de clinique	Registrar
Chef de service	Senior consultant
Ciseaux	Scissors
Combien	How much
Combien de fois	How often
Combien de temps	How long
Commencer	To initiate
Comment	How
Comment allez-vous aujourd'hui ?	How are you today ?
Comportement	Behaviour
Compréhension	Understanding
Confiance	Confidence
Conseil	Advice
Consommateur	Consumer
Contrairement à	Unlike
Coupable	Guilty

Couverture	Blanket
Couvrir	To cover
Crainte	Fear
Dans	In
De	From
De haut en bas de	From top to bottom
Défaillant	Deficient
Demain	Tomorrow
Depuis longtemps	For a long time
Détendez-vous	Relax
Disponible	Available
Echantillon	Sample
Efficace	Efficient

Tableau 5.13

Empirer, aller de pire en pire	To get worse and worse
En ce moment	At the moment
En dehors de	Outside of
Entre	Between
Envisager	Consider
Éradiquer	To wipe out
Éviter les escarres	To prevent bedsores
Gros fumeur	Heavy smoker
Glisser	To slide
Humeur	Mood
Il a les yeux fermés	His eyes are closed
Il a une douleur sévère	He has severe pain
Il est sérieux	He is serious
Il fronce les sourcils	He has a furrowed brow
Il respire rapidement	He has rapid breathing
Important	Prominent
Incapable	Unable
Inconfort	Discomfort
Inconnu	Unknown
Inoffensif	Harmless
Insupportable	Unbearable
Interdire	To ban/to forbid
J'ai des crampes	I've got cramps
Je suis désolé	I'm sorry
Je surveillerai	I'll keep an eye on this

Jusqu'à	Until
L'échelle de la douleur	Pain scale
La parole	Speech
Levez-vous	Get up
Manière	Fashion
Membres de la famille	Relatives
Merci	Thank you
Moins	Less
Obligatoire	Mandatory
Observation	Finding
Où	Where
Où est la douleur ?	Where is the pain ?
Ouvrez la bouche	Open your mouth
Ouvrez les yeux	Open your eyes
Parmi	Among
Palpiter	To throb
Pendant	During

Tableau 5.14

Pénible/triste	Distressing
Personnes âgées	Elderly
Pour	For
Pourquoi	Why
Préconiser	To advocate
Prendre une douche	To take a shower
Preuve	Evidence
Probable	Likely
Profondeur	Depth
Puis-je vous parler un instant ?	May I have a word with you ?
Quand	When
Quel	Which
Quel est le degré de votre douleur ?	How bad is your pain ?
Qui	Who
Quoi/Quel	What
Quotidien	Daily
Rassurant	Reassuring
Répondre	To answer
Respirer profondément	To breathe deeply

Ressentez-vous des douleurs ?	Do you feel any pain ?
Retarder	To delay
Rien à boire	Nothing to drink
Rien à manger	Nothing to eat
S'occuper de/soigner	To look after
Sans	Without
Sauf	Except
Se déshabiller	To get undressed
Se raser	To shave
Serrer (la main)	To squeeze
Soulager la douleur	To relieve pain
Sous/au-dessous de	Below
Suivez mon doigt	Follow my finger
Sur	On
Tandis que	Whereas
Tousser	To cough
Tout va bien	Everything's fine
Un peu	A bit
Voici	Here is

Vocabulaire anglais-français

Tableau 5.15

A bit	Un peu
A lot of	Beaucoup de
Advice	Conseil
Although	Bien que
Among	Parmi
Analysis	Analyse
Around	Autour de
At the moment	En ce moment
Available	Disponible
Before	Avant
Behaviour	Comportement
Below	Sous/au-dessous de
Benign	Bénin
Beside	À côté de
Between	Entre
Blanket	Couverture
To breathe deeply	Respirer profondément
Check-up	Bilan de santé
Confidence	Confiance
Consent Form	Autorisation d'opérer
To consider	Envisager
Consumer	Consommateur
Daily	Quotidien
To delay	Retarder
Deficient	Défaillant
Depth	Profondeur
Discomfort	Inconfort
To feel dizzy	Avoir la tête qui tourne
Do you have any pain ?	Avez-vous mal ?
Do you feel any pain ?	Ressentez-vous des douleurs ?
During	Pendant
Efficient	Efficace
Elderly	Personnes âgées
Every day	Chaque jour
Everything's fine	Tout va bien
Evidence	Preuve
Except	Sauf
Fashion	Manière

Tableau 5.16

Fear	Crainte
Feature	Caractéristique
Finding	Observation
Follow my finger	Suivez mon doigt
For	Pour
For a long time	Depuis longtemps
From	De
From top to bottom	De haut en bas
Get up	Levez-vous
Guilty	Coupable
Harmless	Inoffensif
He has a furrowed brow	Il fronce les sourcils
He has rapid breathing	Il respire rapidement
He has severe pain	Il a une douleur sévère
He is serious	Il est sérieux
Heavy smoker	Gros fumeur

Here is	Voici
His eyes are closed	Il a les yeux fermés
How	Comment
How are you today ?	Comment allez-vous aujourd'hui ?
How bad is your pain ?	Quel est le degré de votre douleur ?
How long	Combien de temps
How much	Combien
How often	Combien de fois
However	Cependant
I'll keep an eye on this	Je surveillerai
I'm alright	Ca va
I'm sorry	Je suis désolé
I've got cramps	J'ai des crampes
In	Dans
Increase	Augmentation
To initiate	Commencer
Insight	Aperçu
It is a mild pain	C'est une douleur minime
It stings	Cela pique
It's sore	Cela fait mal
Less	Moins

Tableau 5.17

Lie down	Allongez-vous
Likely	Probable
Mandatory	Obligatoire
May I have a word with you ?	Puis-je vous parler un instant ?
Mood	Humeur
Much better	Beaucoup mieux
Nil by mouth	À jeun
Nothing to drink	Rien à boire
Nothing to eat	Rien à manger
Nursing auxiliary	Aide-soignant
On	Sur
Open your eyes	Ouvrez les yeux
Open your mouth	Ouvrez la bouche
Otherwise	Autrement
Outside of	En dehors de
Pain scale	L'échelle de la douleur
Prominent	Important
Reassuring	Rassurant
Registrar	Chef de clinique
Relatives	Membres de la famille
Relax	Détendez-vous
Sample	Échantillon
Scissors	Ciseaux
See you later	A bientôt
Senior	Ancien
Senior consultant	Chef de service
Sit down/up	Asseyez-vous
Skill	Aptitude
To slide	Glisser
Speech	La parole
Stretcher	Brancard
To swallow	Avaler
Thank you	Merci
Then	Alors/après/ensuite
Thereby	Ainsi
Tip	Bout
To advocate	Préconiser
To answer	Répondre
To ban	Interdire
To be frightened	Avoir peur
To be thirsty	Avoir soif
To cough	Tousser
To cover	Couvrir

Tableau 5.18

To get undressed	Se déshabiller
To get worse and worse	Empirer/aller de pire en pire
To look after	S'occuper de/soigner
To prevent bedsores	Éviter les escarres
To relieve pain	Soulager la douleur
To shave	Se raser
To squeeze	Serrer (la main)
To shave	Se raser
To take a shower	Prendre une douche

To throb	Palpiter
To weaken	Affaiblir
To welcome	Accueillir
To worsen	Aggraver
Tomorrow	Demain
Too	Aussi
To wipe out	Éradiquer
Unable	Incapable
Unbearable	Insupportable
Understanding	Compréhension
Unknown	Inconnu
Unless	À moins que
Unlike	Contrairement à

Until	Jusqu'à
Upsetting	Pénible/triste
What	Quoi/quel
When	Quand
Where	Où
Where is the pain?	Où est la douleur ?
Whereas	Tandis que
Who	Qui
Why	Pourquoi
Which	Quel
With	Avec
Without	Sans

NOTES

Fiche 5.8

Conversation : admission du patient au bloc opératoire

Isabelle Clavagnier

Collecting Data from a Patient Arriving at the Operating Theatre

Diane has been working for two years as an anaesthetic nurse in the operating theatre of St. John's hospital. This hospital is an establishment run by the National Health Service and is one of the most important in London in terms of annual patient admissions. The operating theatre offers various specialties such as orthopaedics, cardiothoracic surgery, ear, nose and throat (ENT), paediatrics, gastro-intestinal surgery and transplantation. Diane works a twelve-hour shift from 7 am to 7 pm. Occasionally, she stays later in the evening, when the surgical schedule is disrupted by an emergency.

Currently, Diane is assigned to the orthopaedics operating room. It's 7.30 am when a porter brings the first patient into the theatre.

Diane : "Good morning. I'm Diane, the anaesthetic nurse." She is holding the patient's record. "I have a few questions to ask you before we go into the operating room. You'll find they're the same questions you've been asked before – it's nothing to worry about, just our usual safety procedure. So - what's your full name ? "

The patient : "Jane Tanner."

Diane : "Could you spell your surname please ? "

Mrs. Tanner spells it.

Diane : "Is that your husband's surname ? "

Mrs. Tanner : "No, it's my maiden name. I'm not married."

Diane : "And can you give me your date of birth ? "

Mrs. Tanner : "19 August (*pronounced 19th of August*) 1952."

Diane : "May I check your identification bracelet now ? "

Mrs. Tanner takes her hand from under the cover.

Diane checks the surname, first name and date of birth printed on the patient's bracelet. "OK, thank you."

Diane : "Now, can you give me your weight ? "

Mrs. Tanner : "I haven't weighed myself for ages. I've probably put on weight. I'd say I'm about 8 stone 9."

Diane ticks all the information on the form. "What surgery are you having done today ? "

Mrs. Tanner : "Aren't you supposed to know all about it ? Isn't it written on my record ? "

Diane : "Of course it is, Mrs. Tanner. But I still need to check it with you".

Mrs. Tanner : "I'm having a hip replacement on my left side."

Diane : "On the left side, OK. And do you know which surgeon will be operating ? "

Mrs. Tanner : "It's Mr. David. Well, I hope it's him, because I've heard that sometimes when the patient's unconscious, the assistants get on with the surgery while the boss is busy with someone else."

Diane : "Well, I can assure you that Mr. David will be doing it all himself from beginning to end ! And when you had the consultation with the anaesthetist, what kind of anaesthesia did he recommend ? "

Mrs. Tanner : "General anaesthesia. I couldn't bear to be conscious during another operation - I had surgery on my right foot under a local anaesthetic and I found the noise really scary."

Diane reassures the patient : "With general anaesthesia you're conscious the first five minutes, and when you wake up in the recovery room, you're surprised it's all over. By the way, did you use an antiseptic cleaner for your shower this morning or yesterday evening ? "

Mrs. Tanner : "This morning, the healthcare assistant helped me to have a wash. I can't bend with my hip the way it is. She used a little red bottle with a funny smell."

Diane : "Yes, it's probably iodine. It has a strong smell. And, when did you last eat, drink or smoke ? "

Mrs. Tanner : "I've never smoked. I've been on an empty stomach since midnight. That's the most difficult thing for me, my mouth feels absolutely dry and I'm really thirsty."
Diane : "Did you have a mouthwash this morning? "
Mrs. Tanner : "Yes, it was refreshing at the time, but now I feel I've got bad breath."
Diane : "I know it's not comfortable for you. Did you take any other medicine this morning? "
Mrs. Tanner : "Yes, I was given a tablet to relax me. I feel a bit dizzy now."
Diane : "Are you aware of any allergies : food or other types of allergies? "
Mrs. Tanner : "Not as far as I know."
A middle-aged man wearing a green scrub suit and cap passes by. "Hi Diane ! You seem to feel fine today" exclaims **the anaesthetist** in a friendly tone.
Diane smiles : "Good morning Tony!" To the patient : "Did you pass water before leaving the ward?"
Mrs. Tanner : "Yes, but I could go again."
Diane : "Let me help you with this bedpan."
Mrs. Tanner : "That's better, thank you."
Diane : "May I look at your mouth? Can you open it wide? No dentures, all right, thank you. Now, let me have a look at your forearms. I'll need to implant an intravenous cannula to give you drugs during surgery."
Mrs. Tanner : "I'm right-handed, I'd appreciate it if you could put it on my left arm."
Diane : "That's all right by me. Now let's go into the operating room. I'll be looking after you during the surgery. Once it's over, you'll be moved to the recovery room where another team will take over. Try to relax : everything will be fine."
Mrs. Tanner : "How long does the surgery last? "
Diane : "Well, it depends, a couple of hours, I'd say. Take a deep breath, I'm going to prick you."
She places the cannula and attaches a drip.
Mrs. Tanner worries : "But where's Mr. David? "
Diane : "He'll be here in just a few minutes. Well, here he comes."
The surgeon : "Good morning, Mrs. Tanner. How are you? "
Mrs Tanner : "Good morning, Mr. David. I could be better."
The surgeon : "Just think that in a few hours you'll wake up with a brand new left hip. Don't worry. Everything will be all right !"
Diane : "Now, Mrs. Tanner, try to think of something pleasant... where do you like to go on holiday? "

Keywords we came across

Anaesthetic nurse : infirmier (ère) anesthésiste
To be assigned to : être affecté à
To be right-handed : être droitier (ère)
To be thirsty : avoir soif
Bedpan : bassin
To breathe deeply : respirer profondément
To check : vérifier
To collect data : recueillir des données
Date of birth : date de naissance
Dentures : prothèses dentaires
To drink : boire
Drip : perfusion
Drug(s) : médicaments(s)
Ear, nose and throat (ENT) : oto-rhino-laryngologie (ORL)
To eat : manger
8 stone 9 pounds : équivaut à 55 kilos
Emergency : urgence
To feel dizzy : avoir un étourdissement, avoir le vertige
First name : prénom
Forearm : avant-bras
Full name : nom et prénom
General anaesthesia : anesthésie générale
To have a wash : se laver
To have bad breath : avoir mauvaise haleine
To have been on an empty stomach since midnight : être à jeun depuis minuit
To help : aider
Healthcare assistant : aide-soignant(e)
Hip replacement : pose de prothèse de hanche
Intravenous cannula : cathéter intra-veineux (voie veineuse périphérique)
Left side : côté gauche
To look after someone : s'occuper de quelqu'un
Maiden name : nom de jeune fille
Medicine : médicament

Mouthwash : bain de bouche
Mr. : habituellement, les patients disent « Doctor (Dr.) » aux médecins, mais les chirurgiens anglais se font appeler « Mr. (Mister) »
National Health Service : système de santé publique en Grande-Bretagne
To operate on : opérer
Operating room : salle d'opération
Operating theatre : bloc opératoire
To pass water : aller aux toilettes
Patient's record : dossier du patient
To prick : piquer
Recovery room : salle de réveil
Right foot : pied droit
Safety procedure : procédure de sécurité
Scrub suit and cap : tenue chirurgicale et calot
Shower : douche
To smoke : fumer
Surname : nom de famille
Porter : brancardier
Surgeon : chirurgien
Surgery : opération chirurgicale
Tablet : comprimé
To think of something pleasant : penser à quelque chose d'agréable
Twelve-hour shift : roulement de 12 heures
Ward : service
Weight : poids
To worry : s'inquiéter

NOTES

Fiche 5.9

Conversation : surveillance du patient en SSPI

Isabelle Clavagnier

Observation and Care in Post-Anaesthesia Care Unit

The Post-Operational Recovery room is divided into three main areas, one of which is specifically designated for children. The care team comprises two anaesthetic nurses, a trainee anaesthetic nurse, a qualified registered nurse, and a healthcare assistant. Each nurse is assigned to one of the areas. In addition, an anaesthetist is available to intervene at any time. Today is a very busy day in the recovery room. At the moment, Mr. Murphy is being transferred from the operating theatre to the recovery room. Jessy, one of the anaesthetic nurses, and Emily the trainee nurse have prepared the recovery bay for his arrival.

The theatre nurse and **the anaesthetist** hand over the patient to Jessy, passing on relevant information as they do so : "Mr Murphy was operated for a sleeve gastrectomy. The surgery went well, without complications. The drugs used for anaesthesia were Propofol, Desflurane, Remifentanyl and Cisatracrium. A peripherally inserted central catheter (PICC) was inserted, as well as a nasogastric tube. Intubation wasn't easy : it was done with a cuffed endotracheal tube of 8.5. The setting of the ventilator is : volume controlled, respiratory rate 14, fraction of inspired oxygen (FIO_2) 50 %, positive end-expiratory pressure (Peep) 5."

The theatre nurse continues : "A Foley catheter was introduced. Urinary output is correct. Vital signs are steady apart from a low temperature. The Redon drain and the dressing are not haemorrhagic." The nurse is already on her way out of the recovery room : "See you later, girls !"

Jessy monitors the patient and says : "All right !" She then asks Emily : "Emily, could you check the ventilator settings, and make a written note of them, please ? Don't forget to set the alarms, too" Jessy takes the core temperature, which reads 35 °C, and positions a forced air heater to raise the patient's temperature.

At the same time, in another area, **Thomas**, an anaesthetic nurse, has the task of assessing the pain of a patient who has recovered consciousness after a left knee replacement, using a numeric pain rating scale. "Now Mr. Johnston could you try to give me the intensity of your pain on a scale from 0 (*pronounced* owe) to 10 (ten)? ...if 0 (owe) stands for no pain at all and 10 (ten) for the worst possible pain."

The patient answers : "I really couldn't tell you. My knee hurts terribly. It's a stabbing pain."

Thomas : "I'm sorry to insist, but please try and give your pain a mark on the scale."

The patient winces : "Around 6 (six) or 7 (seven), I'd say."

Thomas : "You have a pain-killer drip flowing at the moment, and it should make your pain much more bearable quite soon. You also have what we call a PCA (patient-controlled analgesia) pump which contains morphine. It allows you to self-administer the drug by pushing this button whenever you need it." Thomas gives the patient the handset. "Don't worry, there's a safety lock which regulates the maximum dose each time you push and it also ensures a minimum time in-between doses."

The patient pushes on the button : "I'll do anything to get rid of that pain."

The monitor alarm rings, immediately drawing **Thomas**'s attention to the screen. He reassures the patient. "Your blood pressure is a bit high but that's probably because of your pain. Nothing to worry about." He also notices that the curve showing the oxygen saturation rate is irregular. This is, in fact, because the patient is trying to take the oximeter off his finger. "Mr. Johnston, what do you want to take that off for ? It's a very important device for us to measure your oxygen rate." Thomas puts it back on the patient's finger. "Please, you must keep it on." Now he checks the amount of blood in the drain bag and enters it in the patient's record. A few minutes later, when

Thomas asks the patient to assess his pain again, the pain rating has obviously decreased. Then he asks : “Do you feel nauseous ? ”
The patient : “Not at all”, and he closes his eyes to rest.
The children's corner is very noisy. A two-year-old boy who has undergone a circumcision for a phimosis is crying his heart out and calling his mother.
The nurse in charge of this section is busy looking after another child whose heart is beating too slowly. She calls on Lena, the healthcare assistant, for help. “Lena, could you look after that little boy. I don't want him to disturb the other children with his crying.”
Lena : “All right. I'll do my best to keep him entertained.” To the toddler : “I'm Lena, what's your name ? ” The little boy doesn't answer. “What's the matter, can you tell me ? ”
The little boy sobs : “I want my mummy !”
Meanwhile **Lena** checks his name on his identity bracelet : “Jonathan, you're going to see your mummy very soon. She's waiting for you upstairs, don't worry. Look, here's your teddy bear.”
The little boy holds his teddy tightly.
Lena blows up a glove to make a funny hand-shaped balloon : “Let me draw a face on it.” The little boy watches attentively and this makes him calm down.
While this is going on, **the nurse** is putting a reservoir bag mask on a child who is in a critical condition : her lips are blue and she is breathing with difficulty as her chest muscles pull in. “Lena, call the anaesthetist quickly, it's an emergency.”
Lena says to Jonathan : “I'll be back, Jonathan. Try to be a brave boy for a few more minutes.” She calls the doctor and makes her way over to help the nurse.
The nurse : “Bring the emergency cart, please.” The anaesthetist arrives. “She started turning cyanotic and polypneic a few minutes ago. Her pulse rate is 60 and saturation is decreasing rapidly.”
The anaesthetist reassures the little girl : “You'll be all right, my dear, we'll put you back to sleep now.” To the nurse : “Prepare a Propofol syringe. I'll bag her while you prepare the equipment to intubate her.”
Mr. Murphy is now waking up.
Jenny : “Mr Murphy, I'm Jenny the recovery nurse. Your surgery went fine and you're in the recovery room now. The reason you can't speak is because of a tube in your trachea which is helping you to breathe. I'll be taking that tube out quite soon. And we had to tie your hands to the bed to prevent you from taking the tube out yourself. Can you lift your head a little bit, please ? ” Mr. Murphy manages to lift his head. “Can you move your feet ? Very good ! Now I'm using a light to check how your pupils react. Perfect. I will just ask you to be patient and calm like you are at the moment for another ten minutes until I take out the tracheal tube.” Mr. Murphy nods.
Jonathan, the little boy, has now reached the stage when he is ready to be discharged.
The porter comes to fetch him : “I may be big and tall but I'll try to be as gentle as your teddy bear. I'll bring you back to your mummy and daddy.” To the nurse : “Where are his medical records ? ” **The nurse** looks on the desk : “Here they are. Can you tell the ward nurse she can call me ? I don't have time to go with you ; it's so busy today !”

Keywords we came across

Amount of blood : quantité de sang
Anaesthetic nurse(s) : infirmier(s)-ère(s) anesthésiste(s)
Anaesthetist : anesthésiste
To assess : évaluer
To bag : ballonner
To be a trainee : être en formation
Blood pressure : pression artérielle
To call on somebody for help : appeler quelqu'un à la rescousse
Care team : équipe soignante
To check : vérifier, contrôler
Child, children : enfant(s)
Core temperature : température centrale
To cry one's heart out : pleurer toutes les larmes de son corps
Cuffed endotracheal tube : sonde d'intubation à ballonnet
Device : dispositif, appareil
Drain bag : flacon de drainage

Chapitre 6
Situations cliniques

Plan du chapitre

Le guide de l'infirmier anesthésiste
© 2015, Elsevier Masson SAS. Tous droits réservés

Fiche 6.1

Patiente opérée d'une fracture du fémur sous rachi-anesthésie

Jean Paul Decoene

Exposé du cas clinique

Mlle L, 16 ans, a été hospitalisée à 14 heures accompagnée de son père dans le service d'orthopédie.
Elle présente une fracture de la diaphyse fémorale droite suite à une chute de cheval et il existe également une plaie cutanée sur la jambe droite.
Dans le service des urgences, après immobilisation de la fracture et réalisation d'un bilan sanguin (Coagulation, NFS, groupe sanguin, RAI) une voie veineuse périphérique a été posée afin de débuter l'antalgie (paracétamol, tramadol) et une antibiothérapie.
La consultation d'anesthésie indique :

- *absence d'antécédent, de tabagisme, de difficulté d'intubation.*
- *pression artérielle 110/70 mmHg, pouls à 96 bpm.*
- *Mlle L. bénéficie d'une contraception orale.*
- *Dernier repas à midi.*

Elle est accueillie au bloc opératoire à 18 heures pour traitement de sa fracture par enclouage centromédullaire sous rachi-anesthésie avec adjuvant morphinique.
Le médecin anesthésiste a prescrit une anxiolyse préopératoire par alprazolam et une antibioprophylaxie par céfamandole.

Caractéristiques du patient

- Personne mineure rendant obligatoire l'autorisation parentale d'opérer.
- Absence d'antécédent, traitement en cours : contraception orale, majorant le risque thrombo-embolique post-opératoire.
- Jeune fille, 16 ans :
  - éviter une allo-immunisation par transfusion pour préserver son avenir obstétrical.
  - réactivité vagale parfois exacerbée.
  - souvent, pudeur accrue.
  - peur d'un préjudice esthétique.
- Score d'Apfel à 2–3.
- Vacuité gastrique incertaine due au stress occasionné.

Caractéristiques de la chirurgie/de la pathologie en cause

Fracture du fémur avec plaie cutanée

- Fracture isolée + plaie cutanée de la jambe = fracture ouverte (majoration risque infectieux).
- Risque de douleur : importance de l'immobilisation et du traitement antalgique.
- Risque d'embolie graisseuse : immobilisation.
- Possible constitution d'un hématome important à l'origine d'une hypovolémie et d'une baisse des réserves érythrocytaires.

La chirurgie

Il s'agit d'une chirurgie semi-urgente d'une durée de 1 h à 1 h 30, douloureuse en per- et post-opératoire. Elle présente des risques spécifiques :

- infectieux (mise en place de matériel),
- hémorragique (abords transmusculaires, alésage),
- embolie graisseuse ou cruorique (surtout lors de l'alésage per-opératoire),
- thombo-embolique péri-opératoire (majoré par la contraception orale),
- hypothermiques (découvrements itératifs, lavage et désinfection cutanée, etc.).

Elle nécessite une installation sur table orthopédique et un relâchement musculaire pour la réduction de la fracture par traction.

Caractéristiques de l'anesthésie/de la prise en charge

La technique anesthésique.

La rachi-anesthésie est une technique simple et efficace car :

- elle procure un excellent bloc moteur qui concerne les deux membres inférieurs avec un relâchement musculaire de qualité,
- elle permet d'éviter le risque d'un syndrome de Mendelson (contexte d'urgence ici).

L'injection au niveau de L4-L5 d'un anesthésique local hyperbare procure, dans l'ordre, un blocage des fibres neurovégétatives, puis sensitives et thermiques et enfin motrices.

Blocage des fibres neurovégétatives :

- responsable d'une vasodilatation intense et rapide dont l'étendue est proportionnelle aux niveaux métamériques atteints (4 à 6 niveaux supérieurs au bloc sensitif),
- conséquences surtout hémodynamiques pouvant être brutales,
- la vasodilatation majore la thermolyse et surtout entraîne une hypovolémie relative avec chute importante de la pression artérielle et baisse du retour veineux, ceci d'autant qu'une hypovolémie vraie préexiste.

La morphine intrathécale (100 µg) procurera une analgésie prolongée.

La ponction nécessitera une installation en décubitus latéral du patient possiblement douloureuse au vu du traumatisme.

Une telle chirurgie sous rachi-anesthésie peut être source d'inconfort pour la patiente.

Objectifs principaux pour cette jeune patiente

- Assurer un accompagnement adapté pour gagner la confiance et la coopération de la patiente tout au long de la prise en charge.
- Permettre la réalisation de la rachi-anesthésie dans les meilleures conditions.
- Prévenir, dépister et corriger les conséquences de la rachi-anesthésie, notamment les chutes de la pression artérielle.
- Assurer une analgésie pré-, per- et post-opératoire efficace.

Rôle spécifique IADE

Pré-opératoire

- Préparation de la salle d'intervention :
  - éléments standard de sécurité selon FOSO ;
  - éléments spécifiques : matériel pour la réalisation de la rachi-anesthésie : préférer aiguille 27 G, bupivacaïne hyperbare, ampoule de morphine intrathécale, set pour rachi-anesthésie, Ringer Lactate®, éphédrine et atropine prêtes à l'emploi, lunettes à O_2, céfamandole, tabliers plombés de protection, hémocue en salle ;
  - propofol, succinylcholine à disposition immédiate.
- Accueil de Mlle L :
  - se présenter, évaluer le degré d'anxiété, mettre en confiance, écouter ses demandes, expliquer les gestes,
  - effectuer les contrôles d'identitovigilance, de l'autorisation d'opérer signée, des éléments du dossier (coagulation, NFS, RAI et carte de groupe), du jeûne, de la prémédication,
  - installer Mlle L confortablement avec respect de la pudeur,
  - mettre en place des moyens de monitorage et de réchauffement,
  - si possible : proposer l'écoute de musique personnelle par écouteur et/ou une hypnose conversationnelle selon possibilité personnelle,
  - renseignement check-list HAS.
- Réalisation de la rachi-anesthésie :
  - explications du déroulé du geste, prévenir des changements de sensation,
  - vérification de la VVP et de son débit, expansion volémique par Ringer Lactate® ± Éphédrine®,
  - aide à la réalisation de la rachi-anesthésie par le MAR : mise en décubitus latéral gauche avec aide pour l'accompagnement du membre droit en rectitude,
  - repérage, désinfection du site et réalisation de la rachi-anesthésie par le médecin anesthésiste,
  - mise en décubitus dorsal immédiatement après le pansement puis position légèrement ½ assis (20 °) : objectif D10 - S3
- Observation de la mise en place, de l'efficacité et des retentissements cliniques :
  - sensation de chaleur, recherche de pâleur, de sueurs,
  - recherche d'une bradycardie ou/et d'une hypotension, prise de la pression artérielle toutes les minutes,
  - correction si nécessaire par remplissage ± éphédrine ou atropine si bradycardie d'origine vagale,
  - surveillance de la fréquence et de l'amplitude ventilatoire,
  - éviter mise en déclive car risque d'extension du blocage sympathique, voire du diaphragme,
  - contact verbal permanent à la recherche d'un trouble de la conscience,

– un bâillement, des nausées ou des vomissements sont souvent des signes cliniques précurseurs d'hypotension,
– recherche des niveaux sensitifs atteints par test chaud/froid : repères : D10 ombilic, L1-L4 face antérieure de la cuisse, S1-S2 face postérieure de la cuisse, disparition de la douleur lors du lavage, évaluation du bloc moteur par test de Bromage,
– réchauffement du haut du corps,
– inclinaison légère possible de la table à droite pour bloquer davantage le membre inférieur droit,
– antibioprophylaxie par céfamandole.

Per-opératoire

• Installation sur la table orthopédique en collaboration avec l'équipe chirurgicale :
– éviter les changements de déclivité en rapport avec la vasoplégie et les niveaux sensitifs à atteindre,
– une attention orientée est portée sur les points d'appui : sacrum au bord de la table, cale pubienne, bras droit surélevé dans gouttière, talons protégés, chaussure de traction,
– lutte contre l'hypothermie par convection d'air chaud,
– mise en place d'une protection plombée pour protéger les ovaires des rayons X émis par la scopie,
• Surveillance de l'anesthésie : efficacité de la rachi-anesthésie : absence de douleur et de réactions neurovégétatives à l'incision et tout au long de l'acte anesthésique.
• Garder le contact avec la patiente, être présent, répondre à ses besoins.
• Surveillance de la réanimation :
– temps fort : alésage du fût fémoral à la recherche de signes d'embolie,
– compensation des pertes hémorragiques en première intention par cristalloïdes,
– anticiper une commande possible de culots globulaires, seuil de transfusion 7 à 8 g/dl (à vérifier avec hémocue ++),
– oxygénothérapie éventuelle,
– prévention et dépistage des complications par la surveillance hémodynamique : pouls, pression artérielle, temps de recoloration, aspect des téguments, quantité et qualité du saignement, recherche de signes d'embolie graisseuse ou cruorique : troubles du rythme, désaturation, sensation de malaise, hypotension.
• Prévention NVPO (Apfel à 2-3).

Période post-opératoire

• Transfert prudent en SSPI en rapport avec la vasoplégie, le bloc moteur, l'acte chirurgical.
• Installation ½ assise, rectitude du membre inférieur droit qui peut être légèrement surélevé, vérification de l'absence de compression.
• Surveillance de la levée du bloc moteur puis sensitif.
• Mise en œuvre de l'analgésie multimodale à la disparition du bloc moteur.
• Évaluation des pertes sanguines (drains, hémoglobinémie ?), des constantes hémodynamiques.
• Recherche d'un globe vésical.
• Prophylaxie des troubles emboliques éventuelle par HBPM.
• Favoriser l'information aux parents.
• Sortie SSPI selon les critères habituels et protocole rachi-morphine, après accord médical.

Points essentiels

Traumatisme – urgence – hypovolémie – risque hémorragique – risque thrombo-embolique – analgésie – adolescence – inconfort.

Fiche 6.2

Patient âgé opéré d'une prothèse totale de genou sous AG

Delphine Kabta Nadaud

Exposé du cas clinique

IADE au bloc opératoire d'orthopédie, vous accueillez Mr Jean, âgé de 70 ans qui doit être opéré pour pose d'une prothèse totale de genou (PTG) droit avec pose de garrot chirurgical. Une anesthésie générale est prévue. Le MAR a noté les informations suivantes dans le dossier d'anesthésie :

- *Examen pré-anesthésique :*
  - *poids 75 kg, taille 176 cm,*
  - *Mallampati I, Cormack I,*
  - *PAS-PAD 140-80 mmHg, FC 70 battements/min,*
  - *ASA 2.*
- *ATCD chirurgicaux, médicaux :*
  - *mai 2013 : Cholécystectomie,*
  - *HTA équilibrée : Avlocardyl LP 160 matin,*
  - *gonarthrose.*
- *Protocole anesthésique prévu :*
  - *Pas de prémédication (en accord avec le patient),*
  - *Diprivan®, Sufenta®, Tracrium®,*
  - *O_2, N_2O,*
  - *Suprane®.*
- *Antibioprophylaxie : Céfazoline 2 g IV.*
- *Protocole analgésique post-op :*
  - *Kétalar® bolus 10 mg,*
  - *Paracétamol 1 g × 4/24 h,*
  - *Acupan® 20 mg × 4/24 h*
  - *Morphine® 1er bolus de 0,1 mg/kg puis titration en SSPI par injection de 2 mg jusqu'à EVA < 3*
- *Durée d'intervention prévue : 2 h*

Caractéristiques du terrain du patient

À 70 ans, le patient est qualifié d'« âgé ».

- IMC normal à 26.
- ASA2 (patient avec anomalie systémique modérée liée à l'HTA équilibrée).
- Mallampati 1 (vision pharyngée complète) corrélée au Cormack 1 évalué (vision totale de glotte, cordes vocales) : critères d'intubation facile.
- Vieillissement physiologique : adaptation difficile de l'organisme aux situations de stress (↘ réserves fonctionnelles des organes).

Âge physiologique : facteur critique, donc évaluer l'état de santé pré-opératoire

Même si M. Jean semble en bonne santé, connaître les risques liés à l'âge pour une PEC optimale.

Tableau 6.1

Modifications liées à l'âge	Actions
Ventilatoire et risque hypoxique : Volumes ↓ (car mécanique ventilatoire altérée (propriété élastique du poumon modifiée, force musculaire ↓, cage thoracique rigide) Modification rapports V/P, ↓ réserve en O_2, volume de fermeture ↑, atélectasies ↑ ↓ réponse à l'hypoxie, hypercapnie VAS : ↓ réflexes protecteurs : risque d'encombrement, d'inhalation post-op.	PréO_2, FetO_2 > 90 % PEP, Vt 7 ml/kg : 525 ml, I/E ½, FR 12/min Manœuvres de recrutement SpO_2 contrôlée ± Aspiration trachéale stérile Extubation précoce, bien réveillé O_2 post-extubation.

HDM, cardiovasculaire ↓ compliance ventriculaire, ↓ FE, ↑ FC ici masquée car bêtabloqué (baroréflexe altéré) ± Troubles du rythme Sensibilité à l'hypovolémie, réponse adrénergique ↓ (risque d'hypoTA délétère pour rein, cerveau AG → vasodilatation mal tolérée si hypovolémique Ici cardiopathie hypertensive : facteur de risque d'AVC, SCA ST+. A l'arrivée, ce patient a une HDM stable mais pression de perfusion à maintenir en per- et post-op.	Prise d'Avlocardyl®, PA, FC vérifiées Avoir atropine Tracé du scope vérifié Avoir éphédrine, néosynéphrine Maintenir PAM proche/valeur habituelle ± monitorage du segment ST Remplissage vasculaire prudent.
Régulation thermique ↓ Hypothermie (risques d'ischémie myocardique, troubles du rythme au réchauffement).	Couvrir, réchauffer dès l'arrivée par système à air pulsé Température monitorée.
Confusion post-op si hypoxémie, hypothermie, infection, perte fonctionnelle, sortie tardive.	O_2 post-op, réchauffement, antalgiques Lever, réhabilitation précoces.
Fonctions hépatique et rénale ↓	Normovolémie.
Anxiété	Attitude rassurante Empathie Réponse aux questions.
Fragilité cutanée	(Cf. Fiche position)

Caractéristiques de la chirurgie/de la pathologie en cause

Chirurgie réglée, fonctionnelle, reconstructive car pose de prothèse.

Indiquée ici, car le patient souffre de gonarthrose

Tableau 6.2

Risques ou problèmes encourus	Actions
Hémorragique Lors de la coupe osseuse, car os très vascularisé. Nécessité de prévenir l'anémie, l'hypothermie (↑ saignement per- et post-op.) Utiliser le garrot Pour ce patient, seuil toléré 9 g/dl Hb.	**Pré-op.** Stratégie d'épargne sanguine Carte Groupe Sanguin, RAI < 72 h valides Bilans NFS, hémostase Avoir ordonnance/commande de sang Dossier transfusionnel VVP 18 G, 500 ml RL **Per-op.** Garrot chirurgical Réchauffement externe Température notée **Per- et post-op.** Pertes sanguines estimées ± Hémocue PA, FC Coloration cutanée.
Thrombo-embolique d'origine veineuse car chirurgie du membre inférieur, alésage, stase sanguine, hypercoagulabilité Garrot, donc prophylaxie.	HBPM Bas de contention élastiques Déambulation précoce Signes de phlébite à dépister.
Infectieux Chirurgie propre classe I d'Altemeier mais attention : prothèse donc antibioprophylaxie, lutte contre infections du site opératoire.	Céfacidal 30 mn avant incision ou gonflage du garrot (obtenir des concentrations optimales tissulaires, osseuses) Asepsie +/- flux laminaire.

Douleur per- et post-op. Incision sur face antérieure en regard de la rotule, luxation, coupe osseuse, pose d'implants PEC multimodale **Per-op.** Sufenta® pour IOT, pour la chirurgie. Morphinomimétique 1000 x > morphine (5 µg/ml, 0,3 µg/kg, délai d'action 1 min, maxi 6 min, durée 45 min) Fin d'intervention : Infiltration locale d'AL intra-articulaire (ou ALR pré-opératoire par bloc sciatique sous échographie) **Post-op.** (pour confort, mobilisation articulaire, marche) Kétalar hypnotique non barbiturique, récepteurs NMDA bloqués, hyperalgie prévenue (10 mg/ml, 0,15 mg/kg, délai 1 min, durée 15 à 30 min) Paracétamol antalgique palier 1 (pic 45 à 60 min, durée 4 à 6 h) Acupan® analgésique non morphinique d'action centrale (délai 45 min, durée 4–6 h) Morphine® (IV pic 7 à 15 min, durée 3–4 h).	Induction 22,5 µg soit 4,5 ml titrés, réinjection 0,1 µg/kg, soit 7,5 µg soit 1,5 ml 10 mg en bolus après induction puis +/-30 min Perfusette 1 g/100 ml 1 h avant la fermeture 20 mg dilués dans 100 ml, 45 min avant la fermeture, IVL en 30 min Bolus lent 7,5 mg, 7,5 ml, en fin d'intervention, en SSPI 2 mg/2 mg jusqu'à EVA < 3 = > Tracer EVA Installation confortable.
Hypothermie : Thermolyse par conduction, convection, radiation, évaporation Vasodilatation/anesthésiques Intervention longue **Conséquences** : Coagulation altérée Retard d'élimination des médicaments, du réveil Frissons + VO_2 ↑ Cicatrisation ↓ ± confusion ↑ durée d'hospitalisation Sepsis.	Cf. partie 2
Position DD bras en croix, membre < droit fléchi puis étendu.	Attention aux points d'appui (Cf. Fiches position).
Garrot (champ opératoire exsanguiné, saignement, ↓ travail chirurgical facilité) Nécessite une pression maximale de gonflage Risques liés au gonflage **HTA car brutale de la volémie** (ici 400–500 ml) avec risque de surcharge volémique ! Patient hypertendu traité. **Interruption de la vascularisation du membre** → hypoxie, hyperK^+, acidose, nécrose tissulaire locale **Hypercoagulabilité locale** **Lésions cutanées** par forces de cisaillement si brassard étroit Gonflage maintenu Lésions **Musculaires** : ↓ force, +/– œdème, ↑ CPK si pression et durée excessives **Vasculaires** avec ischémie artérielle par compression **Nerveuses** si garrot mal positionné **Douleur d'ischémie** liée à la pression d'occlusion avec ↑ FC, HTA après 30 min Dégonflage **HypoTA** car membre vasodilaté revascularisé, métabolites vasoactifs libérés **Douleur** de reperfusion **Métabolites toxiques libérés** car anaérobie, ↓ du pH, ↑ K^+, CO_2 produit, ↑ VO_2. **↓ température centrale** par redistribution **Embolisation** (microembole de caillot, moelle osseuse) **Hématome, œdème, saignement brutal** ± 300 à 400 ml ↓ force musculaire, neuropathie, ± curarisation.	**Membre >** PAS + 100 mmHg **Membre <** PAS + 150 mmHg Brassard de taille adaptée **Membre <** Tps maxi 120 min **Membre >** Tps maxi 90 min P du garrot notée, chirurgien averti du temps Surveiller : coloration, sensibilité du membre en post-op. PA, FC, Anesthésie, analgésie approfondies Volémie optimale, anesthésie allégée, analgésie anticipée avant lâchage. Surveiller scope, $PetCO_2$, ↑ Vm Signes repérés, FiO_2 = 1, traitement symptomatique Saignement dépisté États cutané, musculaire vérifiés.

Caractéristiques de l'anesthésie/de la prise en charge

L'AG est l'anesthésie de choix avec l'accord du patient et en raison de :

- la longue durée d'intervention,
- l'absolue immobilité nécessaire,
- le type de chirurgie : délabrante.

Tableau 6.3

PEC pour ce patient âgé	
Caractéristiques en pharmacologie	Actions
Distribution ↓ masse musculaire/grasse ↑ fraction libre des médicaments ↓ Qc → temps de circulation ↓, délai d'action ↑, temps d'induction ↑	↓ doses Injection lente Être patient
Élimination ↓ par ↓ fonctions hépatique, rénale ↓ ½ vie d'élimination	↓ doses
Diprivan® 0,9 à 1,5 mg/kg (10 mg/ml, délai 30 s, durée moyenne 7 min) **Suprane®** CAM ↓, réveil rapide de qualité car peu soluble **Tracrium®** ↓ décurarisation, effets prolongés (10 mg/ml, 0,5 mg/kg, délai 3 min, durée 50-60 min) **Morphiniques** : sensibilité, délai, durée d'action ↑	67,5 mg soit 7 ml en excès **en 2 min** Monitorer le BIS Fraction expirée CAM 5,2 à 70 % O_2 37,5 mg soit 4 ml en excès TOF monitoré Réinjection ¼ dose Antagonisation Prostigmine 50 µg/kg, Atropine 20 µg/kg Titrer, ↓ doses

Rôle spécifique IADE

- Contrôler la PA.
- Anticiper l'hypovolémie, l'hypothermie.
- Interpréter la $PetCO_2$ après lâchage de garrot :
  - ↑ : Relargage rapide de CO_2 du membre ischémié,
  - ↓ : Tolérance diminuée à l'augmentation brutale de la volémie, saignement si hémostase insuffisante, emboles possibles.
- Monitorer, interpréter les données du curamètre, BIS.
- Connaître les temps opératoires pour anticiper la prise en charge, en particulier concernant le saignement.
- SSPI : surveillance clinique et para-clinique, possibilité de restitution du sang collecté dans les redons (<6 heures), surveillance réveil, douleur, etc.

Points essentiels

Connaître les spécificités de l'anesthésie générale du patient âgé hypertendu – PTG sous garrot.
Évaluer le risque per-opératoire/âge physiologique.
Titrer les anesthésiques : éviter des variations HDM ; monitorer leurs effets.
Réhabilitation précoce

Fiche 6.3

Patiente de 100 ans opérée d'une cataracte sous-péri-bulbaire

Etienne Lefevre

Exposé du cas clinique

Vous êtes IADE au bloc de chirurgie ophtalmologique et vous prenez en charge une patiente de 100 ans pour une cataracte.
À la consultation d'anesthésie, le médecin anesthésiste et la patiente ont choisi pour protocole une anesthésie loco-régionale péri-bulbaire.
La chirurgie est prévue pour une durée de 30 minutes environ, en position de décubitus dorsal.

Caractéristiques du terrain de la patiente

Elle est caractérisée ici par la **prise en charge d'une personne âgée** (âge supérieur à 90 ans) plus précisément d'un grand vieillard [1].
Ces patients sont fréquemment rencontrés en chirurgie ophtalmologique car c'est une chirurgie fonctionnelle qui permet une amélioration de l'autonomie [2]. L'évaluation pré-anesthésique permet d'évaluer les pathologies associées, leur évolutivité et les traitements médicamenteux. L'anesthésie loco-régionale est la technique de choix pour ce type de patient car elle présente peu de contre-indications pour cette chirurgie peu invasive [3].
À la consultation [1], le médecin anesthésiste évaluera :

- les réserves fonctionnelles (cardiovasculaire, respiratoire, ostéoarticulaire, etc.) et l'état nutritionnel,
- les fonctions cognitives (troubles cognitifs préopératoires, dépression, syndrome démentiel, etc.),
- le degré d'autonomie du patient (activité physique).

Les modifications pharmacocinétiques et pharmacodynamiques connues chez le grand vieillard nécessitent chez cette patiente une adaptation des médicaments utilisés.
Le sujet âgé est très sensible aux complications de l'installation (compression, étirement, etc.) notamment pour les positions extrêmes. La protection des points d'appui doit faire l'objet d'un soin particulier. La fragilité dentaire peut compliquer les gestes de ventilation et d'intubation. Le traitement de la douleur sera adapté avec un protocole d'analgésie spécifique et une évaluation adaptée au sujet âgé. La dysfonction cognitive post-opératoire est moins fréquente avec une anesthésie loco-régionale dans les premières semaines suivant l'intervention.

Caractéristiques de la chirurgie

La cataracte correspond à l'opacification du cristallin : la chirurgie consiste en l'exérèse du cristallin et à son remplacement par un implant. La technique de référence aujourd'hui est la phacoémulsification [3]. Cette chirurgie nécessite une dilatation pupillaire maximale. La voie d'abord est une incision conjonctivale.
C'est une chirurgie :

- qui ne présente pas de risque réflexogène oculo-cardiaque ;
- de courte durée : 15 à 30 minutes ;
- sans risque infectieux, propre, classe Altemeier I. La pose de l'implant nécessite toutefois une antibioprophylaxie (Cefuroxime en intra-maculaire) ;
- avec une douleur post-opératoire très faible dans la plupart des cas. Cette chirurgie est très souvent effectuée en ambulatoire.

Les complications per-opératoires sont celles de la chirurgie du globe ouvert. La principale complication post-opératoire est la rupture capsulaire postérieure. L'endophtalmie post-opératoire est la complication gravissime nécessitant une antibiothérapie. Cette chirurgie sous ALR nécessite une très bonne coopération du patient pour éviter toute mobilisation per-opératoire.

Caractéristiques de l'anesthésie

Choix de la technique d'anesthésie

La technique de choix est **l'anesthésie péri-bulbaire** (cette technique est plus sécuritaire que l'anesthésie rétrobulbaire).

Elle consiste en l'injection d'un anesthésique local dans l'espace extraconique qui ne comporte aucune structure nerveuse. Le médecin anesthésiste s'assurera de l'absence de contre-indication à l'ALR (refus de la patiente, troubles de l'hémostase, impossibilité de communication avec la patiente, risque d'agitation, etc.).

La technique repose sur une injection en position inféro-latérale d'un volume relativement important (8 à 12 ml) d'un anesthésique local. Cette injection est accompagnée d'une compression externe d'une dizaine de minutes [4].

Les anesthésiques locaux utilisés doivent répondre aux exigences chirurgicales en termes d'akinésie et de durée de l'intervention et dépendent des habitudes de chaque équipe. Les médicaments classiquement utilisés sont :

- soit des produits en injection unique : la mépivacaïne, la prilocaïne, la lidocaïne ou la ropivacaïne.
- soit un mélange mépivacaïne - ropivacaïne (remplace la lidocaïne et la bupivacaïne),

La seule complication spécifique est l'hématome péri-bulbaire. Les autres complications sont liées à la mal position de l'aiguille : perforation du globe, position intraconique involontaire de l'aiguille, etc.

Il est possible de préférer **l'anesthésie topique**, qui permet d'éviter les risques et d'effectuer le geste sans modifier les traitements en cours (en particulier anti-coagulant ou anti-agrégant).

La période per-opératoire

Le chirurgien est à la tête du patient et le matériel d'anesthésie doit être placé à l'opposé du matériel de l'opérateur.

La prévention des complications de la posture est un impératif majeur pour cette patiente : l'installation sera confortable pour permettre le geste chirurgical sans risque de mobilisation per-opératoire :

- la tête et le cou sont en position neutre,
- les genoux peuvent être légèrement fléchis par un coussin pour le confort de la patiente.

L'accompagnement péri-opératoire de la patiente permettra de prévenir les éventuels troubles cognitifs par une information adaptée.

Rôle spécifique IADE

Pré-opératoire

L'IADE sera présent pour la préparation et l'aide à la réalisation de l'ALR. Il s'assurera qu'il n'y a aucune contre-indication à l'ALR.

Il surveille les signes d'une intoxication systémique aux anesthésiques locaux ainsi que la survenue d'une complication de l'ALR.

Il participe à l'installation de la patiente en donnant une information pertinente et adaptée sur la période per-opératoire nécessitant une immobilité parfaite.

Il s'assurera de la compréhension des consignes données à la patiente.

Per-opératoire

L'installation des champs opératoires sera contrôlée pour limiter l'effet anxiogène.

Un complément en oxygène peut être administré par une sonde nasale pour le confort.

La surveillance spécifique consistera à prévenir les accès hypertensifs artériels per-opératoires pour cette chirurgie du globe ouvert.

Post-opératoire

En post-opératoire, l'IADE installe la patiente demi-assise sur le chariot habituellement utilisé pour ce type de chirurgie.

Il a débuté l'antalgie post-opératoire et s'assure de l'absence de douleur avant le retour de la patiente dans la structure ambulatoire (paracétamol injectable si non administré en prémédication).

Points essentiels

La chirurgie de la cataracte est principalement réalisée en ambulatoire.

Elle comporte peu de risques en elle-même, même si les spécificités de la prise en charge sont liées au terrain de la patiente (personne très âgée) et aux risques de la chirurgie du globe ouvert.

Elle est possible sans modification des traitements en cours.

Fiche 6.4

Patient opéré d'une laryngectomie totale avec lambeau sous AG

Serge Ronce

Exposé du cas clinique

Il s'agit de prendre en charge un homme âgé de 45 ans, dénutri, opéré d'une laryngectomie totale avec lambeau.
Dans ses ATCD, il est noté : une BPCO, un alcoolisme modéré.
Le bilan sanguin montre une fonction hépatique altérée.
Le médecin anesthésiste a classé le patient ASA 3.

Caractéristiques du patient dénutri

L'indice de masse corporelle (IMC) est le rapport entre le poids (exprimé en kg) et le carré de la taille (exprimé en mètres) = poids/(taille)^2
Un état de dénutrition doit être pris en compte pour un IMC < 18 ou une diminution du poids de 10 %.
La dénutrition sera sévère si l'IMC < 16 ou si la diminution du poids est de 20 % + le taux de protéines < 34 g/L.
Elle se caractérise par :
• des troubles hydro-électrolytiques avec un risque d'hypovolémie,
• un diaphragme affaibli avec risque d'hypoxie per- et post-opératoire,
• une atteinte neurologique responsable d'asthénie et d'indifférence,
• des modifications de la cinétique des agents anesthésiques par augmentation de la fraction libre,
• une fonte musculaire avec risque de lâchages de sutures et de retard de cicatrisation.

Caractéristiques de la chirurgie/de la pathologie en cause

Type de chirurgie

Laryngectomie totale : incision cervicale + incision latérale +/– bilatérale de longue durée > 3 h.

• **Chirurgie céphalique, réglée, programmée, carcinologique** : pas d'accès à la tête et partage du champ opératoire avec l'équipe chirurgicale.
• **Position opératoire : décubitus dorsal**, bras le long du corps avec sangle de maintien, léger proclive 15 à 20 °, tête en hyperextension, bras en abduction à 90 ° si lambeau chinois (pas de VVP ni PNI sur ce bras), surveillance des points d'appui, surveillance du passage des câbles et des tuyaux. Vérifier que la tête repose sur un plan dur.
• **Risque hypothermie** ++ à cause de la durée de l'intervention et de la chirurgie (si thorax découvert pour prélèvement du muscle grand pectoral).
• **Risque infectieux** : classe Altemeier II (propre contaminée) : antibioprophylaxie peropératoire poursuivie en post-opératoire pendant 48 heures, antibiothérapie si besoin.
• **Chirurgie douloureuse** nécessitant une anesthésie profonde et stable et une bonne analgésie per-opératoire :
  – anticipation analgésie post-opératoire (Acupan®- Contramal®/24 h à débuter en per-opératoire sur prescription médicale),
  – corticoïde IV (1-2 mg/kg, sur prescription médicale, afin de diminuer l'œdème et l'inflammation post-opératoire),
  – si utilisation Ultiva®, relais Morphine 0,05 mg/kg IV en fin d'intervention + titration en SSPI.
• **Chirurgie réflexogène :** bradycardie par stimulation du glomus carotidien :
  – anesthésie profonde et stable, surveillance para-clinique +++,
  – Alarmes réglées et serrées, atropine IV à portée de main,
  – Communication avec l'équipe chirurgicale.

Risques en lien avec la chirurgie

- **Risque de saignement** en raison d'une vascularisation importante au niveau des muqueuses, plus ou moins majoré avec l'ostéotomie en per-opératoire, et pouvant gêner la vision chirurgicale = >un packing sera mis en place par le chirurgien avant incision.
- **Risques de nausées/vomissements : chirurgie émétisante** en post-opératoire, du fait de l'ingestion de sang en per-opératoire (score d'Apfel = 3 à 4)
- **Risque infectieux** modéré à majeur en post-opératoire retardé, minoré par l'âge et l'absence d'ATCD de la patiente, ainsi que le fait qu'elle soit non fumeuse.
- **Risque de douleur** modéré à majeur, majoré par l'ostéotomie, en per- et post-opératoire.
- **Risque d'hypothermie** faible du fait d'une durée courte, du site chirurgical et d'une faible ouverture chirurgicale.
- **Risque de complications cutanéo-vasculo-nerveuses** modéré, en lien avec la position opératoire.
- **Risque de complication thrombo-embolique** faible du fait d'une durée chirurgicale courte, non majorée par la patiente qui est jeune et sans ATCD.
- **Risque de complications chirurgicales post-opératoires** à type d'hypo-esthésie temporaire de la lèvre inférieure, trismus et œdèmes des tissus mous adjacents.

Caractéristiques de l'anesthésie/de la prise en charge

Technique anesthésique

- AG avec intubation naso-trachéale (INT) recommandée.
- Sécurisation optimale de la sonde et des tuyaux, fixation parfaite (chirurgie céphalique, pas d'accès à la tête).
- Ventilation mécanique, circuit fermé.
- Monitorage et surveillance = ECG, PNI, SpO_2, $PetCO_2$, température.
- Installation en décubitus dorsal, tête en légère hyperextension.

Protocole d'anesthésie

- Jeûne pré-opératoire selon recommandations.
- Pas de stratégie transfusionnelle spécifique.
- Antibioprohylaxie selon recommandations.
- Agents médicamenteux = hypnotique voie IV et/ou inhalatoire-morphinique ± anti inflammatoires.
- Prévention des NVPO selon recommandations.
- Post-opératoire en SSPI.
- Analgésie multimodale = paracétamol + anti-inflammatoire-morphinique.
- Sortie de SSPI selon le score d'Aldrète.

Rôle spécifique IADE

S'assurer de la conformité du site d'anesthésie dans le respect des règles sécuritaires, d'hygiène et d'ergonomie.
Vérifier la disponibilité des médicaments et du matériel d'urgence.
Adapter les matériels et dispositifs en lien avec les risques identifiés.
Préparer le protocole d'anesthésie = proposer propofol, sufentanil.

Accueil et installation de la patiente en collaboration interdisciplinaire

- Identitovigilance.
- Vérification de la présence de l'autorisation d'opérer signée par les 2 parents.
- Évaluation du niveau d'anxiété et de l'efficacité de la prescription.
- Assurer une communication adaptée.
- Vérification du respect du jeûne pré-opératoire, de l'absence du piercing.
- Installation, conditionnement, confort.

Induction et intubation

À réaliser en présence du médecin anesthésiste.
Vigilance spécifique sur la sécurisation des dispositifs de ventilation et protection oculaire.
Installation pour la chirurgie, vérification des points d'appui.

Réchauffement.
Application des protocoles de prévention des NVPO et d'antibioprophylaxie.
Surveillance per-opératoire et vigilance particulière en fonction des temps chirurgicaux.
Maintien et correction de l'état physiologique de la patiente.
Anticiper l'analgésie post-opératoire.

Transfert en SSPI

Dans la continuité sécuritaire des soins.
Accueil et installation en SSPI.
Mise en condition adaptée.
Surveillance et vigilance spécifique = saignement en bouche, douleur, NVPO, œdème.
Prévoir vessie de glace, bains de bouche, crème pour les lèvres.
Transmissions et traçabilité dans le dossier de la patiente.

Points essentiels

Patiente mineure, ASA I, risque de NVPO, piercing sur la langue.
Chirurgie de courte durée en décubitus dorsal, douloureuse, émétisante, conflit de lieu, saignement, œdème post-opératoire.
Anesthésie = risque d'inhalation majeur, sécurisation optimale des voies aériennes supérieures, anticipation de la gestion de la douleur post- opératoire et des NVPO.

NOTES

....

Fiche 6.6

Patient obèse opéré d'un by-pass gastrique chez un patient obèse

Sandra Gryson

Exposé du cas clinique

Monsieur G., âgé de 35 ans, 185 kg pour 1 m 70, va bénéficier ce jour d'un by-pass gastrique sous cœlioscopie. Durée prévisible de la chirurgie : 3 heures.

M. G. a été pris en charge par une équipe pluridisciplinaire durant plusieurs semaines avant cette chirurgie, dans le cadre du traitement de son obésité morbide.

La consultation d'anesthésie a eu lieu 4 semaines avant la chirurgie et le médecin anesthésiste a noté :

- *HTA stabilisée par Amlor® 10 mg le soir. Le jour de la consultation, la pression artérielle est de 135/80 mmHg et la fréquence cardiaque de 70 pulsations par minute,*
- *SAOS (syndrome d'apnées obstructives du sommeil) appareillé depuis 2 ans; la saturation en oxygène à l'air ambiant est de 96 %,*
- *sédentarité, en raison de douleurs chroniques aux genoux et de difficultés majeures à se mobiliser dans la vie quotidienne,*
- *antécédent chirurgical : cholécystectomie sous AG il y a 4 ans (sans problème),*
- *fibroscopie digestive haute pré-opératoire dans une semaine à la recherche d'une hernie hiatale ou d'un éventuel ulcère et pour confirmer la technique opératoire.*

Au terme de cette consultation, le patient est classé ASA III et Mallampati 2.

En vue de l'intervention, un bilan biologique (GS + RAI, hémostase, numération plaquettaire), un ECG, une radiographie du thorax, des gaz du sang et des EFR sont demandés en pré-opératoire : les résultats sont dans les limites de la normale.

Le protocole d'anesthésie générale prescrit est le suivant :

- *mise en réserve de 2 culots globulaires,*
- *prémédication : Atarax® 150 mg et Raniplex® 150 mg per os 2 heures avant le bloc,*
- *antibioprophylaxie : Céfazoline 4 g avant induction,*
- *induction : propofol, succinylcholine, rémifentanil, dibésylate d'atracurium avec intubation oro-trachéale et ventilation en mode pression en bas débit de gaz frais dans un mélange O_2/air à 60/40 %. Entretien de la narcose par desflurane,*
- *anticipation de l'analgésie post-opératoire par kétamine, associée à du paracétamol, de la morphine et du néfopam,*
- *prévention des NVPO par déxaméthasone et dropéridol,*
- *extubation prévue en salle d'opération.*

Caractéristiques du terrain du patient

M. G. présente un BMI à 64. Il est donc atteint d'obésité morbide de classe III selon l'OMS, avec un BMI > à 40 kg/m^2, voire d'une « super morbidité » avec un BMI > à 55 kg/m^2.

A ce stade de la maladie, M. G. cumule certaines comorbidités usuelles chez le sujet obèse à savoir une HTA et un SAOS.

Les risques péri-opératoires sont ainsi majorés chez ce patient :

- le risque cardiovasculaire est important à type d'ischémie myocardique et d'insuffisance cardiaque ;
- le risque de complications respiratoires est majoré par l'anesthésie et la position opératoire : mauvaise tolérance au décubitus dorsal par baisse de la compliance thoracique, de la CRF, de la capacité pulmonaire totale générant un effet shunt et une diminution de la PaO_2.
- les risques d'embolie pulmonaire ou de thrombose veineuse profonde post-opératoire sont plus marqués compte tenu de l'obésité, de la sédentarité et de la laparoscopie.
- les risques liés à la position chirurgicale sont

majeurs : risque de douleurs de compression, de neuropathie ulnaire ou des sciatiques poplités externes, de rhabdomyolyse et de syndrome des loges.

Caractéristiques de la chirurgie/ de la pathologie en cause

Indication chirurgicale

La chirurgie bariatrique est indiquée compte tenu de l'IMC et des comorbidités associées (pathologie cardiovasculaire, troubles métaboliques, troubles articulaires sévères et pathologies respiratoires) [1].

Définition et technique opératoire

By-pass = technique mixte restrictive et malabsorptive intégrant un court-circuit gastrique ou dérivation gastro-jéjunale sur anse en Y réalisée sous cœlioscopie.

Les temps opératoires correspondants sont ceux de la cœlioscopie, auxquels s'ajoutent :

- l'exploration abdominale et la dissection pour abord de l'estomac ;
- la création d'une poche gastrique de capacité restreinte et de l'anse jéjunale ;
- le contrôle des anastomoses par injection de bleu de méthylène via la sonde gastrique (demande et retrait selon avis chirurgical).

Complications chirurgicales

- Per-opératoires de type hémorragique.
- Post-opératoires à type de désunion anastomotique, d'occlusion par hernie, de sténose de l'anastomose gastro-jéjunale, d'éventration, de complications fonctionnelles (diarrhées et *dumping* syndrome) et de carences vitaminiques (B12, D, Ca, acide folique, fer).

[1] Recommandations HAS 2009

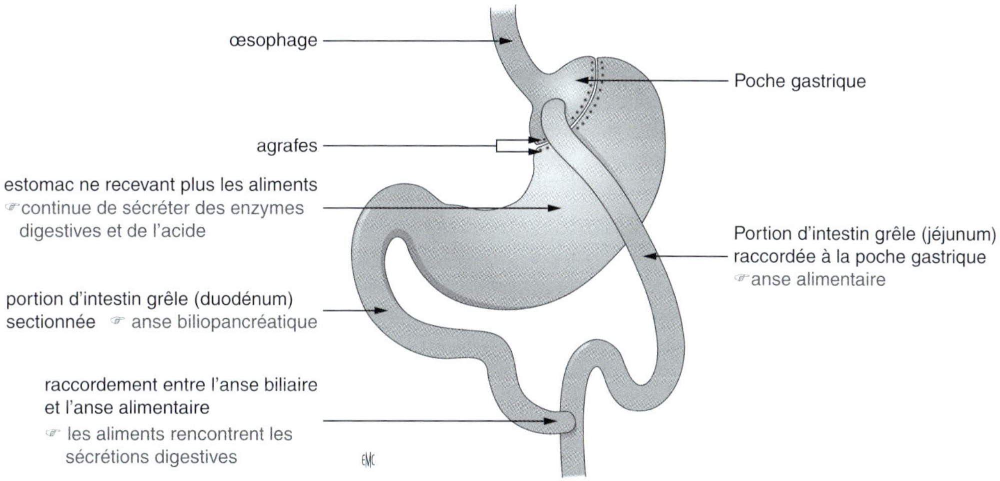

Figure 6.2 By-pass gastrique.
Source : C. Ciangura, L. Lucas-Martini, A. Toriciva. Chirurgie de l'obésité : conditions, intérêts et limites. EMC - AKOS (Traité de Médecine) 2014 ; 9(3) : 1-8 [Article 3-0795].

Caractéristiques de l'anesthésie/de la prise en charge

Matériels spécifiques à prévoir :
- table homologuée pour un poids > 180 kg avec appuis adaptés,
- coussin anti-glisse,
- brassard à tension artérielle adapté,
- bas anti-thrombose de compression pneumatique intermittente,
- sonde urinaire,
- curamètre,
- Hémocue®.

En raison d'une anxiété majorée, réaliser à tout moment un accompagnement psychologique personnalisé et adapté, pour limiter l'anxiété liée à la complexité de la chirurgie et à son caractère irréversible.

Tableau 6.5

Risque spécifique	Objectif	En pratique
Inhalation	Prévenir le syndrome de Mendelson et le risque de NVPO (score d'Apfel à 2).	■ Anti-H_2 ■ Induction en séquence rapide avec manœuvre de Sellick. ■ Injection de Déxaméthasone 8 mg dès l'induction et de dropéridol 0,625 mg en fin d'intervention.
Douleur	■ Éviter les excès nociceptifs, sources de pics tensionnels délétères ■ Éviter de fortes doses d'opioïdes, sources d'hyperalgésie et de dépression respiratoire post-opératoires	■ Choix du rémifentanil pour son effet on/off et son absence d'accumulation ■ Anticipation de l'analgésie post-opératoire par coanalgésie multi-modale associant : – Paracétamol 1 g IVL 45 min avant la fin de la chirurgie – Néfopam (Acupan®) 1 ampoule IVL, 45 min avant fin de la chirurgie – Kétamine 20 mg IVD à l'induction – Morphine IVD titrée (selon poids idéal) 10 mg, 1 heure avant fin de la chirurgie
Modifications de la pharmacocinétique des produits d'anesthésie	Éviter les médicaments liposolubles ou adapter leur posologie.	■ Diprivan® : La dose est calculée en fonction du poids total, soit 400 mg sous contrôle rapproché de la TA ■ Célocurine® : Curare de choix pour la crush induction à injecter selon poids total, soit 180 mg ■ Tracrium® : Curare d'action intermédiaire à injecter selon poids idéal soit pour un poids calculé, selon la méthode de Broca, à 70 kg = 35 mg ■ Desflurane® halogéné maniable, préconisé chez le sujet obèse à MAC inchangée
Ventilation au masque, voire d'IOT difficile		Prévoir un masque facial adapté, un manche de laryngoscope court et une équipe expérimentée.

NB : concernant le risque douloureux, d'autres molécules peuvent être prescrites dans ce contexte, à savoir :
- Lidocaïne (Xylocaïne®) 100 mg IVL à l'induction puis relais 120 à 240 mg/h au PSE ;
- Clonidine (Catapressan®) 300 à 500 µg IV durant la première heure de chirurgie selon l'hémodynamique. Intéressant sur un accès hypertensif per-cœlioscopique.

Rôle spécifique IADE

Pré-opératoire

- Contrôler le bilan sanguin et les examens complémentaires.
- Vérifier la prise d'Amlor® la veille au soir (les inhibiteurs calciques sont à conserver).
- Vérifier la disponibilité des culots globulaires prescrits.

• Être en nombre suffisant pour l'installation et les mobilisations.
• Installer en proclive 25 ° dès l'installation sur table avec positionnement physiologique des membres inférieurs sur appuis adaptés. Toujours vérifier auprès du patient éveillé l'absence d'étirement, de compression ou d'appuis traumatiques.
• Prévoir pré-O_2 avec circuit CPAP.

Per-opératoire

• Injecter l'antibioprophylaxie 30 min avant la laparoscopie.
• Après induction, mettre progressivement en position transat (proclive 30 ° et surélévation des membres inférieurs) après remplissage vasculaire et mise en route de la compression pneumatique intermittente des membres inférieurs.
• Poser une 2e voie veineuse périphérique.
• Contrôler l'ensemble des points d'appui.
• Après insufflation, vérifier que la pression intra-abdominale reste inférieure à 15 mmHg :
  – ré-ausculter pour contrôler l'absence de mobilisation de la sonde d'intubation,
  – adapter les réglages ventilatoires aux paramètres du patient. L'association d'une PEP à 6–10 cm H_2O est préconisée pour limiter le shunt, les atélectasies et l'hypoxémie. Noter que la surveillance de l'$EtCO_2$ doit tenir compte de l'existence d'un gradient alvéolo-artériel augmenté chez l'obèse.
• Réaliser un Hémocue® per-opératoire selon les temps opératoires.
• Surveiller de manière rapprochée les paramètres hémodynamiques, notamment la PNI.
• À la demande du chirurgien, introduire la sonde de calibration gastrique.

Post-opératoire

• Extuber le patient en proclive après décurarisation pharmacologique et manœuvres de recrutement en fin d'intervention.
• Transférer en SSPI en position demi-assise, sous oxygène au masque.
• Évaluer par EVA l'efficacité de l'analgésie conduite.
• Prévoir une aide ventilatoire si besoin, en SSPI (VNI ou appareillage personnel du patient).
• Prévoir une thrombo-prophylaxie par HBPM.

Points essentiels

• Matériel et environnement au bloc adaptés au poids du patient.
• Ventilation, intubation et abords veineux difficiles possibles.
• Installation complexe en équipe pluri-disciplinaire.
• Pharmacocinétique modifiée chez l'obèse (poids réel/total versus poids idéal).
• Complications respiratoires nécessitant une surveillance prolongée en SSPI ou USIC.

Fiche 6.7

Patiente hypertendue pour une cholécystectomie sous cœlioscopie

Jean Paul Decoene

Exposé du cas clinique

Mme G, 50 ans, 1 m 60, 62 kg, bénéficie ce jour d'une anesthésie générale pour une cholécystectomie sous cœlioscopie.
La consultation d'anesthésie met en évidence une hypertension artérielle (HTA) équilibrée, traitée par inhibiteur de l'enzyme de conversion (IEC) depuis 9 ans.
Les bilans biologiques et les examens réalisés sont normaux.
Le protocole anesthésique retenu est :
- *prémédication par alprazolam, arrêt des IEC 24 h avant l'intervention,*
- *sufentanil, propofol, cisatracurium, desflurane,*
- *antibioprophylaxie par céfazoline,*
- *kétamine à visée antihyperalgésique,*
- *analgésie post-opératoire : paracétamol, kétoprofène.*

Caractéristiques du patient

Sans autre ATCD notable, nous étudierons essentiellement les risques liés à l'HTA :
- absence de répercussions systémiques de la maladie hypertensive ;
- risque d'instabilité hémodynamique, notamment lors de l'induction ou lors des situations adrénergiques ;
- absence d'adaptation aux hypovolémies due au traitement par IEC qui affecte les mécanismes de régulation de la pression artérielle ;
- risque d'atteinte rénale car les IEC sont ici associés aux AINS (majorant le risque) ;
- risque d'AVC ischémique lors d'épisodes d'hypotension (risque hémorragique) ou lors des accès hypertensifs.

Caractéristiques de la chirurgie

Caractéristiques générales

- Durée prévisible de l'intervention : 1 h 30.
- Position : décubitus dorsal, bras le long du corps (problème du contrôle des voies veineuses en per-opératoire) et proclive (chirurgie sous-hépatique).
- La pose d'une sonde gastrique avant l'insufflation du pneumopéritoine évite une dilatation gastrique et diminue le risque de NVPO pour cette chirurgie réputée émétisante.
- La dissection du canal cystique est parfois difficile et nécessite un bon relâchement (anesthésie) et le contrôle de l'étanchéité des voies biliaires par radiomanométrie (injection de produit de contraste).
- Possibilité de conversion en chirurgie ouverte.

Caractéristiques de la cœlioscopie

La cœlioscopie consiste en la création d'un pneumopéritoine par insufflation de CO_2 entraînant une augmentation de la pression intra-abdominale (régulée à 13–15 mmHg).
Les conséquences sont surtout ventilatoires et circulatoires.

Respiratoires :
- ascension diaphragmatique favorisant une intubation sélective,
- baisse de la compliance avec augmentation des pressions d'insufflation,
- augmentation du risque d'atélectasies,
- augmentation de l'$ETCO_2$ par diffusion de CO_2.

Circulatoires :
- baisse du retour veineux proportionnelle à la pression intra-abdominale, concomitant à un

débit cardiaque généralement peu diminué (par réaction adrénergique),

• baisse du retour veineux accentuée par la séquestration de sang dans les membres inférieurs lors de la position proclive (= augmentation du risque thrombogène),

• baisse des débits sanguins régionaux (rénal, splanchnique),

• augmentation de la pression intra-crânienne par gêne au retour veineux cave supérieure, phénomène diminué lors de la position proclive,

• Risque d'embolie gazeuse, pouvant survenir de façon inopinée en cas d'effraction veineuse inaperçue,

• Possible emphysème sous-cutané (le N_2O, de par sa grande capacité de diffusion, majorera l'emphysème sous-cutané ou la taille des bulles en cas d'embolie gazeuse, donc sera contre-indiqué ou utilisé avec grande prudence).

Il est également souvent décrit une douleur scapulaire droite post-opératoire liée à l'irritation de la coupole diaphragmatique par le CO_2 séquestré ou par traction des ligaments phréno-hépatiques. Elle peut être diminuée par une exsufflation consciencieuse.

Rôle spécifique IADE

Pré-opératoire

• Préparation standard de la salle, éléments de sécurité fonctionnels et prêts selon FOSO.

• Accueil de Mme G :
  - établir une relation d'aide et de confiance,
  - contrôle de l'identité (nom, date de naissance), du jeûne, de l'intervention à réaliser, de la prémédication, de l'arrêt des IEC et de la présence des bas de contention,
  - vérification du contenu (carte de groupe, RAI, biologie) et de la concordance du dossier.

• Préparation à l'anesthésie :
  - installation confortable et réchauffement de Mme G,
  - mise en place des éléments de surveillance, curamètre, BIS,
  - pose ou vérification de la voie veineuse avec prolongateur et pose de soluté de remplissage (Ringer Lactate®) puis antibioprophylaxie,
  - renseignements check-list HAS.

• Induction - installation :
  - la séquence induction – intubation avec curare sera classique, avec toutefois la précaution d'une titration du propofol pour éviter une chute importante de la PA,
  - vérification du bon positionnement de la sonde d'intubation et fixation,
  - mise sous ventilation contrôlée, O_2/air, V_T = 8 ml/kg, FR = 12/min, bas débit de gaz frais et relais de l'anesthésie par desflurane (MAC 1 = 5 à 7 %) avec contrôle clinique et des constantes ventilatoires (pression, volume, capnométrie, SpO_2),
  - contrôle des paramètres hémodynamiques (objectif PAM supérieure à 65 mmHg - reflet de la pression de perfusion des organes) en regard des risques associés à l'HTA, proposer une correction par injection d'éphédrine ou par expansion volémique modérée si besoin,
  - protection oculaire,
  - mise en place de la sonde gastrique, du monitorage de la température et des moyens de réchauffement,
  - pose d'une 2e voie veineuse (avec prolongateur),
  - installation de Mme G. pour l'intervention, bras le long du corps,
  - injection de kétamine (0,15 mg/kg).

Per-opératoire

Entretien de l'anesthésie et surveillance per-opératoire.

Profondeur de l'anesthésie

• MAC 1 à 1,5 soit 6 à 8 % de desflurane expiré pour éviter tout risque de mémorisation (surveillance : 40 < BIS < 55);

• Niveau de l'analgésie : entretien par bolus de de sufentanil 5 µg toutes les 30 à 40 min;

• Rechercher des signes de réaction adrénergique (tachycardie, HTA) ou à l'inverse vagaux (bradycardie, sueurs);

• Relaxation musculaire : TOF = 0 à 1 réponse à l'orbiculaire de l'œil, conditions d'opérabilité, pression d'insufflation respiratoire ;

Moments sensibles nécessitant une surveillance orientée

Recherche :
• d'une perforation d'organe ou de vaisseaux à la mise en place des trocarts ;
• d'un emphysème sous-cutané à création du pneumopéritoine ;
• d'une hypotension lors de la mise en proclive ;
• d'une hémorragie lors de la dissection de l'artère cystite ;
• lors de la radiomanométrie, d'une hypertonie du sphincter d'Oddi, classiquement favorisée par les morphiniques, qui peut être levée par une petite dose de glucagon.

Observation des conséquences du PNO

• Recherche des répercussions hémodynamiques :
  – si HTA : s'assurer d'un niveau d'analgésie suffisant et d'une $EtCO_2$ dans les limites de la normale,
  – Si PAM inférieure à 65 mmHg : risque d'hypoperfusion cérébrale majoré, surtout en proclive. Il peut alors être proposé l'injection d'éphédrine ou une expansion volémique modérée, d'autant que l'augmentation des pressions inspiratoire et intra-abdominale sont plus influentes en cas d'hypovolémie.
• Répercussions ventilatoires :
  – surveillance des pressions d'insufflation et de l'absence d'intubation sélective révélée par une asymétrie à l'auscultation,
  – les paramètres ventilatoires seront adaptés après avis médical : la ventilation en pression contrôlée peut être une alternative, mais elle ne doit pas se faire aux dépens d'une baisse du recrutement alvéolaire. Possibilité d'une PEEP pour prévenir l'installation des atélectasies, sous réserve de la tolérance hémodynamique,
  – la recherche d'un emphysème sous-cutané est systématique,
  – observation de la courbe de capnographie :
    ■ une montée progressive de la capnographie est révélatrice d'une diffusion de CO_2 et doit conduire à une augmentation des volumes spirométriques - un seuil de 45 à 50 mmHg peut néanmoins être facilement toléré,
    ■ Une baisse brutale de la $FeCO_2$ est le signe d'une embolie gazeuse, surtout si elle est accompagnée de troubles du rythme cardiaque ou d'une désaturation. Il faut alors prévenir le MAR et le chirurgien, ventiler avec une FIO_2 à 1 et demander une exsufflation rapide.
• Gestion de la fin d'intervention :
  – dernière réinjection de sufentanil anticipée, baisse progressive du desflurane, baisse de la fréquence respiratoire pour augmenter la capnie et favoriser la reprise d'une ventilation spontanée,
  – l'exsufflation sera suivie d'une manœuvre de recrutement alvéolaire après avis médical, avec vérification du retour à la compliance initiale,
  – anticipation de l'analgésie post-opératoire : paracétamol, AINS,
  – les douleurs au niveau des points d'introduction des trocarts seront éventuellement prévenues par une infiltration d'anesthésique local,
  – organisation anticipée du transfert en SSPI.

Post-opératoire

En SSPI :
• ventilation en aide inspiratoire pour assurer une bonne élimination du CO_2 associée éventuellement d'une PEEP.
• extubation : critères habituels avec une attention particulière à l'absence d'une curarisation résiduelle ; une décurarisation médicamenteuse est possible.
• analgésie post opératoire +++.

Points essentiels

Pneumopéritoine – ventilation – proclive – risque embolique – décurarisation – douleur.

Fiche 6.8

Patiente primipare opérée d'une césarienne sous péri/rachi

Isabelle Genes

Exposé du cas clinique

Madame X, primipare de 25 ans, est à 38 semaines d'aménorrhée d'une grossesse normale. Elle est admise en salle d'accouchement ce matin pour une césarienne motivée par un bassin globalement rétréci.
A la consultation de pré-anesthésie, la parturiente a été classée ASA 1 et Mallampati I.
Ses sérologies sont négatives, le groupe sanguin est A rhésus positif (carte de groupe conforme) les anti-corps irréguliers sont négatifs de la veille.
Elle mesure 1 m 70 et pèse 83 kg, (+ 10 kg).
La PA est à 135/83 mmHg, la fréquence cardiaque à 90 battements par minute.
Le bilan pré-opératoire est sans particularité.
Le protocole d'anesthésie prescrit est le suivant :
Prémédication :
- *Ranitidine 600 mg per os,*
- *EMLA® patch main gauche et dos,*
- *contention veineuse élastique des membres inférieurs.*

Protocole d'anesthésie :
- *remplissage Ringer Lactate® 1 000 ml,*
- *Marcaine® HB 7,5 mg + Sufenta® 2,5 mcg + Morphine 0,1 mg en rachi-anesthésie,*
- *Xylocaïne® 2 % adrénalinée dose-test 2 ml dans le cathéter péridural,*
- *antibioprophylaxie par Cefazoline® 2 g IVL,*
- *Syntocinon® 5 UI IVD, puis 15 UI/30 ml/ 2 heures,*
- *infiltration chirurgicale de la paroi par Ropivacaïne 5 mg/ml = 4 ml,*
- *dropéridol 1,25 mg et ondansentron 4 mg IV lent en fin d'intervention.*

En SSPI :
- *Paracétamol 1 g + Kétoprofène 50 mg IVL à la levée du bloc moteur,*
- *Nefopam 20 mg per os si EVA > 30 mm.*

Au retour dans le service :
- *Relais d'analgésie per os,*
- *Enoxaparine 0,4 ml en S/C 6 heures après l'ablation du cathéter péridural et pendant 15 jours,*
- *Ablation de la sonde à demeure et lever précoce dès J1.*

Caractéristiques du patient et/ou du terrain

En cas de grossesse, les modifications physiologiques maternelles sont multiples et toute anomalie de l'homéostasie maternelle = risque d'anomalies du rythme cardiaque fœtal (ARCF).

- **Les modifications hémodynamiques** associent :
  - un syndrome postural = ↓ du retour veineux par compression cave liée à l'utérus gravide,
  - une ↑ du débit cardiaque ↑ de la volémie,.

Ces modifications accentuent le retentissement hémodynamique de l'ALR avec un risque majoré d'hypotension artérielle et d'ARCF.

- **Modifications respiratoires** = ↑ de la consommation d'oxygène compensée par l'hyperventilation alvéolaire. Il existe un effet shunt alvéolaire = risque majeur d'hypoxémie, délétère pour le fœtus. De même, **l'hyperoxie maternelle** peut entraîner une ARCF par vasoconstriction des artère utérines.
- **Modifications digestives :** ↑ « estomac plein » = risque de syndrome de Mendelson en raison de :
  - la stase gastrique (imprégnation hormonale et utérus gravide),
  - du reflux gastro-œsophagien positionnel,

= nécessité d'administration systématique de ranitidine 600 mg per os

- **Modifications ORL :** elles existent avec l'imprégnation hormonale :
  - une infiltration œdémateuse des muqueuses,
  - une hyperémie,
  - une modification du score de Mallampati qui doit être réévalué

= risque d'intubation difficile.

• **Modifications hématologiques** consécutives à :
  – La **dilution,** souvent responsable d'une anémie (Hb < 11 g/dl) et d'une thrombopénie,
  – L'**hypercoagulabilité physiologique** pour limiter le processus hémorragique de l'accouchement.

= risque thrombo-embolique majeur : port de bas de contention, réhabilitation précoce ainsi qu'une prescription d'HBPM, 6 h après le retrait du cathéter.

Caractéristiques de la chirurgie

Temps chirurgicaux

• **L'hystérotomie** est réalisée par incision transversale du segment inférieur de l'utérus.

• **La délivrance ou extraction placentaire** « dirigée » : dès que les épaules sont dégagées, on renforce les contractions utérines par l'injection d'utéro-toniques avec une expression douce du fond utérin pour extraire le placenta. La délivrance est suivie d'une révision utérine systématique.

• **La suture de l'utérus** et du péritoine viscéral doit être rapide pour limiter l'hémorragie.

• La césarienne se réalise en décubitus dorsal avec latéralisation à gauche de 10 à 15 ° jusqu'à l'extraction fœtale pour limiter la compression cave par l'utérus gravide.

• L'abord chirurgical permet d'identifier des risques spécifiques qui lui seraient liés :
  – risque de plaie de vessie et de plaies vasculaires lors de la dissection chirurgicale,
  – risque de difficultés d'extraction et/ou d'inhalation fœtale à partir de l'hystérotomie d'où la nécessité de rapidité de l'abord jusqu'à la sortie du bébé pour limiter ce risque d'inhalation du liquide amniotique.

L'intervalle optimal hystérotomie – extraction doit être < 3 minutes.

Risques liés à la chirurgie

• **Risque hémorragique et d'atonie utérine**. Plusieurs causes :
  – L'atonie utérine, prévenue par l'administration d'ocytociques,
  – Les anomalies d'insertion du placenta, avec le risque de placenta prævia, voire acreta.
  – Les plaies cervicales ou vasculaires.

L'hémorragie de la délivrance pour une césarienne est caractérisé par des pertes sanguines > 1 000 ml.

• **Chirurgie douloureuse et réflexogène :** en prévention, il faut obtenir un bloc de conduction de T4 à S5.

• **Chirurgie à risque infectieux modéré :** chirurgie propre classe II Altemeier. ATBprophylaxie systématique avec Cefazoline® 2 g.

Spécificités de l'anesthésie

L'effet secondaire principal de l'ALR est l'hypotension artérielle ; elle peut être responsable d'hypoxie et d'acidose fœtale proportionnelles à la durée et à l'importance de la chute de la TA. Le remplissage et les drogues vaso-actives ont un intérêt préventif et précoce. Cela repose sur le remplissage vasculaire et l'administration de sympathicomimétiques :

• Éphédrine : Bolus de 3 à 6 mg, acidose fœtale si dose injectée > 15–20 mg
• Phényléphrine : bolus de 50 µg à répéter.

Les objectifs de l'anesthésie locorégionale (ALR)

• éviter l'intubation et pallier les risques d'intubation difficile.
• augmenter la perfusion placentaire.
• obtenir un meilleur résultat du score d'Apgar.
• permettre une analgésie post-opératoire d'excellente qualité.

Argumentation du protocole d'anesthésie

Les avantages de la péri/rachi-anesthésie combinée :

• installation d'une anesthésie de qualité tout en pouvant poursuivre l'anesthésie si le geste se complique.
• injection de plus faibles doses d'anesthésiques locaux avec une ↓ du retentissement hémodynamique.

Les produits utilisés pour réaliser l'ALR :
Voir tableau 6.6.

Tableau 6.6

Rachi-anesthésie	Bupivacaïne hyperbare : anesthésique local, délai d'action immédiat, effet maximum obtenu en moins de 15 minutes, durée d'action dépendante de la dose, soit de 2 h à 3 h 30.
Dans l'espace péridural	Xylocaïne® 2 % adrénalinée : anesthésique local injecté en APD pour tester la mise en place du cathéter dans l'espace péridural et poursuivre l'anesthésie si le geste se complique.
Adjuvants	■ Le sufentanil : action analgésique et potentialisation de l'effet anesthésique des AL en injection unique à la dose de 2,5 µg. ■ La morphine : elle permet une analgésie post-opératoire de 24 heures en injection unique à la dose 100 µg.

L'analgésie post-césarienne

Analgésie multimodale intraveineuse, puis relais per os dès retour en chambre et reprise de l'alimentation.
• Kétoprofène : 50 mg × 4/24 h,
• Paracétamol : 1 g × 4/24 h,
• ± Néfopam : 20 mg × 4/24 h si EVA > 30 mm,
• ALR par infiltration de la paroi avec 40 ml de ropivacaïne 4,75 mg/ml.

La prévention du risque de nausées et vomissements

Le risque de NVPO est provoqué par :
• l'apparition d'une hypotension artérielle = signe d'appel,
• une insuffisance du niveau d'analgésie, <T6/T7,
• l'adjonction de morphiniques dans l'ALR,
• une prédisposition dépistée par le score d'Apfel à 3.
Sa prévention passe par l'injection de Dropéridol 1,25 mg et Ondansentron 4 mg IV lent en fin d'intervention.

Rôle spécifique IADE

Pré-opératoire

Mise en conformité du site identique pour ALR et AG : aspiration fonctionnelle/mobilisation de la table/matériel de suppléance ventilatoire vérifié : intubation, respirateur/matériel IOT difficile.
• Préparation du matériel pour l'ALR.
• Préparation des drogues anesthésiques et de réanimation pour une induction en séquence rapide prête en salle : thiopental 500 mg dilué dans 20 ml de sérum physiologique soit 25 mg/ml et succinylcholine : 100 mg dilués dans 10 ml soit 10 mg/ml.
• Syntocinon® 5 UI dans une seringue et 15 UI dans 30 ml de sérum physiologique.
• Matériel de réanimation pédiatrique prêt et fonctionnel.
• Notification des actions sur la feuille d'ouverture de salle.
Accueil de la parturiente :
• accueillir, rassurer, vérifier l'identité et les prérequis sécuritaires : allergie, traitements, score de Mallampati, bilan sanguin (NFS, plaquettes, Hb, coagulation), carte de GS/RAI.
• pose VVP 14 G ou 16 G + perfusion de Ringer Lactate® 15 à 20 ml/kg.
• monitorage des constantes avant stimulation douloureuse : réglage automatique toutes les 2 à 3 min - $SpO_2 \geq 93$ %.
• l'installer en DLG avec coussin sous la fesse sur le chariot ou 10 ° sur la table d'opération.
• réchauffement par air pulsé.
• tenue de la feuille d'anesthésie.
Réalisation de l'ALR par le médecin anesthésiste :
• PA toutes les minutes pour dépister **une chute brusque de la PA**, un malaise, des nausées ?
• Sympathicomimétiques si ↓ PA : **Objectif** : maintien PAM > 70 mmHg.

Per-opératoire

• Installation des champs opératoires, constantes hémodynamiques toutes les 2 min.
• Noter l'heure de l'incision cutanée, de l'hystérotomie et du clampage du cordon (rappel : délai hystérotomie/extraction : <90 secondes).
• Évaluer les pertes sanguines : hémorragie avérée si > 1 000 ml.

Après le clampage du cordon :

- Syntocinon® 5 UI IVD puis PSE 5 UI par heure selon la tonicité utérine;
- antibioprophylaxie : Céfazoline 2 g;
- toilette péritonéale, douloureuse et réflexogène = >inconfort et nausées;
- prise des constantes toutes les 2 minutes, diurèse : aspect/volume;
- infiltration de paroi : Ropivacaïne 5 mg/ml.

Transmissions sur la feuille d'anesthésie.

Post-opératoire

La surveillance spécifique porte sur la régression des blocs sensitifs et moteur et sur le dépistage d'une hémorragie post-partum, justifiant de garder la patiente au minimum 2 heures.
Début d'analgésie à la levée du bloc moteur : 50 mg de ketoprofène + 1 g de paracétamol.
Prévention thrombo-embolique : contention veineuse des membres inférieurs.
Mise au sein précoce si allaitement maternel.
Sortie après accord médical lorsque les paramètres vitaux sont stables et que l'analgésie est satisfaisante (EVA <3/10).

Points essentiels

Assurer la sécurité de la mère :

- ALR mais prévoir AG estomac plein avec risque IOT difficile et inhalation,
- Prévention du risque hémorragique : carte GS + RAI.

Assurer la sécurité de l'enfant :

- Apport d'O_2 seulement si hypoxémie maternelle,
- Maintien du débit sanguin placentaire : correction de l'hypotension par DLG, remplissage vasculaire et vasoconstricteurs.

Impératifs chirurgicaux :

- Impératif de relâchement musculaire niveau T4,
- Rétraction utérine par ocytociques.

NOTES

....

....

....

Fiche 6.9

Patiente opérée d'une grossesse extra-utérine en urgence

Sandra Gryson

Exposé du cas clinique

Mme V., 20 ans, consulte ce jour aux urgences pour des douleurs pelviennes aiguës, des saignements vaginaux et des nausées/vomissements. La patiente est pâle, souffrante et angoissée. Les constantes initiales retrouvent :

- *une pression artérielle non invasive : 90/60 mmHg*
- *une fréquence cardiaque à 112 bpm*
- *une SpO_2 à 97 %.*

Le bilan sanguin réalisé à l'entrée rapporte :

- *une hémoglobine à 8 g/dl et une hématocrite à 26 %*
- *un taux de plaquettes à 350 000/mm³, bilan d'hémostase en cours,*
- *β-HCG positives,*
- *GS : 1re détermination A négatif, recherche d'agglutinines irrégulières en cours.*

Le diagnostic de grossesse extra-utérine rompue est posé et confirmé par échographie. Une intervention chirurgicale en urgence par cœlioscopie est décidée.

La consultation d'anesthésie pratiquée aux urgences rapporte :

- *antécédents chirurgicaux dans l'enfance : appendicectomie à 10 ans et ablation des dents de sagesse à 18 ans.*
- *aucun antécédent médical, ni allergique n'est retrouvé.*
- *traitement personnel : pilule contraceptive (prise non régulièrement)*
- *Mallampati II, ouverture de bouche et distance thyro-mentonnière normales.*

Au terme de cette consultation, la patiente est classée ASA 1U.

Le médecin anesthésiste prescrit :

- *une 2e détermination de groupe sanguin en urgence,*
- *la mise en réserve de 2 culots globulaires isogroupe-isorhésus (CGR),*
- *la pose d'une voie veineuse périphérique avec 500 ml de Ringer Lactate® et 500 ml de Voluven®,*
- *le protocole d'anesthésie générale suivant :*
  - *prémédication : cimétidine effervescent (Tagamet®),*
  - *induction : étomidate (Hypnomidate®), succinylcholine (Célocurine®),*
  - *entretien : sufentanil (Sufenta®), dibésylate d'atracurium (Tracrium®), sévoflurane (Sévorane®) dans un mélange gazeux air et oxygène,*
  - *antibiotique : céfazoline (Céfacidal®),*
  - *analgésie post-opératoire par kétamine (Kétalar®), paracétamol (Perfalgan®) et tramadol (Contramal®),*
  - *prévention des NVPO par dexaméthasone et dropéridol.*

Caractéristiques du terrain du patient

Mme V. est une jeune femme de 20 ans, en bonne santé, ne présentant pas de pathologie autre que celle pour laquelle elle consulte ce jour.

Aucune difficulté d'intubation n'est prévue au regard de l'examen clinique.

L'anesthésie et la chirurgie ont cependant lieu dans un contexte d'urgence hémorragique.

Caractéristiques de la chirurgie/de la pathologie en cause

Définition de la chirurgie

La grossesse extra-utérine est la nidation ectopique de l'œuf hors de la cavité utérine, au niveau tubaire le plus souvent. Une localisation ovarienne ou abdominale est possible, mais rare.

Lorsque l'embryon se développe, la trompe se rompt, provoquant une hémorragie intra-péritonéale.

Le pronostic vital peut être engagé si l'hémorragie interne n'est pas rapidement contrôlée. Le pronostic fonctionnel est en jeu avec un impact sur la fertilité ultérieure. La patiente étant jeune, un traitement chirurgical conservateur est privilégié, mais une salpingectomie est possible. La voie d'abord est cœlioscopique, mais une conversion est toujours possible.

Temps opératoires

- incision par open-cœlio,
- insufflation,
- introduction des trocarts sous contrôle vidéo,
- aspiration du sang et des caillots contenus dans la cavité péritonéale,
- traitement par salpingotomie (aspiration de l'œuf et réparation de la trompe endommagée) ou salpingectomie,
- hémostase et lavage péritonéal,
- exsufflation soigneuse du CO_2 avant fermetures cutanées et pansements.

Risques opératoires

- Risques potentiels liés à la technique cœlioscopique à type :
  - de plaie vasculaire lors de l'introduction des trocards,
  - d'embolie gazeuse,
  - d'emphysème sous-cutané localisé sur le haut du thorax, le visage et les paupières,
  - d'hypercapnie de diffusion,
  - de barotraumatisme si les pressions d'insufflation abdominales sont supérieures à 15 mmHg.
- Risques liés à l'installation : jambes écartées pour pose de la voie basse, bras le long du corps avec Trendelenburg pour récliner les anses digestives et faciliter le travail chirurgical → prévoir un prolongateur de voie veineuse, des géloses et un coussin anti-glisse.
- Risque hémorragique réel majorant l'hypovolémie constituée → anticipation d'une stratégie transfusionnelle pour éviter l'aggravation hémodynamique et l'évolution vers un état de choc hémorragique.
- Risque douloureux en per- et post-opératoire → anticipation de la co-analgésie prescrite.
- Risque thrombo-embolique lié à la chirurgie du petit bassin, mais minoré chez cette femme jeune sans ATCD.
- Risque infectieux lié à la rupture de la trompe et au saignement intra-péritonéal, au contexte d'urgence, à la possible perforation d'organe creux de voisinage (côlon, grêle, vessie) = Altemeier III → antibioprophylaxie.
- Risque d'hypothermie lié à l'insufflation de gaz froid, au lavage de la cavité péritonéale, au remplissage vasculaire et à la transfusion éventuelle → réchauffement précoce par couverture à air pulsée et réchauffeur de solutés.

Caractéristiques de l'anesthésie/ de la prise en charge

Prévention du risque d'inhalation (Syndrome de Mendelson)

- Prise en charge estomac plein impérative, compte tenu du contexte d'urgence, de grossesse et d'hémorragie intra-péritonéale → anti-H_2, induction en séquence rapide avec manœuvre de Sellick, vidange de l'estomac post-induction si besoin.
- Prévention du risque de NVPO devant un score d'Apfel à 3 → injection de la déxaméthasone dès l'induction et du dropéridol en fin d'intervention.

Traitement de l'hypovolémie et de l'instabilité hémodynamique

L'objectif est de maintenir une pression artérielle moyenne supérieure à 60 mmHg.
Au-delà de la stratégie transfusionnelle et de remplissage, le choix d'un protocole d'induction anesthésique préservant l'hémodynamique est à privilégier. À défaut, les drogues et les réinjections devront être titrées.

Accompagnement psychologique

Adapter la communication orale au contexte d'urgence chez cette patiente jeune, présentant un tableau de grossesse arrêtée → l'écouter et la rassurer.
L'hypnose peut-être intéressante dans cette prise en charge.

Prévention de l'immunisation rhésus

Une injection d'Anti-D est à prévoir en post-opératoire, la patiente étant de rhésus négatif.

Rôle spécifique IADE

Pré-opératoire

- Récupérer l'intégralité du bilan sanguin.
- Vérifier la disponibilité et la délivrance des culots globulaires prescrits.
- Préparer un accélérateur-réchauffeur de solutés, voire un Cell-Saver® selon protocole de service.
- Compenser les pertes sanguines initiales par un colloïde selon prescription.

Per-opératoire

- Poser une 2e VVP dédiée à la transfusion.
- Contrôler l'hémoglobine par Hémocue® post-induction et avant la phase de réveil.
- Surveiller de manière rapprochée les paramètres hémodynamiques, notamment au moment de l'insufflation → limiter pour cela les pressions d'insufflation abdominales à des valeurs inférieures à 15 mmHg.
- Surveiller l'état clinique de la patiente : coloration des conjonctives, signes de choc (pâleur, marbrures).
- Compenser les pertes hydro-électrolytiques basales à hauteur de 2 à 4 ml/kg.
- Réadministrer en cas de nécessité le Cell-Saver® (traçabilité transfusion ++).
- Prévention NVPO.

Post-opératoire

- Surveiller les pertes sanguines vaginales.
- Réaliser un bilan sanguin de contrôle et transfuser si besoin.
- Évaluer la douleur et réajuster le choix des antalgiques selon prescription ou protocole.

Points essentiels

- Urgence chirurgicale fréquente.
- Contexte psychologique particulier.
- Crush induction.
- Stratégie transfusionnelle en urgence.

NOTES

....
....
....
....
....
....
....
....
....
....
....
....
....
....
....
....
....
....
....
....

En per-opératoire

Au cours d'une cœlioscopie, la pression d'insufflation de CO_2 ne doit pas dépasser 12 à 14 mmHg afin de limiter le risque de complications.

Une surveillance attentive de tous les paramètres ventilatoires (VT, FR, pression de plateau, pression de crête, $EtCO_2$, $FetO_2$, SpO_2) est indispensable.

D'autres éléments cliniques sont à prendre en compte : cyanose, sueurs, recherche d'emphysème sous-cutané au niveau du cou, auscultation pulmonaire symétrique régulière, surveillance du champ opératoire, etc.

L'antalgie post-opératoire est débutée.

En post-opératoire

Après aspiration bucco-pharyngée, le patient est extubé en salle d'opération lorsque tous les critères d'extubation sont réunis.

Il est ensuite transféré en SSPI avec un masque à O_2 sous surveillance clinique continue. Après installation dans son lit en position demi-assise (diminution de la douleur, amélioration de la ventilation), il est pris en charge par l'équipe de la SSPI après les transmissions de l'IADE.

Points essentiels

Ce type d'intervention expose particulièrement aux risques :

- d'inhalation gastrique : toute pathologie digestive (pathologie gastroduodénale, ulcère gastrique et duodénal, hémorragie digestive haute, syndrome occlusif) nécessite une ISR. Le jeûne ainsi que la prise d'anti-H_2 sont **impératifs**.
Malgré toutes les précautions prises (télécommande de la table, aspiration fonctionnelle, équipe expérimentée, etc.), le risque d'inhalation de liquide gastrique reste présent à l'induction, mais aussi à l'extubation. La gravité des lésions pulmonaires est d'autant plus sévère que le liquide inhalé est acide.
- liés à la cœlioscopie : la surveillance hémodynamique et ventilatoire, la surveillance des différents temps opératoires ainsi que la recherche de toutes les complications potentielles de la cœlioscopie doivent être systématiques et rapprochées.
- hémorragique lié au risque de plaie vasculaire lors de la mise en place des trocards et lors du geste chirurgical. Le risque de conversion est toujours possible.

Fiche 6.11

Patiente opérée d'une appendicectomie présentant un choc anaphylactique

Serge Ronce

Exposé du cas clinique

IADE au bloc de chirurgie viscérale d'urgence, vous prenez en charge Mme O. âgée de 30 ans.

Mme O. consulte aux urgences en milieu d'après-midi, pour une douleur en fosse iliaque droite, accompagnée de nausée et de vomissements.

Un scanner urgent et un bilan sanguin sont réalisés. Le chirurgien viscéral de garde décide d'une intervention en urgence sous cœlioscopie pour syndrome appendiculaire.

Le MAR de garde réalise la consultation d'anesthésie et note les éléments suivants :

- *antécédents médicaux : reflux gastro-œsophagien. Traitement habituel : Omeprazole 20 mg/gel = 1 cp le matin, Gelox® 1 sachet après chaque repas.*
- *une biologie sans particularité majeure en dehors d'une élévation de la numération leucocytaire.*
- *poids 67 kg Taille 1,70 m, pas d'alcool, pas de tabac, pas d'allergie connue.*
- *pression artérielle 105/60 mmHg, fréquence cardiaque = 90 bats/mn.*
- *aucun antécédent chirurgical, et auscultation normale.*
- *Mallampati = 2, Score d'Apfel = 2.*
- *prémédication : Zophren® 4 mg 1 cp, Tagamet® effervescent 1 cp*
- *protocole d'anesthésie :*
  - *Propofol®,*
  - *Célocurine®,*
  - *Sufenta®,*
  - *Sévorane®,*
  - *Tracrium®,*
  - *Ventilation à bas débit de gaz frais.*
- *Antibioprophylaxie : Mefoxin® Céfoxitine 2 g.*

Impératif à respecter : Réaliser dans le contexte de l'urgence une AG de durée et de puissance adaptée à l'acte.

Juste après l'intubation, Mme O. présente un érythème cutané sur l'ensemble du corps, TA = 60/35 mmHg, pouls = 50/min et les pressions d'insufflation affichées sur le respirateur sont élevées.

Caractéristiques du terrain du patient

Il s'agit de la prise en charge d'un patient, estomac plein et présentant un RGO = risque d'inhalation du contenu gastrique par vomissements ou régurgitations, de détresse respiratoire par syndrome de Mendelson, d'infection, d'atélectasies.

Impératifs :

- alcalinisation pré-opératoire par anti-acides per os (Tagamet® ou Azantac® effervescent, action en 1 h 30, durée 4 h).
- éviter l'utilisation d'Atropine®, de Dopamine®, de benzodiazépines, d'halogénés à l'induction.
- respect du jeûne.
- dénitrogénation et préoxygénation +++ au minimum 3 minutes en O_2 pur.
- induction séquence rapide avec manœuvre de Sellick si urgence et/ou estomac plein ; pas de ventilation de suppléance au masque.
- aspiration du contenu gastrique.
- posture : proclive pendant induction ; déclive si régurgitation.
- pas d'anesthésie locale de la glotte.

Caractéristiques de la chirurgie

Chirurgie de l'appendicite ou de l'abcès appendiculaire

= inflammation ou infection de l'appendice rendant nécessaire son ablation.

Chirurgie semi-urgente ; l'appendicite banale permet parfois d'attendre 6 heures, délai légal et habituel du jeûne pré-opératoire mais ici = > estomac plein.

C'est une chirurgie intra-abdominale sous mésocolique, qui sera faite ici sous cœlioscopie.

- Chirurgie de courte durée, < 1 heure.
- Nécessite un relâchement musculaire = curarisation avec monitorage.

- Position : décubitus dorsal, bras en croix ou le long du corps selon les équipes, prolongateur pour la VVP.
- Risque d'hypothermie car création d'un pneumopéritoine froid :
  - circuit à bas débit de gaz frais pour réchauffer et humidifier les gaz inspirés,
  - couverture à air chaud pulsé pour le haut du corps.
- Chirurgie peu douloureuse et peu réflexogène.
- Chirurgie non hémorragique :
  - voie veineuse de bon calibre,
  - compensation par cristalloïde si besoin.
- Risque infectieux :
  - chirurgie contaminée par le contenu digestif,
  - Antibiothérapie par amoxicilline-acide clavulanique ou métronidazole si péritonite appendiculaire ou inflammation aiguë sans pus. Ici, antibioprophylaxie par céfoxitine (Céphalosporine de 2e génération).

Temps chirurgicaux

- Création du pneumopéritoine par l'insufflation de CO_2 à pression contrôlée (inférieure à 12); conséquences :
  - débit cardiaque inchangé ou augmenté pour des pressions intra-péritonéales faibles; diminué si pression d'insufflation > 8 mmHg,
  - baisse du retour veineux par compression de la veine cave inférieure,
  - augmentation des résistances vasculaires systémiques (phénomène humoral),
  - augmentation des troubles du rythme dus à l'hypercapnie,
  - variation des débits sanguins locaux : diminution du débit sanguin mésentérique, diminution du débit sanguin rénal et donc diminution de la diurèse.
- Visualisation de l'appendice, dissection, lavage, occlusion du pédicule.
- Exsufflation du pneumopéritoine.
- Fermeture des différents points de ponction.
- Risque lors de l'insufflation du pneumopéritoine.

Complications

Voir tableau 6.7

Tableau 6.7

Type de complication	Causes possibles	Actions IADE
Intubation sélective	Déplacement de la sonde d'intubation	Auscultation régulière et bonne fixation de la sonde
Embolie gazeuse	Passage du CO_2 dans une brèche veineuse	Surveillance du CO_2 expiré +++
Perforations vasculaires, digestives, urinaires	Par perforation avec les outils et pinces chirurgicales	■ Pose sonde gastrique pour vidanger l'estomac, ■ Pose sonde vésicale ou miction pré-opératoire pour vidanger la vessie,
Réaction vagale	Distension du péritoine à l'insufflation	■ Surveillance scope, ■ Médicaments d'urgence prêts
Douleurs post-opératoires (scapulaires) Emphysème sous-cutané	Irritation du péritoine et du diaphragme par le CO_2	■ Exsufflation soigneuse en fin d'intervention ■ Remise en décubitus dorsal en ventilation manuelle ± pression sur l'abdomen
Atélectasies basales	Pneumopéritoine	■ Programmer soupir per-opératoire ■ Recrutement par insufflation au ballon en fin d'intervention
Nausées, vomissements		Prévention pré- et per-opératoire des NVPO

Caractéristiques de l'anesthésie

L'anesthésie générale avec induction en séquence rapide permet de limiter le risque de régurgitation et d'inhalation chez cette patiente présentant un estomac plein supposé.

• Après une pré-oxygénation en O_2 pur au moins 3 min en ventilation spontanée et masque facial étanche, injection possible du Propofol® 3 mg/kg, soit 200 mg, suivie de l'injection de la Celocurine® 1 mg/kg, soit 70 mg.

• La manœuvre de Sellick (pression cricoïde) débutée dès la perte de conscience sera maintenue jusqu'au gonflage du ballonnet. La vérification de la présence d'une courbe de capnométrie avec auscultation des 2 champs pulmonaires recherchera les signes de bronchospasme.

• Après branchement au respirateur sous O_2 pur. Fr = 12, Vt 6 ml/kg, soit 420 ml, réglage des alarmes.

Rôle spécifique IADE

Au moment de l'incident

Les signes cliniques apparaissent ici juste après l'intubation : les paramètres monitorés indiquent un état de collapsus cardio-vasculaire probablement associé à une réaction allergique (érythème + collapsus + ↑ pressions d'insufflation).

Les curares ou l'antibiotique peuvent être à l'origine d'une réaction d'hypersensibilité immédiate. Les réactions peuvent survenir dès la première administration.

Rappel : Les manifestations cliniques sont décrites suivant quatre grades de gravité croissante (adapté de la classification de Ring et Messmer, cf. fiche 3.25)

Tableau 6.8

GRADE	Manifestations
I	Signes cutanéo-muqueux généralisés
II	Atteinte multiviscérale modérée (au moins 2 fonctions atteintes)
III	Atteinte multiviscérale sévère engageant le pronostic vital
IV	Arrêt circulatoire et/ou respiratoire

Les actions de l'IADE doivent être immédiates et coordonnées avec le MAR.

1) Éviction de l'allergène : pas de réinjection du médicament suspecté

2) Débuter la réanimation

• appel à l'aide,

• contrôle des voies aériennes, $O_2$100 %, ventilation manuelle si bronchospasme sévère,

• remplissage vasculaire (cristalloïdes puis HEA)

3) Adrénaline en fonction du stade de gravité, titration toutes les 1 à 2 min

- grade II : bolus de 0,01 à 0,02 mg
- grade III : bolus de 0,1 à 0,2 mg
- grade IV : bolus de 1 toutes les 1 à 2 minutes puis 5 mg à partir de la 3e injection + massage cardiaque externe (MCE).

4) Traiter le bronchospasme si sévère : β2 mimétiques, inhalés ou IV, Salbutamol 0,5 à 1 mg/h.

5) Réaliser les prélèvements sanguins requis :

- 30 min : Histamine, Tryptase, IgE spécifiques,
- 1 à 2 h : idem,
- 24 h : Tryptase et IgE spécifiques,
- 1 tube EDTA et 1 tube sec par séquence.

Per-opératoire

En fonction de la gravité de la situation, poursuite ou non de l'anesthésie et de la chirurgie. Il est recommandé de ne pas insuffler le pneumopéritoine.

Si poursuite, débuter le Sevorane® suivant l'hémodynamique. Vidange gastrique par pose de sonde naso-gastrique, si non posée avant l'induction. La mise en place d'une antibioprophylaxie sera décidée après visualisation per-opératoire de l'appendice.

Passage en bas débit de gaz frais dès que les constantes sont stabilisées.

Surveillance spécifique :

• aspect de la courbe de capnie expiré, pressions respiratoire.

• hypercapnie liée à l'absorption du CO_2 par le péritoine.

• hypocapnie par embolie gazeuse.

• emphysème sous-cutané.

Réanimation per-opératoire, maintien stabilité hémodynamique.

Compensation des pertes en fonction de l'aspiration et de l'hémoglobine.

Fiche 6.13

Patient diabétique opéré d'une RTUP sous rachi

Etienne Lefevre

Exposé du cas clinique

Vous êtes IADE au bloc de chirurgie urologique et vous prenez en charge un patient de 55 ans, diabétique (type 2) traité par metformine et sulfamide, pour une RTUP.
À la consultation d'anesthésie, le médecin anesthésiste et le patient ont choisi pour protocole une rachi-anesthésie. La chirurgie est programmée en début de matinée. Elle est prévue pour une durée d'une heure environ en position gynécologique. Le patient est à jeun.

Caractéristiques du terrain du patient

Les complications liées au diabète sont :
- la neuropathie dysautonomique (cardiaque avec HTA fréquente et risque d'ischémie myocardique silencieuse, digestive avec gastroparésie, respiratoire et urinaire notamment) et le risque de déficit neurologique,
- une possible altération de la fonction rénale,
- des déséquilibres glycémiques répétés (avec risque d'ischémie cérébrale, d'acidose lactique, de rétinopathie, de troubles vasculaires périphériques),
- le risque d'intubation difficile (signe de la prière),
- la majoration du risque infectieux,

L'HAS recommande une cible d'HbA1c (hémoglobine glyquée) inférieure à 7 % (correspondant à une glycémie de 1,5 g/L).

Caractéristiques de la chirurgie/de la pathologie en cause

La technique chirurgicale

La RTUP est un des traitements chirurgicaux de l'hypertrophie bénigne (adénome) de la prostate. Cette intervention consiste en une électro-résection endoscopique qui est la technique de référence, proposée après l'inefficacité du traitement médical. La vaporisation et l'énucléation au laser prostatique sont deux nouvelles méthodes chirurgicales (elles permettent la réduction du risque de saignement, de la durée d'hospitalisation et la poursuite du traitement anticoagulant).
Les risques spécifiques de cette chirurgie sont :
- le risque infectieux,
- le risque hémorragique,
- les risques liés à la position de lithotomie,
- un risque thrombo-embolique, mais faible.

L'utilisation du glycocolle

L'électrocoagulation à l'anse monopolaire nécessite l'utilisation d'une solution d'irrigation isotonique au glycocolle. Les autres techniques utilisent une solution saline.
La complication majeure de l'irrigation au glycocolle est le syndrome de résorption (TURP Syndrom). Pour en limiter les risques, des recommandations ont été faites :
- limitation de la durée de l'intervention à moins d'une heure,
- limitation de la pression, limitation de la hauteur de la poche d'irrigation à moins de 60 cm du niveau de la vessie,
- utilisation de résecteurs à double courant, limitation de l'étendue de la résection,
- réalisation d'un bilan entrée/sortie de la solution de lavage.

Caractéristiques de l'anesthésie/de la prise en charge

La RTUP est une excellente indication d'anesthésie loco-régionale, type rachi-anesthésie. Le niveau sensitif requis est T10 (anesthésie de l'ombilic). De plus, l'ALR participe à une anal-

gésie post-opératoire de qualité. L'hypothermie per-opératoire est prévenue par un moyen de réchauffement actif pour le patient et par le réchauffement de la solution de lavage per-opératoire.
La prévention des risques liés au patient et à la chirurgie dictera la conduite et la stratégie de l'anesthésie. Pour le traitement du diabète de type 2 et une chirurgie mineure, il est recommandé l'arrêt de la metformine 48 heures avant l'acte. La prise de sulfamide, le matin, sera accompagnée d'une perfusion de glucosé à 5 % et de contrôles glycémiques péri-opératoires (notamment avant l'induction). La reprise de l'alimentation et du traitement habituel doit être la plus précoce possible. L'intervention doit être programmée en début de matinée.
L'anesthésie loco-régionale permet un meilleur équilibre glycémique et métabolique pour le patient.
La prévention des complications de la position se fera avec la surveillance hémodynamique lors des changements de position, surtout en fin d'intervention à la mise en décubitus dorsal; avec la surveillance respiratoire, notamment chez le patient insuffisant respiratoire et chez le patient obèse, et lors de la rachi-anesthésie; et enfin avec la surveillance des points de compression nerveuse (nerf fibulaire, nerf sciatique et nerf fémoral).
La prévention du risque infectieux respectera le protocole d'antibioprophylaxie recommandé. En pré-opératoire il faudra vérifier la stérilité des urines (ECBU).
Pour le risque hémorragique, il sera proposé une stratégie transfusionnelle souvent nécessaire dans cette intervention [3]. Les pertes sanguines sont liées à la prise d'anticoagulants ou d'antiagrégants plaquettaires. Le lavage post-opératoire, accompagnant une hémostase chirurgicale précise, permet de limiter le saignement et le risque de caillotage. La surveillance du taux d'hémoglobine est le meilleur reflet per-opératoire des pertes sanguines (dans le bilan entrée-sortie, les pertes sont très difficiles à comptabiliser). Les techniques chirurgicales alternatives réduisent ce risque.
Le TURP syndrom est prévenu par les mesures citées dans le paragraphe précédent.

Rôle spécifique IADE

Pré-opératoire

En plus de la préparation standard pour une anesthésie loco-régionale, l'IADE doit être attentif à pister les éléments du dossier patient, notamment concernant le diabète (hémoglucotest pré-op, arrêt du traitement et suppléance éventuelle); et en particulier les informations concernant l'intervention chirurgicale (poids présumé de la prostate, technique utilisée, résultat de l'ECBU pré opératoire).
L'IADE participe à la mise en œuvre de l'ALR et à sa surveillance, notamment par le contrôle du niveau T10.

Per-opératoire

En collaboration avec l'IBODE, l'IADE participe à l'installation en position de lithotomie, puis effectue le contrôle des points d'appui et la surveillance des complications respiratoire et cardio-vasculaire (voir fiche position 3.16).
Il sera attentif aux moyens de prévention du TURP syndrom.
Le contact verbal avec le patient est primordial, en cas de troubles glycémiques, de troubles de la conscience ou de la résorption.
En collaboration avec l'IBODE, il recueille les données concernant le saignement per-opératoire (bilan entrées-sorties). En per-opératoire ou en post-opératoire, l'IADE sera attentif aux premiers signes d'intoxication au glycocolle pour anticiper le traitement du TURP syndrom.

Post-opératoire

Rien de spécifique sauf le fait de réaliser un ionogramme sanguin.

Points essentiels

Les risques liés au diabète de type 2 imposent l'arrêt de la metformine, cependant la poursuite des sulfamides est possible, et demandent des contrôles glycémique péri-opératoires.
Les risques lié à la chirurgie sont infectieux, hémorragiques, et celui de TURP syndrom.

Fiche 6.14

Patient polytraumatisé victime d'un AVP

Anne-Laure Lepilleur-Deleu

Exposé du cas clinique

Vous êtes IADE au SMUR et vous partez pour un Accident de la Voie Publique (AVP).

Il s'agit d'un homme de 22 ans, conducteur ceinturé, alcoolisé, poursuivi par la police, victime d'un AVP à haute cinétique : voiture contre poteau. La voiture aurait percuté le feu tricolore avec notion de tonneaux et la victime a été éjectée à 2 m. La vitesse supposée est de 50 km/h. Le passager l'accompagnant est envoyé aux urgences.

À votre arrivée sur les lieux, vous constatez :

- *une fréquence cardiaque (FC) de 80 bpm,*
- *une pression artérielle non invasive (PA) de 135/80 mmHg,*
- *une SpO2 à 98 % en ventilation spontanée (VS), eupnéique,*
- *un hémocue à 16 g/dl,*
- *un Glasgow à 8 (Y2 V2 M4) avec des pupilles intermédiaires symétriques et réactives.*

Le bilan lésionnel du Samu diagnostique une diminution du murmure vésiculaire au poumon droit, une ecchymose au niveau de l'hypochondre droit, au niveau basithoracique droit, et une autre au niveau du bassin droit sans signe de fracture.

Devant les troubles de la vigilance, le patient est intubé en séquence rapide sous Étomidate® et Célocurine® (poids estimé 75 kg) après deux laryngoscopies par deux opérateurs différents et l'utilisation du mandrin d'Eichmann (Cormack 3).

L'entretien de la sédation est alors débuté avec Hypnovel® et Sufenta®. Les constantes sont alors FC : 88 bpm, PA : 96/44 mmHg, SpO_2 à 100 %, $EtCO_2$: 47 mmHg.

Il reçoit 1500 ml de remplissage à base de cristalloïdes.

Caractéristiques du terrain du patient

Il s'agit d'un jeune homme de 22 ans sans antécédents ni allergie connus, victime d'un accident de la voie publique (AVP), avec choc direct à haute cinétique.

C'est un polytraumatisé avec une suspicion de traumatismes crânien, thoracique, abdominal et rachidien.

- Ses constantes **hémodynamiques** sont stables. L'hémocue est normal à 16 g/dl. La surveillance doit être régulière tout au long de la prise en charge pour déceler une possible hémorragie interne. En effet, il y a un risque de défaillance hémodynamique avec choc hypovolémique, lié à une susceptible hémorragie interne, et majoré par le jeune âge du patient, qui peut de ce fait compenser son hypovolémie avec la mise en jeu du système sympathique.
- Au niveau **pulmonaire**, il présente une asymétrie auscultatoire avec un risque de contusion pulmonaire. Il ventile spontanément avec une saturation en oxygène correcte.
- Son état **neurologique** est évalué à un Glasgow évalué à 8 à l'arrivée :
  - ouverture des yeux à la douleur,
  - réponse verbale incompréhensible,
  - une réponse motrice à type de décérébration.

Ses pupilles sont symétriques intermédiaires et réactives.

Cependant, son état neurologique fluctue au cours de la prise en charge et devant les troubles de la conscience, la décision de l'intubation est prise. Le patient est considéré comme estomac plein avec le risque du syndrome de Mendelson. Il présente des difficultés d'intubation majorées par l'environnement et le risque de traumatisme du rachis. Le maintien de l'axe tête-cou-tronc est primordial.

Caractéristiques de la chirurgie/de la pathologie en cause

Il s'agit de la prise en charge d'un polytraumatisé avec traumatisme crânien, thoracique, abdominal et rachidien. Le polytraumatisé est un blessé présentant au moins deux lésions dont une met en jeu son pronostic vital. Il s'agit d'une urgence vitale.

Le jeune homme est retrouvé alcoolisé, ce qui pourrait expliquer la cause de l'accident.

Traumatisme crânien

Le jeune homme présente un état neurologique fluctuant au cours de la prise en charge. Un traumatisme crânien est à suspecter. Devant la dégradation neurologique avec un Glasgow à 8, la décision de protéger les voies aériennes est prise.
Les **axes d'action** à mettre en œuvre sont :
• la surveillance du score de Glasgow et des pupilles.
• la prévention des agressions cérébrales secondaires d'origine systémiques (ACSOS) : éviter l'hypocapnie, l'hypercapnie, l'hypotension, l'hypoxémie, l'anémie.
• le maintien d'une pression de perfusion cérébrale et la lutte contre l'œdème cérébral par la mise en place d'une VVP de bon calibre et le remplissage par des solutés isotoniques +/– Mannitol® ou sérum salé hypertonique.
• l'objectif d'une PAM >90 mmHg; si nécessaire, mise en place de Noradrénaline®.
• l'objectif d'un $EtCO_2$ entre 35 et 40 mmHg.
• la surveillance de l'hémoglobine.

Traumatisme thoracique

Un tiers des patients victime d'un AVP présente une lésion thoracique significative. Le jeune homme présente probablement des lésions thoraciques secondaires à un traumatisme fermé, lié à l'AVP. Cela engendre un risque de détresse respiratoire.
Les **axes d'action** à mettre en œuvre sont :
• la présence à portée de main de tout le matériel de ventilation, d'intubation et d'aspiration qui doit être fonctionnel.
• la surveillance clinique ventilatoire afin de dépister l'apparition d'une dyspnée (fréquence respiratoire, amplitude thoracique, tirage inspiratoire, balancement thoraco-abdominal).
• la surveillance de la SpO_2 à la recherche d'une hypoxie.
• l'auscultation pulmonaire bilatérale à la recherche d'une diminution du murmure vésiculaire.
Le traumatisme thoracique est une contre-indication à l'utilisation du pantalon anti-G.

Traumatisme du rachis

Le traumatisme du rachis est une lésion grave du système ostéo-médullo-ligamentaire en raison des conséquences neurologiques, vitales ou fonctionnelles qu'elle entraîne.
Le patient présente un risque de lésion médullaire lié au traumatisme rachidien.
Les **axes d'action** sont :
• le maintien de l'axe tête-cou-tronc en position neutre, notamment lors du relevage et du changement de position. L'immobilisation du rachis est primordiale et doit être la plus précoce possible.
• l'immobilisation du rachis cervical par un collier cervical adapté à la morphologie.
• le maintien en décubitus dorsal strict avec matelas coquille.
• la réévaluation régulière de l'état de conscience par l'intermédiaire du Glasgow.
• la surveillance de la sensibilité et de la motricité des membres.
• le transport le plus rapide possible du patient au scanner pour un bilan lésionnel.

Traumatisme abdominal

Les traumatismes abdominaux sont généralement des lésions fermées : contusions pour les organes pleins (rate, foie, rein, pancréas), perforation d'organes creux (duodénum, intestin grêle, colon), déchirures mésentériques, déchirures diaphragmatiques.
Le principal risque est la détresse circulatoire liée à une lésion responsable d'un choc hypovolémique et hémorragique lié à une hémorragie interne ou la perforation d'un organe.

Les axes d'action

• Pose de 2 voies veineuses de gros calibre afin de maintenir une volémie avec un remplissage par des cristalloïdes en première intention.
• Surveillance fréquente de l'hémocue.
• Maintien d'une PAM afin de maintenir une pression et un débit suffisant pour la perfusion d'organe; avoir à proximité la noradrénaline et une voie veineuse périphérique réservée à son usage sans vecteur, à mettre en place si échec de remplissage de 2000 ml.
• Surveillance des paramètres hémodynamiques très rapprochée à la recherche d'une hypotension et/ou de l'apparition d'une tachycardie.

Fiche 6.15

Patiente en choc septique opérée d'une occlusion intestinale

Marion Lenoir

Exposé du cas clinique

Madame Y., 53 ans, 55 kg, 170 cm, est hospitalisée en urgence pour syndrome abdominal aigu. Cette patiente a bénéficié trois jours auparavant de l'ablation d'un polype de l'angle colique gauche par coloscopie. L'échographie abdominale confirme le diagnostic de péritonite secondaire par perforation colique.

La symptomatologie existe depuis 48 heures. Le MAR note :

- *nausées et vomissements depuis 48 heures, douleurs abdominales généralisées avec arrêt du transit,*
- *PA = 90/35 mmHg, pouls = 130 battements/minute, température à 39,5 °C,*
- *aucun antécédent médical,*
- *ECG et radio pulmonaire normaux,*
- *à la pose, la sonde vésicale a ramené 60 ml d'urines foncées,*
- *La patiente est classée ASA 3U et Mallampati I, l'EVA est à 8*

Le bilan biologique effectué à l'arrivée montre :

- *Sodium = 133 mmol/L, potassium = 3,3 mmol/L, chlore = 88 mmol/L,*
- *Bicarbonates = 15 mmol/L,*
- *pH artériel = 7,26,*
- *hématocrite = 48 %, hémoglobine = 13 g/dl, leucocytes = 18 000/mm^3*
- *protides = 75 g/L*
- *urée = 13 mmol/L, créatinine = 140 mmol/L.*

Devant ce tableau, une laparotomie exploratrice par voie médiane sous-ombilicale est programmée en urgence. La durée de la chirurgie est estimée à 90 minutes. Elle se déroulera en décubitus dorsal avec roulis droit.

Une réanimation pré-opératoire est débutée 1 heure avant la chirurgie :

- *pose d'une VVP avec 500 ml de sérum physiologique,*
- *Augmentin® 2 g et gentamycine 160 mg en IVD lente (antibiothérapie curative probabiliste),*
- *pose d'une sonde naso-gastrique,*
- *Mopral® 40 mg IVL,*
- *Perfalgan® 1 g IVL,*
- *oxygénothérapie 5 L/min.*

Le protocole d'anesthésie générale prescrit comprend : étomidate, succinylcholine, sufentanil, atracurium et sévoflurane en ventilation contrôlée et BDGF dans un mélange O_2/air à 50 %. Une perfusion de Noradrénaline® sera débutée à 0,5 µg/kg/min après induction anesthésique devant la persistance des signes d'hypoperfusion tissulaire réfractaires au remplissage.

Le transfert en réanimation aura lieu en fin d'intervention qui a consisté en une suture de la perforation colique.

Caractéristiques du terrain du patient

État clinique actuel

Mme Y. est **hospitalisée en urgence** pour douleurs abdominales avec nausées et vomissements et arrêt du transit après polypectomie endoscopique.

Identification des perturbations

L'analyse du bilan clinique, para-clinique et biologique objective :

- une hyponatrémie modérée (133 pour 138–142 mmol/L),
- une hypokaliémie (3,3 pour 4-4,5 mmol/L) pouvant générer des troubles du rythme et délétère pour la fonction rénale,
- une hypochlorémie (88 pour 95–105 mmol/L)
- le taux de créatininémie (140 pour 60–120 mmol/L) et d'urémie (13 pour 4–8 mmol/L) au-dessus de la normale, ainsi que l'oligurie (60 ml d'urines foncées) signent une insuffisance rénale fonctionnelle.
- le taux d'hématocrite et la protidémie sont légèrement élevés et témoignent d'une hémoconcentration.

La défense abdominale est due à l'inflammation et/ou l'infection du péritoine par contamination de germes d'origine digestive.

- une hyperthermie à 39 °C et une hyperleucocytose (18 000 pour 6 000–10 000/mm^3),
- une tachycardie (majorée par l'hyperthermie et la douleur) et une hypotension artérielle témoignant d'une défaillance circulatoire. L'hypotension artérielle septique est liée à une hypovolémie relative par vasodilatation (ici majorée par une déshydratation extracellulaire consécutive aux vomissements) et une hypovolémie vraie consécutive à l'hyperméabilité capillaire avec création d'un 3e secteur (majorée par l'inflammation du péritoine avec syndrome occlusif),
- une acidose métabolique.

Cette sémiologie et le retentissement systémique témoignent d'un **état septique,** conséquence d'une réponse inflammatoire systémique à l'infection. Il est responsable d'une augmentation des besoins en O_2 (hyperventilation alvéolaire, catabolisme cellulaire augmenté). Le tableau clinique avec une hypotension qui ne répond pas à un remplissage vasculaire, accompagnée d'anomalies de la perfusion tissulaire incluant ici une acidose lactique et une oligurie caractérise un **sepsis sévère** à **risque de mortalité élevé par défaillances d'organes multiples** provoquées par cette réaction inflammatoire.

Cet état infectieux est lié à une **péritonite** (inflammation ou infection aiguë, localisée ou disséminée de la séreuse péritonéale) **secondaire :** par perforation colique après polypectomie. Il s'agit d'une infection nosocomiale à germe endogène entrant dans le cadre des **infections associées aux soins.**

Mme Y. est classée ASA 3U : présentant une pathologie sévère d'une grande fonction liée à son sepsis sévère, et associée à un caractère d'urgence.

Caractéristiques de la chirurgie/de la pathologie en cause

Il s'agit d'une chirurgie abdominale en urgence.

Les temps opératoires

- laparotomie sus-ombilicale,
- prélèvements bactériologiques (examen direct et culture du liquide péritonéal prélevé),
- exploration et suture de la perforation, ou réalisation d'une stomie,
- lavage abondant de la cavité péritonéale (avec du sérum physiologique tiédi),
- pose de drainage, fermeture.

Les retentissements et risques spécifiques

- Risque d'instabilité hémodynamique, lors de manipulations des territoires infectés ou de vidange rétrograde du grêle, liée au passage systémique de bactéries, d'endotoxines ou de médiateurs inflammatoires.
- Risque de saignement per-opératoire lié aux organes de voisinage (rate) avec accolement des tissus inflammatoires.
- Risque d'hypothermie du fait de l'exposition des viscères, associée au lavage péritonéal.
- Risques liés à la position : décubitus dorsal avec un roulis à droite pour libérer l'angle colique gauche, bras en croix. Risques : cutanéo-muqueux à type de compression au niveau des points d'appui, d'étirement des plexus cervical et brachial et de compression ulnaire.
- Risque réflexogène et douleur (incision, valves sous-costales et tractions sur les anses intestinales et le péritoine). Il s'agit donc d'assurer une analgésie de qualité, de prévoir l'Atropine® en cas de bradycardie vagale et de maintenir un silence abdominal par curarisation.
- Répercussions post-opératoires ventilatoires par diminution du réflexe de toux lié à la douleur, diminution de la CV et de la CRF entraînant un risque d'encombrement bronchique, d'atélectasies et d'hypoxie du fait de l'hypoventilation.

Caractéristiques de l'anesthésie/de la prise en charge

Réanimation pré-opératoire

- Les altérations respiratoires, métaboliques et cardiovasculaires de la péritonite nécessitent la mise en route d'une aspiration gastrique, une oxygénation et une analgésie pour améliorer la ventilation en attendant la chirurgie.
- La réanimation hydro-électrolytique pré-opératoire consiste en un remplissage par sérum salé isotonique dont l'efficacité sera vérifiée sur l'évolution clinique (pression artérielle, diurèse, coloration cutanée). L'objectif du remplissage est de normaliser la volémie avant l'induction anesthésique.
- Une antibiothérapie probabiliste efficace sur les entérobactéries et les anaérobies, en complément de la chirurgie, sera précocement débutée. Celle-ci sera ensuite adaptée en fonction des résultats des prélèvements microbiologiques.

Phase per-opératoire

Le choix de la technique et du protocole durant la période opératoire sont caractérisés par **l'estomac plein et l'hypovolémie.**

- Protocole d'anesthésie générale avec induction séquence rapide et manœuvre de Sellick. Choix de médicaments assurant une bonne stabilité hémodynamique, avec un délai d'action court pour réduire le temps d'induction et d'intubation et ainsi diminuer le risque d'inhalation.
- Noradrénaline : catécholamine qui agit sur les récepteurs α et modérément sur les récepteurs β1. Elle restaure les pressions de perfusion après expansion volémique par vasoconstriction généralisée.
- Analgésie post-opératoire et prévention des NVPO à anticiper.

Rôle spécifique IADE

Pré-opératoire

- Préparation de la salle d'urgence avec vérification de la présence du matériel de remplissage vasculaire, des médicaments vasoactifs (Atropine®, Ephédrine® et/ou Néosynéphrine, noradrénaline), accélérateur-réchauffeur, pose de cathéter central.
- Prise en charge de la douleur et de l'anxiété.
- Administration de Mopral® IV pour diminuer l'acidité gastrique et prévenir un syndrome de Mendelson.
- Récupérer le bilan transfusionnel complet.

Per-opératoire

- Pré-oxygéner (FeO_2 >à 90 %), ventilation manuelle proscrite avant la protection des VAS. Aspiration du contenu gastrique et retrait de la SNG. Induction qui s'effectuera en léger proclive.
- Reposer une SNG après induction séquence rapide et protection des VAS.
- Paramètres ventilatoires retenus pour cette patiente : VC sous O_2/air (N_2O non indiqué sur une péritonite et choc septique), VT : 400 à 450 ml, FR = 12 mm, BDGF.
- Dépister une aggravation de l'état clinique (chaleur, marbrures, sueurs, cyanose des extrémités) et para-clinique : tachycardie, troubles du rythme, hypotension artérielle, désaturation, anurie, hyperthermie.
- Compenser l'hypovolémie et les pertes insensibles liées à l'incision, les pertes digestives et la diurèse en fonction du bilan entrées/sorties, par des cristalloïdes et des colloïdes. Maintenir une diurèse horaire de 1 ml/kg/h pour prévenir le risque d'insuffisance rénale aiguë. Mise en route de la noradrénaline (0,5 mg/ml) au PSE sur une voie spécifique. Compenser les pertes sanguines.
- Monitorer la température et utiliser un sérum réchauffé (37 °C) pour les lavages.
- Protéger les points d'appui, les bras avec respect d'un angle physiologique <90 °, mains en position physiologique.

Post-opératoire

Transfert sécurisé vers la réanimation, installation en position demi-assise, transmissions en insistant sur le suivi de l'hémodynamique, l'antibiothérapie, les risques de NVPO et sur la prévention de la douleur.

Le traitement antibiotique sera réadapté en fonction des résultats de l'antibiogramme.

Points essentiels

Urgence digestive à estomac plein chez un patient hypovolémique, imposant une réanimation pré-opératoire pour corriger l'hypovolémie et la mise en route d'une antibiothérapie probabiliste qui limitera les décharges bactériennes en per-opératoire.

Risque d'instabilité hémodynamique per-opératoire +++.

NOTES

Fiche 6.16

Tumeur du cervelet en position assise

Stéphane Bastide

Exposé du cas clinique

Il s'agit de prendre en charge une patiente de 38 ans pour une exérèse de tumeur du cervelet en position assise.

Caractéristiques du terrain du patient

Il s'agit ici de prendre en charge une adulte jeune sans antécédent particulier;
La situation est anxiogène pour plusieurs raisons : tumeur cérébrale, âge <40 ans, possibilité de séquelles éventuelles, le tout avec l'incertitude du devenir personnel, familial, professionnel, etc.

Caractéristiques de la chirurgie/de la pathologie en cause

Concernant la pathologie

- C'est un processus expansif intracrânien bénin ou malin se développant aux dépens des différentes structures comprises dans la boîte crânienne (méninges, parenchyme cérébral, nerfs crâniens).
- Elle peut avoir une origine primitive ou secondaire (métastase).
- Elle peut s'accompagner de divers signes cliniques :
  - hydrocéphalie par compression de l'aqueduc de Sylvius ou du 4e ventricule,
  - œdème cérébral,
  - hypertension intra-crânienne (HTIC),
  - céphalées,
  - nausées/vomissements,
  - troubles visuels, cognitifs, de la vigilance,
  - déficit moteur,
  - syndrome cérébelleux possible par compression du tronc cérébral.

Concernant la chirurgie

Elle consiste en une intervention de neurochirurgie, intra-crânienne, sous-tentorielle et nécessitant l'utilisation éventuelle d'un microscope (ou d'une neuronavigation).
Cette chirurgie est à risque :
- potentiellement hémorragique (plaie de scalp, polygone de Willis, pas de récupération et d'autotransfusion possible en per-opératoire en raison du contexte tumoral);
- réflexogène (proximité du tronc cérébral avec répercussions sur le rythme cardiaque et la pression artérielle (PA) lors de sa compression);
- douloureuse (têtière à prise osseuse, infiltration cutanée, incision des muscles cervicaux postérieurs, craniotomie);
- infectieux, ce qui nécessite une antibiothérapie prophylactique (ouverture de la dure-mère).

La chirurgie n'est possible qu'après l'installation de la patiente en position assise (dite « transatlantique ») et qui :
- facilite l'abord chirurgical, car elle procure une meilleure exposition et visualisation,
- limite la pression des écarteurs,
- réduit la pression du liquide cérébrospinal ainsi que la congestion veineuse,
- diminue la durée de la chirurgie (plusieurs heures).

Pour l'équipe anesthésique, cette position offre un meilleur accès aux voies aériennes, au thorax et aux extrémités.

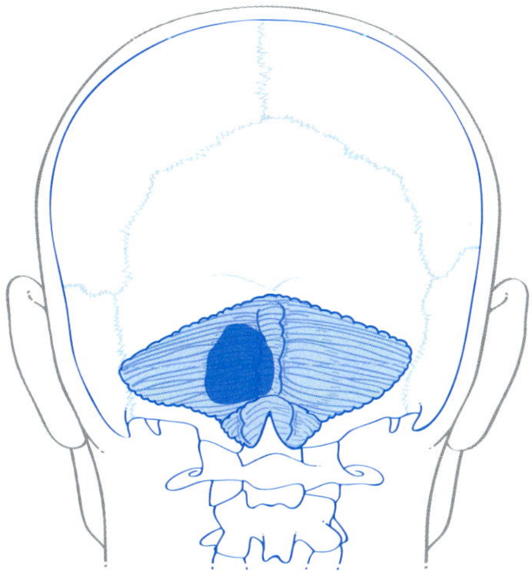

Figure 6.3 Tumeur du cervelet.
© Carole Fumat

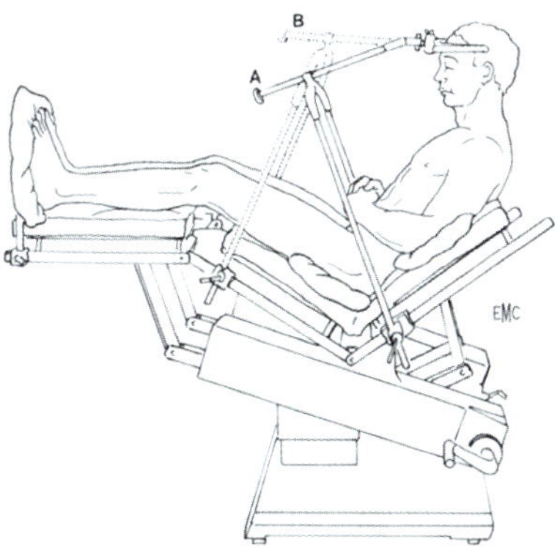

Figure 6.4 Position semi-assise classique utilisée en neurochirurgie avec deux variantes dans la position de l'étrier céphalique.
Source : Jean-Marie Desmonts. Complications liées à l'installation de l'opéré. EMC - Anesthésie-Réanimation 1994 : 1-0 [Article 36-400-A-10].

Pour une installation optimale, il est indispensable que :
- le cadre de Mayfield et les appuie-bras soient fixés sur le segment de la table supportant le dos du patient (supports, tête et table doivent être solidaires) ;
- l'ensemble soit recouvert par des mousses de protection, un matelas en gel ; les bras, le dos et les jambes doivent aussi être protégés par des coussins en gel ;
- la nuque soit fixée en dernier lieu afin d'éviter toute secousse ou étirement sur celle-ci.

Le retour veineux céphalique risque d'être gêné, il faut être vigilant au risque d'ischémie et d'œdème oro-facial.

Le passage à la position assise nécessite une adaptation hémodynamique de la patiente et occasionne un effort du muscle cardiaque. Pour y pallier, les jambes du patient peuvent être munies de bas de contention et placées dans des manchettes à gonflement alternatif afin d'améliorer le retour veineux.

Caractéristiques de l'anesthésie/de la prise en charge

Bilan pré-opératoire

La consultation d'anesthésie évalue :
- les signes cliniques de la pathologie, le degré d'HTIC et ses retentissements ;
- le traitement instauré : corticoïdes, antiépileptiques, dérivation ventriculaire externe ;
- le risque hémorragique (tumeur très vascularisée) ;
- le risque de Foramen Ovale Perméable (FOP) car c'est une contre-indication à la position assise.

Des examens complémentaires peuvent compléter le bilan :
- échocardiographie pour éliminer la présence d'un FOP ;
- bilan biologique : NFS, bilan de coagulation, ionogramme sanguin, urée, créatinine ;
- ECG de référence ;
- 2 déterminations GS + RAI ± commande de sang.

Objectifs de la prise en charge anesthésique

L'anesthésie générale est la seule possible. Le principal objectif tout au long de la prise en charge est d'optimiser en permanence l'oxygénation et l'homéostasie cérébrales en garantissant la stabilité hémodynamique (préserver l'autorégulation cérébrale et la réactivité au CO_2).

Pour cela, les objectifs spécifiques sont de :
• diminuer la consommation cérébrale en oxygène CMRO$_2$ (Cerebral Metabolic Rate of O_2),
• éviter l'augmentation de la PIC (pression intracrânienne) et maintenir la pression de perfusion cérébrale (PPC = PAM – PIC),
• ne pas majorer l'œdème cérébral,
• éviter d'aggraver l'HTIC lors de l'induction.
La prémédication est indispensable (midazolam ou hydroxysine). Elle est contre-indiquée en cas de signes d'HTIC ou d'hydrocéphalie importante. Elle ne doit pas entraîner d'augmentation de la $PaCO_2$.
La poursuite du traitement antiépileptique et corticoïde est recommandée.

Rôle spécifique IADE

Pré-opératoire

Préparation du site d'anesthésie, check-list validée, signée.

Monitorage

Installation rigoureuse :
• ECG 3 ou 5 dérivations, SpO_2,
• VVP × 2 (18-16 G),
• cathéter artériel (mesure continue de PA et PAM),
• cathéter veineux central 3 voies (abord sous-clavier car l'abord jugulaire interne peut réduire le retour veineux céphalique) ± monitorage continu de la POD – ne pas oublier le radiographie de contrôle,
• sonde urinaire + capteur thermique,
• sonde nasogastrique.
± Échocardiographie Trans-Œsophagienne (ETO) ou doppler précordial.
± Pantalon anti-gravité (PAG).

Induction

En décubitus dorsal, puis installation avec les neurochirurgiens.
Anesthésie générale IV totale ou balancée – agents anesthésiques possibles :
• thiopental sodique (excellent protecteur du métabolisme cérébral), propofol (préférer le mode AIVOC pour limiter l'hypotension),
• sufentanil, rémifentanil,
• sévoflurane (faiblement vasodilatateur cérébral),
• curarisation : pour faciliter l'intubation, avoir des pressions d'insufflation basses et éviter la toux et une crise épileptique inopportune.
Intubation oro-trachéale (± sonde armée) et mise sous ventilation contrôlée O_2/air (pas de N_2O : augmente la PIC et majore la taille des bulles) avec légère hyperventilation : $30 < EtCO_2 < 35$.
• Vérification rigoureuse de l'installation en position assise :
  – appuis nerveux périphériques (nerf ulnaire, fibulaire latéral),
  – étirement sciatique, position du PAG,
  – sécurisation de la sonde d'intubation lors des manipulations,
  – ré-auscultation pulmonaire,
  – fiabilité des VVP, de la VVC et de la ligne artérielle.
• après installation, simuler la compression des jugulaires pour prévoir un espace d'accès suffisant.

Per-opératoire

L'objectif principal

C'est le maintien de l'équilibre hémodynamique. Il repose sur une surveillance étroite de la $PEtCO_2$, de la PAM et de l'ECG afin de détecter tout signe d'embolie gazeuse.
Pour cet impératif, les objectifs chiffrés sont de maintenir : 90 mmHg < PAM < 110 mmHg pour PPC > 70 mmHg. Il peut être utile :
• de gonfler le PAG,
• d'ajouter une PEEP (prudente),
• de lutter contre l'hypovolémie relative liée à la position : sérum physiologique puis colloïdes,
• d'utiliser le Mannitol, qui peut aider à la détente cérébrale en agissant sur l'étage sus-tentoriel
• d'utiliser l'éphédrine, voire la noradrénaline si besoin,
• d'éviter les solutés hypotoniques et glucosés, car ils majorent l'œdème cérébral,
• de tolérer une hypothermie modérée possible (34 à 36 °C).

L'embolie gazeuse est le risque majeur à craindre

Elle survient par siphonage d'air ambiant lors de lésions de veines cérébrales qui ne peuvent pas se collaber. Par gradient hydrostatique, la pression de ces veines < pression auriculaire droite (POD). C'est une embolie **d'air**.

La cause principale en est la pression négative qui règne au niveau des sinus duraux du champ opératoire. L'air atteint l'oreillette droite et la circulation pulmonaire avec des conséquences plus ou moins graves, la plus importante étant l'obstruction du flux pulmonaire et l'arrêt cardiaque consécutif.

L'embolie gazeuse est possible à tout moment : dès l'incision cutanée, lors de l'ouverture de la dure-mère, lors de la résection tumorale, voire durant la fermeture.

Actions IADE : surveillance de l'$EtCO_2$ +++ et si chute brutale.

- informer immédiatement le chirurgien,
- celui-ci doit inonder le champ opératoire avec du sérum physiologique et obturer la plaie veineuse.

- Sur le plan anesthésique : appel à l'aide ++ :
  - approfondir l'anesthésie, ventilation en O_2 100 %,
  - remplissage vasculaire ++ pour réduire le gradient de pression, améliorer la PA et diminuer le gradient de pression tête/oreillette droite,
  - mettre à plat le patient = remise à niveau du champ opératoire par rapport au cœur,
  - compression jugulaire bilatérale (réduit le passage d'air et aide au repérage de la brèche),
  - gonfler le PAG et aspiration en continu du sang par la VVC,
  - catécholamines vasopressives si besoin (noradrénaline),
  - en cas de retentissement hémodynamique important et persistant, la bascule de la table permet d'améliorer la perfusion cérébrale et de supprimer le gradient de pression tête-cœur,
  - O_2 hyperbare si embolie artérielle ou en dernier recours.

Post-opératoire

- Bilan neurologique +++,
- Éviter la toux au réveil,
- Analgésie post-opératoire : paracétamol, tramadol, morphine.

Points essentiels

Pour cette chirurgie, l'essentiel repose sur le maintien de la PIC. Il faut sans cesse limiter les facteurs d'agression cérébrale secondaire d'origine systémique (ACSOS) qui favorisent l'ischémie cérébrale (hypo/hypertension artérielle, hypoxémie, hyper/hypocapnie, anémie, hyperthermie, hyper/hypoglycémie, hyponatrémie).

La position opératoire est à risque, longue et difficile à réaliser. Il est impératif d'avoir :

- une bonne connaissance des différentes étapes de cette position,
- une très grande rigueur dans la collaboration et la coordination des gestes des différents membres de l'équipe.

L'embolie gazeuse est à redouter à tout moment (surveillance $EtCO_2$).

Per-opératoire

L'induction en décubitus dorsal – AG IV totale ou balancée :
- narcose : propofol (AIVOC possible), sévoflurane/desflurane ;
- analgésie : sufentanil, rémifentanil ; kétamine ; paracétamol, anti-inflammatoires non stéroïdiens, morphine ± anesthésie péridurale thoracique ;
- curarisation ;
- intubation oro-trachéale sélective avec sonde à double lumière ;
- ventilation contrôlée en O_2/air (rappel : N_2O à éviter car risque d'emphysème et d'aggravation du PNO).

Installation soigneuse avec équipe chirurgicale en décubitus latéral, inverse au côté opéré (voir fiche 3.13) – vérifier précautionneusement :
- que la tête est dans l'axe du corps sur le rond de tête, en protégeant l'œil et l'oreille déclives,
- que les électrodes ne sont pas disposées dans le champ opératoire,
- les appuis nerveux périphériques,
- l'étirement du plexus axillaire du bras supérieur,
- la sécurisation de la sonde d'intubation et de la VVP lors des manipulations.

Une ré-auscultation pulmonaire est impérative après chaque mobilisation du patient.

Objectifs :
- maintenir $EtCO_2$ = 35 mmHg (la baisse d'$EtCO_2$ minore la vasoconstriction hypoxique) ;
- $FiO_2 \geq 0{,}5$ pour SpO_2 95 à 100 %.

Surveillance spécifique de la ventilation unipulmonaire :

Rappel physiopathologique : le poumon opéré, exclu, est perfusé mais non ventilé (= effet shunt) entraînant une baisse de la SpO2 et de la PaO_2.

L'apparition de la vasoconstriction pulmonaire hypoxique régionale va réduire la perfusion du poumon exclu au profit de territoires mieux ventilés, mais elle peut être insuffisante.

Évènements possibles :

Tableau 6.10

hyperpression : pressions d'insufflation > 30 cm H_2O	■ ré-ausculter ■ aspirer le poumon déclive (drainage des sécrétions et saignements du poumon opéré dans le poumon sain) ■ vérifier le degré de curarisation ■ approfondir la narcose si l'hémodynamique le permet ■ au besoin modifier la ventilation : FR pour augmenter le temps expiratoire et réduire l'EtCO2
hypoxémie persistante	FiO2 = 1 Informer le chirurgien pour clampage éventuel de l'artère pulmonaire

Surveillance des saignements ++ : compresses, aspiration, champs opératoires.

Pertes sanguines à compenser volume/volume, remplissage modéré : éviter OAP ou passage de liquide en interstitiel sur le poumon opéré, bilan entrées/sorties.

Débuter l'analgésie post-opératoire.

Post-opératoire

Ré-expansion manuelle prudente du poumon déclive (manœuvre de Valsava).

Extubation sur table.

Réévaluer analgésie et adaptation si besoin +++.

En SSPI, particularité du drainage thoracique : il sera laissé pendant 4 à 6 h sans aspiration, puis la dépression sera réglée à -20/-30 cm d'H_2O.

Points essentiels

- Intubation sélective par une sonde préférentiellement gauche.
- Pas de N_2O, utiliser un mélange air/N_2O.
- Vasoconstriction hypoxique toujours présente.
- Remplissage vasculaire modéré.
- Analgésie multimodale ++.

Fiche 6.18

Patiente opérée pour une lobectomie pulmonaire droite par thoracotomie

Serge Ronce

Exposé du cas clinique

Madame L, âgée de 40 ans, doit se faire opérer d'une lobectomie moyenne par thoracotomie droite sous anesthésie générale (tumeur carcinologique).

Lors de la consultation pré-anesthésique, le médecin a noté les éléments suivants :

- *Antécédents : tabagisme (20 paquets/année),*
- *État actuel de santé :*
  - *1 m 63 et 57 kg, PA : 140/70 mmHg,*
  - *toux productive apyrétique.*
- *Examens complémentaires :*
  - *la radio pulmonaire révèle une opacité à droite,*
  - *Hémoglobine à 15 g/dl,*
  - *Gazométrie sanguine : PaO_2 = 79 mmHg, $PaCO_2$ = 42 mmHg,*
  - *Les épreuves fonctionnelles respiratoires (EFR) confirment l'insuffisance respiratoire débutante à typologie de BPCO; la MET est supérieure à 4, la patiente est sevrée du tabac depuis 6 semaines.*

À l'issue de la consultation, il n'y a pas de facteurs prédictifs en faveur d'une intubation difficile.

Le médecin prescrit une prémédication : Atarax® 50 mg per os la veille et le matin de l'intervention.

Le protocole d'anesthésie retenu est le suivant :

- *propofol et sufentanil en mode AIVOC, atracurium à l'induction et en réinjection,*
- *pose d'une sonde de Carlens® 35 Ch,*
- *ventilation en Air/O_2 et circuit à bas débit de gaz frais,*
- *pose d'une voie veineuse centrale (VVC) et d'une sonde vésicale à demeure (SVD)*

L'analgésie post-opératoire sera multimodale : Perfalgan®, Acupan®, adjuvante à une analgésie par cathéter para-vertébral (posé en T5 sous échographie avant l'AG) Chirocaïne® (Lévobupivacaïne) 0,125 % + Sufenta® (1 µg/ml).

Caractéristiques du terrain du patient

Mme L est une patiente insuffisante respiratoire, de type BPCO.

Sa prise en charge repose sur une :

- **évaluation pré-opératoire :** EFR, gazométrie, hémoglobinémie (polyglobulie et risque emboligène), bronchorrhée, capacité à supporter le décubitus dorsal, pathologies associées.
- **préparation du patient :** il est nécessaire de viser :
  - l'optimisation de l'état général,
  - l'optimisation de la fonction respiratoire (arrêt du tabac, kinésithérapie respiratoire, VNI, traitement de la broncho-constriction), chirurgie en dehors des épisodes de surinfection.
- **Prémédication :**
  - attention aux effets sédatifs : l'Atarax® est le seul produit utilisable et efficace,
  - pas d'atropine : elle provoque le blocage des réflexes broncho-constricteurs et l'épaississement des sécrétions bronchiques.
- **Anesthésie :**
  - pas de benzodiazépine;
  - l'ALR péridurale, rachidienne et paravertébrale sont les techniques analgésiques de choix en chirurgie thoracique;
  - l'AG est nécesssaire en chirurgie thoracique : AIVOC (ou AINOC qui peut aider à prévenir un bronchospasme), ventilation mécanique, N_2O très utile mais contre-indiqué si emphysème, morphinique non histamino-libérateur (Sufenta), risque de barotraumatisme, gestion de l'hypersécrétion;
  - curares = monitorage par curamètre;
  - prévention des complications cardio-vasculaires;

– préparation d'un réveil de qualité : gestion adaptée des morphiniques;
– analgésie adaptée et anticipée.

Caractéristiques de la chirurgie/de la pathologie en cause

La lobectomie pulmonaire par thoracotomie est une technique invasive, permettant le contrôle du risque hémorragique et des anastomoses.
Elle se réalise en décubitus latéral gauche : risques de lésion du plexus brachial, d'élongations, de compressions nerveuses et vasculaires, de lésions oculaires et auriculaires, de chute de la TA au retournement.

Spécificités

- **Durée :** 2 à 3 heures;
- **Voie d'abord :** incision au 5ᵉ espace intercostal (sous la pointe de l'omoplate);
- **Temps forts :**
  – thoracotomie,
  – dissection de la grande et de la petite scissure, contrôle des branches artérielles et veineuses lobaires,
  – section bronchique et exérèse de la pièce,
  – vérification hémostase et aérostase.
- **Impératifs anesthésiques induits :**
  – douloureux en per-opératoire : anesthésie générale profonde, analgésie puissante,
  – relâchement musculaire : curarisation optimale,
  – exclusion pulmonaire droite : ventilation unipulmonaire,
  – réhabilitation fonctionnelle respiratoire en post-opératoire : prise en charge de la douleur, kiné.
- **Potentiel hémorragique faible,** mais risque de plaie de gros vaisseaux, sang en réserve à l'EFS selon la prescription médicale.
- **Antibioprophylaxie :** chirurgie propre contaminée (ouverture de l'arbre trachéobronchique), classe II Altemeier : antibioprophylaxie (germes saprophytes de la peau) : céfazoline 2 g.
- **Risque d'hypothermie :** peu hypothermisante.
- **Douleur post-opératoire forte :** analgésie multimodale incontournable.
- **Risque thrombo-embolique post-opératoire** lié au patient : tabac, cancer, risques spécifiques.

Impératifs

Nécessité d'une ventilation unipulmonaire, en raison :

- D'une diminution de la capacité vitale, augmentation de l'espace mort, risque de collapsus alvéolaire du poumon en déclive.
- D'un risque d'hypoxémie per-opératoire majoré par le risque de surcharge hydrique sur un seul poumon.

Événements per-opératoires

- Ventilatoires : modification de la position de la sonde double-lumière; hypoxie +/-; hypercapnie en ventilation unipulmonaire.
- Cardiovasculaires : instabilité hémodynamique à l'induction ou lors des mobilisations; embolie gazeuse.
- Liés à la chirurgie :
  – pneumothorax, par défaut d'aérostase et drainage inefficace,
  – OAP de réexpansion,
  – hémorragie.

Caractéristiques de l'anesthésie/de la prise en charge

Pour réaliser la lobectomie, il est nécessaire de réaliser une ventilation unipulmonaire (VUP). Le but est de permettre une exposition chirurgicale optimale et de protéger le poumon controlatéral.

Modifications physiopathologiques

Plusieurs phénomènes expliquent la baisse de la PaO_2 lors de la VUP et majorent le risque d'hypoxémie per-opératoire.

- La vasoconstriction pulmonaire hypoxique (VPH) :

Elle provoque une diminution du flux sanguin pulmonaire dans la zone hypoxique avec redistribution du sang pulmonaire en faveur des zones mieux oxygénées, ce qui permet de limiter la baisse de la PaO_2.

• Le shunt intrapulmonaire :
La VUP en décubitus latéral (DL) est à l'origine d'un shunt vrai intrapulmonaire.
La baisse de la PaO_2 dépend de la répartition préopératoire du débit sanguin pulmonaire entre les 2 poumons et peut être explorée par scintigraphie de ventilation-perfusion.
• La modification du rapport ventilation/perfusion :
La position en DL et la ventilation mécanique modifient la répartition des zones de West et les rapports ventilation/perfusion. En DL, la perfusion est dirigée préférentiellement vers le poumon déclive par la vasoconstriction hypoxique, il est alors en zone 3 de West (bien perfusé, mal ventilé).

Contrainte chirurgicale : la ventilation unipulmonaire

La ventilation du poumon déclive peut être affectée par la compression médiastinale et/ou abdominale, et la présence d'un billot.
L'utilisation de sondes d'intubation sélective à double-lumière permet l'exclusion pulmonaire. Il existe des sondes double lumière d'intubation sélective à gauche ou à droite, avec ou sans ergot, d'un diamètre de 26 à 41 French. La sonde à double lumière gauche autorise la réalisation de la majorité des interventions nécessitant une VUP.
Les tailles de la sonde d'intubation

Tableau 6.11

Femme	< 1,50 m	32 F
	< 1,60 m	35 F
	> 1,70 m	37 F
Homme	< 1,70 m	39 F
	> 1,70 m	41 F

L'anesthésie générale sera profonde avec une analgésie puissante et un relâchement musculaire.
Après l'intubation sélective, la vérification de la qualité de l'exclusion est réalisée par clampage successif de chacune des 2 branches et auscultation +/– test de bullage ou vérification de la position de la sonde d'intubation directement par fibroscopie bronchique. Lors de l'exclusion, le ballonnet bronchique est gonflé avec 1 à 3 ml d'air au maximum.

Mode de ventilation lors de la VUP :
Vt : 6 ml/kg, pression de plateau limitée à 30 cm H_2O ou mode ventilation pression contrôlée, fréquence respiratoire FR 15/mn en fonction de la capnie, PEEP entre 4 et 10 cm H_2O, FiO_2 0,6 à 0,7.
Un certain niveau d'hypercapnie peut être toléré dans une certaine mesure ($EtCO_2$ jusqu'à 45 mmHg).

Complications liées à l'intubation sélective

- Malpositions.
- Rupture bronches et lésions trachéales.
- Lésions laryngées.
- Augmentation des pressions d'insufflation (déplacement du tube, bronchospasme).
- Pneumothorax controlatéral.

Rôle spécifique IADE

Installation pour la mise en place du cathéter para-vertébral

Garder le contact verbal tout au long de l'acte, position assise au bord de la table d'opération, les pieds sur le marchepied (possible en décubitus latéral également).
Faire le pré-champ, chaîne bétadinée, habillage du MAR, habillage de la sonde d'échographie.
Repérage du niveau de T5, anesthésie locale avec la Xylocaïne® 1 % ;
Introduction de l'aiguille de Tuohy dans l'epace paravertébral droit, injection de sérum physiologique.
Introduction du cathéter, retrait de l'aiguille, tunnellisation au point d'injection.
Mise en place du filtre sur le cathéter, à protéger et fixer avec un pansement occlusif.
NB : la pose d'une péridurale thoracique est également possible.

Installation en position chirurgicale définitive

Après 1re vérification du bon positionnement de la sonde d'intubation sélective et épreuve d'exclu-

peu élevé ; néanmoins, nous serons prudents vis-à-vis des troubles trophiques et à une éventualité de fonte musculaire associée en regard des risques liés à l'installation. Une légère dénutrition pourrait majorer le risque infectieux par baisse des capacités d'immunosuppression.

• hématologique : présence d'une anémie sans thrombopénie, pas de syndrome inflammatoire (GB = 9800/mm^3, CRP <5). Pas de trouble hydro-électrolytique (natrémie normale, kaliémie normale). Aucune supplémentation vitaminique n'a été prescrite.

Les risques spécifiques

Ils sont liés au terrain éthylique chronique de M. A. Dans cette situation, nous pouvons identifier :

• un risque d'augmentation de défaillance cardiaque à type d'arythmies, avec risque d'instabilité hémodynamique.

• un risque de modification de l'action des produits anesthésiques par activation du cytochrome P450, hypoalbuminémie avec augmentation de la forme libre et augmentation du volume de diffusion.

• une augmentation des complications hémorragiques et infectieuses post-opératoires (= augmentation de la durée de séjour).

• des complications liées au syndrome de sevrage alcoolique post-opératoire : hyperadrénergie avec hypertension artérielle et tremblements des extrémités, évolution vers un delirium tremens avec confusion, agitation psychomotrice, hallucinations, hyperthermie, convulsions, arrachement des cathéters et redons.

Caractéristiques de la chirurgie/de la pathologie en cause

Définition

Une laminectomie consiste en la libération ou l'élargissement du canal lombaire (racines et cul de sac). Elle est indiquée lors de syndrome compressif (douleurs radiculaires, troubles sensitivo-moteurs en lien avec le niveau médullaire), lié à un canal lombaire étroit ou la présence d'une hernie discale.

Temps opératoire spécifiques :

• incision, repérage hernie,

• résection du ligament jaune pour ouvrir l'espace intervertébral, libération latérale et radiculaire = laminectomie et arthrectomie partielle,

• arthrodèse.

Répercussions et risques

Liés à la position genu-pectorale

Cette position permet l'ouverture des espaces inter-lamellaires et limite la pression veineuse de l'espace épidural. Elle libère totalement l'abdomen grâce aux appuis au niveau du thorax et des membres inférieurs. La tête sera maintenue dans l'axe rachidien.

La position genu-pectorale a des répercussions, en particulier lors du retournement (voir fiche 3.14).

Risque hémorragique

Il est lié à la présence des plexus veineux dans le canal épidural. Le risque est majoré s'il y a une hyperpression abdominale par augmentation de la pression veineuse épidurale.

La possibilité d'une plaie vasculaire des gros vaisseaux rétropéritonéaux à proximité existe : veine cave et aorte, veine et artère lombaires, veines et artères iliaques.

Autres risques

• Risque de douleur per- et post-opératoire du fait de l'incision lombaire, du décollement des muscles paravertébraux, de la libération nerveuse en per-op, puis de l'inflammation locale en post-op.

• Risque infectieux post-opératoire = > recherche de foyers infectieux (± ECBU) et une antibioprophylaxie conforme aux recommandations de la SFAR et au protocole du service,

• Risque thrombo-embolique = >port de bas de contention recommandé.

• Risque d'embolie gazeuse exceptionnel,

• Risque d'hypothermie, lié à la durée de l'installation dans une salle de chirurgie orthopédique alors que le patient est découvert, puis à la surface réduite sur laquelle peut reposer la couverture chauffante.

Caractéristiques de l'anesthésie/ de la prise en charge

AG avec intubation trachéale indispensable : une sonde armée peut être recommandée pour limiter le risque de coudure.
Le monitorage de l'indice bispectral (BIS) est intéressant pour une anesthésie profonde.
Induction par propofol. Les quantités nécessaires à l'induction seront supérieures à la normale (3 mg/kg) en titration pour limiter le retentissement hémodynamique. Attention à la kétamine qui peut induire un trouble psychique au réveil.
Pour la curarisation, le cisatracurium est intéressant en cas de perturbations hépatiques car il est dégradé par la voie de Hoffmann. Il peut être utilisé pour faciliter l'intubation et assurer une myorésolution en début d'intervention, lors de décollement musculaire. Monitorage +++.
Objectifs de la prise en charge :
- maintenir un équilibre hémodynamique optimal.
- prévenir les variations hémodynamiques lors des changements de position.
- prévenir les risques respiratoires, vasculo-nerveux, trophiques et techniques liés à l'installation.

Rôle spécifique IADE

Pré-opératoire

Évaluer le retentissement des déficits en per-opératoire sur le dossier d'anesthésie.
Contrôle du bilan sanguin et du dossier transfusionnel complet.

Per-opératoire

- Prévenir les variations hémodynamiques lors des changements de position :
  - anticiper et compenser le jeûne et les pertes insensibles,
  - stabilité tensionnelle avant retournement,
  - vasopresseurs si besoin.
- Prévenir les risques respiratoires, vasculo-nerveux, trophiques et techniques liés à l'installation :
  - renforcer fixation des VVP (prévoir prolongateur), fixation rigoureuse de l'IOT et auscultation très rigoureuse après chaque mobilisation et avant la pose des champs,
  - vérifier la présence des pouls distaux,
  - occlusion et protection palpébrale (absence de compression oculaire),
  - abduction des bras <90 °, supination ou position neutre des avant-bras, protection des appuis fessiers et latéraux sur les cuisses.
- Prévoir une stratégie transfusionnelle et compenser les pertes sanguines en per-opératoire :
  - antifibrinolytique disponible,
  - compensation des pertes sanguines par des macromolécules si pertes sanguines supérieures à 500 ml,
  - surveillance de l'hémoglobine : le risque de plaie vasculaire des gros vaisseaux rétropéritonéaux doit être évoqué lors d'une hypotension au décours de la chirurgie de la hernie discale lombaire.
- Prévenir la douleur en per- et post-opératoire par une analgésie multimodale.
- Prévenir le risque infectieux :
  - vérifier le bilan infectieux pré-op : ECBU, bilan dentaire, portage SARM, CRP,
  - antibioprophylaxie selon protocole.

Post-opératoire

- Réveil sur table en DD (retournement avant le réveil ++) sans toux, en normothermie.
- Dépister les complications chirurgicales : déficits sensitivomoteurs, brèche dure-mérienne, blessure vasculaire.
- Dépister l'apparition d'un syndrome de sevrage.

Points essentiels

La chirurgie de la hernie discale a pour but de soulager la douleur. La position doit permettre l'absence de compression abdominale qui augmenterait la pression dans les veines épidurales.
L'intoxication éthylique chronique nécessite une évaluation précise afin d'anticiper les éventuels retentissements per- et post-opératoires.
La période post-opératoire présente un risque majoré de complications infectieuses, de troubles cardiaques et du syndrome de sevrage : une supplémentation en vitamine B1, phosphore et magnésium ainsi qu'une hydratation limiteront le syndrome de sevrage présent dès la 6e heure d'abstinence.

Fiche 6.20

Patient fumeur opéré d'un pontage artériel fémoro-poplité

Jeanne Antide Rouge

Exposé du cas clinique

Vous prenez en charge ce jour M. P., 50 ans, 1 m 76, pour 72 kg. M. P a été hospitalisé suite à une ischémie permanente chronique de la jambe gauche évoluant depuis trois semaines. Le chirurgien a dans un premier temps réalisé une thrombectomie mais elle n'a pas été efficace. M. P. bénéficie donc ce jour d'un pontage fémoro-poplité par greffon veineux.

Antécédents chirurgicaux :
- *phlébectomie à la jambe droite il y a 10 ans.*

Antécédents médicaux :
- *tabagisme : 1 paquet par jour durant 30 ans, arrêt il y a 5 ans.*
- *artériopathie oblitérante des membres inférieurs (AOMI).*
- *hypercholestérolémie.*
- *absence de symptomatologie cardiaque.*

Traitements actuels :
- *simvastatine (Zocor®) 20 mg : hypocholestérolémiant.*
- *acétylsalicylate de lysine (Kardégic®) 160 mg/jour : antiagrégant plaquettaire.*
- *ramipril 10 mg/jour : inhibiteur de l'enzyme de conversion.*
- *tramadol-paracétamol (Zaldiar®) 4 à 8 comprimés par jour.*

Bilan pré-opératoire :

Tableau 6.12

NFS		*Ionogramme sanguin :*	
GB	*7,1 × 10⁹/L*	*Na*	*140 mmol/L*
GR	*3,77 × 10¹²/L*	*K*	*5 mmol/L*
Hb	*12,3 g/dL*	*Cl*	*103 mmol/L*
Hématocrite	*36 %*	*C02*	*26 mmol/L*
Plaquettes	*246 × 10⁹/L*	*Urée*	*3,1 mmol/L*
		Glucose	*4 mmol/L*
Bilan de coagulation		*Créatinine*	*90 µmol/L*
TP	*100 %*	*Protéines*	*56 g/L*
TCA	*38"4 (Témoin 35)*		
Gp A Rh *+*	***RAI*** *+*		

- *ECG : sans particularité, TA : 120/70 mmHg, Pouls : 80 bpm, SpO_2 : 95 %.*
- *Score de Lee : 0*
- *Mallampati 1, DTM > 6,5, bonne ouverture de bouche, Absence d'allergie connue.*

Le patient est classé ASA 2.

Prémédication : hydroxyzine (Atarax®) 100 mg.

Protocole : sufentanil, propofol, atracurium, desflurane.

2 CG phénotypés prêts à l'EFS.

Caractéristiques du terrain du patient

Prise en charge ce jour de M. P, 50 ans, 1 m 76 pour 72 kg (BMI normal), présentant une artériopathie des membres inférieurs. Intervention prévue : pontage artériel fémoro-poplité.

L'artériopathie oblitérante des membres inférieurs

Elle est caractérisée par un rétrécissement du calibre des artères qui irriguent les membres inférieurs, se traduisant par une chute de l'index de pression systolique (inférieur à 0,9).

Retentissements et risques liés au terrain et au traitement :

- **cardiovasculaire et douleur :** artériopathie des membres inférieurs, donc risque d'athérome coronarien également.
  - Hb de départ à 12,3 g/dl, donc correcte.
  - traitement IEC non pris le matin, mais pouvant potentiellement entraîner une labilité tensionnelle.
- **respiratoire.**
  - tabagisme ancien n'ayant plus, *a priori*, de répercussion respiratoire
  - pas de critère d'intubation difficile.
- **cérébral :** risque vasculaire avec artères cérébrales susceptibles d'être athéromateuses.
- **rénal :** risque vasculaire avec artères rénales susceptibles d'être athéromateuses ; taux d'urée et de créatinine normaux.
- **musculo-cutané :** risques majorés de troubles trophiques.

Caractéristiques de la chirurgie/de la pathologie en cause

Définition et caractéristiques

Ischémie permanente → prise en charge chirurgicale (après échec de la thrombectomie).

Chirurgie : réalisation d'un shunt entre artère fémorale et artère poplitée par greffon veineux saphène (greffon court-circuitant le segment artériel pathologique).

- Position : décubitus dorsal.
- Durée prévisible : 2 à 3 h.
- Temps opératoires principaux : incision, clampage, déclampage et reperfusion du membre ischémié.

Retentissements et risques liés à la chirurgie

- **Psychosocial :** intervention qui fait suite à un échec de l'intervention précédente, donc risque d'anxiété majorée.
- **Cardiovasculaire et douleur :**
  - peu réflexogène,
  - potentiellement hémorragique,
  - nécessitant l'utilisation d'héparine peropératoire,
  - peu douloureuse,
  - clampage fémoral ayant peu ou pas de retentissement hémodynamique car artère déjà sténosée,
  - retentissement hémodynamique possible au déclampage car libération du lit d'aval et phénomène d'ischémie-reperfusion avec libération de métabolites acides et de potassium.
- **Respiratoire :** libération de métabolites acides lors de la reperfusion, donc risque d'augmentation de la $FeCO_2$.
- **Cérébral :** risque hémorragique potentiel donc possible diminution de la pression de perfusion cérébrale (PPC). Utilisation d'anticoagulant, donc risque hémorragique cérébral potentiel.
- **Musculo-cutané et thermorégulation :** chirurgie relativement longue, donc majorant les risques de compression et d'hypothermie.
- **Infectieux :** effraction de la peau, donc perte de ce moyen de défense.
- **Rénal :** chirurgie ± longue et ± hémorragique, donc nécessitant un sondage urinaire.

Caractéristiques de l'anesthésie/de la prise en charge/de la position

Spécificités

- **Cardiovasculaire et douleur :**
  - vasoplégie liée aux drogues avec effet inotrope négatif → diminution du débit cardiaque et diminution de la PAM,
  - position sans retentissement hémodynamique.

- **Respiratoire :**
  - pertes des réflexes des voies aériennes supérieures,
  - diminution de la CRF, diminution de la compliance par ascension diaphragmatique,
  - position : modifications des rapports ventilation – perfusion.
- **Cérébral :**
  - anesthésie : diminution de la PAM à l'induction et si surdosage, donc diminution de la PPC,
  - position favorisant une bonne PPC.
- **Musculo-cutané :** abolition de la conscience et de la sensation douloureuse, donc incapacité du patient à se protéger contre les malpositions.
- **Thermorégulation :** abolition.

Protocole

Tableau 6.13

Sufentanil	Morphinique puissant, dépresseur respiratoire, peu d'effet cardiovasculaire sauf si hypovolémie préalable, queue d'analgésie, pas d'accumulation. Délai d'action : 2 min ; pic d'action : 4 à 6 min ; durée d'action : 30 à 45 min. Dose d'induction : 0,2 à 0,5 μg/kg (chirurgie peu douloureuse) soit 25 ou 30 μg. Entretien : réinjection avant incision et environ toutes les 30 à 45 min selon état hémodynamique du patient, dose 10 μg environ.
Propofol	Narcotique, diminue les RVS et l'inotropisme, diminution de la TA de 20 à 30 %, dépression respiratoire et diminution des réflexes des VAS. Délai d'action : 1 min ; durée d'action 10 min Dose d'induction : 2 à 3 mg/kg soit 150 mg environ chez Mr. P. (à titrer).
Atracurium	Curare non dépolarisant, utilisé ici essentiellement pour donner des conditions d'intubation correctes, la curarisation ne sera pas entretenue. Injection après vérification de la possibilité de VAM efficace. Monitorage à l'orbiculaire de l'œil et laryngoscopie quand absence de réponse au TOF. Délai d'action : 2 à 3 min ; durée d'action : 30 à 45 min. Dose d'induction : 0,5 mg/kg soit 35 mg pour Mr.P.
Desflurane	Narcotique halogéné administré par voie pulmonaire, peu dépresseur myocardique, diminue les RVS, bronchodilatateur, rapidement réversible. MAC : 6 %

Rôle spécifique IADE

Pré-opératoire

Se présenter.

Vérifier check-list et non-prise du traitement par IEC.

Installation :

- ECG 5 brins avec monitorage du segment ST et surveillance de V5 (ischémie) et DII (troubles du rythme),
- TA au brassard sur bras opposé à la perfusion. Prise rapprochée (toutes les 3 min) à l'induction et au moment du déclampage,
- pose VVP 20 G pour l'induction,
- SpO_2 de départ,
- réchauffer,
- antibioprophylaxie selon protocole : Cefuroxime 1,5 g, 30 min avant incision.

Per-opératoire

- **Induction :**
  - télécommande de table à portée de main si nécessité de déclive en cas d'hypotension,
  - induction classique,
  - Vt : 500 ml ± PEEP après recrutement pour éviter atélectasies ; FR = 10,
  - pose VVP calibre 16 G ou minimum 18 G,
  - sondage urinaire,
  - vérifier points d'appui.
- **Temps opératoires :**
  - incision : vérifier qualité de l'analgésie par heure de dernière injection et état hémodynamique, analgésie à poursuivre (cf. protocole),
  - clampage :
    - héparine avant clampage : dose à voir avec chirurgien (50 UI/kg généralement, soit 3 500 UI)
    - surveillance TA, noter horaire.
  - Déclampage :
    - FiO_2 à 1 quelques minutes avant,
    - s'assurer d'une TA correcte avant déclampage. Objectif : PAM > 85 pour bonne perfusion du pontage et meilleure appréciation de l'hémostase par le chirurgien,
    - surveillance $EtCO_2$ et adaptation ventilation si besoin,
    - noter durée du clampage,
    - noter présence de pouls périphérique ou non, couleur, chaleur.

- **Surveillance per-opératoire :**

Objectif de PAM : entre 70 et 100 mmHg.

Remplissage selon bilan entrées-sorties horaire :

- compensation du jeûne : 500 ml de cristalloïdes à débuter avant l'induction.
- pertes insensibles : peu importantes ~3 ml/kg/h soit 200 ml/h.
- compensation des pertes sanguines par hémodilution dans la limite des pertes sanguines autorisées : Ht finale : 0,3 (à voir avec MAR car patient non coronarien, mais à risque).
- pertes urinaires.
- remplissage par cristalloïdes isotoniques.
- surveillance du champ opératoire, de l'aspiration.

Si pertes sanguines > 500 ml, réaliser un Hémocue®.

Si nécessité de transfusion, faire venir les concentrés phénotypés puisque patient avec RAI positives.

Réinjection antibiotique 2 h après la première injection.

Post-opératoire

- Extubation sur table (après vérification de tous les paramètres).
- Vérifier état de conscience.
- Oxygénothérapie par lunettes 3 L/min.
- Installation en position semi-assise.
- EVA après extubation puis de manière régulière.
- Surveillance pouls périphérique et chaleur des membres inférieurs.
- Surveillance pansement et redons.
- Mise en place héparine au PSE.
- Bilan sanguin post-op (ionogramne, créatinine, NFS, coagulation, troponine, etc.) et ECG selon prescription.

Points essentiels

Les risques principaux pour ce patient durant cette chirurgie sont essentiellement cardiovasculaires, même si le patient n'a pas de symptomatologie coronarienne.

Il s'agit d'une chirurgie potentiellement hémorragique, malgré le clampage.

Fiche 6.21

Patiente opéré d'une hépatectomie avec une transfusion per-opératoire

Fadma Ljioui

Exposé du cas clinique

Mme S., 50 ans, consulte ce jour son médecin gastroentérologue pour un bilan d'un cancer colique opéré 1 an auparavant.

Un scanner de contrôle a été réalisé et met en évidence une métastase hépatique du foie gauche. Les biopsies réalisées sous échographie confirment un adénocarcinome délimité sur les segments II, III, IV. Le bilan d'extension ne révèle pas d'autres atteintes du cancer. Mme S est informée du diagnostic.

Une semaine plus tard le chirurgien viscéral constate une perte de poids de quatre kilos, des vomissements bilieux et un ictère.

Au terme des consultations et après une réunion interdisciplinaire, il est proposé à Mme S une intervention chirurgicale pour hépatectomie gauche.

La consultation d'anesthésie pratiquée rapporte :

- *Sur le plan chirurgical :*
  - *colectomie droite et pose de PAC il y a un an,*
  - *ablation PAC il y a un mois.*
- *Sur le plan médical :*
  - *depuis l'annonce de son cancer du côlon, Mme S souffre d'un syndrome dépressif traité par Effexor®.*
  - *un DNID traité par Glucophage®. L'hémoglobine glyquée est de 7,4.*
  - *une dénutrition modérée : le rapport staturo-pondérale rapporte un BMI = 17*
- *Sur le plan clinique, Mme S présente un ictère. Sa TA : 10/6, pouls : 90 batt/min. Des vomissements après les repas.*
- *Le bilan sanguin révèle :*
  - *un bilan de coagulation perturbé : les facteurs V, VII, II et X sont diminués, TP INR ; le fibrinogène est dans les limites de la normale,*
  - *NFS plaquettes : Hb = 10 g/l,*
  - *un bilan hépatique perturbé : ASAT, ALAT, BILIRUBINE augmentées,*
  - *albuminémie abaissée à 27 g/l, kaliémie et natrémie à la limite de la normale,*
  - *radio pulmonaire, EFR et ECG normaux,*
  - *les fonctions cardiaques et rénales sont normales.*
- *Mallampati I ; ASA 3.*

Le médecin anesthésiste prescrit :

- *pose de sonde gastrique (SNG),*
- *pose d'une voie centrale pour alimentation parentérale 1 L/24 h : Clinomel®,*
- *une hospitalisation de trois jours avant l'intervention pour corriger les troubles hydro-électroliques,*
- *rééquilibrage du diabète avec un traitement par insulinothérapie en remplacement du Glucophage® et de la Metformine®,*
- *une préparation respiratoire avec kiné et spirométrie incitative,*
- *évaluation et traitement de la douleur : PCA morphine.*

Le protocole d'anesthésie générale est le suivant :

Des bas de contention sont prescrits et devront être portés le matin de l'intervention.

- *prémédication par Atarax® (hydroxyzine) 100 mg et Raniplex® (ranitidine) 400 mg, 1 h 30 avant le bloc.*
- *Antibioprophylaxie : Céfazoline® 2 g avant l'induction, à répéter = 1/2 dose à la ½ vie sérique (soit 2 heures après).*
- *une anesthésie générale par crush induction : thiopental, succinylcholine.*
- *entretien : Desflurane®, Rémifentanil® mélange O_2/air.*
- *analgésie : Acupan®, Kétamine®.*
- *mettre des culots en réserve.*
- *surveillance per-opératoire du remplissage par Vigiléo®.*

Caractéristiques du terrain du patient

Définitions et risques

L'état clinique actuel : patiente de 50 ans, présentant un amaigrissement important : BMI = 17.

Les facteurs de risque sont :

• les vomissements, qui exposent au risque d'inhalation en phase d'induction. Il faudra réaliser une crush induction en conservant la sonde nasogastrique. Et adapter un protocole NVPO en prévention.

• les troubles de l'hémostase modérés qui risquent de majorer le risque hémorragique.

• La classification ASA 3 : patiente ayant une affection DNID non équilibrée et une dénutrition sur un organe noble : le foie.

• Un bilan biologique complet est à vérifier afin de :

1) corriger les déséquilibres hydro-électrolytiques car risque d'insuffisance hépato-cellulaire en post-opératoire

2) mettre des culots en réserve (patient avec Hb = 10 g/dL).

Caractéristiques de la chirurgie/de la pathologie en cause

Définition de la chirurgie

L'hépatectomie consistera en l'ablation du foie gauche (segments II, III, IV).

La durée prévue est de 5 heures et la chirurgie s'effectuera en décubitus dorsal.

Temps opératoires

• Incision : laparotomie bi-sous-costale.

• Une fois la cavité abdominale ouverte, une échographie du foie en per-opératoire est réalisée pour préciser les limites de la zone tumorale.

• Le foie est ensuite libéré de toutes ses attaches ligamentaires afin de le mobiliser.

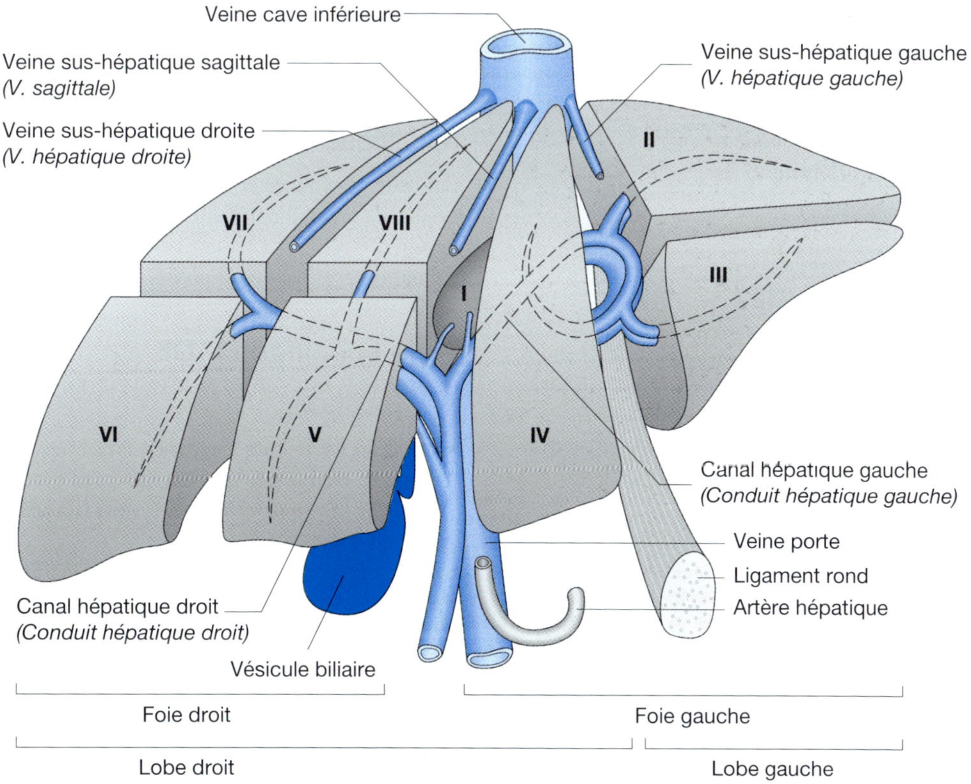

Figure 6.5 Le foie, les lobes et les segments hépatiques.

Source : Léon Perlemuter et Gabriel Perlemuter. Cycles de la vie et grandes fonctions, 2012, Elsevier Masson. Illustrations de Marie Schmitt.

• Pour diminuer le saignement, il faut appliquer un clamp sur le pédicule hépatique écrasant la veine porte et l'artère hépatique et stopper le flux sanguin arrivant au foie.
• Il est pratiqué une hépatectomie réglée en suivant les scissures anatomiques (le foie est clampé par intermittence pour diminuer le risque de dommage cellulaire hépatique)
• Après déclampage, des hémostases complémentaires sont réalisées sur la tranche de section.
• Une radiographie des voies biliaires est faite en fin d'intervention afin de s'assurer de l'intégrité de l'arbre biliaire du foie restant.
• Un drain peut être également mis en place contre la tranche de section.
• La paroi est refermée plan par plan; possibilité d'infiltration pariétale par des anesthésiques locaux pour un complément d'analgésie post-opératoire.

Risques opératoires :

• risque hémorragique,
• risque infectieux,
• risque d'hypothermie,
• risque thrombo-embolique,
• risque de douleur : lié à son cancer et à l'incision,
• risque d'embolie gazeuse.

Caractéristiques de l'anesthésie/ de la prise en charge

Prise en charge de la dénutrition et des troubles hydro-électrolytiques

Bilan ionique pré-opératoire.
Pose de cathéter central et d'une VVP de gros calibre.
Réalimentation orale si possible et parentérale en pré-opératoire.

Prévention du risque d'inhalation

Anti-H_2 en prémédication.
Estomac plein : induction en séquence rapide (Sellick).
Prévention du risque NVPO (Apfel = 3) : dexaméthasone et dropéridol.

Prise en charge du risque hémorragique et hypovolémique per-opératoire

Objectifs :
• maintenir une PAM supérieure à 60 mmHg,
• corriger les troubles de l'hémostase,
• privilégier les drogues les moins inotropes.
Moyens : Hémocue en per-opératoire.
Remplissage par des colloïdes avant clampage (surveillance débit cardiaque).
Prévoir KT artériel+++.

Surveillance glycémie

Un dextro par heure.
Débuter l'insulinothérapie.

Accompagnement psychologique

Contexte de récidive de cancer et de dépression.
Continuer les antidépresseurs en post-opératoire.
Rassurer.
Utilisation possible de l'hypnose.

Rôle spécifique IADE

Pré-opératoire

• Informer et rassurer la patiente, être à l'écoute, établir une relation de confiance (accueil personnalisé : que sait-il sur sa maladie ?; prise des anxiolytiques de prémédication).
• Vérifier la totalité des bilans sanguins (TP, TCK, fibrinogène, facteurs V, VII + X, bilan hépatique, fonction rénale), carte de groupe complète, RAI de moins de 72 h, vérifier la réserve transfusionnelle.

- Évaluer la douleur.
- Installation du patient en évitant la compression des points d'appui, mise en place des moyens de réchauffement (couverture chauffante et réchauffement des solutés).
- Vérifier la présence d'un accélérateur réchauffeur de perfusion, Vigiléo® pour surveiller le remplissage.
- Monitorage hémodynamique de base + surveillance segment ST, monitorage de la narcose et de la curarisation.
- Pose de 2 VVP de bon calibre, KTA (prélèvements sanguins et PA sanglante), monitorage de la température.
- Pose de sonde urinaire, vérifier position de la sonde gastrique.
- Noter les temps de clampage vasculaire.

Per-opératoire

Un hémocue en per-opératoire est réalisé compte tenu des aspirations chirurgicales importantes (700 ml de sang rouge) et montre une chute de l'hémoglobine à 6 g/dL au moment du déclampage.

Conduite à tenir pour la transfusion :

- Demander de l'aide et alerter l'EFS de l'urgence vitale.
- Mobiliser plusieurs IADE (remplir les documents, réception et vérification ultime des poches, appel de l'EFS, etc.).
- Assurer un remplissage par colloïdes et cristalloïdes, demander un bilan d'hémostase et NFS en urgence.
- Installer l'accélérateur réchauffeur pour transfuser les 3 CGR et les 3 PFC ; objectif : maintien de l'Hb à 9-10 g/dL.
- **Respect règles et pratiques transfusionnelles** +++ (voir fiches 3.22 et 4.30).
- Surveillance hémodynamique plus rapprochée :
  - PA sanglante, pressions de remplissage (Vigiléo®),
  - Utilisation de catécholamines si nécessaire.

Adapter en post-opératoire les doses d'HBPM en fonction du bilan (hémostase plaquettes).

Post-opératoire

Transfert en USC 24 ou 48 h.

- Hospitalisation d'environ une semaine (protocole de réhabilitation post-opératoire).
- Poursuivre la rénutrition en post-op, réalimentation orale dès que possible.
- Surveillance glycémique + protocole insuline.
- Surveillance des risques spécifiques :
  - insuffisance hépatocellulaire,
  - atélectasie basale post-opératoire,
  - hémorragie,
  - abcès sous-phrénique,
  - régénération du foie.

Points essentiels

Chirurgie à fort risque hémorragique, nécessitant un suivi du bilan d'hémostase (référence en pré-opératoire), la correction d'une anémie, la compensation d'une éventuelle hémorragie per-opératoire. Prévoir GS + RAI à 3 semaines et bilan sérologique.

Patient à fort risque d'insuffisance hépatocellulaire en post-opératoire : **éviter** l'utilisation des médicaments à métabolisme hépatique (paracétamol, AINS, morphiniques, etc.), espacer les doses de morphine et diminuer les doses initiales de barbituriques.

Limiter la durée du clampage pour éviter le sur-risque d'ischémie hépatique.

Corriger une dénutrition en pré-opératoire (favorise la morbidité).

Fiche 6.22

Patiente insuffisante rénale dialysée opéré d'une mastectomie

Jean-Paul Decoene

Exposé du cas clinique

Mme D, 67 ans, 1 m 65, 59 kg, bénéficie ce jour d'une mastectomie droite sans reconstruction immédiate sous anesthésie générale.
Mme D. est insuffisante rénale chronique et bénéficie de dialyses régulières. Elle est porteuse d'une fistule artério-veineuse à l'avant-bras gauche.
Le protocole anesthésique retenu est :
- *rémifentanil, propofol, cisatracurium, desflurane,*
- *kétamine à visée antihyperalgésique,*
- *prémédication par alprazolam,*
- *antibioprophylaxie par céfazoline,*
- *analgésie post-opératoire : paracétamol, néfopam, morphine.*

Caractéristiques du terrain du patient

À 67 ans, l'âge limite peu à peu les capacités d'adaptation des grandes fonctions, et nous serons vigilants à maintenir une pression de perfusion suffisante, notamment coronarienne et cérébrale.

L'insuffisance rénale chronique (IRC)

L'IRC a des répercussions sur les quatre fonctions du rein : le maintien des équilibres hydro-électrolytique et acido-basique, l'élimination des déchets azotés, la régulation de la pression artérielle (PA) et la fonction endocrine.
L'IRC entraîne :
- des troubles métaboliques : hyperkaliémie, hypocalcémie, acidose, hyperurémie, surcharge hydrosodée ;
- des modifications pharmacocinétiques : retard d'élimination des agents anesthésiques, augmentation de la fraction libre, variations du volume de distribution ;
- des troubles hématologiques : anémie chronique, trouble de l'hémostase primaire ;
- des pathologies associées : très souvent une HTA mais aussi une insuffisance cardiaque ou coronarienne ;
- des troubles digestifs : ralentissement de la vidange gastrique, nausées, vomissements ;
- des contraintes diverses : une fistule artério-veineuse (FAV) qui nécessite parfois un traitement anti-agrégant plaquettaire, des séances régulières de dialyse, un traitement substitutif par érythropoïétine, un capital immunitaire à protéger (greffe rénale potentielle dans l'avenir).

Les objectifs de prise en charge

Ils sont liés à l'état de santé de Mme D. :
- évaluer le retentissement physiopathologique de l'insuffisance rénale, notamment la fonction cardiovasculaire ;
- préparer au mieux le patient par une dialyse récente (la veille de l'intervention) avec correction des troubles métaboliques et hydrosodés ainsi que par la correction de l'anémie grâce à la prise éventuelle d'érythropoïétine ;
- contrôler étroitement les apports liquidiens et les apports ioniques (pas de K^+) ;
- respecter la fistule artério-veineuse +++ ;
- utiliser des drogues d'élimination non rénale et non néphrotoxiques ;
- privilégier la ventilation contrôlée pour corriger l'acidose ;
- éviter si possible la transfusion (sinon culots déleucocytés).

Caractéristiques de la chirurgie

La technique

La mastectomie totale consiste à retirer la totalité de la glande mammaire, un ovale de peau avec l'aréole et le mamelon. La procédure peut être complétée par un éventuel curage ganglionnaire axillaire ou un prélèvement de ganglions sentinelles.

La durée d'intervention est d'environ une heure, la patiente est installée en décubitus dorsal, les bras en abduction à 90 °. Le risque hémorragique est limité.

Les risques particuliers.

Ce type de chirurgie est réputé :
• peu hémorragique.
• peu douloureux : si l'intervention est généralement peu douloureuse en per-opératoire, elle est fréquemment le lit de douleurs fantômes ou persistantes au niveau du thorax, de la cicatrice ou du membre supérieur. Une prise en charge optimale de la douleur péri-opératoire est considérée comme un facteur diminuant l'apparition de ces phénomènes.
• risque de NVPO.
• risque infectieux (curage axillaire).
• risque thrombo-embolique.

Une dimension psychologique particulière

Ce geste chirurgical affecte fortement l'image corporelle et l'estime de soi : il représente une vraie mutilation, toujours très douloureuse à accepter, qui nécessite une prise en charge pluridisciplinaire.
À ces dimensions s'ajoutent celles du pronostic et des traitements parfois associés (radiothérapie, chimiothérapie).

Argumentation du protocole anesthésique

Dans le cas de Mme D, l'anesthésie générale paraît plus confortable pour la patiente.
Les agents anesthésiques sont choisis pour leur cinétique courte et leur métabolisme : le propofol métabolisé par le foie, le rémifentanil éliminé par les pseudoestérases plasmatiques, l'atracurium dégradé par voie d'Hoffmann, et le desflurane, dépourvu de toxicité rénale.
Il peut lui être proposé un bloc paravertébral de complément (en fonction de l'importance de la chirurgie). Cela pourrait représenter une alternative intéressante dans ce contexte d'IRC mais il nécessite l'absence de troubles de la coagulation.
Le ralentissement de la vidange gastrique motive rarement une induction à séquence rapide avec l'utilisation de la succinylcholine qui majore le risque d'hyperkaliémie.
L'analgésie post-opératoire évite les AINS, qui sont néphrotoxiques. Les doses de morphine (si besoin) seront limitées pour tenir compte de l'élimination diminuée des métabolites actifs.

Rôle spécifique IADE

Per-opératoire

• Préparation du site d'anesthésie et des agents anesthésiques selon la FOSO.
• Accueil Mme D :
  – contrôles d'identitovigilance, du type et de la latéralisation de l'intervention, du jeûne, de la prémédication, de l'arrêt ou non des traitements (anti-HTA, anticoagulants),
  – instauration d'une relation adaptée au contexte chirurgical avec cette personne,
  – recherche des résultats biologiques : dernière séance de dialyse, ionogramme (kaliémie? urée ?), NFS (Hb ?), coagulation, présence d'une diurèse ?
  – recherche sur la feuille d'anesthésie des éléments pouvant signer une insuffisance cardiaque ou coronarienne,
  – vérification du thrill de la FAV,
  – installation confortable et réchauffement de Mme D, mise en place des éléments de surveillance : électrodes en-dehors du champ opératoire, pas de brassard à tension au bras gauche,
  – pose d'une voie veineuse au bras droit avec du Nacl 0,9 % puis antibioprophylaxie par céfazoline 2 g,
  – renseignement de la check-list HAS.
• induction - installation :
  – installation de Mme D, bras à 90 ° installés en supination pour éviter une compression ulnaire et attache libre pour préserver la FAV,
  – la séquence induction – curarisation est : rémifentanil à 1 µg/kg/mn pour l'intubation et titration du propofol (1,5 à 2 mg/kg) pour éviter une chute importante de la PA et curarisation après contrôle de la ventilation au masque,
  – intubation, vérification du bon positionnement de la sonde d'intubation et fixation, protection oculaire,

– mise sous ventilation contrôlée, O_2/air, V_T à 8 ml/kg, Fr à 12/min, bas débit de gaz frais et relais de l'anesthésie par desflurane (MAC 1 = 5 à 6 %) avec contrôle clinique et contrôle des constantes ventilatoires (pression, volume, capnométrie, SpO_2),
– contrôle des paramètres hémodynamiques de façon concomitante : objectif PAM supérieur à 65 mmHg en regard des risques associés à l'HTA, proposer une correction par injection d'éphédrine si besoin, pas d'expansion volémique (IRC),
– mise en place du monitorage de la température,
– contrôle des points d'appui (occiput, sacrum, talons, coudes),
– injection de la kétamine (0,15 mg/kg).

Per-opératoire

Entretien de l'anesthésie :

• MAC = 1 à 1,2 soit 5 à 8 % de desflurane expiré pour éviter tout risque de mémorisation.
• niveau de l'analgésie : recherche de signes adrénergiques (tachycardie, HTA) ou à l'inverse vagaux (bradycardie, sueurs), adaptation du rémifentanil de 0,25 à 0,5 µg/kg/mn selon la situation.
• curarisation per-opératoire non nécessaire, décurarisation médicamenteuse souhaitable en fin d'intervention si 4 réponses au TOF.

Surveillance orientée sur :

• l'accès aux VAS lors de la mise en place des champs chirurgicaux.
• l'absence de réaction à l'incision.
• l'absence de saignement et la qualité de l'hémostase.
• les apports hydriques, qui ne compenseront que les pertes.
• le maintien d'une pression de perfusion suffisante (PAM > 65 mmHg).
• l'absence de troubles du rythme, de sous-décalage ST (souffrance myocardique), d'onde T ample (hyperkaliémie).
• la ventilation pour obtenir une $P_{et}CO2$ d'environ 35 mmHg.

Gestion de la fin d'intervention :

• anticipation de l'analgésie post-opératoire : paracétamol, néfopam.
• dès la réalisation du pansement compressif, arrêt du desflurane avec augmentation du débit de gaz frais, de la concentration en O_2 et arrêt du rémifentanil.
• baisse de la fréquence respiratoire pour favoriser la reprise d'une ventilation spontanée.

Post-opératoire

En SSPI :
• vigilance particulière à l'élimination des agents anesthésiques.
• extubation : critères habituels avec une attention particulière à l'absence d'une curarisation résiduelle.
• surveillance du drain de redon.
• objectif de l'analgésie : EVA inférieur à 3, utilisation possible de la morphine mais avec réduction de la posologie et espacement des injections.

Points essentiels

Mots clefs : insuffisance rénale chronique – cancer – chirurgie mutilante – analgésie post-opératoire.

Fiche 6.23

Patient très âgé insuffisant respiratoire opéré pour une pharyngo-endoscopie

Serge Ronce

Exposé du cas clinique

Monsieur P. est un patient de 84 ans insuffisant respiratoire (tabac 20 paquets/année, emphysémateux) qui vient pour des biopsies ORL.
La procédure retenue est celle d'une endoscopie bronchique sous anesthésie générale (AIVOC : propofol/rémifentanil).

Caractéristiques du terrain du patient

M. P. est donc un **patient très âgé**, fumeur depuis de très nombreuses années. Il souffre d'une insuffisance respiratoire de type emphysème.
À 84 ans, M. P. est un vieillard. Cet état physiologique est caractérisé par des modifications de toutes les fonctions vitales :

Tableau 6.14

	CARACTÉRISTIQUES	*OBJECTIFS de prise en charge*
Système nerveux	↓ $CMVO_2$, ↓ neurotransmetteurs = déficit sensoriel, perte de mémoire, émotivité, difficulté d'adaptation, désorientation.	Pas de prémédication ou légère (Atarax®) et réveil rapide. accueil +++ bloc, risque de chute.
Fonction respiratoire	↓ CV par ↓ compliance thoracique, ↓ CRF, ↓ PaO_2. ↓ réflexes laryngés = > troubles hématose et ventilation (hypoxie mal tolérée, ↓ réponse à l'hypoxie et à l'hypercapnie, infections pulmonaires, hernie hiatale = > risques d'inhalation.	Pré-oxygénation, ventilation en normoxie, normocapnie (hypocapnie = diminution du DSC). Position assise le plus longtemps possible.
Fonction cardio-vasculaire	↑ RVS, HTA = > ↓ compliance myocardique ↓ QC = > ↑ MVO_2 = > risques de troubles hémodynamiques, thrombose, OAP.	Respecter une normovolémie, surveillance hémodynamique +++. ECG surveillance segment ST. Traiter rapidement hypotension avec remplissage contrôlé et vasoconstricteur si nécessaire. Induction lente (AIVOC modèle Schnider : propofol ; modèle Minto : Rémifentanil).
Fonction rénale et urinaire	↓ filtration glomérulaire = élimination des médicaments prolongée. Risque de rétention urinaire.	↓ doses médicaments (curares, morphiniques, hypnotiques, etc.). Surveillance ++ de la diurèse.
Fonction métabolique	masse maigre < masse grasse, hypoprotidémie = > déshydratation cellulaire, retard de cicatrisation.	protection des points d'appui.
Troubles trophiques	Arthrose = ↓ mobilité du rachis.	Risque IOT difficile. Prévoir matériel pour IOT difficile. Mobilisations prudentes des articulations et des plexus.
Troubles de la régulation thermique	↓ production de chaleur.	couverture chauffante, réchauffer les solutés.

Anticipation analgésie post-opératoire + corticoïdes IV (1 à 2 mg/kg sur prescription médicale, sauf contre-indication, afin de diminuer l'œdème et l'inflammation en post-opératoire).
Si utilisation du rémifentanil, relais morphine 0,05 mg/kg IV en fin d'intervention.

Points essentiels

L'endoscopie bronchique est une intervention céphalique avec non-accès à la tête pendant l'intervention du fait de la proximité du champ opératoire et du partage du champ opératoire avec l'équipe chirurgicale.
L'acte est court et se réalise impérativement sous anesthésie générale.
Les patients sont souvent fragiles : il faut envisager tout à la fois la conservation de la ventilation spontanée per-op, la réduction des posologies et une réhabilitation post-opératoire précoce.

NOTES

Fiche 6.24

Bébé de 3 mois opéré d'une luxation congénitale de la hanche

Christiane Dabezies-Paban

Exposé du cas clinique

Prise en charge d'un nourrisson de 3 mois, né à terme, pour une luxation congénitale de hanche irréductible en chirurgie réglée. Patient ASA 1.

Caractéristiques du terrain du patient

Un nourrisson

Un nourrisson de 3 mois a physiologiquement une immaturité de l'ensemble de ses fonctions vitales et des émonctoires. Ceci concerne particulièrement :

La fonction circulatoire

- Faible contractilité et compliance du ventricule ; ceci a pour conséquence que le débit cardiaque et la fréquence sont dépendants, l'inotropisme est quasi optimal, l'adaptation aux variations brutales de la volémie ou toute augmentation de la demande énergétique est difficile.
- Immaturité du système sympathique et tendance spontanée à la bradycardie en situation de crise.

La fonction respiratoire

Certaines particularités anatomo-physiologiques du nourrisson favorisent les risques d'hypoxémie en per- et post-opératoire :

- respiration nasale exclusive, macroglossie, épiglotte haute et en cloche.
- hyper-réflexivité pharyngo-laryngée = laryngospasme fréquent avec bradycardie et risque important d'arrêt cardiaque.
- trachée souple et courte = risque d'obstruction sous-glottique, d'intubation sélective, d'extubation accidentelle. Sténose sous-glottique nécessitant une ventilation contrôlée pour toute anesthésie > 30 min. Tendance au collapsus alvéolaire, aux micro-atélectasies et aux risques de barotraumatismes.
- faibles volumes de réserve = tendance rapide à l'hypoxémie.
- respiration essentiellement diaphragmatique = risque de détresse si gêne à la course diaphragmatique.
- risque majoré d'apnée post-opératoire.

La fonction de thermorégulation

Déperdition thermique élevée avec moyens de lutte contre l'hypothermie limités (pas de frissons possibles) et coûteux en consommation d'O_2, favorisant le risque d'hypoglycémie.

Important : cet enfant est mineur, donc l'autorisation d'opérer est obligatoire, datée et signée par les 2 parents.

Caractéristiques de la chirurgie

La luxation congénitale de hanche

La luxation congénitale de hanche (LCH) est une malformation de l'articulation coxofémorale congénitale, prédominante chez les filles : la tête fémorale sort de la cavité cotyloïdienne. Un dépistage précoce (J 1/J 4) par un examen clinique (manœuvres de Barlow et d'Ortolani) complété si nécessaire par une échographie permet une guérison simple par un traitement de réduction à domicile (LCH réductible) ou réalisé en hospitalisation (LCH irréductible).

Les buts du traitement sont de réduire la tête fémorale dans le cotyle et la recentrer, de stabiliser la hanche en bonne position et de corriger la dysplasie cotyloïdienne associée.

Il sera nécessaire d'assurer une surveillance jusqu'à la fin de la croissance pour s'assurer que le cotyle grandit bien et que la tête du fémur n'a pas de troubles de croissances. Si la hanche ne se développe pas correctement, nécessité de correction chirurgicale.

Le principe de traitement

Il s'agit d'une méthode orthopédique à visée fonctionnelle avec abduction progressive en hospitalisation par une traction au zénith.
Simple et rapide, sa durée est de 3 semaines et se réalise en 3 phases :
1) la mise au zénith : le nourrisson est installé en traction sur le dos (surélévation des fesses du plan du lit) et les jambes sont maintenues à la verticale par des poids de traction progressive (paliers de 250 g à 500 g) – Maintien au zénith pendant 8 jours.
2) Abduction progressive et indolore, on écarte les membres inférieurs à 90 ° pendant 2 semaines.
3) Sous AG, vérification de la réduction de la LCH par une radiographie du bassin de face et stabilisation de la hanche par un plâtre pelvi-cruro-jambier bilatéral à conserver 4 mois. Il peut être changé tous les mois pour des raisons d'hygiène.

Les risques spécifiques

Cette chirurgie se caractérise par :
- une hospitalisation en ambulatoire,
- une durée moyenne d'intervention de 30 min à 1 heure,
- la position chirurgicale est un décubitus dorsal avec changement de position lors de la réalisation du plâtre.

C'est une chirurgie :
- propre, sans risque infectieux, mais risque d'intolérance et d'irritation cutanée (urines et selles),
- non douloureuse, car il n'y a pas d'incision,
- non réflexogène.

Argumentation du protocole anesthésique

La meilleure stratégie anesthésique est l'AG avec intubation oro-trachéale sous ventilation contrôlée et réveil sur table.
Il est indispensable de prendre en compte l'état physiologique du nourrisson : les répercussions pharmacologiques pour les agents anesthésiques avec un volume de distribution augmenté et une distribution rapide du fait d'un débit cardiaque élevé et de l'immaturité rénale. Il est donc nécessaire d'augmenter les doses d'agents à l'induction et il y a un retard de réveil possible.
Impératifs anesthésiques :
- équipe expérimentée,
- choix de la technique et des drogues par rapport à l'âge,
- maintien d'une hématose optimale avec prévention de l'hypoxie ++ et des risques de laryngospasme,
- prévenir l'hypothermie,
- maintien d'un équilibre hydro-électrolytique et d'une normovolémie,
- prévenir les complications liées à la mise en place du plâtre.

Rôle spécifique IADE

Pré-opératoire

Check-list spécifique et préparation de la salle selon réglementation.
- Matériel de ventilation : Billot sous les omoplates, masque taille 1, valves de Digby Leigh® et Ruben® testées, circuit pédiatrique avec Fech et ballon de 1,5 L, BAVU respirateur pré-réglé : VT 40 à 50 ml, FR 30/min, I/E=1/2, pep 3 à 5 cm H_2O.
- Matériel d'intubation : lame de Miller 1 ou Mac Intosch 0 avec manche de laryngoscopie pédiatrique. Sonde d'intubation avec ballonnet taille 3 , sortir la 2,5 et la 3,5, canule de Guedel 0/1, fixation ++, sonde d'aspiration 6 Ch (10 Ch pour l'induction).
- Monitorage standard adapté à l'âge, préréglage des alarmes : 100 min <FC <160 min, SpO2 > 95 %, 70 <PAS <100 mmHg et 50 <PAD < 65 mmHg.
- Protection thermique : bonnet en jersey, sonde thermique œsophagienne, couverture soufflante. Vérifier température de la salle.
- VVP : cathéter 22/24 G, soluté de 250 cc de B66 (Ringer Lactate® +G 1%), métrisette, tubulure avec robinet à 3 voies, fixation par planchette et bande (Point de ponction visible).
- Drogues d'urgence avec dilution :
  - l'atropine : parasympatholytique, anticipation des bradycardies et diminution des sécrétions salivaires, ampoule de 0,25 mg ramenée à 5 ml avec sérum physiologique pour une posologie de 0,01 mg/kg. Peut être injecté en prophylaxie à l'induction.
  - la succinylcholine : curare dépolarisant utilisé en cas d'intubation difficile et de laryngospasme à la posologie de 2 mg/kg .Ampoule de 2 mg = 100 mg et dilution à 5 mg/ml.

– Drogues d'induction inhalatoire : Sévoflurane, agent hypnotique de choix, rapide et peu d'effets secondaires, induction 6 % et entretien 2,5 % avec $O_2/N_2O = 50/50$.

Per-opératoire

- Accueil rassurant au chaud (ôter le masque), présence de l'objet transitionnel, sucette à conserver, doigt de succion à rechercher.
- Contrôles de sécurité :
  - bracelet nominatif,
  - réseau veineux, dépistage de difficultés de ventilation ou d'intubation difficile,
  - poids,
  - durée du jeûne (2 h pour des liquides clairs, 4 h pour le lait maternel), pas de bilan sanguin obligatoire, autorisation d'opérer des 2 parents, fiche de transmission du service avec constantes de référence.
- En présence du MAR et du chirurgien :
  - pré-oxygénation de qualité,
  - induction inhalatoire dans le calme,
  - VVP posée en stade 3 de Guedel avec débit de perfusion à 25 ml/kg la 1re heure puis 6 ml/kg (suivre règle de Berry concernant le remplissage per-op).
- Intubation douce et atraumatique.
- Surveillance :
  - clinique et para-clinique respiratoire/hémodynamique de la narcose, surtout lors des changements de position pour la radiographie et la réalisation du plâtre,
  - du plâtre : vérification de l'absence de compression au niveau abdominal, d'irritation cutanée, de liberté suffisante pour la mise en place d'une couche.
- Toilette trachéale, bucco-pharyngée et nasale en narcose profonde. Arrêt du sévoflurane. Passage en O_2 à 100 % et extubation en stade 1 de Guedel en pression positive et en fin d'inspiration.

Post-opératoire

- Transfert sécurisé en SSPI, transmissions ciblées et réchauffement actif à continuer. Prévenir les parents, les faire venir si possible.
- Surveillance accrue du plâtre au niveau de l'immobilisation, de l'absence de compression et d'irritation cutanée. Après la validation du score d'Aldrete ou de Steward, sortie de SSPI et transfert en chambre d'hospitalisation de jour.
- Contrôle de l'efficacité et de l'innocuité de la réduction 1 fois par mois jusqu'au 4e mois (ablation du plâtre). Surveillance accrue lors de la marche et jusqu'à la fin de la croissance.
- Retour à domicile du nourrisson accompagné de 2 personnes après validation de l'aptitude à la rue.

Points essentiels

Mots clefs : anesthésie en ambulatoire d'un nourrisson pour une réduction orthopédique.

Bibliographie

Fiche 6.2

1. Aubrun F, Le Guen M, Anesthésie du grand vieillard et Anesthésie en orthopédie http://www.sfar.org., (page consultée le 02/01/2014).
2. Jolles-Haeberli B, Albrecht E. Orthopédie, traumatologie, rhumatologie et anesthésie Chapitre 38. In : Albrecht E, Haberer JP, et al., editors. 2e édition. Manuel pratique d'anesthésie Paris : Editions Masson ; 2009. p. 651–63.
3. Juvin P, Plantefeve G. Anesthésie du grand vieillard. [en ligne] http://www.sfar.org., (page consultée le 02/01/2014).

Fiche 6.3

1. Haberer JP. Anesthésie du sujet âgé. EMC - Anesthésie-Réanimation 2013; 10 : 1–17 [Article 36-643-A-10].
2. Milazzo S, et al. Phacoémulsification. EMC - Ophtalmologie ; 2005. p. 1–19 [Article 21-250-C-50].
3. Ripart J, Nouvellon E. Œil et agents anesthésiques. Le praticien en anesthésie-réanimation 2002 ; 6(5) : 330–3.

Fiche 6.4

1. Zazzo JF, AFAR. La dénutrition préopératoire : un facteur de risque encore sous-estimé. Ann Fr Anesth Reanim 2012 ; 31(6) : 503.
2. Merat S, Peraldi C, et al. Procédures anesthésiques liées aux techniques chirurgicales. Éditions Arnette Blackwell ; juin 2011.

Fiche 6.5

1. Société française de stomatologie, chirurgie maxillo-faciale et chirurgie orale [en ligne] http://www.sfscmfco.fr/swfps/wp-content/uploads/file/patients/DDS.pdf (page consultée le 01/02/2014).
2. Aubrun F, Marmion F. « Douleur et chirurgie dentaire ». Le praticien en anesthésie réanimation 2005 ; 9 : 6.
3. Christiaens I, Reychler H. « Complications après extraction de dents de sagesse, étude rétrospective de 1 213 cas ». Revue de stomatologie et de chirurgie maxillo-faciale 2002 ; 103 : 269–74, 5.

Fiche 6.6

1. Bazin JE. Coriat P. Éditions Arnette Blackwell : Anesthésie et réanimation du patient obèse ; 2009.
2. HAS. Recommandations de bonne pratique, Obésité : prise en charge chirurgicale chez l'adulte. Janvier 2009.
3. Société Française et Francophone de Chirurgie de l'Obésité et des Maladies Métaboliques

http : //www.soffcomm.fr/bypass.php (consultée en ligne mars 2014).

Fiche 6.8

1. Thenoz N, et al. Anesthésie pour césarienne. Elsevier, Paris : Les Essentiels ; 2005. p. 323–33.
2. Palot M. Césarienne : techniques d'anesthésie et soins post-opératoires. Journal de Gynécologie Obstétrique et Biologie de la Reproduction 2000 ; 29(Suppl) : 96.
3. Samain E, Diemunsch P. Anesthésie réanimation obstétricale. Paris : Masson ; 2009.
4. Chassard D. Protocoles en anesthésie et analgésie obstétricales. Elsevier Masson ; 2014. p. 232.

Fiche 6.9

1. SFAR. Conférence d'experts. Prise en charge des nausées-vomissements post-opératoires, 2007, modifiée le ; 11 avril 2013.
2. Grossesse extra-utérine, Collège national des Gynécologues et obstétriciens français, 2010–2011 (consulté en ligne) www.umvf.univ-nantes.fr/gynecologie-et-obstetrique/.../item18/.../cours.pdf.

Fiche 6.10

1. Nathan N. Règles de jeûne préopératoire Département Anesthésie Réanimation Chirurgicale – Hôpital Mère-Enfant Limoges ; 2007, SFAR.
2. Debaene B, Jeanny A. Anesthésie pour estomac plein, Département Anesthésie Réanimation Chirurgicale – CHU Poitiers, Les Essentiels SFAR 2005. Elsevier SAS ; 2005a.
3. Ducerf C, Beaulieux J. Complications précoces des cures laparoscopiques de reflux gastro-oesophagien ? Diagnostic ? Attitude thérapeutique. http://www.chirurgie-viscerale.org/main/formationcontinue/mise-au-point/1-chirurgie-viscerale-et-digestive/h-oesophage/Complications-cures-coelioscopique-de-reflux-%20gastro-oesophagien/article.phtml?id=rc%2Forg%2Fchirurgie-viscerale%2Fhtm%2FArticle%2F2008%2Fmie-20080529-173607-11514.

Fiche 6.11

1. Merat S, et al. Procédures anesthésiques liées aux techniques chirurgicales. Éditions Arnette Blackwell ; Juin 2011b.
2. Debaene B, Jeanny A. Anesthésie pour estomac plein, Département Anesthésie Réanimation Chirurgicale – CHU Poitiers, Les Essentiels SFAR 2005. Elsevier SAS ; 2005b.
3. SFAR. Prise en charge d'un choc anaphylactique. 2010 Recommandations pour la pratique clinique, édition.
4. SFAR. Société française d'allergologie (SFA). 2011a, Prévention du risque allergique per-anesthésique. Recommandations formalisées d'experts.
5. Malinovsky JM, Lavaud F, Demoly P, Mertes PM, Plaud B. Prévention du risque allergique. Choix de la technique et des agents anesthésiques. Ann Fr Anesth Reanim 2011a ; 30(3) : 305–11.

Fiche 6.12

1. Malinovsky JM, Lavaud F, Demoly P, Mertes PM, Plaud B. Prévention du risque allergique. Choix de la technique et des agents anesthésiques. Ann Fr Anesth Reanim. 2011b ; 30(3) : 305–11.
2. Société française d'anesthésie et de réanimation. Reducing the risk of anaphylaxis during anaesthesia. Abbreviated text. Ann Fr Anesth Reanim 2002 ; 21(Suppl1) : 7s–23s.

3. SFAR Recommandations formalisées d'experts 2011. Prévention du risque allergique per-anesthésique. 2011b, Texte court / Reducing the risk of anaphylaxis during anaesthesia. Short text. Société française d'allergologie (SFA).
4. Péraldi C, et al. Fiches techniques en salle de surveillance post-interventionnelle. Surveillance anesthésique et chirurgicale du patient opéré. Éditions Arnette Blackwell; septembre 2011.
5. Mérat S, et al. Procédures anesthésiques liées aux techniques chirurgicales. Éditions Arnette Blackwell; Juin 2011a.

Fiche 6.13

1. Recommandations de bonne pratique. Stratégie médicamenteuse du contrôle glycémique du diabète de type 2. Janvier 2013. Téléchargé sur http://www.has-sante.fr/portail/upload/docs/application/pdf/2013-02/reco2clics__diabete_type_2.pdf le 10 février 2014
2. Ellies E, Campion S, et al. Anesthésie en chirurgie urologique de l'adulte. EMC - Anesthésie-Réanimation 2013; 11(1) : 1–14 [Article 36-592-A-10].
3. Doublet JD. Principes généraux de l'électrochirurgie. EMC - Techniques chirurgicales - Urologie 2014; 7(1) : 1–6 [Article 41-001-M].
4. Djavan B, Bostanci Y, Kazzazi A. Traitement chirurgical de l'hypertrophie bénigne de la prostate : résection bipolaire et traitements laser. EMC - Techniques chirurgicales - Urologie 2013; 6(2) : 1–13 [Article 41-273-M].

Fiche 6.14

1. SFAR. Conférence d'actualisation; 2005, Traumatismes fermés du thorax.
2. Jouanne A, Fouques J. Fiche technique du traumatisme du rachis. Infirmière magazine (L') 2012; 307 : 43–4.
3. MAPAR. Département d'anesthésie-réanimation Bicêtre, éditions Mapar; 2013.

Fiche 6.15

1. Thirion M, Dhainaut JF, Cariou A. Définitions des états infectieux. EMC - Anesthésie-Réanimation 2010; 1–12 [Article 36-983-A-10].
2. Montravers P, et al. Prise en charge de péritonites communautaires. Recommandations de la SFAR 2006; 565–72, Médecine d'urgence.

Fiche 6.16

1. Alibert F, Roux F. La position assise en neurochirurgie : le point de vue de l'anesthésiste. Annales Françaises d'Anesthésie et de Réanimation 1998; 17(2) : 164–7.
2. Do cquier MA, Pendeville P, et al. *Bible de Neuroanesthésie*; juin 2012. http://www.virtanes.be/OK_Bible_neuro_2012_pour_virtanes.pdf.
3. Scholz M, Parvin R, et al. Skull base approaches in neurosurgery. Head Neck Oncol 2010; 2 : 16.
4. Porter JM, et al. The sitting position in neurosurgery : a critical appraisal. British Journal of Anaesthesia 1999; 82(1) : 117–28.

Fiche 6.17

1. Marret E, et al. Ventilation uni-pulmonaire per-opératoire. In : Conférences d'actualisation; 2009. www.sfar.org.
2. Schnyder JM, Tschopp JM. Thoracoscopie médicale. Revue Médicale Suisse 2011; 7 : 792–7.
3. Deleuze M, Molliex S, et al. Complications des postures en anesthésie. Elsevier Masson : Conférences d'actualisation; 2007, 51–68.

Fiche 6.18

1. Yníneb Y. Mariaux de Serres T et al. Prise en charge périopératoire des patients opérés du poumon. Le praticien en anesthésie réanimation 2013; 17(3) : 147–51.
2. Bonnet F, Berger J, et al. Le bloc paravertébral : technique et indications [Conférences d'actualisation. Médecins. 51e Congrès national d'anesthésie et de réanimation]. Issy-les-Moulineaux : Elsevier Masson; 2009a.
3. Mérat S, Péraldi C, et al. Procédures anesthésiques liées aux techniques chirurgicales. Éditions Arnette Blackwell; juin 2011.
4. Dureuil B, Briel A. Anesthésie de l'insuffisant respiratoire chronique. EMC - Anesthésie-Réanimation 2003a; 1–10 [Article 36-653-A-10].

Fiche 6.19

1. Bruder N, Dufour H. Anesthésie pour hernie discale. EMC - Anesthésie-Réanimation 2000; 1–7 [Article 36-605-A-15].
2. Teboul A, Pourriat JL. Anesthésie du patient alcoolique. EMC - Anesthésie-Réanimation 2002; 12(1) : 1–8 [Article 36-659-B-10].

Fiche 6.20

1. HAS. Artériopathie oblitérante des membres inférieurs. Mars 2007. Consulté le 25/04/2014, sur HAS : http://www.has-sante.fr/portail/upload/docs/application/pdf/ald3_aomi_guide_cardiovasc_post_corrlemire_revuenp28avril__205.pdf
2. SFAR et SFC. *Prise en charge du coronarien qui doit être opéré en chirurgie non cardiaque*. RFE 2010 Consulté le 25 avril 2014 sur http://www.sfar.org/article/677/prise-en-charge-du-coronarien-qui-doit-etre-opere-en-chirurgie-non-cardiaque-rfe-2010
3. Albrecht E, Haberer J, et al. Manuel pratique d'anesthésie. Issy-Les-Moulineaux : Elsevier Masson; 2006.
4. Protocoles 2013. Le Kremlin-Bicêtre, Éditions Mapar, 2013

Fiche 6.21

1. Soubranne O. Hépatectomie. disponible sur www.chirurgie-viscerale.org (consulté le 25 novembre 2014).
2. Bardou A, Ben Brahem C. Que savoir sur la chirurgie du foie ? www.clinique-st-pierre.fr/uploads/procedure-foie.pdf (consulté le 25 novembre 2014).

Fiche 6.22

1. Vigneau A, Marret E, et al. Chirurgie du sein. Évaluation et traitement de la douleur, Issy-les-Moulineaux : Elsevier Masson SAS; 2006. p. 659–66.
2. Bonnet F, Berger J, et al. Le bloc paravertébral : technique et indications, Département d'anesthésie-réanimation, CHU Tenon, France, 51e congrès national d'anesthésie et de réanimation. In : Médecins, Conférences d'actualisation 2009 Issy-les-Moulineaux, Elsevier Masson SAS ; 2009b.

Fiche 6.23

1. Aubrun F, Le Guen M. « Anesthésie du grand vieillard ». Congrès national d'anesthésie et de réanimation. Les essentiels SFAR, Issy-les-Moulineaux : Elsevier Masson ; 2009.
2. Dureuil B, Briel A. Anesthésie de l'insuffisant respiratoire chronique. EMC - Anesthésie-Réanimation 2003b ; 1–10 [Article 36-653-A-10].

Fiche 6.24

1. HAS, LCH : recommandations pour le dépistage. octobre 2013.
2. Aubineau JV. Le Petit Armand pratique. Service d'anesthésie du groupe hospitalier Armand Trousseau – la Roche Guyon (AP-HP). 3e édition 2012 ;. http://anesthesietrousseau.free.fr/.
3. Godard J. Principes et protocoles en anesthésie pédiatrique. 3e édition, Éditions Arnette Blackwell ; 2014, Paris, 304 pages.

Index

473989 – (I) – (2,1) – CSB90

Elsevier Masson S.A.S
62, rue Camille-Desmoulins,
92442 Issy-les-Moulineaux Cedex
Dépôt Légal : Septembre 2015

Composition : SPI Global, Pondichéry (Inde)

Imprimé en Pologne par Dimograf